간호학강의 11

개정판

노인간호학

송미순 · 하양숙 · 유수정 · 박연환

서울대학교출판문화원

개정판을 내며

초판을 펴낸 이후 짧은 기간 동안에도 한국사회의 노인인구는 급속히 증가되었고 이에 따라 우리 사회의 노인 건강문제에 대한 관심이 급격하게 증가함을 느낄 수 있었다. 입소시설에 있는 노인에 대한 서비스의 요구가 증가되었을 뿐 아니라 지역사회에 있는 재가노인들에 대한 건강서비스 요구도 증가하고 있다.

간호교육에서도 노인간호학이 차지하는 비중이 증가되어 이제 대부분의 간호대학에서 독립 교과목으로 노인간호학을 교과과정에 포함시키고 있다. 우리 나라에서도 노인간호 분야에서 간호사가 활동할 영역은 날로 확대되고 있고, 간호사의 역할에 대한 요구도 증가되고 있다.

개정판에서는 이러한 요구들을 고려하여 간호대학의 학생들이 필수적으로 학습해야 된다고 생각하는 노인간호 내용이 고루 포함되었고, 실무에서 활동할 간호사들에게 요구되는 지식을 중심으로 책의 체제를 대폭 수정하였다. 즉 책을 서론, 기본적 노인간호, 신체적 간호문제, 사회심리적 간호문제의 4개 단원으로 크게 나누었다.

서론 단원에서는 한국의 노인 관련 최신 통계자료들을 수록하였으며, 노인을 대상으로 하는 간호사의 역할 측면에서 개념적 틀을 제시하였다. 초판에서 많은 비중을 두었던 신체 체계별 노화변화는 축소하여 한 개 단원에 포함시켰다.

기본적 노인간호 단원에서는 노인에게 중요하다고 생각되는 기본적 노인간호 내용을 수록하였는데, 건강증진, 의사소통, 약물사용, 건강사정, 건강교육, 상해예방 등이 포함되었다.

신체적 간호문제 단원에는 노인에게 흔히 나타나는 신체문제를 중심으로 간호과정을 적용하여 구성하였다. 내용으로는 영양 및 수분섭취, 피부와 구강점막의 간호, 배설, 운동과 활동, 수면과 휴식 등이 포함되었다.

사회심리적 간호문제 단원에서는 사회심리적 문제를 중심으로 간호과정을 적용하도록 구성하였는데, 초판에 포함되지 않았던 노인 간호자의 부담감, 스트레스와 대처, 노화와 성 등이 추가되었다.

이러한 대폭 수정의 과정에서 두 사람의 젊은 노인간호학자들이 저자로 새로 참여하였다.

1년 이상의 기간을 거쳐 완성된 개정본이지만 아직도 미흡한 점이 많이 발견되리라 생각되므로 독자들의 조언과 격려를 부탁드린다. 끝으로 좋은 책이 되도록 세심한 부분까지 정성을 기울여 준 서울대학교출판부 여러분께 진심으로 감사를 드린다.

2002년 8월

저자 일동

책을 내면서

노인인구의 증가와 함께 간호현장에서 노인을 대상으로 간호하는 기회도 증가하고 있다. 노인들은 나름대로의 발달단계와 성취과업을 가지고 있는 독특한 대상자로 아동이나 성인과는 구분되는 연령집단이다. 그러므로 이들에게 질 좋은 간호를 제공하기 위해서는 노인의 정신적 · 사회적 · 신체적 특성을 이해하고, 이에 적합한 간호를 제공할 필요가 있다. 이러한 관점에서 최근 우리 나라 간호대학들이 노인간호학을 독립된 과목으로 교육하려는 움직임을 보이는 것은 바람직한 변화로 생각한다.

저자들은 이 책에 노인간호 실무에 필요한 기본적인 이론을 다루고 부족하나마 한국 노인인구 현황과 노인복지에 대한 자료도 수록하도록 하였다. 내용을 노인간호학 개관, 노년기 건강문제, 노인의 간호과정으로 구분하여 노인간호 전반에 대한 이해뿐 아니라 노년기 건강문제에 대한 간호중재방법도 수록하여 실제 임상간호에 도움이 되도록 구성하였다. 그러므로 이 책은 간호대학 학생들뿐 아니라 재학시 노인간호학 교육을 받지 못한 임상간호사들에게도 노인간호 입문서로 활용될 수 있으리라 생각된다.

끝으로 장기간의 준비기간 동안 인내해 주고 부족한 원고를 책이 되도록 애써 주신 서울대학교출판부 여러분께 진심으로 감사드린다.

1995년 2월

송미순 · 하양숙

차례

단원 II. 기본적 노인간호

단원 III. 신체적 간호문제

단원 IV. 사회심리적 간호문제

단원 I

서 론

제1장 노인인구 증가와 노인간호

학습목표

1. 최근의 인구변화와 노인인구 변화의 특성을 설명할 수 있다.
2. 이러한 노인인구 변화가 간호와 건강 분야에 미치는 의미를 설명할 수 있다.
3. 현재 우리 나라의 노인인구의 인구학적 특성을 설명할 수 있다.
4. 노인간호 분야의 역사를 설명하고 앞으로의 노인간호 발전에 대한 관점을 표현할 수 있다.

1. 노년학 관련 용어

노년학과 노인간호학이 학문으로서 자리를 잡아가면서 노년학과 관련된 전문용어들의 사용이 증가하고 있다. 이 중 특히 간호학에서 많이 사용하는 전문용어들은 다음과 같다.

- 노인: 일반적으로 인구학이나 사회학 분야에서는 65세 이상을 노인으로 정의하고 있으나 우리 나라에서는 회갑을 기준으로 60세 이상을 노인으로 정의하기도 한다. 학자들이 노인의 특성을 연구한 결과 노인을 고령노인(old old)과 젊은노인(young old)으로 세분하기도 하는데, 이는 노년층 중에서도 75세 이상의 고령노인과 그 이하의 노인은 여러 가지 특성에 있어 상당한 차이가 있기 때문이다.
- 노화(aging): 시간이 변화함에 따라 나타나는 유기체의 정상적인 변화로 세 가지 특성이

있는데, 첫째, 모든 유기체에 공통으로 나타나고, 둘째, 시간경과와 함께 진행되며, 결국 사망에 이르게 된다.

- 노인편견(ageism): 노인에 대한 부정적인 사회적 편견
- 노인병학(geriatrics): 희랍어의 'geras', 즉 old age라는 의미이고 'iatro'는 의학치료의 의미이다. 그러므로 geriatrics는 노인에게 다발하는 질병의 진단과 치료에 대하여 연구하는 학문이다.
- 노년학(gerontology): 'gero'라는 말은 희랍어에서 '노년기와 관련된'의 뜻이고 'ology'는 학문이란 의미로, 노년학은 노인이 되면서 경험하는 여러 가지 변화를 다루는 학문이며 심리학, 사회학, 인구학, 경제학, 의학과 관련된 노화문제를 복합적으로 다루는 학문이다.
- 노인병 간호(geriatric nursing): 노인병학의 지식을 간호학에 적용하는 학문으로 주로 신체적 측면의 노화문제를 간호문제로 다루는 학문이다.
- 노인간호(gerontological nursing): 노년학의 지식을 간호학에 적용하는 학문으로 노인을 보다 전인적이고 통합적인 관점에서 보고 접근하려는 점이 특징이다.
- 노인 임상간호(gerontic nursing): Gunter(1979)는 임상에 있는 노인을 대상으로 하는 간호에서는 노년학을 일반간호학에 적용하는 것과는 분리하여야 한다고 주장하고, 노인 임상간호란 노인을 대상으로 노년학과 노인병학의 지식을 적용하는 것이라고 주장하였다.

인구학적 용어

① 노령화지수(index of aging): 유년인구에 대한 노인인구의 비율을 의미한다.

$$\text{노령화지수} = \frac{\text{65세 이상 인구}}{\text{0\sim14세 이상 인구}} \times 100$$

② 총부양비: 생산력 있는 인구에 대한 부양해야 하는 인구(피부양인구)의 비율이다.

$$\text{총부양비} = \frac{\text{0\sim14세 인구} + \text{65세 이상 인구}}{\text{15\sim64세 인구}} \times 100$$

③ 수정 총부양비: 생산력 있는 인구 중 현실적으로 생산에 종사할 수 있는 인구를 21세에서 54세로 보고 이 인구에 대한 피부양인구의 비율이다.

$$\text{수정 총 부양비} = \frac{\text{0\sim20세 인구} + \text{55세 이상 인구}}{\text{21\sim54세 인구}} \times 100$$

④ 노년부양비: 생산력의 가능성이 있는 인구에 대한 노인인구의 비율이다.

$$노년부양비 = \frac{65세\ 이상\ 인구}{15 \sim 64세\ 이상\ 인구} \times 100$$

⑤ 수정 노년부양비: 생산력 있는 인구 중 실제 생산에 종사할 수 있는 인구의 비율을 21세에서 54세까지의 인구로 보고 이에 대한 은퇴시기 이후 노인인구의 비율이다.

$$수정\ 노년부양비 = \frac{55세\ 이상\ 인구}{21 \sim 54세\ 인구} \times 100$$

2. 노인인구의 구조적 변화

1) 생존곡선과 세계인구 변화

지난 1세기 동안의 인구구조의 변화에서 주목할 점은 1930년대까지의 출산율 감소가 가장 두드러지며 이로 인해 전체 사망률 감소가 가속화되었다는 것이다. 노인인구의 변화를 조망하는 데는 생존곡선의 변화를 살펴보는 것이 유용하다. 그림 1-1은 1900년부터 1980년까지의 생존곡선의 변화를 보여주고 있다. 건강 관련 학문의 발달로 유년기나 중년기 사망률이 감소하고 대부분 인구의 사망연령이 60세 이후 혹은 70~80대로 연장되어 생존곡선이 시간이 지날수록 사각형에 가까워지고 있다. 그러나 최고 생존연령은 지난 1세기 동안 거의 변화

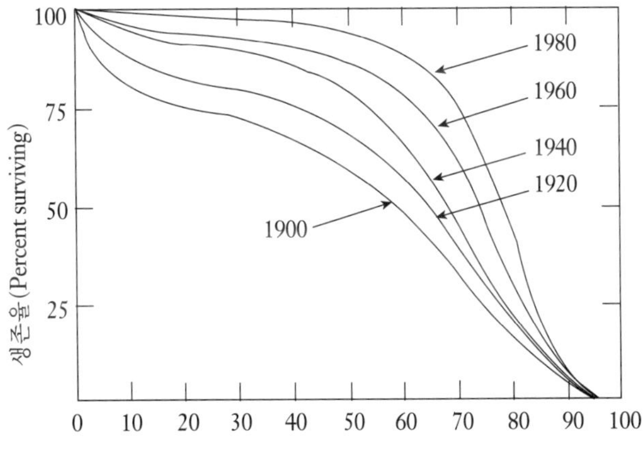

자료: Fries, J. F., & Crapo, L. M. (1981). *Vitality and Aging: Implications of the Rectangular Curve*. San Francisco: W. H. Freeman.

그림 1-1. 인간 생존곡선의 사각형화

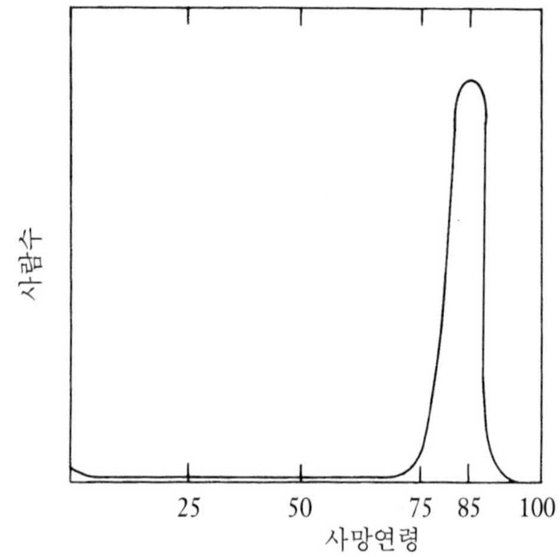

자료: Fries, J. F. (1980). Aging, natural death and the compression of morbidity. *New England Journal of Medicine*, 303, 130-135.

그림 1-2. 연령에 따른 사망률

없이 100세로 정지되어 있어서 인간수명의 한계는 그리 변화가 없다. 그러나 생존곡선이 지금까지의 추세로 계속 변화한다면 미래에는 더 많은 노인인구가 수명의 한계까지 살게 될 것으로 추측할 수 있다.

생존곡선에 나타난 유년기와 중년기의 사망률 감소의 가장 큰 원인은 감염성 질환에 의한 사망의 감소이다(Fries & Ehrlich, 1980). 전 세계적으로 1900년에 비해 현재 감염성 질환에 의한 사망률은 2%에 지나지 않는다. 그런데 사망률을 연령에 따라 비교해 보면 특정한 연령층에 집중된 것을 알 수 있는데(그림 1-2), 대부분의 사람이 75~90세 사이에 사망한다. 특히 75세 이상에서 사망하는 경우가 대부분이다. 그런데 사람들은 사망하기 전에 대부분 건강문제로 보호가 필요한 상태를 어느 기간 경험하는 것으로 생각할 수 있기 때문에 75세 이후를 간호요구가 가장 많은 연령층이라 할 수 있다.

표 1-1은 1998년도의 통계자료를 기초로 세계 각국의 인구증가를 추계한 자료이다.

1980년 이후의 노인인구의 비율은 모든 국가에서 계속적으로 증가하고 있으나 특히 일본의 증가가 높은데, 1980년에서 2000년까지의 65세 이상 노인인구 증가율은 89%나 되고 80세 이상 노인으로만 보면 170%나 되는 놀라운 증가율을 보이고 있다. 그리고 2020년에는 전 세계의 선진국에서 65세 이상 노인의 비율이 20%에 달할 것으로 예상된다.

이 표에서 한국의 자료는 추가로 삽입한 것인데, 한국은 노인인구 증가가 일본보다도 더욱 급속하게 나타나고 있다.

표 1-1. 각국의 65세 이상 노인의 비율(%)

국 가	1980년	2000년	2020년	증가율	
				1980~2000년	2000~2020년
65세 이상 노인의 비율					
오스트레일리아	9.6	12.1	16.8	26	39
캐나다	9.4	12.8	18.2	36	43
프랑스	14.0	15.9	20.1	14	26
독 일	15.6	16.4	21.6	5	32
일 본	9.0	17.1	26.2	89	54
뉴질랜드	10.0	11.6	15.6	17	34
영 국	15.1	16.0	19.8	6	24
미 국	11.2	12.5	16.6	12	33
한 국	3.8	7.1	13.2	86	86
80세 이상 노인의 비율					
오스트레일리아	1.7	2.8	3.7	66	30
캐나다	1.8	3.1	4.4	74	42
프랑스	3.1	3.8	5.5	23	45
독 일	2.8	3.6	6.3	30	76
일 본	1.4	3.7	7.5	170	107
뉴질랜드	1.7	2.8	3.5	65	24
영 국	2.8	4.2	5.1	52	22
미 국	2.4	3.3	3.7	39	14
한 국	-	1.0	2.6	-	260

자료: Anderson, G. F. & Hussey, P. S. (2000). Population aging: A comparison among industrialized countries. *Health Affairs*, May/June, 19(3), 191-203.
통계청(1996). 『장래인구추계』.

2) 우리 나라의 노인인구의 증가

우리 나라 인구의 평균수명 변화를 보면, 1960년에서 2000년까지 최근 40년간 평균수명이 20년이나 증가되었고(표 1-2) 이로 인한 생존곡선의 사각화가 나타나고 있음을 알 수 있다. 우리 나라 평균수명에서는 남성보다는 여성이 계속적으로 7세 정도 더 장수하고 있다.

표 1-2에 제시된 우리 나라 노인인구의 비율을 보면, 1990년에 65세 이상 인구가 5%이었는

표 1-2. 한국인의 평균수명, 노인인구 비율

연도	평균수명(세)			노인인구(60세 이상)		노인인구(65세 이상)	
	평균	남	여	수(천 명)	비율(%)	수(천 명)	비율(%)
1960	55.3	53.0	57.8	1,383	5.5	823	3.3
1970	63.2	59.8	66.7	1,705	5.4	1,039	3.3
1980	65.8	62.7	69.1	2,268	6.2	1,456	3.8
1990	71.3	67.4	75.4	3,300	7.7	2,144	5.0
1995	72.9	69.5	76.7	4,037	9.0	2,543	5.7
2000	74.3	71.3	77.4	4,984	10.7	3,168	6.8
2005	76.1	72.3	79.7	6,162	12.5	4,253	8.7
2010	77.0	73.3	80.7	7,201	14.2	5,032	9.9
2015	77.5	73.4	81.2	8,512	16.5	5,846	11.3
2020	78.1	74.5	81.7	10,528	20.1	6,899	13.2
2025	78.5	75.0	82.1	12,412	23.5	8,613	16.3
2030	79	75.4	82.5	13,962	26.5	10,165	19.3

자료: 통계청(2000). 『장래인구추계(1960~2030)』.

표 1-3. 고령사회 진입 소요연수

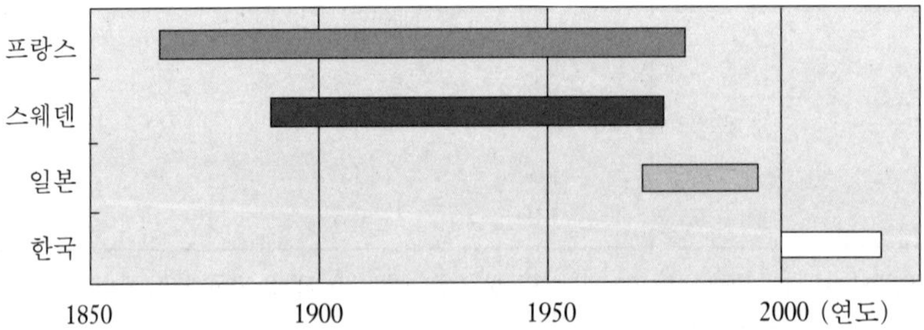

구 분	한국	일본	스웨덴	프랑스
고령사회 진입 소요연수	22	25	85	115
고령화사회 진입연도	2000	1970	1890	1865

자료: 통계청(1996). 『장래인구추계』.
Japan Aging Research Center (1998). *Aging in Japan.*

데 20년 후인 2010년에는 9.9%로 2배가 될 것으로 추계되었다. 2000년 현재 우리 나라의 노인 인구 비율은 7% 정도로 다른 선진국에 비해 훨씬 낮은 비율이지만 통계학자들은 우리 나라의

표 1-4. 각국의 의료비 지출 비율(1993~1995)

국 가	노인에 사용된 총 의료비 지출 (%)	65세 미만 인구에 비한 65세 이상 인구의 의료비 비율(%)	GDP 중 노인의료비 비율 (%)	GDP 중 의료비의 비율 (%)	1인당 의료비 액수(1997) ($)
오스트레일리아(1994)	35	4.0	3.0	8.3	5,348
캐나다(1994)	40	4.7	3.6	9.3	6,764
프랑스(1993)	35	3.0	3.4	9.6	4,717
독 일(1994)	34	2.7	3.5	10.4	4,993
일 본(1995)	47	4.8	3.4	7.3	5,258
뉴질랜드(1994)	34	3.9	2.5	7.6	3,870
영 국(1993)	43	3.9	2.8	6.7	3,612
미 국(1995)	38	3.6	5.0	13.6	12,090

자료: Anderson, G. F. & Hussey, P. S. (2000). Population aging: A comparison among industrialized countries. *Health Affairs*, May/June, 19(3), 191-203.

표 1-5. 은퇴와 수입지표(1960~2020)

국 가	평균 은퇴연령(세)				60세 이상 인구가 노동인구에서 차지하는 비율(%) (1995)	55세 수입에 비교한 67세 때의 수입(%) (1995)	GDP 중 연금으로 지불된 비율(%) (1995)	15~64세 인구의 65세 이상 인구에 대한 비율	
	여성		남성						
	1960	1995	1960	1995				2000	2020
오스트레일리아	62.4	57.2	66.1	61.8	3.6	73	2.5	5.6	3.9
캐나다	64.3	58.8	66.2	62.3	4.2	-	4.3	5.4	3.6
프랑스	65.8	58.3	64.5	59.2	2.5	82	7.6	4.1	3.2
독 일	62.3	58.4	65.2	60.5	2.9	81	7.7	4.2	3.0
일 본	64.6	63.7	67.2	66.5	12.5	77	3.9	4.0	2.3
뉴질랜드	62.5	58.6	65.1	62.0	3.3	-	5.6	5.6	4.2
영 국	62.7	59.7	66.2	62.7	5.3	68	4.7	4.1	3.1
미 국	65.1	61.6	66.5	63.6	5.8	68	3.3	5.3	3.9

자료: Anderson, G. F. & Hussey, P. S. (2000). Population aging: A comparison among industrialized countries. *Health Affairs*, May/June, 19(3), 191-203.

노인인구의 증가속도가 다른 어떤 나라보다도 더 빠르다는 점을 지적하고 있다. 인구학자들은 인구의 7%가 노인인구가 되면 고령화사회(aging society)라고 하고, 노인인구가 14%가 되면 고령사회(aged society)라고 한다. 인구의 노화속도를 고령화사회에서 고령사회로 가는 데 걸

표 1-6. 연도별 노인인구(1970~2020)에 따른 부양비

연도	계 (천 명)	0~14세 인구(%)	15~64세 인구(%)	65세 이상 인구(%)	부양비			노령화 지수
					총부양비	유년부양비	노년부양비	
1970	32,241	13,709 (42.5)	17,540 (54.4)	991 (3.1)	83.8	78.2	5.7	7.2
1975	35,281	13,614 (38.6)	20,449 (58.0)	1,217 (3.5)	72.5	66.6	6.0	8.9
1980	38,124	12,951 (34.0)	23,717 (62.2)	1,456 (3.8)	60.7	54.6	6.1	11.2
1985	40,806	12,305 (30.2)	26,759 (65.6)	1,742 (4.3)	52.5	46.0	6.5	14.2
1990	42,869	10,974 (25.6)	29,701 (69.3)	2,195 (5.1)	44.3	36.9	7.4	20.0
1995	45,093	10,537 (23.4)	31,900 (70.7)	2,657 (5.9)	41.4	33.0	8.3	25.2
2000	47,275	10,233 (21.6)	33,671 (71.2)	3,371 (7.1)	40.4	30.4	10.0	32.9
2005	49,123	10,421 (21.2)	34,450 (70.1)	4,253 (8.7)	42.6	30.2	12.3	40.8
2010	50,618	10,080 (19.9)	35,506 (70.1)	5,032 (9.9)	42.6	28.4	14.2	49.9
2015	51,677	9,515 (18.4)	36,316 (70.3)	5,846 (11.3)	42.3	26.2	16.1	61.4
2020	52,358	9,013 (17.2)	36,446 (69.6)	6,899 (13.2)	43.7	24.7	18.9	76.5

자료: 통계청(1996). 『장래인구추계』.

리는 기간으로 비교해 볼 수 있다. 각국의 65세 이상 노인인구가 7%에서 14%가 되는 데 걸린 시간이 프랑스는 115년, 일본은 25년이 걸린 데 반해 우리 나라는 22년의 짧은 기간이 소요될 것으로 예측된다(표 1-3). 그러므로 우리 나라는 이러한 급속한 인구노령화에 적응할 시간이 짧기 때문에 더욱 노인인구 증가에 의한 영향을 크게 받을 것이다.

노인인구가 증가하면 노년인구 부양비가 증가하고 전체 국가예산에서 의료비의 부담이 증

표 1-7. 노인인구 및 고령인구 증가 추이

연도	전체인구 (A)	노인인구 (B)			노인인구 비율 (B/A, %)			노인인구 증가율(%) (증가분/전기인구)		
		65+	70+	80+	65+	70+	80+	65+	70+	80+
1995	45,093	2,657	1,608	382	5.9	3.8	0.8	-	-	-
2000	47,275	3,371	2,004	479	7.1	4.1	1.0	26.9	24.6	25.4
2005	49,123	4,253	2,571	683	8.7	5.2	1.3	26.2	28.3	42.6
2010	50,617	5,032	3,284	803	9.9	6.4	1.6	18.3	27.7	17.6
2015	51,677	5,846	3,829	1,051	11.3	7.4	2.1	16.2	16.6	30.9
2020	52,358	6,899	4,412	1,336	13.2	8.4	2.6	18.0	15.2	27.1
2025	52,712	8,613	5,228	1,534	16.3	9.9	2.9	24.8	18.5	14.8
2030	52,744	10,165	6,622	1,775	19.3	12.6	3.4	26.7	26.7	15.7

자료: 통계청(2000). 『장래인구추계』.

가하며 산업구조에서도 노인을 대상으로 하는 산업이 증가할 것이다.

표 1-4는 각국의 의료비 지출의 비율이다. 노인에 사용된 의료비 지출이 전체 의료비 중 높은 비율을 차지하고 있다. 그리고 64세 이하의 의료비에 비해 65세 이상 노인의 1인당 의료비는 3배에서 5배까지 이르고 있다. 이러한 추세는 가속화되어 노인인구가 증가하면 할수록 국가 GDP 중 노인의료비가 차지하는 비율이 높아질 것이다.

표 1-5는 각 국가의 은퇴인구의 변화와 수입지표 그리고 노인인구에 대한 젊은 인구의 비율이다. 대개의 국가에서 평균 은퇴연령이 낮아지고 있다. GDP 중 연금이 차지하는 비율도 높은 편이다. 이 표에서 15~64세 인구의 65세 이상 노인에 대한 비율은 오스트레일리아와 뉴질랜드가 가장 높고 일본이 가장 낮다. 일본의 경우 노인 1명에 대한 15~64세 인구의 비율이 4명으로, 이는 노인 1명을 4명의 젊은 인구가 부양해야 한다는 의미이기도 하다. 이 비율은 앞으로 더욱 낮아질 것이므로 노인을 부양하는 사회적 부담이 더 커질 것이다.

표 1-6은 우리 나라의 부양비와 노령화지수의 변화이다. 노령화지수는 2000년에서 2020년까지 2배로 증가될 것이며, 노년부양비도 거의 2배로 증가할 것으로 보인다. 그리고 총부양비에서 노년부양비가 차지하는 비율은 점점 증가하여 유년부양비에 근접하고 있다. 여기서 노년부양비는 표 1-5에서 제시한 노인인구와 젊은인구의 비율과는 다른 의미로(인구학 적용어 참조) 숫자가 증가할수록 노인부양 부담이 커진다는 의미이다.

표 1-7은 노인인구를 다시 연령별로 구분하여 증가율을 비교한 것이다. 이 표에서 주목할 점은 2000~2020년까지 노인 중에서도 고령노인의 증가율이 높다는 것이다. 이는 건강상태가 나쁘거나 의료적 도움이 필요하고 의존적인 노인의 비율이 높아진다는 의미이기도 하다.

3. 노인인구의 특성

1) 노인인구의 남녀 성비 및 결혼상태

노년기 인구 중에서 여성이 차지하는 비율이 높은 것은 어느 나라에서나 나타나는 현상인데, 우리 나라의 65세 이상 노인 중 여성은 63.1%를 차지하여 남성에 비해 1.7배나 된다. Butler(1975)는 "미국에서 노인문제는 여성의 문제이다"라는 말을 하였는데, 이는 노인 중 여성이 차지하는 비율이 클 뿐만 아니라 여성이 여러 가지 조건에 있어 남성보다 불리한 상황에 처해 있기 때문이다. 우리 나라의 경우도 노인여성은 교육수준이 낮고 혼자 사는 기간이 길고 수입이 적으며 자녀에게서 부양 받는 비율도 낮다.

표 1-8은 노인의 연령별 결혼상태이다. 연령이 증가하면서 여성은 배우자가 없는 비율이 매우 높아서 75세 이상의 경우에는 11.6%만 유배우자인 상태이다. 이에 반해 남성은 75세 이상도 75.1%가 유배우자 상태이다.

2) 노인인구의 지역별 특성

우리 나라 노인인구 특성 중의 하나는 지역에 따라 연령구조에 있어 차이가 있고 노인들의 가구구성도 틀리다는 것이다. 표 1-9는 노인의 특성을 도시지역(동부)과 시골지역(읍 · 면부)으로 나누어 비교한 결과이다. 도시에서 여성노인의 비율이 높고, 75세 이상 고령노인은 시골에 더 많다. 그러나 교육수준은 도시에 비해 시골이 더 낮다. 유배우자 비율은 시골이 더 높고 교육정도는 도시가 더 높다.

표 1-8. 노인의 연령 및 성별 결혼상태 분포(%)

결혼상태	65~69세		70~74세		75세 이상	
	남자	여자	남자	여자	남자	여자
유배우	93.9	43.8	86.2	27.2	75.1	11.6
무배우	6.1	56.2	13.8	72.8	24.9	88.4
계	100.0	100.0	100.0	100.0	100.0	100.0
(명)	(378)	(524)	(246)	(448)	(250)	(526)

자료: 정경희 외(1998). 「1998년도 전국 노인생활 실태 및 복지욕구조사」. 서울: 한국보건사회연구원.

표 1-9. 노인의 지역별 특성 분포

특 성	전국(%)	동부(%)	읍 · 면부(%)
성			
남자	36.9	35.5	39.1
여자	63.1	64.5	60.9
연령			
65～69세	38.1	39.5	35.5
70～74세	29.2	29.4	29.0
75세 이상	32.7	31.1	35.5
평균(세)	72.6	72.4	72.9
교육수준[1]			
글자모름	29.2	25.2	36.1
글자해독	23.7	19.9	30.2
초등학교	29.6	31.7	25.9
중학교	7.3	9.2	4.1
고등학교	6.1	8.2	2.5
전문대 이상	4.1	5.8	1.2
결혼상태			
유배우	49.2	46.9	53.1
무배우	50.8	53.1	46.9
종교[1]			
없음	36.0	31.5	43.7
불교	33.5	33.7	33.2
기독교	20.5	23.2	15.9
천주교	7.4	9.5	3.8
기타	2.6	2.1	3.4
계	100.0	100.0	100.0
(명)	(2,373)	(1,494)	(878)

주: 1) 무응답 1명 제외.
자료: 정경희 외(1998). 「1998년도 전국 노인생활 실태 및 복지욕구조사」. 서울: 한국보건사회연구원.

3) 노인의 주거형태

표 1-10은 노인의 주거형태를 지역별로 구분해 본 것이다. 전체 노인 중의 41.7%가 노인 혼자 혹은 노인부부가구로 살고 있다.

표 1-10. 지역별 노인가구의 형태

구 성	전체(%)	동부(%)	읍 · 면부(%)
노인독신가구	20.1	18.1	23.6
노인부부가구	21.6	18.3	27.5
자녀동거가구	53.2	57.6	45.4
기 타	5.1	6.0	3.5
계	100.0	100.0	100.0
(가구)	(1,958)	(1,253)	(705)

자료: 정경희 외(1998). 「1998년도 전국 노인생활 실태 및 복지욕구조사」. 서울: 한국보건사회연구원.

표 1-11. 자녀별거노인 증감 현황

구 성	1984(%)	1998(%)	증감률(%)
전국 자녀별거노인	22.6	46.8	△24.2
군지역 자녀별거노인[1)]	25.3	54.6	△29.3

주: 1) 읍 · 면 지역의 수치.
자료: 한국인구보건연구원(1985). 「한국노인의 생활실태」.
정경희 외(1998). 「1998년도 전국 노인생활 실태 및 복지욕구조사」. 서울: 한국보건사회연구원.

표 1-12. 지역별 자녀별거노인[1)]의 지역별 거주형태

주택유형	전국(%)	동부(%)	읍 · 면부(%)
단독주택	78.1	64.8	95.7
아파트	16.0	27.2	1.4
연립주택	2.5	3.5	1.3
다세대주택	4.1	1.8	0.2
상가주택	2.0	2.4	1.5
기 타	0.3	0.3	0.3
계	100.0	100.0	100.0
(명)[1)]	(1,058)	(597)	(460)

주: 1) 자녀별거노인은 노인독신가구(419명)와 노인부부가구(642명)의 노인을 분석대상으로 하였음.
자료: 정경희 외(1998). 「1998년도 전국 노인생활 실태 및 복지욕구조사」. 서울: 한국보건사회연구원.

표 1-11은 최근의 자녀별거노인의 비율이 증가되는 현상을 나타내 주고 있다. 도시지역보다 군지역에 자녀별거노인의 비율이 더 급속히 증가하고 있다. 이러한 현상은 핵가족화, 농

표 1-13. 지역 · 연령별 노인전용주거시설 이용 희망여부[1)]

특 성	노인전용주거시설 희망(%)					비희망(%)	계(명)
	소계	도시내	도시근교	유명 관광지 근처	한적한 농촌		
전체 노인[1)]	33.6	6.8	9.1	1.0	16.7	66.4	100.0(2,208)
지역							
동부	39.0	9.4	12.4	1.1	16.1	61.0	100.0(1,393)
읍 · 면부	24.3	2.3	3.3	0.8	17.9	75.7	100.0(813)
연령							
65～69세	41.6	7.5	12.5	1.0	20.6	58.4	100.0(879)
70～74세	33.2	7.2	8.1	1.4	16.5	66.8	100.0(665)
75세 이상	23.3	5.3	5.6	0.6	11.9	76.7	100.0(663)
자녀별거노인[2)]	38.9	7.5	10.9	0.7	19.8	61.1	100.0(1,051)
지역							
동부	49.3	11.8	17.1	0.8	19.5	50.7	100.0(591)
읍 · 면부	25.5	1.9	2.9	0.5	20.2	74.5	100.0(459)
연령							
65～69	46.7	7.7	15.3	0.4	23.3	53.3	100.0(465)
70～74	36.7	8.1	8.1	1.7	18.7	63.3	100.0(330)
75세 이상	27.6	6.1	6.4	-	15.1	72.4	100.0(256)

주: 1) 대리응답자 148명과 무응답 16명 제외.
2) 자녀별거노인은 노인독신가구(419)와 노인부부가구(642명)의 노인을 분석대상으로 하였음. 무응답 7명 제외.

자료: 정경희 외(1998). 「1998년도 전국 노인생활 실태 및 복지욕구조사」. 서울: 한국보건사회연구원.

촌자녀의 도시진출 등이 증가하면서 앞으로 더욱 심화될 것으로 생각된다.

자녀별거노인의 지역별 거주형태를 보면, 표 1-12는 단독주택에 사는 노인이 많고 특히 읍 · 면의 경우 그러한 현상이 두드러지는데, 건강문제가 심화되는 고연령 노인에서 환경이 주는 불편감이 클 것으로 생각된다.

표 1-13은 지역 · 연령별 노인의 전용주거시설 이용 희망여부에 대한 조사결과이다. 노인전용주거시설 이용을 희망하는 노인이 전체의 33.6%이다. 그런데 자녀별거노인 중에도 노인전용주거시설 이용을 희망하는 비율은 38.9% 정도로 그리 높지 않다.

표 1-14. 노인의 연령 및 성별 교육수준 분포

교육수준	65~69세(%)		70~74세(%)		75세 이상(%)	
	남자	여자	남자	여자	남자	여자
글자모름	5.8	29.3	8.6	39.0	17.2	52.9
글자해독	8.6	23.1	13.9	27.8	33.4	31.7
초등학교	41.1	36.0	40.1	25.8	31.1	12.3
중 학 교	16.9	5.9	14.2	4.0	7.5	1.4
고등학교	14.8	4.5	12.4	2.2	7.4	1.1
전문대 이상	12.8	1.1	10.8	1.3	3.4	0.6
계 (명)[1)]	100.0 (379)	100.0 (524)	100.0 (246)	100.0 (448)	100.0 (250)	100.0 (525)

주: 1) 무응답 1명 제외.
자료: 정경희 외(1998). 「1998년도 전국 노인생활 실태 및 복지욕구조사」. 서울: 한국보건사회연구원.

4) 노인의 교육수준

표 1-14는 노인인구의 연령별 교육수준인데 고령일수록, 그리고 여자가 남자보다 학력이 낮은 것이 확연히 드러난다. 이는 앞으로 10년, 20년 후의 노인세대는 현재 노인보다는 훨씬 더 교육을 많이 받은 사람들일 것을 의미하기도 한다. 그러나 현재의 노인을 대상으로 간호사가 건강교육을 하는 경우 낮은 교육수준을 고려하여 교육계획을 하여야 할 것이다.

4. 노인의 건강상태

노화과정은 평생 동안 계속되는 과정이다. 노화는 60세 혹은 70세에 새로 시작하는 과정이 아니라 생명의 시작과 함께 시작된다고 할 수 있다. 노화과정은 신체세포의 모양, 구성성분들이 어떻게 변화하는가에 달려 있다. 이러한 변화는 그림 1-3과 같이 대개 두 가지 경로를 따르게 된다(Katz, Dube, & Calkins, 1986). 한 가지 경로는 피부나 뇌세포와 같이 충분히 많은 숫자가 있는 경우로, 이때는 그림 1-3의 A선과 같이 출생 직후부터 연령이 증가되면서 계속적으로 퇴화하게 된다. 다른 한 가지는 대부분의 다른 체세포의 경우로 출생 직후에는 매우 적은 숫자의 세포로 시작하여 성인이 되면서 최대의 숫자와 기능을 갖게 되었다가 다시 퇴화하는 경우로, B선이 그것이다. 그러나 이러한 변화는 개인별 차이가 매우 크다. 그림에

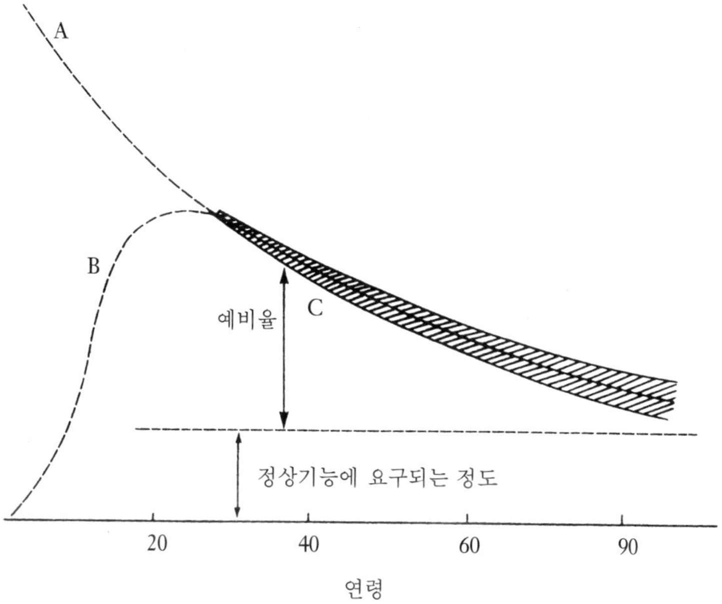

자료: Katz, Dube, & Calkins (1986). General aspects. In Calkins, Davis, & Ford (eds.). *The Practice of Geriatrics*. Philadelphia: W.B. Saunders.

그림 1-3. 정상인의 성장발달과 노화

서 빗금부분은 이러한 개인별 차이의 폭을 나타내 주고 있는데, 젊은층보다 나이가 들면서 그 차이가 더욱 커지는 것을 알 수 있다. 이러한 퇴화과정에도 불구하고 일반인들은 대부분 고령에 이를 때까지 정상기능을 할 수 있다. 왜냐하면 인간은 출생시에 충분한 예비율을 가지고 태어나기 때문이다.

그러나 그림 1-3에서와 같이 연령증가에 따라 예비율은 감소한다. 기능의 퇴화정도는 고정된 것이 아니고 사람에 따라 다양하다. 이러한 퇴화정도를 변화시킬 수 있는 것은 환경오염에 대한 노출정도, 영양섭취, 체중조절 등이 있다.

대부분의 사람은 연령이 증가되어도 일상기능을 유지한다. 그러나 감염, 상해, 약품 등이 퇴화를 가속시켜 기관의 기능부전을 일으키고 질병을 유발시킬 수 있다. 이러한 질병은 노년기의 사회적 · 심리적 · 생리적인 예비율을 축소시키게 된다. 노화의 정도 혹은 노년기의 질병발생은 젊은 시기로부터의 생활습관에 따라 좌우되는 부분이 많으므로 간호사는 청년기에서부터 건전한 생활습관을 유지하도록 일반인들을 교육할 필요가 있다.

노인들이 자각하는 건강상태는 매우 다양하나 연령증가에 따라 건강이 나빠지는 것은 확실하다.

표 1-15. 주요 성인질환 유병률(%)

병 명	전체	20~29세	30~39세	40~49세	50~59세	60~69세	70세 이상
위 암	0.07	-	0.03	0.03	0.09	0.42	0.39
당뇨병	1.61	0.17	0.47	2.30	4.66	7.98	4.98
고혈압	2.67	0.22	0.94	3.47	8.28	11.29	10.14
중 풍	0.57	0.03	0.03	0.33	1.25	3.11	4.39
심장병	1.16	0.22	0.54	1.67	3.02	3.95	4.49
간질환	1.20	1.39	1.36	1.80	2.16	2.40	0.88

자료: 통계청(1999). 『한국의 사회지표』.

표 1-16. 성별 만성질환 유병률 및 일상생활 지장여부

질병명	유병률[1](%)		일상생활 지장여부[2](%)	
	남자	여자	남자	여자
악성 신생물	1.7	0.5	64.8	81.4
관절염	26.6	53.3	76.1	86.8
요통 좌골통	15.9	37.1	83.8	89.3
소화성 궤양	11.7	18.3	58.0	65.5
간염 · 간경변	3.3	0.7	60.7	80.4
당뇨병	8.6	9.2	50.6	69.7
갑상선	0.6	1.6	73.4	62.5
고혈압	17.5	27.0	45.3	59.6
중풍 · 뇌혈관	4.5	4.3	81.8	83.6
협심증	4.7	5.3	66.7	79.1
결핵	1.1	0.1	49.3	100.0
만성 기관지염	9.1	4.7	58.6	74.9
천식	6.2	4.5	66.4	77.2
백내장	6.0	13.4	61.3	77.7
만성 중이염	1.3	0.8	94.6	73.7
만성 신장질환	0.4	1.5	35.0	96.4
골절 후유증	6.6	4.7	92.5	87.3

주: 1) 대리응답 148명과 무응답 5명을 제외한 결과임.
2) 각 만성질환을 앓고 있는 노인을 대상으로 한 결과임.
자료: 정경희 외(1998). 「1998년도 전국 노인생활 실태 및 복지욕구조사」. 서울: 한국보건사회연구원.

표 1-15는 연령에 따른 주요 성인질환 유병률이다. 모든 성인질환이 노년기에 증가하지만 고혈압과 당뇨병은 가장 높은 유병률을 차지하고 있어서 노년기에 중요한 건강문제로 생각된다.

표 1-17. 성 · 연령별 주관적 건강상태[1)]

구 분	전 체	성(%)		연령(%)		
		남자	여자	65~69세	70~74세	75세 이상
매우 좋은 편임	5.0	9.9	2.1	5.4	4.8	4.7
좋은 편임	19.6	26.7	15.5	21.0	17.6	19.7
보통	16.5	17.4	16.0	17.0	16.9	15.4
약간 나쁨	35.3	27.1	40.1	33.4	35.1	38.1
아주 나쁨	23.6	18.9	26.3	23.2	25.6	22.1
계	100.0	100.0	100.0	100.0	100.0	100.0
(명)	(2,218)	(822)	(1,396)	(822)	(669)	(666)

주: 1) 대리응답 148명과 무응답 3명 제외.
자료: 정경희 외(1998).「1998년도 전국 노인생활 실태 및 복지욕구조사」. 서울: 한국보건사회연구원.

표 1-16은 보건사회연구원에서 전국의 노인을 대상으로 노인의 성별 만성질환 유병률과, 각 질병이 일상생활에 미치는 지장여부를 조사한 것이다. 유병률은 관절염과 요통이 가장 큰 비중을 차지하고 있고, 고혈압과 백내장이 그 다음 순서를 차지하고 있다.

이러한 조사결과로 보아 우리 나라 노인들이 가진 가장 흔한 질병은 관절염과 요통이며, 이로 인해 노인들이 일상생활에 상당한 지장을 받고 있다. 이들 질병은 직접적인 사망과 연결되지는 않지만 개인의 삶의 질에 지속적으로 영향을 주는 질병이다.

표 1-17은 성 · 연령별 노인의 주관적 건강상태를 표로 나타낸 것이다. 자신의 건강이 약간 나쁘다고 지각하고 있는 사람이 가장 많고, 남성보다는 여성노인이 더 건강상태가 좋지 않다고 지각하는 사람이 많다.

일반적으로 노인들은 여러 개의 만성질환을 동시에 가지고 있는 경우가 많기 때문에 노인의 건강상태나 도움이 필요한 정도를 질병의 유무만으로 평가하기가 어렵다. 그러므로 노인의 기능할 수 있는 정도가 노인의 간호요구와 건강상태를 평가하는 주요 지표로 사용된다.

표 1-18은 우리 나라 노인의 기능상태 정도를 기본적인 자기간호 내용인 일상생활기능(Activities of Daily Living, ADL)과, ADL보다는 정도가 높은 기능으로 독립적인 생활에 필요한 수단적 기능상태(Instrumental Activities of Daily Living, IADL)로 평가하여 그 비율을 제시한 것이다.

여기서 ADL로 평가한 내용은 목욕하기, 옷입기, 식사하기, 자리 옮겨가기, 화장실가기, 걷기이다. IADL의 평가내용은 장보기, 전화하기, 대중교통 이용하기, 청소하기이다. 이 통계표에 의하면 우리 나라의 노인 중 13.3%만이 건강문제가 없고 건강하며, 86.7%는 적어도

표 1-18. 65세 이상 일상생활 수행능력별 노인인구 비중(1998)

<table>
<tr><td rowspan="4">건강하고
독립생활 가능
13.3%</td><td colspan="4">만성질환 노인 86.7%</td></tr>
<tr><td rowspan="3">만성질환이
있지만
기능장애 없음
43.4%</td><td colspan="3">IADL 또는 ADL 제한
43.4%</td></tr>
<tr><td rowspan="2">IADL만 제한
11.5%</td><td colspan="2">ADL 제한 31.9%</td></tr>
<tr><td>1~5개 ADL
제한 28.4%</td><td>모든 ADL
제한 3.5%</td></tr>
</table>

IADL: 청소하기, 장보기, 전화하기, 대중교통 이용하기
ADL: 목욕하기, 옷입기, 식사하기, 자리 옮겨가기, 걷기, 화장실가기

자료: 정경희 외(1998).「1998년도 전국 노인생활 실태 및 복지욕구 조사」. 서울: 한국보건사회연구원.

표 1-19. 지역 · 성 · 연령별 보조기 착용 현황[1)]

구 분	청력용 보조기(%)	씹기용 보조기(%)	시력용 보조기(%)
전체	2.0	52.5	57.6
지역			
동부	1.9	51.8	63.6
읍 · 면부	2.2	53.6	47.1
성			
남자	2.8	48.4	64.1
여자	1.6	54.9	53.7
연령			
65~69세	1.7	49.9	63.2
70~74세	2.0	56.6	58.4
75세 이상	2.6	51.7	49.3

주: 1) 대리응답 148명과 무응답 6명 제외.
자료: 정경희 외(1998).「1998년도 전국 노인생활 실태 및 복지욕구조사」. 서울: 한국보건사회연구원.

한 개의 건강문제를 가지고 있다. 그리고 43.4%의 노인은 건강문제가 있으나 독립적으로 지내고 기능장애가 없는 노인이다.

그러나 마찬가지 정도의 비율 노인이(43.4%) 만성질환과 더불어 기능장애를 가지고 있다. 이 기능장애가 있는 노인은 생활하는 데 어떤 형태의 도움이 필요한 집단이다. 그리고 전체 노인 중 31.9%는 ADL 장애가 하나 이상 있고, 3.5%는 ADL을 하나도 수행하지 못하여 완전히 의존적인 노인이다.

표 1-19는 노인의 성 · 연령별 보조기 착용 현황이다. 시력용 보조기가 가장 많이 사용되고 있고, 다음은 의치와 같은 씹기용 보조기이다. 청력용 보조기 사용률은 2.0% 정도이다.

5. 인구의 노령화와 간호

의료계 종사자들은 갈수록 더 많은 시간을 노인을 대상으로 활동하고 있다. Brody(1985)는 노인인구가 10%가 넘는 지역에서 졸업하는 의료인들은 추후 그들의 전문직 활동의 50%를 노인을 대상으로 하게 될 것이라고 이미 예측하였다. 우리 나라도 곧 이러한 상황에 놓이게 될 것이며 간호계에서도 이를 대비한 대책이 요구된다.

간호계에 필요하다고 생각되는 변화는 다음과 같다.

① 노인간호학 교육이 간호교과과정에 강화될 필요가 있다. 노인간호학의 비중을 3년제, 4년제 간호교과과정에서 모두 높이고 이론뿐 아니라 실습도 증가시킬 필요가 있다.

② 노인간호교육자 양성에 많은 노력이 필요하다.

③ 만성질환자의 관리와 간호에 대한 교육이 증가되어야 한다.

④ 임상간호사들을 위한 보수교육에 노인간호학이 강화되어야 한다.

⑤ 지역사회에 있는 만성 건강문제가 있는 노인간호체계가 강화되어야 한다. 즉 가정간호, 1차건강간호, 노인을 돌보는 가족을 지원하는 체계 등이 필요하다.

6. 노년학과 노인간호학의 역사

노화에 대한 연구는 인간이 영원히 살려고 하는 염원과 함께 기원전부터 있었던 것으로 생각된다. 히포크라테스는 노화현상의 정의를 신체열의 감소라고 하였다.

그러나 19세기까지는 인간에서 아동과 성인이라는 단지 두 가지 성장발달 단계만을 구분하였다. 그리고 어린이는 단지 신체적으로 작은 성인이라고 생각하였다. 그러나 인간에 대한 연구결과가 축적되면서 아동기에도 각기 욕구가 다르고 신체상태가 다르고 개인별로 다른 생의 경험을 하는 하부단계가 있다는 것이 제시되었으며, 지금은 유아기, 학령전기, 학령기, 사춘기 등으로 구분하는 것이 당연시되고 있다. 성인에 대한 연구는 좀더 늦게 시작되었다. 그 이유는 이전에는 나이 많은 노인들이 많지 않았기 때문에 노년기의 변화나 특성에 대한 관심이 없었고, 성인기의 변화는 아동기의 변화보다는 훨씬 느리기 때문이다.

노년학이 학문으로서 발전하는 전환기는 학회가 발족된 시점이다. 1945년에 미국에서는

표 1-20. 노년학, 노인간호학의 발전

고대 이집트	노화의 긍정적 측면과 부정적 측면이 논의됨.
B.C. 1세기	히포크라테스는 '노화는 신체열의 감소로 생기는 불가역적 현상'이라고 함.
A.D. 1세기	Galen은 노년기의 운동, 영양의 조절에 대해 연구
1450년대	레오나르도 다 빈치가 부검을 통하여 노화에 의한 생리적 변화를 규명하려고 함.
1864년	Agnes Jones는 나이팅게일에게서 교육을 받은 후 영국에서 처음으로 빈민노인을 대상으로 체계적인 노인간호를 시작함.
1900~1950년	노인간호의 이론이나 지식체계가 없었으나, 은퇴 간호사들이 원시적 형태의 양로원을 운영함.
1904년	노인간호에 대한 첫번째 article이 *American Journal of Nursing*에 실림.
1945년	미국 노년학회 발족
1950년	최초의 노인간호학 교과서가 발간됨(by Newton).
1962년	미국에서 최초의 노인간호학술대회 개최
1964년	Schwartz 등이 노인간호의 land mark study 발표
1966년	미국 ANA에서 처음으로 Geriatric Nursing을 전문분야로 인정함. 미국 Duke University 대학원 과정에 노인간호학 전공이 생김(Virginia Stone).
1970년	미국 ANA에서 Standard of Geriatric Nursing Practice가 제정됨.
1975년	*Journal of Gerontological Nursing*(월간)이 출간되기 시작함.
1976년	미국 ANA에서 Gerontological Nursing으로 전문분야 이름을 개정하여 보다 포괄적인 간호를 의미하게 됨.
1978년	한국노년학회 발족
1980년	『한국노년학』 창간호 발간
1981년	한국에 노인복지법 선포
1985년	한국에서도 노인간호 교과목을 분리하여 교육하는 간호대학이 6개교로 증가
1980년대	한국에 노인간호 논문이 발표되기 시작
1998년	한국에 노인간호학회 창립

노년학회가 발족되어 학문적인 연구가 증가되기 시작하였고 사회학, 심리학, 의학 등 다양한 학문분야에서 노년학 연구가 늘어났다. 그러나 노년학 연구가 본격적으로 증가한 것은 미국의 경우도 1960년대 이후라고 하겠다. 이때까지도 여전히 연구대상자는 20대에서 65세 이하이었는데, 이 시기의 성인이 가장 생산적으로 일하며 아이들을 키우고 국가발전에 기여한다고 생각하였기 때문이다. 그리고 65세 이후의 노인에게서 장애가 생기고 일찍 죽는 것은 자연스런 현상으로 생각하였다.

1960년대 이후에는 성인을 대상으로 한 연구에서 모든 연령군의 성인이 같지 않다는 주장이 제시되기 시작하였고, 건강분야에서 관심이 질병에서 건강(wellness)으로 옮겨가기 시작하였다. 그리고 의학기술의 발달, 예방의학의 발전 등으로 노인이 더 오래, 더 건강하게 살게 될 가능성이 높아졌다. 1990년대에 와서는 노인이 사회의 중요한 구성집단으로 인정되고 노인에 대한 관심과 연구가 급격히 증가하고 있다.

표 1-20은 노인간호학의 발전과정을 표로 요약한 것이다.

간호계에서는 1864년에 나이팅게일에게서 교육받은 영국의 Agnes Jones가 빈민노인들을 대상으로 노인간호를 시작한 것이 노인간호의 시효로 알려져 있다. 그 이전에도 종교계에서 자선사업의 한 부분으로 노인에 대한 간호의 기록이 있었으나, 이때는 체계적인 간호의 지식이 없이 좋은 뜻만으로 간호가 시행된 시기로 생각된다.

1900년대 초부터 1950년대까지 미국에서는 자선적인 성격의 작은 규모의 노인 요양원들이 생기기 시작하였는데, 이 시기의 요양원은 대부분 독신이었던 은퇴 간호사들이 주변의 가난하고 외로운 노인들을 가정에서 돌보기 시작하면서 발달하였다. 이 요양원들은 초기부터 간호사에 의해 운영되면서 의료기관으로 쉽게 인정이 되었다.

제2차 대전 후에는 의학지식의 발전과 함께 노년기 건강에 대한 관심도 증가하였고 이 분야의 연구가 증가되었다. 1950년에는 첫 노인간호학 교과서인 *Newton's Geriatric Nursing*이 발간되었다. 1964년에는 노인간호학에서 획기적이라고 할 수 있는 노인건강에 대한 간호학자의 연구결과가 Schwartz 등에 의해 발표되었는데, 이것은 병원 외래를 방문하는 노인들의 건강문제가 구체적으로 무엇인가에 대한 연구이었다.

1966년에는 미국 Duke 대학의 대학원 과정에 노인간호학 전공 석사과정이 시작되었는데, 이는 노인간호학을 전공으로 표방하는 최초의 대학원 과정이었다. 또한 같은 해에 미국간호사협회(American Nursing Association, ANA)에서 처음으로 geriatric nursing을 전문분야로 인정하였으며, 1976년에는 이 노인분과의 이름을 gerontological nursing으로 개명하였는데, 이는 노인간호학의 학문적 발전을 반영하고 있는 것으로 생각된다.

1975년에는 처음으로 노인간호학 전문잡지라고 할 수 있는 *Journal of Gerontological Nursing*이 창간되어 이 잡지는 현재까지 월간으로 발간되고 있다. 1980년에는 임상에서 노인을 대상으로 활동하는 간호사를 위한 잡지인 *Geriatric Nursing*이 창간되어 현재까지 격월간으로 발간되고 있다.

우리 나라에서 노인에 대한 관심이 높아진 것은 노인복지법이 선포된 1981년경부터이다. 1978년에 우리 나라의 노인문제에 관심을 가진 사회학, 사회복지학, 보건학, 심리학 등의 분야 학자들이 한국노년학회를 결성하여 학술활동을 시작하였고, 1980년도에는 이 학회에서 『한국노년학』이라는 학술지를 발간하기 시작하였다.

노인간호 분야에서 체계적인 활동이 시작된 것은 노인간호학에 관심있는 학자들이 모여 노인간호학회를 결성한 1998년 이후라고 생각된다. 노인간호학회는 현재 연 2회 학회지를 발간하면서 학술활동을 해 오고 있다. 이 외에 주로 노인병에 관심있는 의사들의 모임인 노인병학회, 노화과정에 관심있는 기초과학자들의 모임인 노화학회 등도 최근 활동을 확대해 가고 있다.

노인간호학 분야의 연구는 일반 간호학회지에도 발표되는 비중이 늘어가고 있으며, 최근에는 많은 석 · 박사 학위논문이 노인간호학 관련 분야에서 발표되고 있다. 한국의 노인인구가 증가하고 노인의 건강문제에 대한 관심이 증가하는 만큼 앞으로는 노인간호 분야의 연구가 더 활발해질 것으로 생각된다.

요약

노인인구의 증가는 세계적인 추세이다. 그 중에서도 우리 나라는 급속한 산업화와 함께 세계에서 유래를 찾아 볼 수 없을 정도로 빨리 노인인구가 증가되고 있다. 노인인구 비율의 증가는 사회 전반에 많은 영향을 미치지만, 노년기에는 건강문제의 발생이 많기 때문에 특히 건강전문직이나 간호분야에 미치는 영향이 크다. 노년기 건강문제의 특성은 만성질환이 많으며, 이로 인해 만성질환의 자가관리의 요구가 커지고, ADL과 같은 자기간호 능력이 점차로 떨어지는 것이다. 이러한 특성 때문에 노인은 어떤 인구집단보다도 간호요구가 높은 집단이며, 노인간호 분야는 앞으로 간호사의 활동 증가가 기대되는 분야이다.

참고문헌

송건용(1994). 「21세기 노인을 위한 복지, 건강, 의료심포지엄」. 서울대학교병원.

정경희 외(1998). 「1998년도 전국 노인생활 실태 및 복지욕구조사」. 서울: 한국보건사회연구원.

통계청(1996). 『장래인구추계』.

통계청(1999). 『한국의 사회지표』.

통계청(2000). 『장래인구추계(1960~2030)』.

Anderson, G. F. & Hussey, P. S. (2000). Population aging: A comparison among industrialized countries. *Health Affairs*. May/June, 19(3).

Brody, E. (1985). *Mental and Physical Health Practices of Older People*. New York: Springer Publishing.

Butler, R. (1975). *Why Survive? Growing Old in America*. New York: Harper and Row.

Calkins, E., Davis, P., & Ford A. (1986). *General Aspects, The Practice of Geriatrics*. Philadelphia: W. B. Saunders.

Fries, J. F. & Ehrlich, G. E. (eds.) (1980). *Prognosis: Contemporary Outcomes of Disease*. New York: Charles Press.

Gunter, L. & Estes, C. (1979). *Education for Herontic Nursing*. New York: Springer Publishing Co.

제2장 노화이론과 간호

학습목표

1. 왜 노화현상이 일어나는가에 대한 생물학적인 관점들에 대해 비교 · 설명할 수 있다.
2. 노화와 관련된 사회심리적 이론들에 대해 설명할 수 있다.
3. 노화와 관련하여 환경적 이론을 설명할 수 있다.
4. 이러한 여러 관점들이 어떻게 노화라는 현상에 통합적으로 관련되는지 설명할 수 있다.
5. 이러한 노화이론이 노인간호 중재에 어떻게 활용될 수 있는지 설명할 수 있다.

다른 생물처럼 인간은 나이를 먹고 결국은 죽는다. 현대인의 최고 수명은 110세 정도 되는 것으로 생각된다. 한 가족이나 쌍생아들을 대상자로 한 많은 연구에서 유전적으로 연관이 있는 사람들의 수명은 상관관계가 높다는 연구결과들을 보고하고 있다. 조부의 수명이 얼마였는가가 우리의 수명에 영향을 미친다. 그러나 이것은 언제나 그런 것은 아니고, 어떤 사람은 유전적 성향과 달리 단명하고 어떤 사람은 유전적 성향보다 훨씬 더 오래 사는 경우를 볼 수 있다. 노화라는 것은 생물학적인 과정이라는 것이 확실하지만 사회적 · 심리적인 측면이 중요한 영향을 미친다. 이러한 생물학적 · 사회심리학적 · 환경적 분야에서 노년기 변화와 관련된 이론들을 제시하고 있다. 이러한 주제에 대한 흥미에도 불구하고 노화와 관련된 과정은 완전히 이해되지는 못하고 있다. 아직 인간이 왜 노화를 경험하는지를 완전히 설명할 수는 없기 때문에 많은 이론들이 연구되고 노화현상을 보다 더 잘 설명하려고 노력하고 있다. 노화이론이란 노화현상의 원인을 규명하거나 현상을 설명하려는 시도이다.

1. 생물학적 이론(Biological Theories)

생물학적 이론에서는 왜 우리가 나이와 함께 생리적인 변화를 경험하는가를 설명하려고 하고 있다. 생물학적 이론에 대해 연구하는 학자들의 주 목적은 어떤 생물학적인 요인이 가장 크게 노화에 영향을 미치는지를 밝히려는 것이다.

1) 프로그램 이론(Programmed Theory)

노화는 프로그램된 것, 즉 생체 내에 미리 계획된 것이고 순차적으로 일어나며 종에 따라 다르게 일어난다. 유전자 속에 프로그램된 대로 개체의 노화와 수명이 조절된다. 이와 유사한 이론으로 Rate of Life Theory(Rubner, 1908)는 개체 내에 사용할 수 있는 에너지 양이 프로그램되어 있기 때문에 에너지를 빠른 속도로 소비하면 수명이 짧아진다고 주장하는 이론이다.

2) 자유기 이론, 유해산소 이론(Free Radical Theory)

이 이론은 일종의 유해인자 손상설이라고 할 수 있는데, 세포나 조직에 불가역적인 변화를 초래하는 내적 혹은 외적 손상인자를 노화의 주된 원인으로 보는 관점이다.

유해인자로서 현재 가장 많이 연구되고 있는 것은 자유기 이론인데, 자유기란 매우 불안정한 화학물질로 전환기 세포의 대사시에 생성된다. 이 화학물질은 매우 불안정하여 근처의 분자를 공격하여 변성을 일으킨다. 생리적 조직에서 가장 흔한 자유기는 활성산소이다. 신체의 대사는 계속적으로 일어나므로 대사물질인 활성산소도 계속적으로 생성된다. 신체에서는 정상적으로 자유기를 불활성화하는 기전이 있으나 이 기능이 연령과 함께 저하되고, 자유기가 한번에 많이 생성되는 경우에는 모든 자유기를 불활성화하지 못하게 된다. 이러한 자유기는 정상세포를 공격하여 여러 가지 병리적인 변화를 일으키고, 이러한 변화가 축적되면 노화가 생기고 죽음에 이른다.

이 학설을 뒷받침할 수 있는 실험연구로 흰 쥐의 식이열량을 60%로 줄인 결과 수명이 1.5배로 증가하였다. 이 연구결과에 대한 설명으로 가장 유력한 것은 대사감소에 따른 활성산소 생성의 감소로 생명이 연장되었다고 보는 관점이다.

이 이론은 노화분야에서 가장 많은 연구가 이루어지고 있는 생물학적 이론의 하나이다.

3) 소모이론(Wear and Tear Theory)

인체를 기계와 같이 보고 인간의 신체는 오랜 사용으로 마모되어 기능이 떨어지고 결국 죽음에 이른다는 것이다. 그러나 인체는 자가치유 능력이 있고, 생체조직은 훈련에 의해 오히려 기능이 향상되는 경향이 있다는 것이 이 학설에 대한 반론으로 제기되고 있다.

4) 자가면역 이론(Autoimmune Theory)

노화의 주 원인이 인체의 자가면역 반응 증가에 의해 일어난다는 이론이다. 면역기능의 가장 중요한 기관인 흉선과 골수가 연령증가와 함께 변화되기 때문이다. 인체면역은 성인 이후에 계속적으로 감소한다. 흉선의 무게는 성인기에 지속적으로 감소하는데, 이는 T-cell 구분능력의 감소를 일으킨다. 흉선의 호르몬은 30세 이후에 감소하여 60세 이후에는 혈액에서 발견하기가 어려울 정도로 감소한다. 이로 인해 체액성 항체(humoral immunity)가 감소하는데, 피부 동종이식(allograft)에 대한 거부반응이 지연되고, 과민반응이 지연되며, 종양세포 발생이 있을 때 저항도 느려진다. 또한 골수의 간세포(stem cell)의 효율이 낮아진다. 이러한 면역기능의 저하에 의해 노년기에 감염 발생률이 증가되고 암발생도 증가되는 것으로 알려져 있다.

그런데 면역계 변화는 자가면역질환의 증가와도 관련이 있는 것으로 생각된다. 면역계에서는 노화되고 불규칙한 세포를 외부 항원으로 인식하여 이에 대한 항체를 만들어 공격하는데 이를 자가면역질환으로 생각할 수 있기 때문이다; 노화된 세포 → 노화된 세포를 외부 항원으로 인지 → 외부 항원으로 인식된 것에 대해 항체 형성 → 세포 죽음.

이러한 반응에 대한 또 다른 설명은 신체의 면역화학 기억체계(immunochemical memory system)의 손상과 관련된 것이다. 면역화학 기억체계의 손상이 생기면 자신의 정상세포를 외부 항원으로 잘못 인식하게 만들어 공격하게 되므로 세포손상이 생기고 노화가 생긴다는 것이다; 정상세포 → 면역화학 기억체계의 이상으로 자기세포를 외부 항원으로 잘못 인식 → 세포 죽음.

5) 교차연결 이론(Cross-Linking Theory)

화학적 반응과정에서 DNA 끈에 교차연결이 생기면 자기 자신에 얽히게 됨으로써 정상적인 분열과정에서 분열되지 못하여 세포분화에 문제가 생긴다고 보는 이론이다. 나이가 증가하면서 교차연결이 축적되면 이로 인해 세포 내 물질이동이 방해되어 결국 각 신체기관과 전체 체계에 문제가 발생한다는 것이다. 폐나 심장, 혈관, 근육 등에 중요한 결체조직인 교원질에 교차연결이 발생하면 탄력이 감소하고 여러 가지 노화 관련 변화를 일으킨다.

이 외에도 여러 가지 생리학적 노화이론들이 있으나 한 가지 이론으로 노화현상을 설명하는 것은 어렵다.

2. 사회심리적 이론(Psychosocial Theories)

사회적인 노화과정을 설명하려는 이론들이다.

1) 사회유리 이론(Social Disengagement Theory)

사회유리 이론(Cumming & Henry, 1961)은 노화를 사회와 개인이 점차로 멀어져 가는, 즉 유리되는 과정으로 보며 사회와 개인 서로에게 만족스럽고 이익이 되는 과정이라고 보는 관점이다. 노화과정에서 개인도 사회의 주류에서부터 벗어나고 싶어하고, 사회도 나이든 노인을 밀어내려고 한다는 것이다. 이러한 과정은 사회에도 바람직하고 개인에게도 요구되는 것이다. 개인에게 도움이 된다는 것은 이 시기의 노인이 자신을 되돌아 보고 사회적 역할에서 자유로워져서 자기 중심으로 살 수 있다는 것이다. 이 이론에서 유리를 시작하게 하는 것이 사회인지, 개인인지에 대해서는 명확히 언급하고 있지 않다.

그러나 이 이론의 문제점도 제기되고 있다. 노인들이 노년기에도 계속 일을 하고 역할을 가지는 것을 좋아하며 젊은 시기의 회상에서만 만족하기를 원하지 않는 사람들이 있기 때문이다. 많은 노인들이 계속적으로 역할을 가지면서 만족을 얻고 다른 사람에게도 도움을 주고 싶어한다. 국회의원이나 대학교수, 변호사들은 이러한 예이다. 개인의 건강상태, 문화적 · 사회적 배경 등이 개인이 노후에도 사회에서 활동하는가에 영향을 미친다. 이런 관점에서 본다면 의료가 발전하여 노인들이 건강해지고 노인에 대한 사회적 수용도가 높아지고 기회가 많아진다면 노인들이 사회에서 유리되기를 바라지 않을 수도 있다.

이 이론을 발전시키는 데 기초가 된 Cumming과 Henry의 연구 내용을 자세히 살펴보면, 172명의 48~68세의 중산층 노인이 연구대상이었는데, 이들은 모두 교육수준이 높고 주거지나 직업의 측면에서 보아도 일반인들보다 좋은 조건들이고 흑인이나 만성질환자는 포함되지 않았다. 그러므로 표본의 수가 충분하지 않고, 이런 조건을 가진 사람들이 노인 전체를 대변한다고 하기 어렵다. 따라서 사회 주류에서 유리되기를 원하는 노인들도 있지만, 이것이 모든 노인에게 해당된다고 생각하는 것에는 무리가 있다고 할 수 있다.

2) 활동이론(Activity Theory)

활동이론(Cavan, Burgess, Havighust, & Goldhammer, 1969)은 사회유리 이론과는 반대되는 입장에서 나온 이론이다. 노년기에도 중년기의 생활패턴을 유지하고 노년기라는 것을 가능한 한 오래 부정해야 하며, 사회도 중년에게 원하는 것과 같은 표준을 적용하고 활동이나 흥미를 줄이지 않도록 해야 한다는 것이다. 이 이론은 노인들이 여러 가지 상실을 경험하지만 계속 활동을 유지하도록 하는 방법을 제시하고 있다. 신체적 능력이 줄면 인지적 활동을 증가시키고, 은퇴 후에는 직업역할 대신 다른 역할을 갖게 하며, 소중한 사람을 상실하였을 때는 새로운 인간관계를 시작하게 해야 한다는 것이다. 이 이론에 의하면 노년기의 여러 가지 조건이 활동적인 생활을 하는 데 방해로 작용하지 않도록 저항을 해야 한다는 것이다.

일반적으로 활동하는 것은 활동하지 않는 것에 비해 여러 가지 장점을 가지고 있다. 활동하면 신체적 · 사회적 · 정신적인 안녕이 증진되기 때문이다. 이 이론을 지지할 수 있는 증거로는 대부분의 노인들이 자신이 늙었다고 생각하고 싶지 않은 것이다.

그러나 이 이론이 해당되지 않는 경우도 있는데, 노인들 중에는 자신의 능력에 맞게 활동영역을 줄이고 싶어하는 노인도 많기 때문이다. 많은 노인들이 활동을 하고 싶어도 신체적인 제한, 경제적인 자원 부족으로 사회적으로 계속 활동하기는 어렵다. 중년기에 비해 은퇴 후에는 수입이 반 정도로 감소하므로 이들에게 이전과 같은 수준의 활동을 기대하는 것은 무리이다.

3) 지속이론(Continuity Theory)

지속이론(Neugarten, 1964)은 인간이 성인이 되면서 평생 동안 구성하게 되는 습관, 성격, 개인적 흥미, 목적, 소속감 등이 개인의 일부분이 되는 것이며, 나이가 들어서 갑자기 다른 성격이 생기는 것이 아니라 이전에 자신이 성공적으로 적응에 이용한 경험을 계속 사용하게 된다는 것이다. 그러므로 20대에 활동적인 사람은 70대에도 활동적일 가능성이 높다. 노인의 성격이 나이가 들면서 바뀌는 것이 아니라, 변화가 있다면 오래된 방법과 새로운 요구간의 갈등으로 오래된 방법을 억제하기 때문이다.

그러나 이 이론에 대한 비판도 있는데, 노화과정에 개인은 여러 가지 복잡한 조건들의 변화가 생기므로, 이런 조건의 변화는 어느 정도 개인의 성향에 영향을 주고 행동에도 변화를 일으킬 수 있다는 것이다.

3. 환경이론(Environmental Theories)

1) 노년학과 환경

환경: 자연 혹은 인공으로 이루어진 개인을 둘러싸고 있는 모든 것을 의미
환경의 분류
- 나이팅게일: 물리적 · 심리적 · 사회적 환경으로 분류
- 다른 노년학자들(Moos, Williams): 물리적 · 사회적 환경으로 대별

사회적 환경은 개인에게 영향을 주는 인적 · 문화적 환경으로 정의된다. 환경의 영향은 특히 약한 대상자에서 크게 나타난다. 즉 환경이 주는 영향을 받는 것이 환경에 영향을 끼치는 정도보다 큰 대상자에서 많다. 다시 말하자면 마음대로 이동하지 못하고 한 환경에 고정되어 있는 사람이 환경에서 받는 영향이 크다. 그러므로 노인과 유아, 아동에 있어 환경은 중요한 개념이며, 이들을 대상자로 한 환경연구가 환경심리학자들에 의해 많이 이루어졌다.

초기 환경과 인간과의 관계를 연구한 학자로는 Lewin(1951)을 들 수 있는데, 그는 생태적인 틀을 ecological framework : B = f(P×E)으로 설명하였다(B = behavior, E = environment, f = function, P = person). 이것이 의미하는 것은 인간의 행동은 환경과 개인간의 상호작용의 함수로 나타내진다는 것이다.

노년학 분야에서 환경과 노인과의 관계를 연구한 대표적인 학자는 Lawton(1973)이다. 그는 Lewin의 틀을 좀더 발달시켜 노인의 행동을 설명하는 환경모형을 제시하였다.

간호사들은 나이팅게일 이후 계속적으로 환경에 관심을 기울여 왔다. 어떤 간호모형에 있어서도 환경은 중요한 요소이다. Orem(1980)은 환경은 물리적 측면과 사회심리적 측면을 가지고 있다고 하였다. 그는 또 개인의 지속적 발달을 위해서는 적절한 환경이 필수적이며 환경수정은 간호중재의 중요한 기술이라고 하였다.

그러나 많은 학자들의 관심에도 불구하고 어떤 환경이 어떤 행동에 영향을 주는가에 대해서는 일치된 의견이 없다. 환경연구에 관한 문헌고찰 결과에 의하면 환경이 개인에 영향을 미치는 것은 확실하나, 환경이 주는 영향은 개인에 따라 다양하고 여러 가지 조건이 영향을 미치는 것으로 알려져 있다.

2) 환경압박-개인능력 모형(Environmental Press-Competence Model)

환경압박-개인능력 모형(Lawton, 1973)은 그림 2-1과 같이 설명된다. 개인의 적응적 행동과 긍정적 정서는 환경적 요구와 개인의 능력간에 균형이 있을 때 나타난다. 그러나 환경의 요구가 개인이 적응할 수 있는 한계를 넘어서면 부적응과 부정적인 정서가 생긴다. 만일 능력이 우수한 개인에게 환경적 요구가 너무 적다면 부적응이 생길 수 있다. 이 모형에서 환경순응 가설(Environmental Docility Hypothesis: Wells and Brink, 1981)이 파생되었는데, 이 가설에서는 개인의 능력이 감소되면 행동은 환경적 영향을 크게 받는다는 것이다. 예를 들어 걸을 수 있는 거리가 제한된 사람에서(개인능력 제한) 실금의 발생여부는 화장실까지의 거리(환경)에 의해 결정된다.

보완적인 환경(prosthetic environment)이란 개인의 부족한 능력(감각장애, 기동능력 등)을

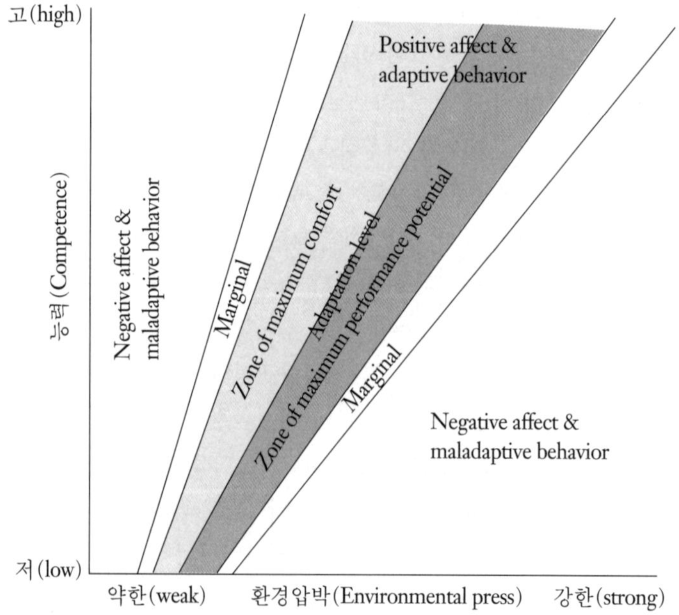

자료: Lawton, M. P. & Nahemow, L. (1973). Ecology & the aging process. In C. Eisdorfer & M. P. Lawton (eds.). *The Psychology of Adult Development and Aging*. Washington, D. C.: American Psychological Association.

그림 2-1. 환경압박-개인능력 모형

보완해 줄 수 있는 환경으로, 개인의 기능을 최대한 발휘할 수 있도록 도와주는 환경을 의미한다. 인간은 노화와 함께 여러 가지 능력의 저하를 경험하므로, 노인들이 적절하게 행동하도록 도와주려면 이들의 능력이 부족한 만큼 환경을 보완해 주도록 해야 한다. 예를 들면 노년기에는 안구 내로 들어오는 빛의 양이 매우 적으므로 이 시기에도 독서를 할 수 있게 도와주려면 매우 밝은 조명을 설치하도록 해야 한다.

3) 점진적 스트레스 역치 저하 이론(Progressively Lowered Stress Threshold (PLST) Theory)

점진적 스트레스 역치 저하 이론(Hall & Buckwalter, 1987)은 치매노인의 행동을 설명하기 위해 스트레스와 대처이론을 이용하여 개발한 개념모델이다. 이 이론을 개발한 학자들은 치매노인을 관찰하여 장애행동(공격적 행동, 언어 등)과 관련된 요인이 스트레스라는 것에 착안하고 이를 토대로 이 이론을 개발하였다. 환경적인 스트레스를 중요한 스트레스로 보기 때문에 환경이론으로 볼 수 있다.

이들은 노인의 행동을 세 가지로 분류하였다.

- 정상행동(normative behavior, baseline behavior): 문제가 없는 정상행동
- 불안행동(anxious behavior): 스트레스가 어느 정도 높아져서 나타나는 불안한 행동
- 장애행동(dysfuctional behavior): 스트레스가 역치 이상으로 높아졌을 때 나타나는 장애행동으로 심한 공격적 행동 등이 포함된다.

이 이론에서는 치매노인이 장애행동을 보이는 것은 뇌의 퇴행이 진행되어 개인의 외부 스트레스에 대한 적응능력이 떨어진 상태에서 치매노인에게 적응 가능한 것 이상의 외부 스트레스가 주어지기 때문이라고 본다.

그러므로 치매가 진행되어 점차적으로 스트레스 역치가 낮아지면 외부 환경에서 스트레스를 환자의 기능정도에 맞추어 조절해 주는 보완적 간호(prosthetic manner)가 필요하고, 그렇게 해 줌으로써 장애행동의 발생을 감소시킬 수 있다는 것이다.

그림 2-2는 정상인에서 스트레스에 대한 반응으로 나타나는 행동을 표시한 것이다. 정상인의 스트레스 역치는 그림 2-3의 알츠하이머 환자보다 높기 때문에 장애행동은 심한 스트레스를 받을 때만 나타난다. 그림 2-3은 알츠하이머 환자에서 나타나는 장애행동의 패턴이다. 알츠하이머 환자는 스트레스 역치가 낮아서 외부 스트레스가 쉽게 이들의 스트레스 역치를 넘게 되고 장애행동이 나타난다. 그림은 하루중 스트레스가 많아지는 낮에 부적응 행동이 많이 일어날 수 있음을 나타내고 있다. 그림 2-4와 같이 장기적인 알츠하이머 병의 진행을 I

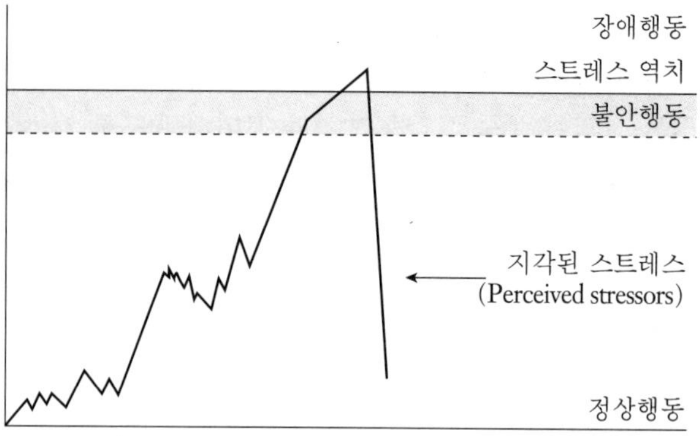

자료: Hall, G. H. & Buckwalter, K. C. (1987). Progressively lowered stress threshold: A conceptual model for care of adults with Alzheimer's disease. *Archives of Psychiatric Nursing*, 1, 399-406.

그림 2-2. 정상인의 스트레스 반응

단계 · II단계 · III단계로 나누어 보면, III단계에서는 I단계보다 스트레스에 대한 역치가 낮아져 심하지 않은 스트레스에도 장애행동이 나타난다는 것이다. 그림 2-5는 이러한 환자의 능력제한을 고려하여 장애행동의 전 행동인 불안행동이 나타날 때 더 이상 스트레스가 증가하지 않도록 하고, 외부 스트레스가 환자가 감당할 수 있는 스트레스 역치 이상을 넘지 않도록 간호중재를 하면 장애행동의 발생을 예방할 수 있다는 것을 나타내고 있다.

생물학적 노화이론은 생물학적인 조건이 개인의 생명과 기대수명에 영향을 준다는 것을

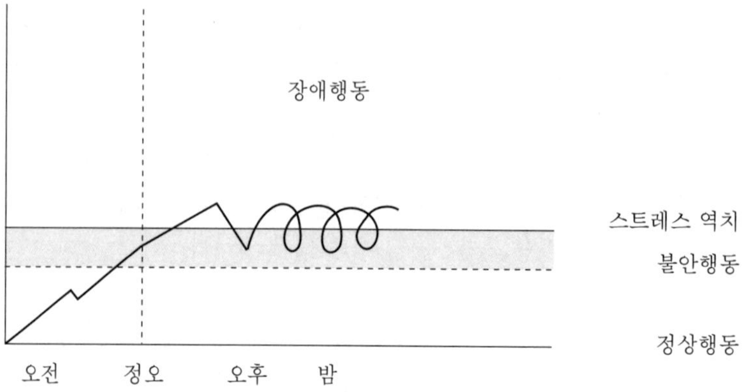

자료: Hall, G. H. & Buckwalter, K. C. (1987). Progressively lowered stress threshold: A conceptual model for care of adults with Alzheimer's disease. *Archives of Psychiatric Nursing*, 1, 399-406.

그림 2-3. 알츠하이머 환자에서 장애행동 발현의 유형

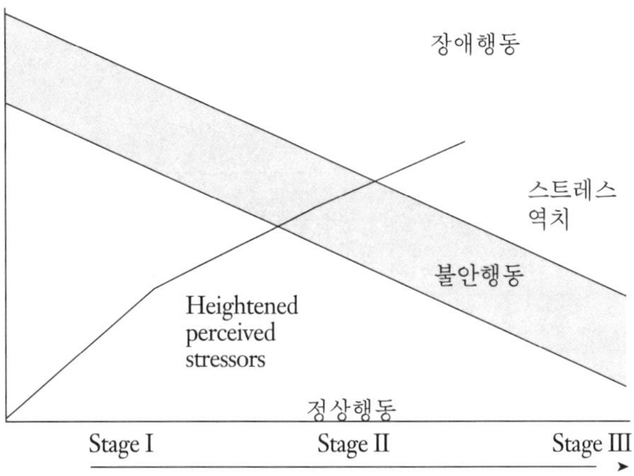

자료: Hall, G. H. & Buckwalter, K. C. (1987). Progressively lowered stress threshold: A conceptual model for care of adults with Alzheimer's disease. *Archives of Psychiatric Nursing*, 1, 399-406.

그림 2-4. 알츠하이머 병의 진행에 다른 점진적 역치 저하

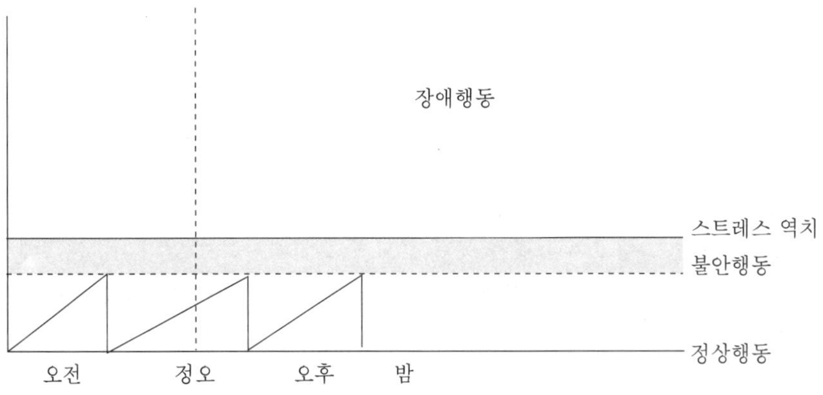

자료: Hall, G. H. & Buckwalter, K. C. (1987). Progressively lowered stress threshold: A conceptual model for care of adults with Alzheimer's disease. *Archives of Psychiatric Nursing*, 1, 399-406.

그림 2-5. 역치 저하가 있는 노인에 대해 보완적 간호로 장애행동 발생 예방

제시하고 있고, 다른 이론들은 노인의 행동과 생활습관이 노화에 영향을 준다는 것이다. 간호사들은 개인들이 장수하고 건강하게 살 수 있도록 좋은 건강습관과 건강한 환경을 유지하도록 지지하는 역할을 하여야 한다. 사회심리적 이론은 노화와 함께 나타나는 여러 가지 행동을 설명하고 있다.

노화와 관련된 많은 이론들이 제시되고 있으나 한 가지 이론으로 노화 전체를 포괄적으로

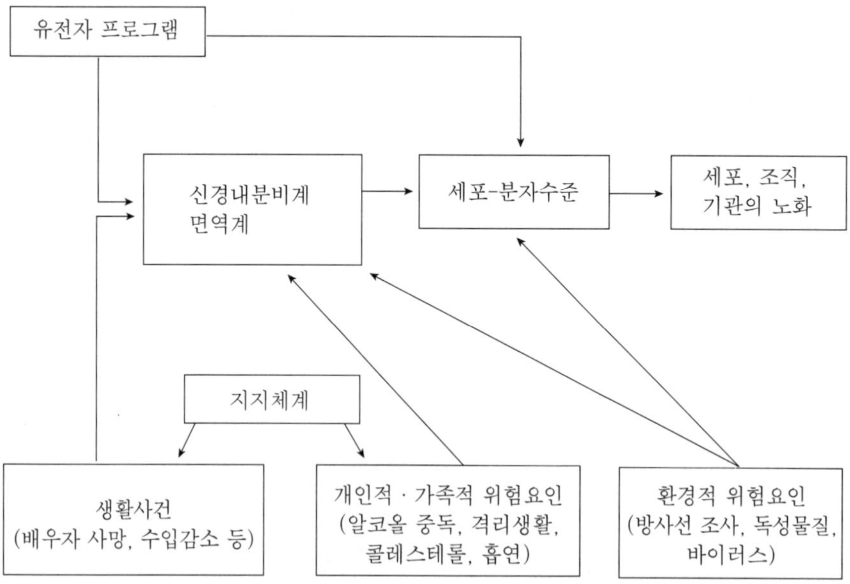

자료: Medalie, J. H. (1986). An approach to common problems in the elderly. In Calkins, Ford, & Davis. *The Practice of Geriatrics*. Philadelphia: W. B. Saunders.

그림 2-6. 노화에 관련된 여러 요소를 복합한 모형

이해할 수 있게 하는 그러한 이론은 없다. Medalie(1986) 등은 여러 가지의 요소가 노화과정에 복합적으로 관여됨을 그림 2-6과 같은 복합적 모형으로 제시하고 있다. 이 모형에서는 우리의 생리적 체계에 나타나는 노화과정에 다양한 사회 · 물리적 조건과 환경이 영향을 준다는 것을 설명하고 있다. 이러한 노화 관련 이론들을 이해함으로써 간호사는 노인들이 노년기를 성공적으로 보낼 수 있도록 하는 중재를 포괄적으로 계획할 수 있을 것이다.

▮ 요약

노년학 분야에는 노화와 관련된 다양한 이론들이 제시되었고 새로운 이론이 나타나고 있다. 이러한 노화이론들은 학자의 다른 관점들을 나타내고 있으며, 단독으로보다는 통합적으로 적용될 때 노화라는 매우 복잡한 현상을 설명할 수 있다. 간호사는 다양한 노화의 관점들을 이해하고 노인을 대상으로 하는 간호현장에서 노인을 이해하고 가장 효율적인 간호중재 방법을 찾아낼 수 있을 것이다.

참고문헌

송미순, 김신미, 오진주(1997). 『노인간호의 연구와 전망』. 서울: 서울대학교출판부.

Adler, W. H. (1974). An "autoimmne" theory of aging. In M. Rockstein (ed.). *Theoretical Aspects of Aging*. New York: Academic Press.

Cavan, R. S., Burgess, E. W., Havighurst, R. J., & Goldhammer, H. (1969). *Personal Adjustment in Old Age*. Chicago: Science Research Associates.

Cumming, E. & Henry, H. (1961). Growing old: The process of disengagement. *International Social Science Journal*, 15, 377-393.

Hall, G. H. (1988). Care of the patients with Alzheimer's disease living at home. *Nursing Clinics of North America*, 23(1), 31-46.

Hall, G. H. & Buckwalter, K. C. (1987). Progressively lowered stress threshold: A conceptual model for care of adults with Alzheimer's disease. *Archives of Psychiatric Nursing*, 1, 399-406.

Kahana, E. (1975). A congruence model of person-environment interaction. In P. G. Windly & G. Ernst (eds.). *Theory Development in Environment and Aging*. Washington D.C.: Gerontological Society of America.

Kolanowski, A. M. (1999). An overview of the need-driven dementia-compromised behavior model. *Journal of Gerontological Nursing*, 25(9), 7-9.

Lawton, M. P. & Nahemow, L. (1973). Ecology and the aging process. In C. Eisdorfer & M. P. Lawton (eds.). *The Psychology of Adult Development and Aging*. Washington, D.C.: American Psychological Association.

Medalie, J. H. (1986). An approach to common problems in the elderly. In Calkins, Ford, & Davis. *The Practice of Geriatrics*. Philadelphia: W. B. Saunders.

McConnell, E. S. (1988). A conceptual framework for gerontological nursing practice, In M. A. Matteson & E. S. McConell (ed.). *Gerontological Nursing* (pp.5-55). Philadelphia: W. B. Saunders.

Neugarten, L. (1964). *Personality in Middle and Late Life*. New York: A Therton Press.

Wilson, D. L. (1974). The programmed theory of aging. In M. Rockstein (ed.). *Theoretical Aspects of Aging*. New York: Academic Press.

제3장 노인간호의 기본 개념과 간호사 역할

학습목표

1. 노인 건강문제의 특성을 설명할 수 있다
2. 노년기 건강상태의 변화를 기능적인 측면에서 설명할 수 있다.
3. 다양한 기능상태의 노인에게 요구되는 간호내용을 설명할 수 있다.
4. 지역사회와 시설에서의 노인간호의 차이점을 설명할 수 있다.

노인간호활동의 내용은 노인의 건강문제의 특성에 기초하여 구성된다. 본 장에서는 노인 건강문제의 특성을 살펴보고 노인간호활동의 범위와 내용에 대하여 살펴보고자 한다.

1. 노년기 건강문제의 특성

1) 노년기 건강문제의 특성

노년기에 나타나는 건강문제는 유아기나 성인기에 나타나는 건강문제와는 다른 특성들을 보인다. 그 내용들은 다음과 같다.

① 개인별 건강상태의 차이가 매우 크다.

노년기의 건강은 개인이 받은 유전적인 소인 외에도 평생 동안의 건강습관의 결과물로 나타나게 된다. 그러므로 같은 연령층의 노인이라도 건강수준의 차이가 크다.

② 노화현상과 질병의 구분이 뚜렷하지 않다.

정상적인 노화과정에서는 신체기능 저하가 지속적으로 느리게 나타난다. 그러한 변화가 어느 수준 이상이 되면 증상을 보이며 질병으로 규정된다. 예를 들면 40대 이후에 모든 사람은 약간씩의 골밀도 저하가 나타난다. 이러한 골밀도 저하가 어느 수준 이상으로 심화되면 골다공증이라는 질병으로 간주하게 된다.

③ 노인들은 여러 개의 만성질환을 가지고 지낸다.

만성질환은 완치가 가능하지 않으므로 병의 진행을 막고 합병증을 예방하기 위해 계속적인 자기간호가 필요하다. 때문에 이러한 만성질환에 대한 자기간호를 어떻게 하느냐에 따라 노년기 기능정도와 삶의 질이 결정된다. 특히 노인들은 여러 개의 질환을 한꺼번에 가지고 사는 경우가 많기 때문에, 이러한 여러 질환을 적절하게 관리하는 것은 쉽지 않다. 의료인의 입장에서도 이러한 여러 개의 질환을 관리하기 위해서는 여러 영역의 전문가가 협조해야 하는 경우가 많다.

④ 건강문제는 다른 사회적 · 심리적 문제의 유발원인이 되기 쉽다.

노인들은 지지자원인 경제력이나 인적 지지가 부족하기 때문에 건강문제가 생기면 대처하는 데 어려움이 많다. 이로 인해 가족관계에 긴장이 생기거나 노인 자신에게 우울증 등의 심리적 문제가 발생하기 쉽다.

⑤ 질병시 나타나는 증상이 일반성인과 보통 다르며, 여러 질병에서 초기 증상으로 정신혼돈이 나타난다.

노년기 신체적 문제의 증상은 보통 성인기와 다르게 나타난다. 예를 들면 감염이 있어도 심한 발열증상이 없고 혈액학적 검사에도 특유한 결과가 나타나지 않을 수 있다. 그런데 노인의 경우 신체질환이 있을 때 다른 증상보다 먼저 정신혼돈(섬망)이 나타나기 때문에 치매를 의심하게 만들기도 한다. 그러므로 노인을 간호하는 사람은 노인 건강문제의 특성에 대해 충분한 준비가 되어 있어야 한다.

⑥ 약물에 대한 반응이 일반성인과 다르다.

노년기에는 약물이 신체에 들어간 후 흡수되고 대사되는 과정이 청년기와는 다르다. 이러한 조건 때문에 일반성인과 같은 용량을 투여하였을 때 여러 가지 부작용이 일어날 수 있고, 혈중농도가 과도하게 높아지는 문제가 생길 수도 있다. 특히 여러 가지 약을 한꺼번에 복용하는 경우가 많기 때문에 약물 상호작용으로 인한 문제도 종종 나타날 수 있다.

⑦ 환경적인 스트레스(변화)에 적응이 어려워진다.

노년기에는 새로운 환경변화에 적응할 수 있는 능력이 저하된다. 갑작스런 환경변화는 신체문제를 악화시킬 수 있다.

⑧ 노인의 건강상태는 기능적인 상태로 구분하는 것이 일반적이다.

노인은 대개 여러 개의 만성질환을 동시에 가지고 있으므로 건강상태를 질병명으로 판단하는 것보다는 기능상태로 평가하는 것이 일반적이다. 이는 간호분야에서도 마찬가지로 노인의 기능상태에 따라 의존도 수준이 다르고, 간호요구도 달라진다.

2) 노인간호의 기본 개념

위와 같은 노인 건강문제의 특성에 기초하여 제시할 수 있는 노인간호의 기본 개념은 다음과 같이 제시할 수 있다.

① 노인의 기능상태 정도와 의존도에 따라 요구되는 간호중재를 지원한다.

노인의 간호요구 정도는 노인의 독립적인 자기관리 수준에 따라 달라진다. 노인이 자기관리 수준이 저하된다면 이에 따라 간호의 내용을 달리하여야 한다. 예를 들어 ADL을 혼자 모두 수행할 수 있는 노인은 일상활동에 많은 도움이 필요하지 않으나, ADL의 일부 활동을 할 수 없다면 이에 따라 간호내용이 증가하여야 한다.

② 노인의 기능상태를 최대한 오래 유지함으로써 삶의 질이 유지되도록 한다.

노인이 지닌 만성질환은 대부분 완치가 되기는 어렵다. 그러나 이러한 만성질환을 적절히 관리하도록 하면 질환으로 인한 기능저하와 삶의 질 저하, 의존도 증가를 가능한 한 늦출 수 있다.

③ 노인을 신체적 · 심리적 · 사회적 · 영적 요구가 있는 전인적인 대상으로 인식하고 접근한다.

노인들은 여러 가지의 건강문제를 가지고 있는 경우가 많이 있다. 그런데 현대의학의 전문화 경향에 의해 흔히 노인의 건강문제 중 한 분야만을 중재하려고 하는 경우가 있는데, 이러한 결과로 다른 건강문제를 악화시키거나 심리적 · 사회적 문제가 야기되기 쉽다. 간호사는 의료팀 중에서도 특히 균형있는 시각을 가지고 노인의 건강문제를 접근하도록 해야 한다.

④ 노인이 건강한 노년을 지낼 수 있도록 건강증진 활동을 하도록 지지한다.

노인들은 노년기가 되기까지의 건강습관에 의해 이미 건강문제를 가지고 있거나 건강상태가 좋을 수도 있다. 만성질환이 있는 노인일지라도 건강증진 활동을 하면 이후의 건강이 나빠지지 않게 하는 데 도움이 될 수 있다. 예를 들어 노년기라도 흡연을 중단하게 되면 이후 건강에 많은 이득을 볼 수 있다. 이 외에도 적절한 운동, 좋은 식습관, 적절한 치아관리, 예방접종 등은 노인에게 요구되는 건강증진 활동으로 이후 건강상태를 좌우하는 필수적인 부분이다.

⑤ 간호대상자의 개인별 차이를 고려한다.

노인들은 매우 다양한 기능수준과 건강상태, 다양한 생활배경을 가지고 있으므로 어떤 연령층보다도 개인의 조건을 고려한 간호를 제공할 필요가 있다.

⑥ 노인의 권리를 존중한다.

노인은 자신의 의사를 결정할 수 없는 경우가 종종 있으나, 윤리적인 측면에서 간호사는 노인에게 가장 이득이 되는 관점에서 판단하고 지지해 주는 건강 전문인이 되어야 한다.

⑦ 환경에서 위험요소를 배제하도록 돕고 노인의 기능을 최대화할 수 있는 보완적 환경을 조성한다.

노인은 위험한 환경에 처했을 때 자신을 방어할 수 있는 능력이 제한되어 있다. 따라서 환경에서 위험한 요인이 배제되도록 세심한 관심을 가지고 환자를 돌보도록 한다.

기능이 저하된 부분은 환경을 조정하여 보완해 줄 수 있는 가능성을 생각하여야 한다. 예를 들면 노인성 난청이 있는 노인은 소음이 있으면 단어구분에 어려움을 느끼므로 이런 노인과 의사소통할 때는 소음이 없도록 환경을 조정하는 것이다.

⑧ 만성 건강문제에 대한 자가간호 능력을 향상시킨다.

노인은 만성 건강문제를 가지고 사는 동안 자기건강관리 기술이 중요함을 인식하도록 하고, 노인 스스로 바른 건강관리 지식과 기술을 얻도록 지원하여야 한다. 특히 간호사는 노인 건강 교육에 중요한 역할을 할 수 있는 위치에 있다.

⑨ 노인을 돌보는 간호자를 지원한다.

장기간 노인을 돌보는 가족이나 간호자의 요구를 고려하여야 한다. 장기질환이 있고 의존도가 심한 노인을 돌보는 간호자의 부담이 크다는 것은 이미 잘 알려져 있다. 그러므로 간호자를 도울 수 있는 지지집단, 교육프로그램, 상담활동, 간호자를 휴식할 수 있게 도와주는 요양휴식 서비스(respite care) 등의 활동이 고려되어야 한다.

⑩ 약물에 민감하므로 약물사용에 주의가 필요하다.

노인은 성인과 같은 용량에서도 혈중농도가 증가하고 약효가 오래갈 가능성이 높다. 특히 신경계 약물은 용량을 줄여야 하는 경우가 많다. 장기투약시에 혈중농도가 과도하게 증가하거나 약물 상호작용이 생기지 않는지 관찰하여야 한다.

⑪ 편안하게 최후를 맞을 수 있도록 지지한다.

노년기는 결국 죽음을 맞는 시기이다. 이들이 죽음에 직면하였을 때 최대한의 존엄성과 평안함을 유지할 수 있도록 도와주는 것은 노인간호사의 또 하나의 역할이다. 이 시기를 잘 보내기 위해 호스피스 서비스가 필요할 수 있다.

2. 노인간호의 기본 개념

1) 노인의 기능적 건강상태의 변화단계

우리의 건강상태를 일생을 통하여 본다면, 질병이 생겼다가 회복되고 장애가 생긴 후 다시 회복되는 등 다양한 변화를 거친다. 그러나 노년기가 되면서 만성질환이 생기고 이러한 질환에 의한 합병증에서 회복되거나 재활능력이 제한되면서 건강상태는 일방향, 즉 점차 나빠지는 방향으로 나아가는 것이 일반적이다. 이러한 현상은 특히 노년기 전체를 크게 조망해 보면 두드러지게 드러난다.

그림 3-1은 이러한 노년기의 건강상태 변화를 일반화하여 그림으로 나타내 본 것이다. 건강하게 지내던 노인에게 만성질환이 생겨도 초기에는 기능상의 큰 문제가 없고 독립적인 활동이 가능하다. 그러나 만성질환에 의한 합병증이 발생하게 되어 회복이 되지 않는다면 기능상의 장애는 경증에서 중등증, 중증으로 진행하게 된다. 중등도의 기능적 건강상태 이후의 단계에의 노인은 질병치유(cure)를 위한 건강서비스보다는 간호(care)서비스 요구의 증가가 커지는 단계로 볼 수 있다. 그러므로 노인의 기능수준 변화는 노인의 의존도 증가와 간호요구의 증가를 의미한다. 특히 사망 직전의 단계(완전의존 단계)는 의존도가 가장 커지며 간호요구도 가장 증가하는 시점이라 할 수 있다.

2) 노인간호의 목표와 간호내용

그림 3-2는 노인간호의 전체적인 개념을 대상자의 기능수준에 따라 구성해 본 것이다(Song, 2001). 노인의 기능정도에 따라 간호목표, 그리고 간호서비스 제공 장소를 모형으로 제시한 것이다. 이 모형 전체를 총괄하는 간호목표는 삶의 질 증가와 자존감 보존으로 볼 수 있다.

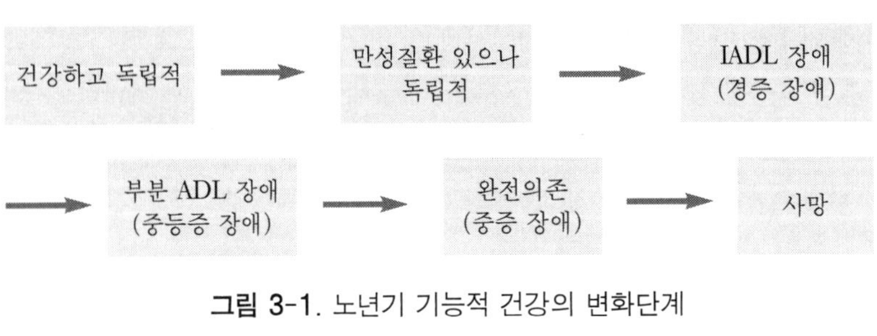

그림 3-1. 노년기 기능적 건강의 변화단계

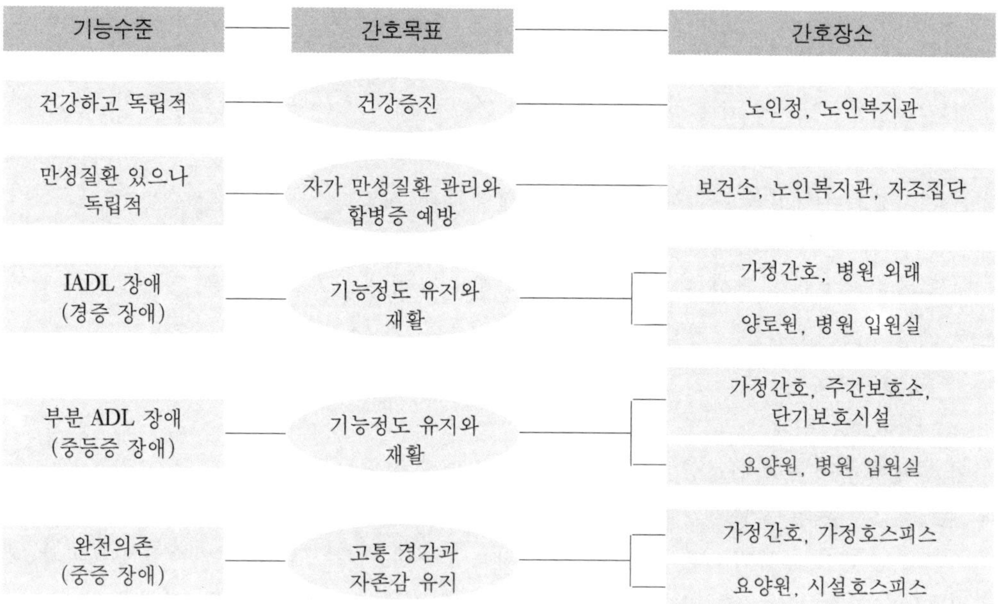

그림 3-2. 기능상태에 기초한 노인간호의 개념적 틀

이 모형에서는 노인의 기능수준을 5개의 단계로 설정하고 각 단계에 따라 간호목표를 다르게 설정하였다.

(1) 건강하고 독립적

이 노인들은 건강하고 독립적인 노인들이지만 연령에 따른 신체조건에 의해 젊은 사람들보다는 건강문제의 위험이 높은 사람들이다. 그러므로 이 노인집단의 간호목표는 노인이 건강을 유지 · 증진하는 생활습관을 갖도록 하는 것이다. 이러한 목표를 위한 간호활동은 노인들의 활동적인 생활을 유지하도록 지지해 주고 건강증진과 질병예방을 위한 교육을 하는 것이다.

(2) 만성질환 있으나 독립적

이 집단의 간호목표는 노인이 만성질환을 적절히 관리함으로써 합병증을 예방하고 기능적 건강이 유지되도록 하는 것이다. 이를 위한 간호활동에는 만성질환의 자가관리를 위한 대상자 교육과 훈련, 만성질환의 관리 · 관찰, 합병증의 조기발견, 질환별 자조집단의 자문활동 등이 있다.

(3) IADL 장애

만성질환이 장기화되면 결국은 기능적인 장애가 생기게 된다. 이러한 노인의 간호목표는 노인의 기능정도가 악화되지 않고 유지되도록 하는 것이다. 그러므로 간호활동의 내용은 만성질환 관리 외에도 노인의 기능수준을 정기적으로 사정하고 기능수준의 저하로 인해 제한되는 자기간호의 내용을 파악하고 이를 보완해 주도록 하는 것이다. 간호과정에서 간호사가 해결하기 어려운 문제를 발견하는 경우 다른 전문가(직업요법사, 사회복지사, 의사)에게 의뢰하는 것도 중요한 활동이 될 것이다. 이러한 정도의 기능을 가진 노인은 활동이 점차 집안으로 제한되고 사고위험이 커지므로 이에 대한 간호가 필요하다.

(4) 부분 ADL 장애

이 단계에서는 특히 건강상태가 나빠지고 자가관리 정도가 많이 저하되므로 가족이나 외부 도움에 의존하는 정도가 커지게 된다. 이 단계의 노인은 혼자 독립적으로 살기는 어려운 시기이다. 그러므로 독거노인이라면 시설 입원을 고려하는 등 증가되는 의존도에 대비할 필요가 있다. 간호사는 특히 건강상태를 잘 관찰하고 ADL이 불가능해지는 부분에 대해서는 직접적인 중재를 제공해야 한다. 가족과 같이 사는 노인이라면 가족의 간호부담 증가에 대한 적절한 지지도 중요하다.

(5) 완전의존

이 노인들은 간호요구가 가장 큰 집단이다. 이 노인들을 간호하는 간호사의 간호목표는 노인이 고통을 적게 받고 인간으로서의 존엄성을 끝까지 지키며 임종을 편안하게 맞도록 하는 것이다. 이 단계에서는 모든 ADL을 타인에 의존해야 하므로 간호자의 부담도 매우 커지는 시기여서 가족이 돌보던 노인이라도 시설 입원 등 돌봄에 관한 새로운 결정이 필요할 수도 있다. 그러므로 간호사는 이러한 가족의 요구에 대해 자문을 받을 수 있으며, 이에 적절한 정보를 제공하여야 한다. 만일 가정에서 끝까지 환자를 돌보도록 결정했더라도 간호자의 부담이 매우 크므로 환자뿐만 아니라 가족의 요구를 고려하도록 하고, 이는 궁극적으로 노인의 삶의 질에 영향을 미칠 것이다. 이때는 호스피스 서비스가 매우 유용할 수 있다.

3) 노인간호를 수행하는 장소와 대상자

과거에는 노인간호가 주로 장기요양시설에서 수행되었으나, 지역사회에 있는 건강한 노인도 질병발생 위험이 크고 또 만성 건강문제를 가지고 있는 경우가 많으므로 지역사회의 재가 노인을 위한 간호가 확대되고 있다. 특히 전 세계적으로 환자의 입원기간을 줄여 의료비를 줄이려는 움직임이 있기 때문에 병원에 입원했던 노인도 이전보다 더 빨리 퇴원하는데, 이들은 그만큼 덜 회복된 상태에서 퇴원하는 경향이 높다. 이로 인해 지역사회에 있는 노인을 대상으로 하는 여러 가지 간호서비스들이 개발되고 있다.

이들 중 완전히 독립적이거나 지지적인 간호가 필요한 사람은 대개 지역사회에서 혹은 가정에서 서비스를 제공받을 것이다. 일부 지지적 간호가 필요한 사람의 예를 들면 당뇨병이 있으나 합병증이 없는 노인의 경우로, 자가관리 기술을 배우고 정기적인 검진 정도의 지지적 간호서비스가 필요할 것이다. 부분적이고 간헐적인 지원이 필요한 노인의 예는 당뇨병이 있으며 당뇨의 망막합병증으로 시력이 나쁜 노인으로 인슐린 주사를 위한 직접적인 도움이 필요한 경우일 것이다. 완전한 간호가 필요한 경우는 ADL의 대부분을 남에게 의존해야 하는 노인의 경우이다. 이러한 경우 가정에서 가족이 노인을 돌볼 수도 있지만, 장기요양시설에서 간호가 이루어질 가능성이 높다.

그러나 이러한 모형은 가설적인 것이고 실제로는 여러 가지 다른 조건들에 의해 좌우될 수 있다. 예를 들어 경제적 수준, 가족유무, 가족의 간호제공의 능력정도, 가족의 간호제공 의도 등이 영향을 줄 수 있는 변수들이다. 전혀 움직일 수 없는 노인이라 할지라도 가족이 가정에 있으면서 노인을 돌보는 것을 기꺼이 맡기로 하고 간호할 수 있는 능력도 있다면 그 노인은 가정에 있을 가능성이 시설에 있을 가능성보다 높을 것이다.

지역사회에서 활동하는 간호사는 흔히 가정간호기관, 주간보호소, 보건소 등에서 활동하는 간호사가 포함된다. 입원시설의 간호로는 요양원, 전문요양원, 병원, 단기요양시설 등이 포함될 것이다. 병원이나 단기요양시설의 간호사는 대개 단기간 노인을 돌본 후 다시 지역사회로 복귀하도록 간호하지만, 요양원이나 전문요양원에 있는 간호사는 오랜 기간 입원하는 노인환자를 흔히 생의 최후까지 돌보아야 하며 다른 의료 보조인력을 지도하고 감독해야 하는 책임을 가진다.

3. 노인간호사의 활동분야

노인간호란 노인을 대상으로 하는 간호의 전문분야로서 노인에게 주어진 건강조건, 생활방식, 그리고 환경에서 최상의 기능상태를 성취하도록 도와주는 간호활동이라고 할 수 있다.

미국에서 노인간호의 주 활동무대는 요양원(nursing home)이었지만, 최근에는 지역사회 노인 건강관리의 중요성과 건강증진의 개념이 확산되면서 지역사회를 중심으로 한 노인간호 활동이 활성화되고 있다. 우리 나라에도 현재 대부분의 노인이 가정에 있기 때문에 지역사회 중심의 노인간호를 발전시킬 필요가 있다. 노인은 질병발생의 가능성이 높은 집단이기 때문에 예방적이거나 건강증진을 위한 간호활동이 노인의 삶의 질 증진 측면에서나 의료비 효율의 측면에서도 중요하다.

한편 노인 건강문제의 특수성과 지역사회에서 노인을 대상으로 한 간호사의 독자적 역할 요구의 증가 때문에 미국에서는 노인간호 훈련을 시킨 후 노인전문간호사(gerontological nurse practitioner, nurse specialist) 자격증을 부여하고 있다. 미국에서는 이 제도가 이미 20여 년 전에 만들어졌으며, 이들의 성공적인 활동결과 때문에 현재 미국 대학의 대부분의 석사과정에 노인전문간호사 과정이 포함되어 있다. 이들은 일반간호사보다 높은 수준의 자율성을 가지고 많은 분야에서 독자적으로 노인건강을 위한 업무를 하고 있으며, 미국의 노인간호 분야를 이끌어 나가고 있다.

우리 나라에서는 아직 노인전문간호사 제도가 시행되지 못하고 있으나, 노인간호의 질을 향상시키기 위해서는 앞으로 빠른 시일 내에 이 제도를 개발하도록 노력할 필요가 있다. 노인을 대상으로 간호사가 활동할 수 있는 분야는 많은데, 여기서는 우리 나라 노인들의 건강상태와 건강서비스 요구에 기초하여 앞으로 특히 발전 가능성이 높은 분야를 지역사회 간호서비스와 입소시설로 구분하여 제시하고 활동내용을 토의해 보고자 한다.

1) 지역사회 간호서비스

(1) 가정간호(home care)

가정간호란 간호사가 가정을 방문하여 간호활동을 수행하는 것이다. 미국에서는 일찍 가정간호의 활성화가 시작되어 1966년에 미국 전역에 1,275개이던 가정간호기관이 1983년에는 4,219개로 증가하였다(Santamaria, 1990).

우리 나라에서는 1990년대 초에 1년 과정의 가정간호사 교육이 시작되었으며, 1994년부터 4개 병원에서 처음으로 시도된 병원중심 가정간호 시범사업의 결과보고서(황나미, 1996)에 의하면, 가정간호 대상자 중 제왕절개 수술 후의 산모를 제외하면 전체 대상자의 52~75%가 60세 이상의 노인인 것으로 나타났다. 우리 나라는 2001년부터 병원중심 가정간호를 전국의 개인병원 단위까지 확대하여 시행하고 있으며, 주 2회까지의 가정간호사 방문에 대해 의료보험에서 지원할 수 있도록 하였다. 가정간호사는 가족의 요구에도 적절히 반응하며 가족에게 직접 간호를 제공할 수 있다. 그러나 가족이 적절한 간호를 제공할 수 없다고 생각한다면 이에 대한 중재도 제공할 수 있다. 즉 시설로의 입원이나 다른 가족이 대신 지원할 수 있는 방안을 고려하는 것이다.

① 가정간호 요구 증가의 원인

- 만성 퇴행성 질환의 증가로 지역사회에 있는 사람의 건강요구가 증가하였다.

- 의료비 절감을 위해 병원에서 조기 퇴원하는 사람이 증가하였다.
  입원치료에 드는 비용에 비해 가정간호 서비스에 소요되는 비용은 4분의 1이다(서문자 외, 1995).
- 3차 진료기관의 병상 가동률을 촉진시키는 방법으로 조기퇴원이 증가되었다.
- 지역사회에 있는 만성질환자가 지속적인 가정간호 서비스를 통하여 합병증을 예방하고 재활을 촉진하여 입원을 예방하는 효과가 있다.

② 가정간호의 유형

- 지역사회 중심으로 이루어지는 가정간호사업
- 병원의 퇴원환자를 중심으로 하는 가정간호사업
- 보건소 중심 방문보건사업

③ 노인을 위한 가정간호의 장점

- 노인들은 익숙한 환경에서 양질의 의료서비스를 받을 수 있다.
- 노인의 가족들이 가정간호사에게서 노인환자를 돌보는 방법을 배울 수 있다.
- 노인이 생활하는 환경을 가정간호사가 직접 사정하고, 적절한 환경조정을 통하여 사고를 예방하고, 최상의 기능을 유지할 수 있도록 도울 수 있다.
- 질병 후 회복기라면 노인이 생활하는 환경에서 직접 자신을 간호하는 방법을 배울 수 있다.

④ 가정간호사의 자격

병원간호사와는 달리 가정간호사는 가정방문시에 당면하는 간호문제를 해결하는 데 독자적인 결정이 요구되는 경우가 많기 때문에 일반병원의 간호사보다도 더욱 창의적이고 독립적인 능력이 필요하다. 현재 우리 나라에는 서울의 3개 대학과 전국의 4년제 국립대학의 간호학과에 가정간호사 교육기관을 지정하여 간호사 면허가 있는 간호사들 중 1년 과정의 가정간호사 훈련과정을 더 수료하게 하여 가정간호사 자격을 부여하고 있다. 이들의 교과과정에는 노인간호 내용이 많이 포함되어 있다. 앞으로 가정간호가 확산되면 현재 많은 병원의 침대를 차지하고 있는 노인들을 빠른 시일 내에 가정으로 복귀할 수 있게 되고, 가정에서 노인을 돌보는 가족의 부담도 덜어 줄 수 있을 것이다.

(2) 노인주간보호소(Adult Day Care Center)

노인주간보호소는 기능적으로 장애가 있는 노인에게 개인별로 필요한 간호요구에 따라 집단 주간간호 프로그램을 운영하는 것이다. 이 시설은 정신과 환자를 대상으로 운영되던 낮병원이 노인에게 적절한 서비스를 제공하는 시설로 발전하면서 생겨났다. 가정에서 노인을 부양하는 가족들이 낮 동안에 직장이나 기타 다른 일로 노인을 돌볼 사람이 필요할 때 몇 시간 혹은 종일 노인을 돌보아 주는 기관으로서 개념 자체는 탁아소와 비슷하다. 다만 어린이 대신 노인의 신체, 정신, 사회적 요구에 따른 적절한 프로그램이 운영되는 것이 다르다.

미국에서는 1971년에 Dr. Cousin이 미국 의회에서 재정지원을 받아 처음으로 시범 노인주간보호소(Adult Day Care Center)를 시작한 이래 증가하기 시작하여 1985년에는 미국 전체에 1,000개 이상이 운영되고 있어(Mehlferber, 1990) 최근 20년간 노인복지 조직에 있어 가장 큰 변화가 주간노인보호소의 출현과 번성이라고 한다. 이것은 장기시설 위주의 노인복지정책의 문제점과 한계가 인식되고 가정노인을 위한 프로그램에 관심을 가지게 된 것과도 연관이 있다.

노인주간보호소는 의학적 모형, 사회적 모형, 복합형 등의 유형으로 분류할 수 있다. 의학적 모형은 주로 퇴원환자 중에 주간보호가 필요한 노인환자를 위해 병원에 설치되고, 간호사가 상주하며, 질병 추후관리, 물리치료, 투약 등의 의료서비스가 중요한 부분을 차지한다. 이에 비해 사회적 모형은 복지관 등의 지역사회 중심 시설에 설립되고, 서비스 내용도 오락이나 모임 중심으로 운영되어 신체적인 장애가 적은 노인이 이용하게 되며, 사회복지사가 중요한 역할을 하게 된다. 그러나 대부분의 노인들은 건강요구와 사회적 지지의 두 가지 요구가 모두 있기 때문에 의학적 모형과 사회적 모형이 복합된 형태의 복합형 주간보호소가 증가하고 있다. 이런 형태의 주간보호소에는 대개 간호사와 사회복지사가 상주하며 노인을 돌보게 된다.

우리 나라에는 1990년 이후 주간보호소가 생기기 시작하여 주로 영세민들을 대상으로 소규모로 운영이 되고 있다. 2001년도까지 전국에 105개 정도의 노인주간보호소가 운영되고 있으며, 이용하는 노인의 수는 2천여 명에 이르는 것으로 나타났다(보건사회연구원, 2001).

우리 나라에서 현재 운영되고 있는 주간보호소는 영세하여 간호사 인력을 채용할 만한 자원이 부족한 시설이 많아 사회복지사들이 자원봉사자들을 활용하여 운영하는 형태가 대부분이다. 그러나 이곳을 이용하는 노인은 대부분 치매환자나 기동성 장애가 있는 사람이기 때문에 건강서비스는 필수적이어서 앞으로 이 분야의 간호서비스가 강화되어야 할 것이다. 노인주간보호소는 노인을 가정에서 부양하는 가족들에게도 중요한 도움이 되며, 격리상태에 놓이기 쉬운 기능장애가 있는 노인의 좋은 사교장이 되고, 가족들이 간호방법을 상담하고 도움을 받을 수 있는 장소도 되고 있다.

(3) 노인복지관(senior center)

최근 우리 나라도 많은 노인복지관들이 설립되고 있다. 외국의 노인복지관은 노인건강 진료소, 노인 운동프로그램, 노인식사 제공, 사회복지사업 연결 등의 프로그램을 가진 다목적 복지시설이며, 이곳에서 일하는 간호사는 건강증진을 목적으로 노인 건강교육, 운동프로그램의 지도, 예방적 처치 등을 할 수 있다.

복지관에 오는 노인은 비교적 건강한 노인들이기 때문에 건강증진이나 예방적 차원의 간호서비스가 더욱 중요하다. 그러나 우리 나라의 노인복지관은 간헐적인 무료진료 외에는 거의 의료서비스가 없이 운영되는 곳이 대부분이다.

건강상담은 개인의 건강을 위한 개별화된 계획을 세우기 위해 중요한 방법인데, 노인의 지지자원이나 제한된 기능 등을 고려하고 노인과의 의사소통에 능숙한 간호사가 가장 효과적으로 수행할 수 있을 것이다(McCormic & Inuri, 1992). 건강상담은 건강증진에 중요한 방안이 되기는 하나, 동시에 실제 노인이 참여할 수 있는 프로그램이 같이 제공되어야 효과를 기대할 수 있다(US Preventive Services Task Force, 1989). 그러므로 지역사회 노인복지센터에서는 이러한 건강증진 프로그램을 계획하고 간호사가 운영 · 관리하는 방안도 모색되어야 할 것이다.

(4) 보건소

우리 나라 보건정책의 변화에 따라 보건소의 간호사 역할도 달라지고 있다. 보건소 간호사의 주요 업무는 과거에는 주로 보건소를 방문하는 영세민을 대상으로 의료서비스를 제공하는 것이었다면, 최근에는 지역주민을 방문하여 간호하는 방문보건사업이 강조되고 있는데, 이 사업의 가장 중요한 대상자는 노인이다. 방문간호활동의 내용은 가정간호사의 활동내용과 비슷하나 주로 가정간호 비용을 지불하기 어려운 영세민에게 무상으로 간호를 제공하는 점이 다르다. 2000년부터는 보건소 방문간호사가 가정간호사 자격을 받을 수 있도록 정부에서 지원하고 있어서 앞으로 보건소의 방문간호 내용의 질이 보다 더 높아질 것으로 예상된다.

보건소에 따라서는 특정 노인정이나 노인대학에 나오는 사람들을 대상으로 건강교육이나 상담을 해 주는 곳도 있다. 보건소가 대상으로 하는 사람이 주로 영세민인데, 영세민의 높은 비율을 노인이 차지하고 있기 때문에 노인건강 관련 서비스가 큰 부분을 차지하고 있다. 앞으로는 보건소를 중심으로 보다 많은 노인간호활동이 전개되리라고 생각한다.

2) 장 · 단기 입소시설 간호서비스

(1) 장기입소시설

우리 나라의 노인복지법에 의하면 양로시설은 '노인을 입소시켜 급식 기타 일상생활에 대한 편의를 제공하는 시설'이고, 요양시설은 '노인을 입소시켜 급식, 치료, 그리고 기타 일상생활에 필요한 편의를 제공하는 시설'로 정의하고 있다. 그러므로 요양시설만이 건강문제에 대한 중재가 가능한 시설이기 때문에 가정에서 간호하던 노인의 건강문제를 가족이 감당하기 어려울 때 보낼 수 있는 시설은 요양시설이다.

표 3-1. 우리 나라 장기요양시설 현황(2000년 12월 현재)

구분	계				무료시설			실비시설		유료시설	
	합계	양로	요양	전문요양	양로	요양	전문요양	양로	요양	양로	요양
개소수	247	104	77	12	93	77	25	4	13	22	13
수용 및 이용노인	13,558	5,694	5,759	2,105	4,872	4,692	2,105	120	711	702	356

자료: 보건복지부(2001). 『2001년도 주요업무 참고자료』.

그러나 2000년도 말의 통계에 의하면 우리 나라의 요양시설에 입소하고 있는 노인의 수는 5,759명에 지나지 않고 양로시설에 있는 노인이 5,694명, 전문요양시설에는 2,105명 등으로 전체 330만 노인인구 중에 극히 일부분만 입소하고 있다(표 3-1). 시설노인 비율은 요양과 양로를 포함하면 전체 노인의 0.31% 정도, 요양만 한다면 0.16%로 선진국의 노인시설 입소율인 5~12% 수준에 비해 매우 낮다.

우리 나라도 앞으로 노인을 가족 내에서 간호하지 못하여 장기요양시설에 입원시켜야 하는 경우가 늘어날 것이다. 미국에서는 초기 노인간호사들이 요양원에서 일하였던 것처럼 지금도 많은 간호사들이 노인요양원에서 일하고 있다. 이들은 간호사의 특성을 살린 전인적인 환자관리를 하고 있으며 노인전문간호사의 활동이 많다. 연구에 의하면 이들 시설에서 활동하는 노인전문간호사들은 의사들이 지나치기 쉬운 건강문제도 잘 발견하여 관리하며, 적절한 때에 병원으로 이송하는 판단을 내린다고 한다(Lowenthal & Breitenbucher, 1975).

그러나 현재까지 우리 나라에서 이러한 노인요양시설에서 활동하는 간호사의 수는 절대적으로 부족한 상태이다. 77개의 요양시설과 12개의 전문요양시설에서 활동하는 간호사의 수는 94명에 지나지 않는다(보건복지부, 1999). 이것은 우리 나라의 장기요양시설에 앞으로 많은 간호사들이 활동하도록 하는 정책적 지원이 필요함을 의미한다.

외국의 장기요양시설에서 1차적인 책임자는 대개 간호사이다. 우리 나라에서는 1999년에 처음으로 간호사가 요양시설의 장이 되어 요양시설을 운영할 수 있게 된 후, 최근에는 간호사가 운영하는 소규모 요양원들이 급속히 증가하고 있다.

(2) 단기입소시설

단기입소시설이란 지역사회의 가정에서 돌보던 노인을 단기간(대개 1개월 미만)만 입소시켜서 돌보아 주는 요양시설이다. 많은 장기요양시설이 단기입소 서비스를 동시에 하고 있으며, 어떤 경우는 복지관에서도 이러한 서비스를 제공하고 있다. 이것은 특히 노인을 돌보는 가족이 어떤 이유로 단기간 환자를 돌보기 어려울 경우에 매우 도움이 되는 시설이다. 우리 나라도 최근 이러한 시설이 증가되고 있는데, 2000년 통계에 의하면(보건복지부, 2000) 전국의 단기입소시설 수는 21개소에 135명 정도가 입소되어 있다고 한다.

(3) 병원의 노인환자 간호

우리 나라의 종합병원 외래에 오는 환자나 입원환자의 3분의 1이 60세 이상의 노인이다. 현재 입원환자 중 특히 노인이 많은 병동은 안과, 내과, 당뇨병동, 암병동 등이나 앞으로는 모든 성인병동에 노인의 비율이 높아질 것이다. 급성질환으로 입원하는 노인은 생소한 환경, 낮은 기동성, 감각기능의 저하 그리고 신체적인 균형유지의 어려움 등으로 일반성인들보다 훨씬 많은 문제들을 경험한다. 미국의 자료에 의하면 입원한 노인의 29.5%가 정신적인 혼돈이 생기고, 15.6%가 경구섭취 장애가 있으며, 26.6%에서 실금이 있고, 5.2%에서 낙상이 발생하는 것으로 보고되었다(Gillick, Serrel, & Gillick, 1982). 부동으로 인한 욕창이나 폐 합병증 등도 노인에서 더 많이 발생하고, 같은 질병으로 입원하는 기간이 일반성인보다 길다. 또 노인질환은 일반성인이나 아동과는 증상과 예후가 달라서 병이 있는 노인을 간호하는 간호사는 이러한 노인의 특성에 대한 이해가 필요하다.

병원에서 노인환자를 간호하는 간호사가 일반 성인환자보다 관심을 가져야 할 분야는 퇴원계획이다. 많은 노인이 퇴원 후에도 도움이 필요하다. 노인환자가 입원기간 동안에 퇴원 후 계획을 세움으로써 퇴원 후의 문제에 미리 대비할 수 있다.

미국의 노인전문간호사들은 병원 외래에서 만성질환이 있는 노인들을 정기 검진하는 역할을 하기도 하는데, 이는 의사검진에 비해 비용이 낮고 노인들이 원하는 친구역할, 정보제공 등에 보다 많은 시간을 활용할 수 있기 때문에 이 제도는 미국에서는 이미 일반화되어 있다.

3) 기타 노인간호활동 분야

위에 언급된 서비스 외에도 많은 노인건강 서비스가 간호사들에 의해 제공되고 있다. 실버타운의 노인아파트촌에 위치한 의무실에서 간호사가 건강 관련 서비스를 제공하는 것도 중요활동이다. 또 장기적인 자가관리가 필요한 건강문제가 있는 노인이나 가족을 대상으로 자조집단을 형성하고 이들을 도와주는 활동도 중요한 활동이다. 우리 나라에서도 관절염 환자 자조집단(self-help group)이나 치매노인 가족모임 등이 운영되고 있는데, 서로 같은 문제를 가진 사람이 모임으로써 자발적으로 문제해결의 방법도 발견할 뿐 아니라 공동으로 필요한 교육을 받기도 하고 서로 감정적인 지지를 제공할 수 있는 이점도 있다. 이들 모임에 있어 간호사는 옹호자, 교육자, 상담자 등의 역할을 하고 있다.

우리 나라는 지금 급격히 노령화사회로 진입하는 변환기에 처해 있다. 이러한 변화는 건강

서비스를 계획하는 사람들에게 단시일 내에 노인에게 적절한 서비스 체계와 노인건강 관련 기술의 개발을 요구하고 있다. 특히 노인건강의 특성상 의료직종 중에서도 간호사 활동의 요구가 큰데, 아직 노인을 대상으로 한 간호활동은 미미한 수준이다. 최근 많은 간호대학과 간호학과에서 노인간호학 과목을 개설하고 있으며, 임상에 있는 간호사들을 대상으로 노인간호 보수교육이 제공되고 있다. 이미 노인간호 분야에서 일하는 사람이나 앞으로 일할 사람들을 위해 빠른 시일 내에 상급 교육기관에서 노인전문간호사를 훈련하여 배출하도록 하는 노력이 필요하다. 국가적으로는 최근까지는 주로 노인복지시설의 설립에 노력하였다면 이제 이런 시설에 좋은 건강프로그램이 정착되도록 하는 정책적인 배려가 필요하다. 간호사와 의료종사자들은 노인의 건강특성을 고려한 다학제간의 협력관리 체계를 모색하여야 할 것이다.

▮ 요약

노년기의 기능적 건강상태 변화단계는 의존도가 증가되고 마지막으로 사망에 이르게 되는 것을 개념화할 수 있다. 그러므로 노인을 대상으로 하는 간호는 노인의 기능적 건강수준에 따라 다른 간호목표를 설정하고 차별화되는 간호활동을 하게 된다. 노인이 건강한 상태에서는 최대한의 독립성을 보존하고 건강증진을 위한 활동이 위주가 될 것이다. 그러나 완전히 의존상태의 노인이라면 노인의 존엄성을 유지하고 고통을 경감해 주는 것이 주 간호목표가 될 것이다. 간호사는 이렇게 변화하는 노인대상자의 간호요구를 이해하고 가장 적절한 노인간호를 제공할 수 있어야 한다.

참고문헌

보건복지부(1999). 『노인복지 국고보조사업 안내』.

보건복지부(2000). 『2000년도 노인복지시설 현황』.

보건복지부(2001). 『2001년도 주요업무 참고자료』.

보건복지부 · 보건사회연구원(2001). 『노인 장기요양보호 욕구실태조사 및 정책방안』.

서문자, 김매자, 한경자, 하양숙, 김금순, 윤순녕, 송미순(1995). 『가정간호』. 서울: 서울대학교출판부.

송건용(1994). 「노인보건을 위한 정책적 과제」, 21세기 노인을 위한 복지, 건강, 의료 심포지엄, 1994년 5월 28일.

송미순, 하양숙(1996). 『노인간호학』. 서울: 서울대학교출판부.

이가옥(1994). 「한국 노인보호시설 정책」, 노인을 위한 보호시설과 부양체계의 한국적 모형개발 — 국제학술세미나, 4월 29일. 서울: 한국프레스센터.

이가옥, 서미경, 고경환, 박종돈(1994). 『노인생활 실태분석 및 정책과제』. 서울: 한국보건사회연구원.

황나미(1996). 『병원중심 가정간호 시범사업 평가』. 서울: 한국보건사회연구원.

Alford, D. M. & Futrell, M. (1992). Wellness and health promotion of the elderly. *Nursing Outlook*, sep/oct, 221-225.

Biegel, D. E., Sales, E., & Schultz, R. (1991). *Family Caregiving in Chronic Illness*. London: Sage Publications.

Flynn, L. (1990). A hospital based geriatric assessment team. In C. Elipoulos (ed.). *Caring for the Elderly in Diverse Care Settings* (pp.341-342). Philadelphia: J. B. Lippincott Co.

Geillick, M. R., Serrell, N. A., & Gillick, L. S. (1982). Adverse consequences of hospitalization in elderly. *Social Science and Medicine*, 16, 1033-1040.

Lowenthal, G. & Breitenbucher, R. (1975). The geriatric nurse practitioner's value in a nursing home. *Geriatrics*, 11, 87-91.

Song, M. (2001). Perspectives in elderly health and nursing. Proceeding of 3rd *International Elderly Health and Nursing* (pp.68-73), Seoul, Nov. 29-30.

제 4 장 노년기의 생리적 변화와 관련 질환

학습목표

1. 정상적인 생리적 노화과정에 대해 설명할 수 있다.
2. 노화과정에서 흔히 발생하는 질환의 간호에 대해 설명할 수 있다.
3. 노년기의 생리적 변화와 기능적 변화간의 관계에 대해 설명할 수 있다.
4. 노년기의 생리적 변화와 관련하여 간호요구에 미치는 영향에 대해 설명할 수 있다.

연령증가와 함께 나타나는 신체의 생리적인 노화는 갑작스럽게 나타나는 것이 아니라 전 생애에 결쳐 서서히 진행된다. 노화는 출생 후 계속되는 신체변화의 일부라고 볼 수 있다. 그러나 노화는 주로 기능저하와 관련되는 변화의 부분을 의미하며, 개인차가 있고 40대 이후에 두드러지게 나타난다.

신체적 변화는 생의 초기에 가장 두드러진다. 눈으로는 볼 수 없는 두 개의 세포가 9개월 후에는 키가 50cm이고 무게가 3.3kg이 되는 독특한 개체로 된다. 그 이후 13년에서 15년 동안 계속적인 성장이 일어난다. 대개 18세 정도가 되면 인간의 신체는 완전한 해부학적 · 생리적 성숙단계에 도달한다. 이후 최고 상태의 생리적 기능은 10대 후반에서 30대까지 유지된다. 물론 이때도 신체적 변화가 없는 것은 아니지만 매우 느리게 진행되어 잘 인식하기가 어렵다. 그러나 50대, 60대가 되면서 이러한 작은 변화는 뚜렷한 기능저하로 나타나고 70대, 80대가 되면 너무나 확실하게 나타나 이러한 변화를 부정할 수 없게 된다.

노화변화는 모든 사람에게 나타나지만 발생하는 시간은 개인에 따라 다르다. 노화변화가 일어나는 동안 여러 신체기능의 저하를 경험할 수 있고 질병이 발생하기도 쉽다. 간호사들은 정상 노화변화와 질병에 의한 변화를 구분할 수 있어야 노인들에게 적절한 의료적 도움과 간호를 제공할 수 있다. 그러므로 이 장에서는 노화과정에서 나타나는 각 신체조직의 생리적 변화와 관련 질환에 대해 살펴볼 것이다.

1. 위장관계

1) 정상변화

영양소를 포함한 식품은 위장관을 통해 섭취되고 흡수되어 인체의 생존과 활동에 필요한 영양소와 열량을 제공한다. 위장관은 식품을 소화시킬 수 있도록 준비하고 소화를 시켜 영양소를 흡수하는 역할을 한다. 영양흡수는 인간의 생명유지에 필수적인 부분이므로 위장계의 노화변화와 관련된 건강문제들을 이해하는 것은 노인건강 관리에서 중요한 부분이다.

(1) 구강, 치아(mouth, teeth)

모든 신체기관 중 구강은 노화의 증상이 가장 확실하게 나타나는 부분으로 치아구조의 변화, 잇몸을 구성하는 뼈의 구조적 변화, 구강점막의 타액분비 저하, 측두하악골의 비정상화 등 점진적인 변화들이 나타날 수 있다. 이러한 변화들은 정상적인 소화에 장애를 일으킬 수 있다.

특히 치아는 씹는 역할을 하는 것에 그치지 않고 얼굴의 표정과 모습에도 영향을 미치고 언어구사에도 관련이 있다. 따라서 치아의 불량은 저작의 문제를 일으킬 뿐만 아니라 더 늙어 보이게 하고 발음장애를 야기해 의사소통에 영향을 줄 수도 있다.

연령과 함께 치주조직이 줄어들고 치조골이 위축되어 심한 경우에는 의치를 해도 치조골이 적절한 지지를 하지 못하는 경우도 많다. 그림 4-1은 정상인의 치아와 대비하여 노화된 치아를 그린 것이다. 그림에 나타난 것과 같이 노화로 인하여 치아 표면의 에나멜질은 마모되어 상아질이 돌출될 수 있다. 노년기에 발생하는 충치는 치아의 첨부보다 잇몸에 가까운 곳에 발생하기 쉽다. 또한 치주와 치아를 결합시키는 인대가 약화되거나 사라져 치아가 치주에 약하게 결합되어 있다.

만일 치아가 단단하지 않으면 음식을 씹는 데 문제가 생긴다. 노년기에 치아를 상실하는 원인은 주로 충치와 치주질환이다. 그림 4-2는 치주질환에 의한 치아의 상실과정을 보여주

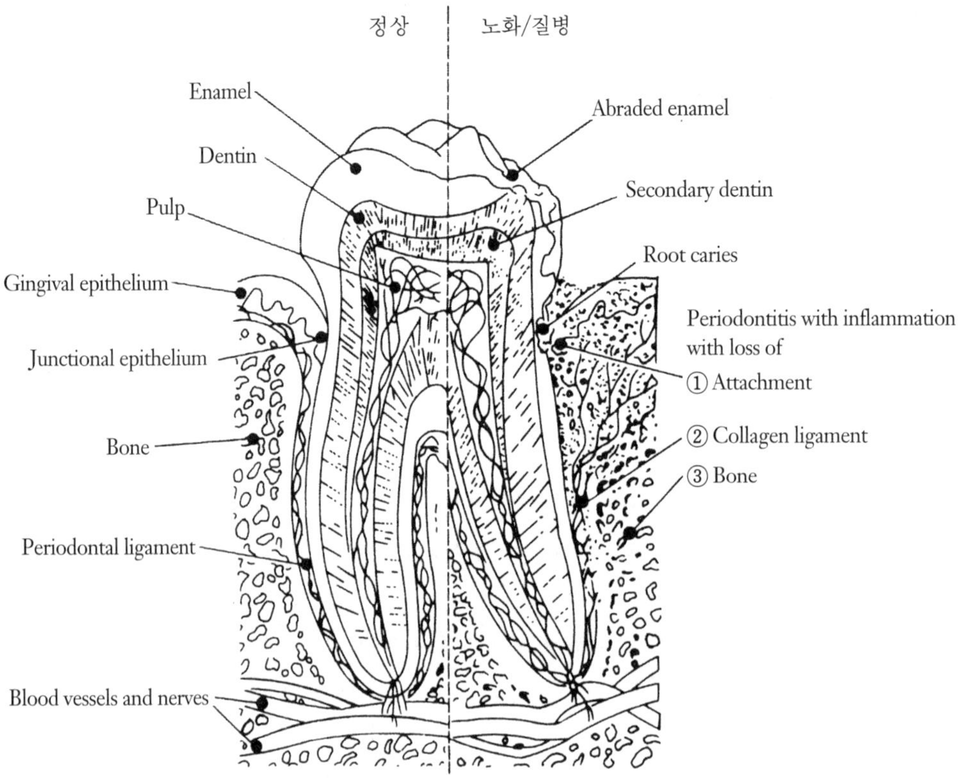

그림 4-1. 정상인의 치아와 노화된 치아의 비교

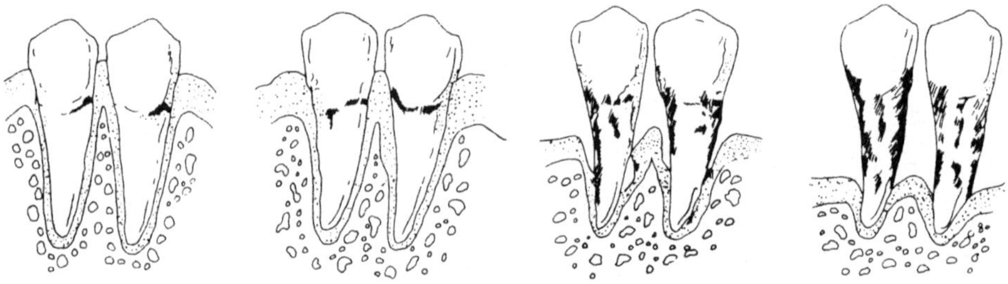

그림 4-2. 치주질환에 의한 치아상실의 과정

고 있다. 치주질환으로 치주의 높이가 낮아지면서 점차로 치근이 드러나게 되고 결국은 치아가 흔들리고 빠지게 된다.

노년기에도 충치가 나타날 수 있는데 충치는 에나멜을 약화시켜서 치주의 뿌리신경이 드러나게 만든다. 이때는 통증이 심해져서 음식섭취를 회피하게 된다. 또한 노년기에 **타액분비**

가 감소되는 것도 치아에 영향을 미친다. 노년기에는 타액의 양이 적은 만큼 점도가 매우 높기 때문에 쉽게 플라크가 형성되어 치아문제의 발생에 기여하게 된다. 또 타액이 적으면 음식을 먹을 때 맛을 느끼는 것이 느려져 입맛 저하의 원인이 될 수 있다. 타액분비의 감소로 구강건조증(xerostomia)이 심할 때 무설탕 제제의 껌을 씹으면 타액분비가 유발될 수 있다. 그러나 사탕이나 설탕 제제의 껌은 치아질환을 유발하므로 권장하지 않는 것이 좋다.

치아의 건강 유지는 노년기의 영양상태 유지에 매우 중요하다. 그러므로 예방적인 치아관리는 이러한 문제의 발생을 늦출 수 있는 중요한 건강증진 습관이다. 현재의 노인들은 청년기나 학령기에 치아관리에 대한 교육을 잘 받지 못한 집단으로, 칫솔질하는 방법과 식습관 등 예방적 치아관리에 대한 교육을 노년기에도 충분히 받을 필요가 있다.

의치를 사용하는 경우에는 의치관리에 대한 교육도 중요하다. 의치는 초기에는 잘 맞지 않고 크게 느껴지는 것이 일반적이지만, 처음에 짧은 시간 동안 사용하고 점차로 사용시간을 늘리면 잘 적응하게 된다. 그러나 시간이 지나도 계속 맞지 않는다면 억지로 사용하지 말고 치과의사의 도움을 받는다. 잘 맞지 않는 치아는 구강 내에 여러 가지 문제를 일으킬 수 있다. 의치는 고가이면서 깨지기 쉬우므로 관리에 주의가 필요하다. 의치를 싱크대에서 닦는 경우 싱크대에 타올을 깔아 놓고 치약과 칫솔로 닦으면 안전하다. 의치는 주간에만 사용하고 야간에는 세척 후 물 혹은 세척액에 담그어 보관하는 것이 변형이 없다. 의치는 너무 뜨거운 물에 담그면 변형이 생길 수 있으므로 주의가 필요하다.

구강점막은 노화에 의해 조직이 위축되고 모세혈관의 위축으로 점막에도 문제가 나타나기 쉽다. 노년기에는 구강 내에 여러 가지 염증이 발생하기 쉽고 염증이 발생한 후에는 회복에 시간이 오래 걸린다.

(2) 측두관절(temporomandibular joint)

관절의 인대와 근육 탄력성의 상실로 인해 입을 크게 벌렸을 때 측두 하악관절의 탈골이 쉽게 일어날 수 있다. 많은 노인들에서 측두관절에 골관절염의 증상이 있다. 증상으로 측두관절의 통증이나 운동성 저하가 나타날 수 있다. 일반적인 관리는 관절염에서의 관리와 같다.

(3) 식도(esophagus)

노년기에는 식도의 운동성이 저하되는 경우가 많다. 노년기의 식도운동 장애를 노인성 식도(presbyesophagus)라고 하는데, 식도운동 장애가 있으면 연하곤란이나 야행성 기침, 재채기와 같은 폐 증상이 나타날 수 있다. 신경계의 문제가 없는 사람에서도 구토반사(gag reflex)가 약화되기 쉽고, 이로 인해서 흔히 음식물이 기도에 걸리는 질식상태(choking)나 기도로 음식이 넘어가는 흡인(aspiration)이 일어나기 쉽다. 또한 괄약근의 긴장도가 약화되어 위 안의 음식이 식도로 역류하여 속쓰림(heart burn)이 생길 수 있다.

(4) 위장(stomach)

위의 분비선에도 퇴화에 의한 분비감소가 나타날 수 있다. 특히 염산의 분비감소나 내적인자(intrinsic factor)의 분비감소는 정상적인 소화를 지연시키거나 빈혈의 원인이 된다. 또 염산분비의 저하로 노년이 되면서 위장의 산도가 pH 4~5로 증가되어 살균력 저하로 인한 장관감염도 발생되기 쉽다(청년기 산도는 pH 1~2). 또 연령증가와 함께 장의 연동운동이 느려지고 이로 인해 변비가 발생하거나 1회 배변으로 완전히 변을 배출하지 못하는 문제가 생기기 쉽다. 그러므로 노년기에는 복부운동을 규칙적으로 함으로써 적절한 장의 자극이 이루어지도록 하고, 수분섭취도 충분히 하여 변비가 되지 않도록 해야 한다.

2) 위장관계의 흔한 노년기 질환

(1) 식도열공 탈장(hiatal hernia)

식도열공 탈장이란 위장이 횡경막의 식도의 개구부를 통하여 흉부 내로 돌출하여 올라온 것을 말한다(그림 4-3). 특히 50세 이상의 남성에서 많이 발생한다.

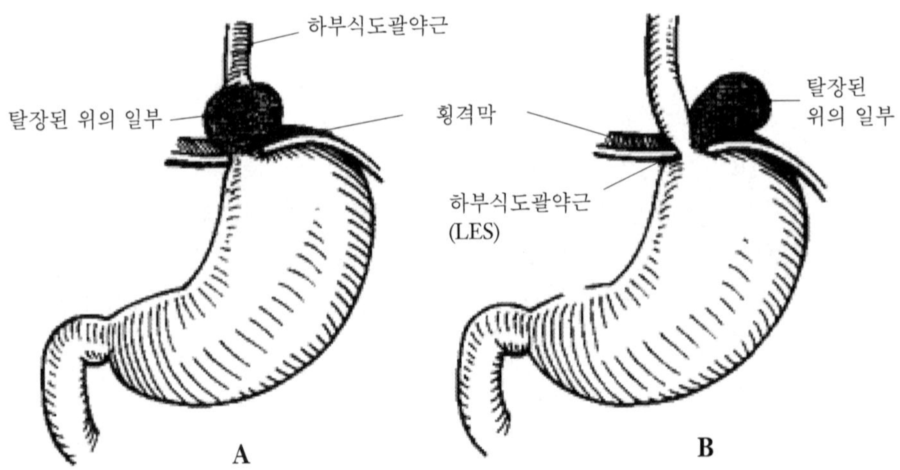

자료: Phipps W. J. et al. (1995). *Medical-Surgical Nursing: Concepts and Clinical Practice* (5ed.). St. Louis: Mosby.

그림 4-3. 식도열공 탈장(A: Sliding hernia, B: Paraesophageal hernia)

60세 이상 노인의 40~60%에게 식도열공 탈장이 있는 것으로 알려져 있고, 연령이 높을수록 발생률이 높다. 거의 증상을 나타내지 않는 사람도 있으나 심한 장애를 경험하는 사람도 있다. 음식이 역류되는 현상(reflux episode)은 대개 식사 후에 심하게 나타나는데, 특히 식사 후 바로 드러눕게 되는 경우에 증상이 심하다. 흔히 가슴이 쓰리고, 전체적인 상복부 불편감 등의 증상을 호소한다. 어떤 경우에는 통증이 심혈관계 장애와 같은 양상을 나타내기도 한다. 그러나 심혈관 증상은 대개 신체에 부담을 주는 운동중이나 스트레스 상태에서 발생하는데, 식도열공 탈장은 휴식중에 나타나는 점이 다르다. 대개는 식도열공 탈장이 있어도 활력증상에 변화는 나타나지 않는다. 식도열공 탈장이 있을 때 가장 문제가 되는 것은 위식도 역류(gastroeophageal reflux)이다. 위식도 역류가 생기면 위 내용물이 식도로 역류하는데, 이때 올라온 위 내용물은 기도로 흡인되기 쉽다. 특히 노인들은 구토반사나 기침반사가 저하되어 문제가 될 수 있다. 드물게 수술을 통해 탈장을 치료할 수도 있으나, 대개는 식이와 제산제 이용으로 증상을 다스리는 방법을 택한다. 지방질 음식, 탄산음료, 카페인 함류 음료 등은 증상을 악화시키므로 피해야 한다. 적은 양의 식사를 자주 하는 것이 증상을 완화시키는 방법이다. 과식을 하면 위장이 횡경막 위로 팽창되어 역류를 일으키기 쉽기 때문이다. 저녁식사 후에는 음식이나 음료를 섭취하지 않도록 하는 것이 좋다. 증상이 심한 경우에는 잘 때도 침상머리를 올리고 자는 것이 좋다. 비만이 기여인자인 경우가 있으므로 체중이 과도하게 많은 사람은 체중을 조절하면 증상이 좋아질 수 있다.

(2) 위염과 위궤양(gastritis, gastric ulcer)

만성 퇴행성 위염은 위점막의 염증성 변화에 의해 나타난다. 점막이 얇아지고 비정상적으로 편평해지고 출혈부위가 나타기도 한다. 위 전체에 문제가 생길 수도 있고 위의 일부분에만 염증증상이 나타날 수도 있다. 노화와 함께 위염이나 십이지장염이 모두 나타날 수 있는데 보통 위염이 더 흔하다. 위궤양 발생에는 여러 가지 요인이 있다. 흡연, 알코올 섭취, 수술이나 골절과 같은 신체적 상해 외에도 폐렴 혹은 병원이나 요양원 입원과 같은 심리적 스트레스 등이 궤양의 위험을 높인다. 또한 Helicobacter pylori 같은 박테리아도 위궤양의 원인으로 꼽히고 있다. 철공급 제제, 아스피린 등의 약품에 의해서도 위염이 발생할 수 있다.

노인에게서는 일반적인 위염의 증상이 똑같이 나타나지 않는 대신 전반적인 통증, 활동수준의 저하, 식욕부진, 체중감소 등이 흔히 나타난다. 구토, 혈변, 빈혈 등이 위출혈로 인해 나타날 수 있다. 위궤양이 진행되어 천공이 생기게 되면 심한 출혈이 나타날 수도 있으므로 조기에 문제를 발견하고 치료를 시작하는 것이 중요하다. 위궤양 환자의 식이치료는 알코올, 카페인, 그리고 위산의 분비를 자극하는 음식을 피하는 것이다. 흡연은 위산분비를 증가시키므로 피한다. 제산제를 섭취하면 위의 산도를 낮출 수 있다. 히스타민 차단제인 cimetidine, ranitidine 등은 위궤양을 예방하고 위궤양의 회복을 촉진한다. 심리적인 스트레스를 줄이는 것도 중요하다.

(3) 게실, 게실염(diverticulosis, diverticulitis)

게실은 장의 점막이 약화되어 작은 주머니와 같은 것들이 장 바깥 쪽으로 튀어나가서 생기는 것이다. 흔히 잘못된 식이(저섬유식이)나 배변습관과 관련되어 변비가 오랜 기간 있었던 사람에서 나타나기 쉽다. 50세 이상인 사람의 30~40%에 게실이 있는 것으로 알려져 있으며, 연령이 증가할수록 게실 발생이 많다. S자 결장에서 발생이 많으나 다른 장관에도 발생한다. 게실이 있어도 대부분의 사람은 증상이 없으며, 증상이 없으면 특별한 치료가 필요하지는 않다. 증상이 없으면 정상적 식이를 하고 적절한 수분과 충분한 섬유질 섭취를 권장한다. 만일 직장출혈이 생기면 의학적인 중재가 필요하다.

게실염은 하나 혹은 여러 개의 게실에 염증이 발생한 경우이다. 염증이 발생하면 날카로운 하복부 통증이 있거나 구토를 하기도 한다. 또한 장폐색이나 천공, 농양, 혹은 복막염을 일으키기도 한다. 게실염이 심하면 입원이 필요하다. 이때는 음식의 구강섭취는 제한하고 대신 정맥으로 영양을 공급하여 장이 휴식할 수 있도록 한다. 일반적인 치료로 완화되지 않으면 장적출이나 결장루 등이 필요할 수 있다. 일반 노인들에게는 예방적인 차원에서 변비예방을 위한 중재를 사용할 필요가 있다.

(4) 결장, 직장암(colon, rectum cancer)

결장암은 40세부터 증가하여 60세에서 75세 사이에 가장 많이 발생한다. 결장암은 여성에 더 흔하고 직장암은 남성에 더 흔하다. 변습관에 변화가 생기면 잘 관찰하고, 특히 출혈이나 폐색의 증상이 있는지 관찰한다. 40세 이상의 성인에게는 직장암의 스크리닝 검사가 권장된다.

(5) 치질(hemorrhoid)과 탈항(rectal prolapse)

치질은 모든 연령층에 흔한 질병이나 노인에서 특히 문제가 심하다. 만성적인 변비가 있거나 뚱뚱한 사람에서 흔하다. 흔한 증상은 배변시 통증과 소량의 선홍색 출혈이다.

치질이 있어도 모두 수술이 필요한 것은 아니다. 식이요법과 변 연화제, 섬유성 완하제(bulk laxative)의 사용이 치질의 증상을 완화하는 데 도움이 된다.

탈항은 직장이 항문 밖으로 튀어나오는 문제로 60세 이후의 다산한 여성노인에서 흔히 발생한다. 이것이 문제가 되면 주변 근육을 강화하는 수술을 할 수 있다.

(6) 변비(constipation)

변비는 어느 연령층에서나 발생 가능하나 특히 노인에게 위험요인들이 많다. 우선 노인의 장은 운동성이 저하되어 배변에 필수적인 장의 움직임이 부족하기 쉽다. 이는 장의 운동에 영향을 줄 수 있는 신체운동 저하에 의한 경우도 많다. 식이에 있어서는 치아문제나 질병 등으로 섬유질이 풍부한 음식과 충분한 수분을 섭취하지 못하는 경우가 문제가 된다. 또한 여러 가지 약물사용으로 변비발생 가능성이 커질 수 있다. 그러므로 노년기에는 이러한 위험요인을 고려하여 평소 변비를 예방할 수 있는 건강한 변습관을 갖도록 하는 것이 중요하다.

그러나 변비치료를 위해 무분별하게 하제를 사용하거나 관장을 하면 습관성이 되는 경우가 많으므로 하제사용은 꼭 필요한 경우가 아니면 제한해야 한다. 노인에게 변비가 있다면 우선 평소 변습관과 배변 관련 생활습관을 사정하여 위험요인을 수정하여야 한다. 충분한 수분과 섬유질 섭취를 권장하는데, 구체적으로 섬유질이 많은 음식의 종류까지도 알려줄 필요가 있다. 즉 현미, 잡곡, 과일, 야채 등의 섭취가 중요함을 알려준다. 수분은 하루 1,500~2,000cc 이상 마시도록 하고, 특히 아침식사 전에 연동운동을 위해 차나 물을 한 잔 마시는 것을 권한다. 배변은 규칙적으로 하는 것이 좋은데, 가장 효과적인 시간은 아침식사 후이지만 개인의 습관에 따라 규칙성을 유지하도록 한다. 또 규칙적인 운동, 걷기, 자전거타기 등은 변비예방에 좋으며, 침상에 있는 노인이라면 능동적 ROM 운동이나 다리 올리기 운동, 복부마사지 등이 모두 유용하다. 변비유발 약품을 섭취하지 않는 것도 중요하므로 변비의 위험이 높은 사람에게는 암포젤과 같은 제산제나 마약성 진통제 등을 피하도록 한다.

2. 신경계

신경계는 신체기능을 통제하기도 하지만 감각을 받아들이고 환경변화를 알 수 있게 한다. 또 신경계는 받아들인 정보를 저장하여 이 정보를 외부세계에 대한 반응시에 활용할 수 있게 한다. 따라서 적절히 기능하는 신경계가 없으면 생존이 불가능하다. 내부적으로는 신경계와 내분비가 신체의 평형을 유지하게 한다. 심박동 조절, 체온조절 등 많은 신경계 작용이 무의식중에 일어난다. 그러나 글쓰기, 걷기, 노래부르기 같은 동작은 의도적으로 조절할 때만 가능하다. 출생시에 신경계는 반사수준의 조절을 하나, 성장과 함께 신경계 조절이 완전해진다. 그러나 노화가 진행되면 신경계에 퇴행이 일어나 여러 가지 상해나 신경계 질병 발생에 취약한 상태가 된다.

신경계는 신경원(neuron)이라고 부르는 기능이 매우 세분화된 단위로 구성되어 있다. 각 신경원은 핵이 존재하는 세포체(cell body), 세포체에 흥분파(impulse)를 전달하는 여러 개의 수상세포(dendrites), 그리고 세포체에서부터 나가는 자극을 전달하는 축삭(axon) 등으로 이루어져 있다. 신경자극은 전기화학적인 특성을 가지고 있다. 신경흥분파는 세포막에서 축삭의 끝에 도달할 때까지 빠르게 이동하는 이온교대에 의해 이동한다. 축삭과 수상돌기는 서로 닿아 있지 않고 시냅스(synapse)라고 불리는 분절이 있다. 한 개의 신경흥분파가 전달될 때는 축삭의 끝에서 신경전달물질(neurotransmitters)이라고 불리는 화학물질을 내보내 다른 신경세포의 수용체(receptor site)를 자극하는 방식으로 이 간격을 뛰어 넘게 된다. 일단 수용체가 흥분되고 나면 신경전달물질은 불활성화되어 흥분파가 지속적으로 전달되는 것을 막는다. 말초신경에서 가장 흔한 신경전달물질은 acetylcholine과 norepinephrine이다. 중추신경계에서는 dopamin, serotonin, 그리고 norepinephrine이 중요하다. 각 신경전달물질은 특정한 불활성 물질이 있다.

신경계는 중추신경계와 말초신경계로 이루어져 있고, 중추신경계는 척수와 뇌로 이루어져 있다. 뇌의 여러 부분에서 생각, 의사결정, 행동 등의 통제를 조절하고 있다. 중추신경계는 수질, 연수, 중뇌, 소뇌, 시상하부, 대뇌 등으로 구성되며 각각에서 관장하는 역할이 다르다. 말초신경계에는 뇌신경과 척수신경이 포함된다.

1) 정상변화

나이가 들면서 여러 가지 신경계 변화가 진행된다. 구조적 변화로는 뇌 자체의 크기 감소와 뇌세포의 변화가 있다. 대뇌피질의 크기가 감소함으로써 뇌의 크기와 무게가 감소한다. 노인의 CT 결과를 보면 개인차가 있으나 뇌실질이 위축된 것을 볼 수 있다. 뇌의 기능저하는 피질 신경세포의 감소와 관련이 있다. 인지적 기능은 이러한 세포가 소실되거나 기능이 변화됨으로써 달라지게 된다. 연구결과들에 의하면 뇌신경의 노화변화는 여러 가지로 나타나는데, 뇌신경의 세포외 공간(extracellular space)이 감소됨을 볼 수 있다. 뇌세포외 공간은 영양공급 기능이 중요한데, 이로 인해 뇌대사에 저하가 일어난다고 생각된다. 노화와 함께 뇌에는 뇌신경근 섬유 엉김(neurofibrillary tangles)도 많이 나타나는데, 이는 비정상적인 신경섬유의 엉김상태이다. 이러한 현상은 특히 노인성 치매를 유발하는 알츠하이머 병 환자에게서 심하게 나타난다. 또 뇌에는 lipofusin의 축적이 많아지는데, 이는 갈색의 노폐물로서 lipofusin이 많아지면 뇌세포의 활동성이 저하된다고 알려져 있다. 뇌혈관에는 점차적으로 동맥경화가 나타남으로써 혈류가 나빠지게 되는데, 이러한 혈류저하가 뇌대사의 저하를 유발한다. 뇌세포에서는 수상세포간의 연결이 감소되고 수상세포 가지도 감소된다. 뇌전달물질 관련 연구에 의하면 신경전달물질 중 norepinephrine 수준은 연령과 함께 감소하고 serotonin 수준은 증가한다. Catecholamine을 대사시키는 monoamine oxidase 수준도 증가한다. 말초신경계에서는 신경전달 속도가 90세가 되면 20세에 비해 30% 정도 감소한다. 노인의 뇌파검사는 뇌의 활동성 정도를 검사하는 것인데, 노인에서는 젊은이에 비해 뇌파가 느려지는 경향을 나타낸다.

이러한 생리적인 변화 때문에 노인들에서는 동작반응에 시간이 더 오래 걸린다. 연령이 증가하면서 매우 간단한 행동이라고 보이는 걷기나 말하기 같은 행동도 더 오래 걸린다. 반사행동도 느려진다. 자극을 빨리 감지해야 하는 업무와 복합된 반응이 필요한 업무(자동차 운전 등)의 경우 신경계 기능이 많이 떨어져 위험이 증가된다. 많은 노인들이 이러한 변화를 인식하고 자신들의 생활 스타일을 변화시킴으로써 위험을 피하려고 하지만, 때로는 그대로 위험에 노출되는 경우도 있다.

노인의 학습능력에 대한 연구도 많이 수행되었는데, 학습과 관련되어 중요한 요소는 기억력이다. 노인의 최근 기억은 나빠지는 것이 확실하나 오래된 기억은 거의 영향을 받지 않는다. 이러한 단기기억능력의 저하가 새로운 일과 정보를 습득하는 데 어려움을 주어 젊은이보다 학습에 시간이 더 걸리기는 하나, 반복학습을 한다면 학습 자체의 어려움은 그리 크지 않다.

2) 신경계에 흔한 노년기 질환

(1) 파킨슨 병(Parkinson' s disease)

파킨슨 병은 노인에게서 가장 흔한 중추신경계 질환 중의 하나로 나이가 많을수록 많이 발생한다. 정확한 병인은 알려지지 않았으나 뇌의 신경전달물질인 dopamin을 생산하는 뇌신경세포의 손실이 원인으로 추정된다. 증상은 대개 40대부터 나타나 점차 진행된다. 증상은 여러 가지로 나타나는데, 대개 처음에는 일측성으로 진전(tremor)이 나타나고 힘이 없어진다. 질병이 진행되면 이러한 진전이 환자가 쉬고 있을 때도 나타나고 다른 사람도 알게 된다. 그러나 의도적인 활동을 할 때 진전은 없어지고 수면시에도 전혀 나타나지 않는다.

병이 진행되면 양측에 모두 증상이 나타나고 진전이 심해지며, 신체가 뻣뻣해지고 행동이 느려진다. 얼굴표정이 없어져 마스크를 쓴 것 같은 표정이 보이고 눈 깜빡임도 감소한다. 말은 느려지고 알아듣기 힘들어지기도 한다. 걸을 때 앞으로 넘어질 듯이 걷고, 걷기 시작하면 걸음이 점점 빨라져서 거의 달리듯이 걷는데, 이는 넘어지지 않기 위해서 발을 빨리 내딛기 때문이다. 심한 경우 기동이 불가능해 질 수도 있다. 파킨슨 병 환자들에게 모두 인지장애가 생기지는 않으나 50% 정도의 환자에서 어떤 형태의 치매가 나타나기도 한다. 성격변화나 우울증도 흔하다.

의학적인 치료로는 약물요법을 쓴다. Levodopa, amantadine, anticholinergic drug 등이 주로

처방된다. 이러한 약물치료 후 기능장애가 생겼던 사람이 거의 증상이 없이 지내게 되기도 하지만, 시간이 지나면 약물에 대한 효능이 떨어져 점차 증상이 심하게 된다. 이러한 환자에게 심리적인 흥분이 있으면 증상이 악화되므로 심리적인 스트레스나 흥분은 피하는 것이 좋다.

(2) 치매(dementia)

치매란 말은 기질적인 뇌손상으로 인한 영구적이고 점차적인 인지기능의 장애를 의미하는 용어이다. 치매가 있으면 성격변화, 혼돈, 기억력 장애, 판단장애 등이 나타난다. 치매는 약물중독에 의해 나타날 수도 있고, 상해 혹은 다른 질병으로 올 수도 있다. 어떤 형태는 치료가 가능하나 어떤 것은 치료가 불가능하다.

Multi Infarct Dementia(MID)는 혈관성 치매라고도 하는데, 뇌의 일부분에 출혈이나 핍혈 상태로 인해 나타난다. 남성에 많고 대개 70세 이후에 많이 나타난다. 고혈압이나 뇌혈관 질환이 있으면 가장 나타나기 쉽다. 우울증상이 흔해서 때로 자살을 시도하기도 한다.

Alzheimer's disease는 Senile Dementia Alzheimer's Type(SDAT)이라고도 불린다. 가장 흔한 치매의 유형이며 60세 이상 노인에서 흔히 나타난다. 65세에서 85세 사이에는 연령이 5세 증가할 때마다 치매발생이 2배가 된다. 원인은 정확히 알려져 있지 않으나 apoliprotein E 유전자가 위험요인으로 알려져 있다. 알츠하이머형 치매가 있는 부모의 자녀는 4배의 높은 발생률을 보인다. 뇌상해, 면역장애, 환경적 원인들도 원인으로 추정된다. 이 질병은 진행성이고 만성적으로 퇴행하며, 많은 수의 뇌세포 장애에 의해 나타난다. 특히 lipofusin이나 뇌섬유세포 엉김이 많으면 발생이 높다. 뇌의 신경전달물질인 acetylcholine이 감소하여 판단장애와 정보기억에 장애를 일으킨다. Norepinephrine과 dopamin도 감소되는 것으로 나타났다.

(3) 뇌혈관 질환(cerebrovascular disease)

일과성 뇌허혈증(Transient Ischemic Attack, TIA)은 뇌혈관의 부전상태가 잠시 발생하는 것인데 대개는 뇌혈관의 폐쇄에 의해 발생한다. 이러한 폐쇄는 색전이나 죽상경화성 플라크(plaque)에 의해서 발생한 것이다. TIA는 중년 이후 노년에 흔히 발생한다. TIA는 대개 경고증상이 없이 발생하는데, 대개 몇 분 동안 지속된 후 끝나지만 때로는 24시간 지속되는 경우도 있다. 시야가 흐려지거나 사물이 이중으로 보이고, 장님이 되거나 어지러움, 감각장애, 발음장애, 걷기장애 등이 흔한 증상이다. 그러나 대개의 경우 환자의 의식은 문제가 없다. TIA 증상은 대개 저절로 사라지고 영구적인 신경장애를 남기지는 않는다. TIA가 뇌졸중이 오는 것을 알리는 경고인 경우도 있으나, 사람에 따라서는 다시는 문제가 없는 경우도 있다.

뇌졸중(cerbrovascular accident, stroke)은 뇌의 혈액공급 장애로 발생한다. 대부분의 경우 뇌졸중은 죽상경화성 변화, 고혈압, 당뇨등과 관련이 있다. 어느 연령이나 발생 가능하지만,

65세 이후에 발생이 현저히 증가하고 연령이 높을수록 사망률이 높다. 뇌졸중은 특히 장애를 남기기 때문에 문제가 된다. 뇌졸중을 유발하는 뇌혈액순환 장애에 따라 뇌졸중은 몇 가지 유형으로 나눌 수 있다. 뇌경색은 색전이나 혈전에 의해 발생한다. 뇌혈관 부전은 죽상경화성 변화로 혈액순환에 제한이 생기는 경우이다. 뇌출혈은 혈관이 약화됐거나 혈관기형이 있어 고혈압이 있거나 있지 않을 때에도 혈관파열이 일어나는 것이다. 뇌졸중이 의심되면 먼저 기초적인 생명기능이 유지되도록 — 기도를 유지하고 상해를 예방하도록 — 해야 한다. 보통 병원 입원이 필요하다. 재활치료의 필요성이나 요양원 입원 등은 대개 개인의 상태에 따라 달라지게 된다. 뇌졸중 증상은 매우 갑자기 발생할 수도 있고 서서히 진행하면서 발생할 수도 있다. 이러한 차이는 뇌의 혈액순환이 발생한 부위와 크기에 따라 달라진다. 거의 후유증이 없이 회복되는 경우도 있으나 대개는 장애를 남기게 된다. 회복은 대개 처음 6개월 동안에 이루어진다. 6개월 이후에도 남아 있는 장애는 영구적인 장애가 되기 쉽다. 뇌졸중은 재발이 많고 반복될수록 많은 장애를 남긴다. 대개는 편측마비나 약화가 생긴다.

3. 감각기관

1) 시 각

(1) 정상변화

연령이 증가하면 눈에도 여러 가지의 변화가 발생한다. 눈꺼풀은 탄력이 떨어지고 쳐지며 눈썹은 짧아지고 가늘고 적어진다. 눈물생산이 감소되는 현상도 매우 흔하다. 80세 된 노인은 그 사람이 10대에 생산하던 눈물의 25%밖에 생산하지 않는다. 눈물생산이 감소되면 눈물에 포함된 효소의 항균역할이 감소되어 박테리아성 감염이 발생하기 쉽다.

40대 이후의 대부분의 사람들은 어느 정도의 원시 혹은 노안(presbyopia)이 생기게 된다. 이로 인해 시력저하가 일어난다(그림 4-4).

또한 초점의 조절에도 문제가 생기는데 이는 ciliary muscle의 수축이 느려지고 렌즈는 경직되어 두께 조절작용이 나빠지기 때문이다. 이러한 변화 때문에 가까운 물체에 대한 초점을 맞추기 어려워지고 세밀한 작업이나 독서가 점차 어려워진다. 이러한 경우 안경으로 상당한 도움을 받을 수 있다.

노년기의 또 하나의 기능적 변화는 암소적응의 장애이다. 밝은 곳에서 어두운 곳으로 갈 때나 어두운 곳에서 밝은 곳으로 갈 때 적응이 어려워진다. 야맹증(night blindness)은 어두운 곳에서 사물분간이 힘든 것인데 노인이 되면 매우 심해진다. 그림 4-5는 연령증가와 함께 빛

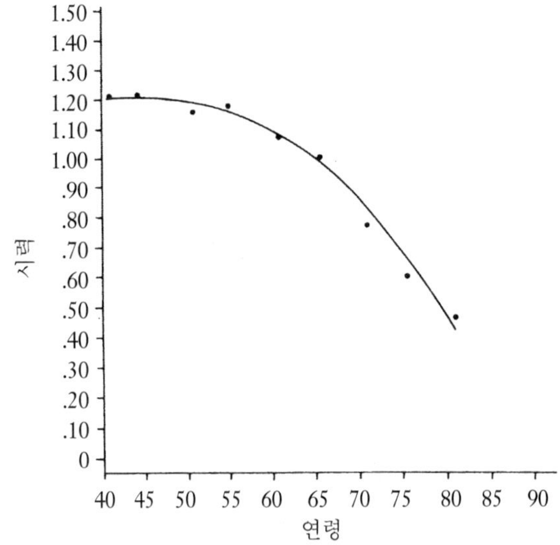

그림 4-4. 연령에 따른 시력저하

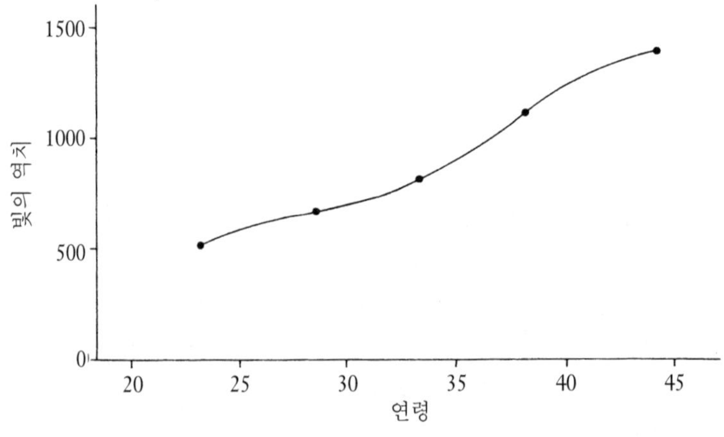

그림 4-5. 연령에 따른 어둠에 적응하는 역치 변화

에 대한 역치가 증가하는 것을 보여 주고 있다. 그러므로 노년기에는 물건을 구분하는 데 더 밝은 빛이 요구된다.

나이가 들면서 렌즈의 색깔은 황색으로 변화하여 색깔구분에 장애를 일으킬 수 있다. 진한 색은 모두 검은색으로 보일 수 있으며, 약간의 색상차이를 감지하지 못할 수도 있다. 주변 시야와 깊이 감각도 나빠지는 경향이 있다. 이는 상해의 위험을 높이는 원인이 될 수 있다.

흔히 일어나는 또 다른 장애는 시야에 부유물이 보이는 것이다. 이것은 심한 장애는 아니지만, 여러 가지 눈을 이용하는 작업에 성가시게 느껴질 수 있다.

(2) 흔한 노년기 안과질환

① **백내장**(catatract)

백내장은 렌즈가 혼탁해지는 노년기에 흔한 질환이다. 연령에 따라 발생이 증가하는데, 52~65세 사이의 발생률은 5%인 데 반하여 75~85세 사이의 발생률은 46%나 된다. 백내장은 장기간 천천히 발생하며 점차 시력을 잃게 된다. 시력손상의 정도는 문제가 생긴 렌즈의 혼탁정도에 달려 있다. 백내장이 있을 때 반사되는 빛이나 매우 밝은 빛에 시력장애가 심하게 나타난다. 백내장이 진행되는 동안 환자는 시력변화에 따라 자주 안경을 바꾸어야 한다. 시력이 매우 나빠지면 외과적으로 렌즈를 제거할 필요가 있다. 백내장 수술은 매우 흔하고 비교적 성공률이 높은 치료법이다. 많은 경우 입원하지 않고 외래에서 수술 후 퇴원한다. 렌즈를 수술로 제거한 다음에는 인공렌즈를 삽입한다. 콘택트 렌즈를 쓰거나 백내장 안경을 쓰기도 한다. 수술 후에는 눈에 긴장을 주지 않도록 4주 이상 안정하여야 한다.

② **녹내장**(glaucoma)

녹내장은 안구 내의 액체압력이 상승되어 망막의 시신경에 손상을 일으키는 질환이다. 만성 혹은 급성으로 나타날 수 있다. 만성 녹내장은 서서히 진행하는 경우가 많아서 본인이 문제가 있는 것을 알지 못하는 사이에 망막에 심한 손상을 줄 수 있다. 처음에는 주변 시야가 나빠지고 점차 시야가 좁아져 터널 시야로 좁아진다. 치료하지 않으면 결국 장님이 될 수 있다. 녹내장이 발견되면 시신경에 더 이상 해를 주지 않도록 안압을 조절하는 치료가 중요하다. 고혈압처럼 지속적인 안압관리가 필요하다. 급성 녹내장의 경우에는 급작스런 안압상승이 생기면서 심한 안통, 두통을 호소하는 것이 일반적인데, 외과적 치료가 필요한 경우가 많다. 유전적인 소인이 있는 사람에게 특히 정기적인 안압검사가 필요하지만, 누구나 40세 이후에는 안과검진시 녹내장 검사를 수행할 필요가 있다. 녹내장 치료를 위해 경구 치료약이나 안약을 넣게 되는 경우 약물 부작용 관찰, 안약 점적법 등에 대한 교육이 필요하다.

③ **황반퇴행**(macular degeneration)**과 망막박리**(detatched retina)

시력의 감지에 가장 중요한 부분은 망막의 중심부에 있는 황반이라고 불리는 작은 영역이다. 황반퇴행은 55세 이상 성인에서 장님이 되는 가장 중요한 원인이다. 정확한 원인은 알려져 있지 않으나 두 가지 유형이 알려져 있다. 위축성(atrophic form)은 주로 혈관의 부전으로 인해 영양공급과 노폐물 운반에 문제가 생겨서 발생하는 경우이다. 이때 황반세포가 죽게 되면 중심시야가 심하게 손상된다. 이 경우 시력은 나빠지지만 주변 시야는 괜찮은 경우가 많아서 완전히 장님이 되지는 않는다. 이에 비해 혈관신생형(neovascular form) 황반퇴행은 망막하에 비정상적인 작은 신생혈관들이 많이 발생하면서 진행된다. 이 혈관들에서는 혈액과 수분이 새어나가서 망막에 부종이 생기고 시력에 손상을 입힌다. 이 유형에서 시력손상이 더욱 크다. 레이저 치료 등으로 혈관치료를 할 수는 있다. 당뇨가 있는 경우에 망막 혈관장애가 잘 생기는데, 이것을 당뇨성 망막증(diabetic retinopathy)이라고 부른다. 이때는 작은 혈관들에서 초자체 내로 출혈이 생겨서 혈관신생형 황반퇴행과 같은 결과를 일으킨다.

정상적인 노화에 따른 눈의 위축과 초자체의 성분변화로 노년기에 망막박리가 흔히 일어난다. 이것은 망막과 맥락막이 분리되어 일어나는 병변이다. 이때 대개 시야손상이 생기는데, 발견 즉시 치료하지 않으면 영구적인 손상이 되기 쉽다. 대개는 외과적 중재가 필요하다.

2) 청 각

(1) 정상변화

노화가 진행되면 신체의 대부분의 조직이 얇아지는데 귀의 고막도 역시 얇아지게 된다. 이때 고막을 지지하는 작은 근육들도 위축이 일어난다. 중이의 이소골에도 관절의 변화가 일어나고 내이에 있는 신경세포도 흔히 퇴화가 생긴다.

난청은 두 가지 유형으로 구분할 수 있는데, 전도성 난청(conductive hearing loss)과 감음성(sensori neural hearing loss) 난청이 그것이다. 전도성 난청은 음파전달에 장애가 생기는 것으로 과다한 귀지나 이소골의 문제 등으로 유발한다. 감음성 난청은 주로 내이의 신경기관 장애로 발생한다. 노년기에는 중이와 내이의 노화변화가 생기기 때문에 전도성이나 감음성 난

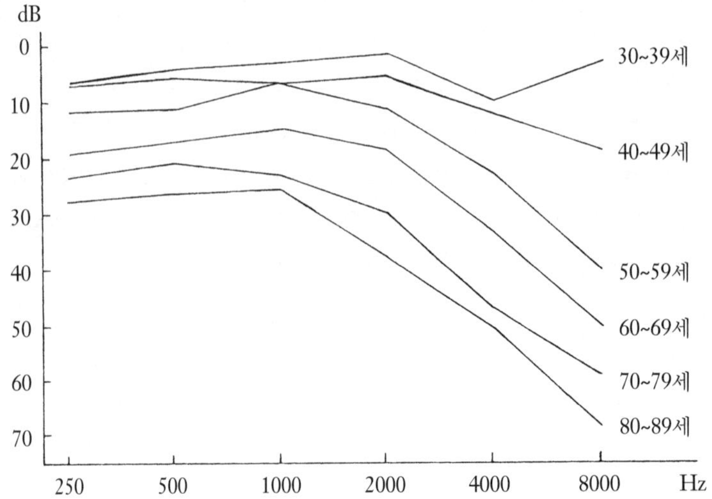

그림 4-6. 연령에 따른 청력수준 변화(정태인, 1969)

청이 모두 발생할 수 있다.

노인성 난청(presbycusis)이란 연령이 증가하면서 듣기 장애가 오는 것인데, 65세 이상 전체 노인의 13%에서 나타난다. 남성에서 여성보다 더 문제가 많은 것으로 생각된다. 노인성 난청이 있는 사람은 특징적으로 높은 주파수(high frequency)의 소리를 듣는 데 장애가 생긴다. 최고령에서는 중간 주파수에도 난청이 생긴다. 그림 4-6은 연령에 다른 청력수준의 변화를 나타낸 것인데, 연령이 증가하면서 고음에 대한 역치가 증가하는 것이 확연히 드러난다.

소리의 크기는 dB로 나타내는데, 연령이 증가하면서 높은 주파수(Hz)의 소리를 듣는 데 더 큰 소리가 필요하다. 흔히 단어분별에 장애가 생기며, 언어 중에서 '스', '시', '치', '히', '트' 등의 고음의 자음소리가 잘 들리지 않거나 구분이 되지 않아 이런 발음이 섞인 문장을 들을 때 단어구분이 어렵게 된다. 또한 '차', '산', '탄' 등의 발음이 전부 비슷하게 들리게 된다. 주변에 소음이 많이 있게 되면 더욱 단어를 구분하기가 어려워진다. 이런 상태에서는 말을 명확히 듣고 이해하기가 어렵다.

외이도 폐쇄(ear impaction, impacted cerumen)도 흔히 나타나는 문제이다. 외이도 폐쇄는 재가노인이나 시설노인에서 모두 흔히 나타나는 것으로 알려져 있는데, 전체 노인 중의 34% 정도에 나타나는 것으로 보고되었다. 이것은 노년기에 생성되는 귀지가 더 딱딱하고 노인들이 귀지를 잘 제거하지 않기 때문에 외이도를 막아서 일어나는 일이다.

(2) 흔한 노년기 청력장애

① **이경화증**(otosclerosis)

이것은 이소골이 난원창에 고착되거나 경화된 상태로 음파가 중이로 전도되는 것이 방해되는 것이다. 이 병은 남성보다 여성에 약간 더 많다. 외과적인 치료로 중재가 가능하다.

② **이명**(tinitus)

귀가 울린다고 흔히 말하는 상태인데 노인에게 매우 흔하다. 이명은 귀지가 많을 때, 고막에 압력을 가할 때 생길 수 있으며, 이경화증, 노인성 난청, 메니에르 병 등에서 나타날 수 있다. 또한 약물에 의해서 유발될 수도 있다.

③ **메니에르 병**(Meniere's disease)

이 질병은 40대 혹은 50대 이후에 상당히 흔한 질환으로 만성적인 내이의 질환으로 발생한다. 이 질환이 생기면 심한 어지러움이 생겨서 일어나거나 걸을 수 없는 심한 상태가 되는 경우가 많다. 때로는 오심, 이명, 난청, 귀에 압력이 가해지는 느낌 등이 있을 수 있다. 발한, 구토, 안구진탕도 나타날 수 있다. 증상은 갑자기 나타나서 몇 분 혹은 며칠씩 계속된다. 대개 한 쪽 귀에 나타나는 경우가 많다. 때로 감음성 난청이 같이 있는 경우도 있다.

3) 기타 감각

미각을 느끼는 것은 혀의 유두부분이다. 유두에는 화학적인 수용체가 있어서 짠맛, 단맛, 신맛, 쓴맛 등을 느낄 수 있다. 음식이 물이나 침과 섞이게 되면 화학물질을 내게 되는데, 이것을 혀의 신경수용체가 감지하는 것이다. 식품은 여러 가지 성분이 합해져서 고유한 성분을 가지고 있으며 이것이 독특한 향미를 가지게 된다. 코의 상부 내면에 있는 후각수용체가 기화성 화학물질을 감지하게 되면 냄새를 맡게 된다. 음식에서 증기가 나오거나 기화성 물질이 나오면 이것이 코로 가서 냄새를 감지한다. 맛감각이나 냄새감각은 뇌신경을 통하여 신경계로 전달된다. 이러한 작용이 잘 되는 사람은 이때 침이 나오고 음식의 맛을 감지하게 된다. 냄새가 없으면 음식의 향미는 매우 적다. 감기가 들어서 코가 막히면 음식 맛이 없어지거나 달라지는 것은 이러한 이유 때문이다. 심각한 후각의 문제가 있으면 맛감각이 나빠지고 입맛이 없어지는 것은 흔한 일이다.

연령이 증가하면서 유두의 맛감각 수용체와 후각수용체의 숫자는 적어진다. 맛감각 중에서 특히 짠맛과 단맛에 대한 감각이 나빠진다. 연령에 따라 맛에 대한 역치가 증가하기 때문에(그림 4-7) 노인들은 흔히 짠맛을 잘 느끼기 위해 소금을 더 첨가하게 된다.

또 젊은이의 입맛에는 맛좋은 음식도 노인들은 맛이 없다고 느끼기 쉽다. 약품치료를 받는 경우에 식품에 대한 맛감각이 달라지는 경우도 흔하다. 그러므로 의도적으로 노인에게 다양

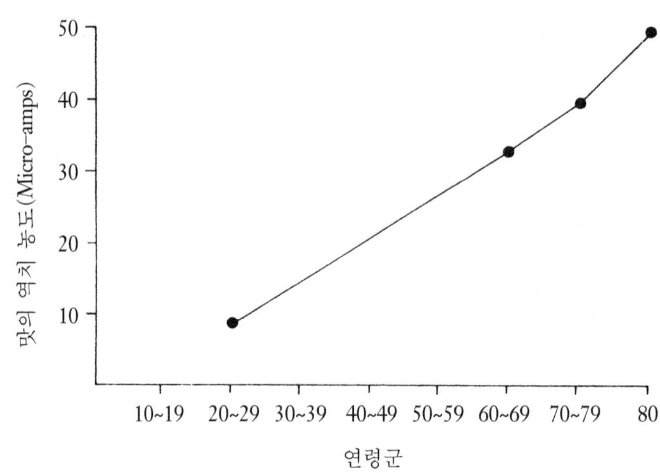

자료: Hughes, G. (1968). *Geront Clin* 11: 224.

그림 4-7. 연령에 따른 맛의 역치 상승

한 맛과 향기 등의 자극을 주어 이러한 감각에 계속 예민해 질 수 있게 할 필요가 있다.

4. 피 부

1) 정상변화

피부는 신체의 가장 바깥쪽에 위치하여 신체 내부를 보호하며 외부로 노출되는 부분이므로 개인의 자아상에 중요한 영향을 미친다. 또 피부는 일반적인 건강상태를 반영하기 때문에 건강문제가 있을 때 증상이 나타나는 부분이기도 하다. 그림 4-8은 젊은이의 피부와 나이든 노인의 피부를 비교한 것이다. 연령증가와 함께 모든 피부층이 얇아지고 피하지방이 감소된다. 그 때문에 피부는 얇고 주름이 생기고 더 약화되어 손상되기 쉽다. 쉽게 열상이 생기고 껍질이 벗겨지고 감염되기도 쉽다. 화학약품이나 세제, 화장품 등에 접촉하였을 때 발진이 생기는 빈도도 더 높다. 쿠션층의 감소로 반상출혈이나 피하출혈이 생기기도 쉽다. 피부에 손상이 생기면 회복되는 데는 훨씬 더 오랜 시간이 걸린다. 멜라노사이트의 기능이 저하되어 백인은 나이 들면서 더 창백한 피부를 가지게 되어 태양빛에 더 예민하게 된다. 또한 멜라노사이트가 한 곳에 농축되어 갈색으로 나타나는 노인성 반점(senile lentigo)이 햇빛에 많이 노출되는 얼굴이나 손등, 팔 등에 많이 나타난다. 피부에 있는 땀샘과 피지선의 기능저하로 피

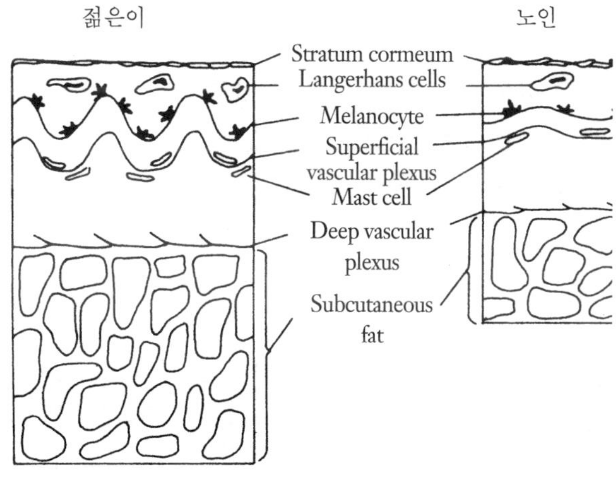

자료: Gilherst, B. A. (1982). Age associated changes in the skin. *Journal of American Geriatric Society*, 30, 139-150.

그림 4-8. 연령증가에 따른 피부의 세포학적 변화

부는 흔히 건조해진다. 땀분비의 감소정도는 흔히 30% 정도에 이른다.

개인차가 많지만 대개 40대 이후에는 머리숱의 감소도 나타난다. 머리카락을 생성하는 색소가 감소되면서 은발이 증가된다. 얼굴에 나는 털의 경우 남성은 감소하고 여성은 윗입술과 턱부분에 증가함을 보이는데, 이는 성징을 나타내는 호르몬의 감소에 의한 것이다.

손톱과 발톱은 자라는 속도가 점차로 감소된다. 보통 손톱은 두껍고 거칠어지면서 깎기 어렵게 변한다. 또한 발톱이 두꺼워지면서 발톱 밑에 하얀 스케일이 생기는 조사상균증(onycomycosis)도 노년기에 증가하는데, 보통은 발의 피부에 있던 무좀이 감염되어 발생한다.

2) 피부에 흔한 노년기 질환

(1) 피부소양증(pruritus)

노인에게 피부소양증은 매우 흔하다. 노인에서 가장 흔한 피부소양증의 원인은 피부건조에 의한 것이지만 신장질환, 약품 부작용 등에 의해서 나타날 수도 있다. 요양원과 같은 공동시설에 거주하는 노인에서는 개선(scabis)나 이(lice) 등에 의해서도 가려움증이 나타날 수 있으므로 증상을 주의깊게 관찰하여야 한다. 피부건조의 증상은 가려움증 외에 피부에 비늘 같은 것이 나타나거나 갈라지는 것이다. 일반적인 피부건조가 원인인 경우에는 피부에 충분한 수분공급을 하는 것이 중요하다. 목욕은 너무 뜨거운 물로 하지 말고, 비누는 지방분이 많은 순한 것을 사용한다. 목욕 후에는 유분공급을 할 수 있는 로션을 충분히 사용한다. 바셀린 종류는 발 뒤꿈치처럼 건조한 피부에 효과적이다. 오일의 종류는 목욕물에 타면 미끄러질 위험이 있으므로 나중에 피부에 바르는 것이 더 효과적인데, 피부에 로션 도포시 바닥에 떨어뜨리면 미끄러질 수 있으므로 주의한다. 실내온도는 너무 높지 않게 하고, 실내습도를 40~50% 이하로 내려가지 않도록 유의한다. 의복은 정전기가 나지 않도록 손질하여 입는 것이 건조증을 예방할 수 있는 방법이다.

(2) 양성 피부 문제

노년기가 되면서 피부에 여러 가지 양성의 종양이 발생하는 빈도가 높아진다. 피부유경소종양(acrochordons, skin tags)은 흔한 유두종인데 부드러운 구진형태로 얼굴, 목, 액와 등에 많이 나타난다. 생겼다가 저절로 없어지기도 하고 커지기도 하는데, 별 위험은 없으나 원하면 피부과에서 제거하는 것은 용이하다. 전암성 조직으로 노인성 각화증이 흔하며, 이는 약간 융기되는 비늘이 있는 구진으로서 밝은 갈색 혹은 검정색으로 표면은 편평하거나 둥글거나 사마귀 같은 형태이다. 태양에 많이 노출되는 얼굴, 귀, 손 · 발 안쪽에 잘 나타나는데, 치료로는 전기소작을 하거나 레이저 등으로 제거하는 방법이 있다.

(3) 악성 피부변화(malignant lesions)

백인에 비해 우리 나라 사람들에게는 피부암의 발생이 적은 편이지만, 피부암도 노년기에 증가한다. 악성 종양으로는 기저세포암(basal cell carcinoma), 편평세포암(squamous-cell carcinoma), 갈색종(melanoma) 등이 흔하다. 이러한 조직은 신속히 발견하여 적절한 치료를 받는 것이 중요하다. 일반적으로 악성을 의심해야 하는 피부종양의 형태는 A(Asymmetry), B(Border, irregular), C(Color-dark), D(Diameter over 6mm 이상)의 특성이 있다고 한다. 그러나 이러한 특징이 확실하지 않더라도 의심되는 종양이 크기가 변화하는 경우에는 일단 피부과의 검진을 받아보는 것이 좋다.

(4) 대상포진(herpes zoster)

대상포진은 50대에서 70대 사이에 잘 나타난다. 대상포진은 variclla zoster균에 의해 발병한다. 이 균은 아동기에 흔히 발병하는 수두의 원인균과 같다. 아동기에 감염된 수두균이 잠복하여 있다가 면역이 약화되었을 때 발병하는 것으로 추정된다. 처음에는 작은 수포성 구진이 생기고 부종이 같이 있으며, 나중에는 미란이 생기고 딱지가 생기면서 회복된다. 흔히 흉부에 신경을 따라 선의 형태로 수포가 나타난다. 피부에 문제가 발생하기 1~10일 전부터 통증이나 화끈거림으로 시작하여 질병이 있는 동안 계속 통증이 있으며, 보통 증상은 3~4주 지속된다. 합병증으로는 지속되는 신경통증과 반흔생성이 흔하다. 보통 신경통증을 예방하기 위해 스테로이드를 사용하여 치료한다.

5. 비뇨 생식기계

1) 정상변화

폐경기가 되면 여러 가지 생식기계 변화가 발생한다. 우선 프로게스테론(progesterone)과 에스트로겐(estrogen)의 생산이 감소된다. 난자를 배출할 필요도 없고 임신을 위해 준비할 필요도 없어지기 때문이다. 그러나 호르몬 감소와 함께 나타나는 다른 신체변화는 그리 바람직하지 않다. 혈관의 위축으로 외생식기가 위축된다. 생식기의 탄력조직은 피하조직의 감소로 탄력이 감소된다. 이 결과로 음순이 작아지고 음모(pubic hair)도 감소된다. 질(vagina)의 상피조직은 얇아지고 혈관의 분포가 작아진다. 질의 내부는 건조해지고 더 알칼리화되며 질내의 주름은 더 얇아진다. 자궁, 자궁경부, 난소, 난관 등은 작아지면서 촉진으로 잘 감지가 되지 않을 수도 있다. 이러한 조직의 변화로 질이 쉽게 자극을 받고 감염의 가능성도 높아진다. 질의 분비물 감소로 질의 통증이나 성교시 통증, 가려움증, 질염이 생기기 쉽다. 일단 폐경이 된 후에 발생하는 질 출혈은 비정상으로 간주하여야 한다. 에스트로겐 대체요법(estrogen supplement)을 받는 여성들에서는 이러한 변화가 적게 나타나고, 때로는 자궁내막 증식이 생기면서 질 출혈이 있을 수 있다. 유방도 이러한 호르몬 분비 감소와 관련하여 위축이 일어나서 크기가 줄어들고 처지는 경향이 있다.

남성은 노년기에 접어들면 테스토스테론(testosterone)의 분비가 감소되기는 하지만 계속 분비되기 때문에 여성보다는 변화가 덜 뚜렷하다. 남성은 80세에도 임신시킬 수 있는 능력이 있다. 그러나 연령과 함께 정소의 크기와 단단함 정도가 감소한다. 성기는 발기할 수 있는 능력은 있으나 발기에 시간이 오래 걸리고 자극도 더 필요하다. 그러나 일단 발기가 되면 청년기보다 더 오래 유지할 수 있는 능력이 있다. 청년기보다 사정강도나 속도는 느려진다. 음낭의 크기가 커지는 것은 정소나 정소와 관련된 관에서 문제가 생겼음을 의미할 수 있다. 연령과 함께 전립선이 커지는 일은 매우 흔하다. 증상으로는 빈뇨, 배뇨 시작시에 오래 기다려야 하고, 배뇨시 통증이 있거나 야뇨, 요로감염 등이 흔해진다. 양성 전립선 비대에는 외과적 중재가 필요할 수 있다.

2) 노년기에 흔한 질환

(1) 자궁탈출(uterine prolapse)

다산한 부인 중 의료전문가의 도움없이 출산한 노년기 여성에서 흔히 나타난다. 자궁탈출이 생겼을 때 흔히 나타나는 문제는 소변이나 대변의 배출에 장애를 일으키는 것이다. 빈뇨, 반복되는 요로감염, 변비, 요통 등의 문제가 생긴다. 어떤 경우에는 자궁경부와 자궁이 질로 탈출되면서 음순 바깥으로 나오는 경우도 있다. 이러한 경우에는 대개 외과적인 중재가 필요하다.

(2) 질 감염(vaginal infection)

노년기에는 질 내의 산도가 저하되어 질 감염 발생률이 높은데, 특히 곰팡이 감염이 흔하다. 이러한 경우 질에 분비물이 증가하고 냄새가 나며 가려움증이 생긴다. 질 분비물 검사 후 적절한 항생제를 사용하여 치료한다.

(3) 유방암(breast cancer)

유방암의 위험은 연령증가와 함께 감소하지는 않는다. 유방암은 우리 나라에서도 발생순위가 높은 여성암이 되고 있다. 유방조영술(mammography)을 포함한 정규 유방검사는 연령이 증가하여도 계속하여야 한다. 유방에 조직이 들어간 부분이나 나온 부분이 생기거나 분비물이 있거나 출혈이 있으면 꼭 의학적인 치료를 받도록 한다.

(4) 전립선 암(prostatic cancer)

전립선 암이 발생하여도 초기에는 자신이 감지할 수 있는 증상이 나타나지 않는다. 그러므로 남성은 규칙적인 의학적인 검진을 받는 것이 중요하다. 잘 훈련된 의료인이라면 전립선의 촉진을 통하여 이상을 발견할 수 있다. 전립선 암은 남성에서 발생률이 높은 암이므로 주의가 필요하다.

6. 근골격계

1) 정상변화

노년기에 골과 관련하여 생기는 가장 큰 변화는 칼슘손실이다. 뼈의 변화는 30대에서 40대에 시작하여 뼈는 계속 얇아지고 약화된다. 여성은 매 10년에 약 8%, 남성은 약 3%의 골실질의 상실이 온다. 뼈 중에서 팔목, 척추, 턱 등은 특히 쉽게 골절이 되고 신장감소와 치아

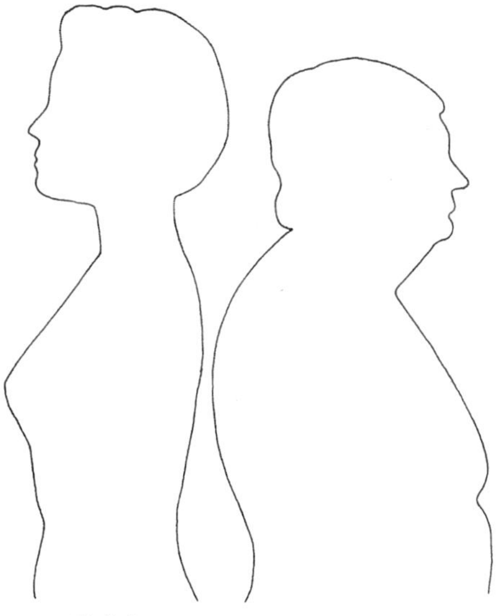

그림 4-9. 청년기와 노년기 여성의 체형비교

상실의 원인이 된다.

척추간 디스크도 연령에 따라 점차 변화한다. 그 결과 등이 굽어지고 머리는 턱 쪽으로 숙여지는 척추후만증(kyphosis)이 흔히 발생한다. 디스크의 위축과 척추후만으로 신장이 감소한다. 70세가 되면 신장이 5cm까지 감소한다. 이로 인해 옷이 맞지 않고 외모가 변화하는 것에 적응해야 한다. 그림 4-9는 청년기 여성이 노년기 여성으로 될 때의 체형변화를 비교한 그림이다. 이 그림에서 알 수 있듯이 노년기에는 키가 감소되고, 목이 짧아지고, 흉부의 전후 직경이 커지며, 허리는 짧아지고, 복부에 지방의 증가가 나타난다. 또 등에는 척추후만이 나타난다.

또한 결체조직은 탄력을 잃어서 관절 가동성이 제한된다. 관절의 유연성과 가동성이 감소되는 것은 이미 10대에 나타날 수 있다. 규칙적인 스트레치 운동은 이러한 변화를 지연시키고 때로는 이러한 변화를 되돌려 놓을 수도 있다.

근육의 긴장성과 크기는 보통 연령과 함께 감소되지만 활동정도와 운동에 따라 달라진다. 규칙적으로 운동을 하는 사람은 근육의 크기와 긴장성이 더 좋다. 특히 테스토스테론과 같은 호르몬의 감소에 의해 남성은 근육의 크기가 감소된다. 또한 근육에 가는 혈액순환이 감소되는 것도 근육의 기능을 저하시킨다. 노년기 근육에는 글리코겐의 저장도 감소되는데, 이로 인해 근육의 수축에 필요한 연료가 부족한 상태가 되기 쉽다. 빈혈이나 호흡곤란 등으로 산소부족 상태가 생기면 젖산과 탄산가스 같은 노폐물이 많아진다. 이런 경우 운동을 조금만 하여도 근육에 경련이 생기고 피로가 심해진다. 근육조절을 하는 신경계의 변화도 근육의 감각을 변화시키는데, 이로 인해 걸을 때 불안정해지고 활동시에 근육의 통합성에 장애가 생기게 된다.

연령증가와 함께 신체 전반에 근육은 감소되고 지방질이 차지하는 비율이 커진다. 이것은 약품투여시에 고려할 점인데, 노년기에는 작아진 근육에 근육주사를 하게 되므로 약물이 지방조직으로 들어가기 쉽고 지방조직으로 들어간 약물은 근육으로 들어간 약물보다 흡수속도가 느리게 된다.

2) 노년기에 흔한 질환

(1) 골다공증(osteoporosis)

뼈에서 많은 칼슘상실이 일어나면서 칼슘흡수가 감소되면 골다공증이 발생한다. 칼슘을 불충분하게 섭취하는 사람, 폐경기 후 여성, 운동을 하지 않거나 활동이 부족한 사람은 특히 골다공증이 생기기 쉽다. 골다공증에서 문제가 되는 것은 골절발생이다. 확실한 상해가 없이 저절로 추골이나 다른 뼈의 골절이 발생하기도 한다. 그래서 심한 경우 낙상 때문에 고관절

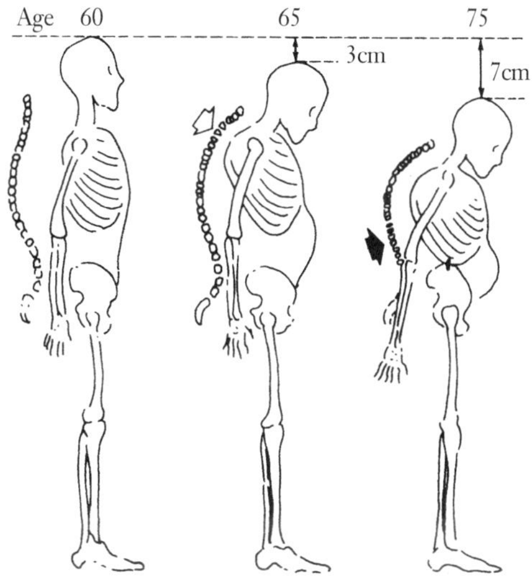

(⇨는 흉추변화로 통증없이 신장감소만 있는 시기이며,
➜는 요추골절로 신장감소에 심한 통증이 부가된다.)

그림 4-10. 척추 골다공증 환자의 병리적 변화과정(Barzel, U., 1978)

골절이 생기는 것이 아니라 자연적인 고관절 골절이 생긴 후 낙상을 하게 되는 경우도 있다. 골다공증이 있으면 가벼운 낙상에도 골절이 생긴다. 골다공증 노인의 흔한 골절부위는 척추골, 고관절, 갈비뼈, 빗장뼈 그리고 팔 등이다. 골다공증이 있으면 특별한 상해가 없이도 추골골절이 발생하고 이로 인해 심한 통증이 발생할 수 있다. 척추 골다공증에 의한 척추골의 골절과 키의 변화를 나타낸 것이 그림 4-10이다. 척추 골다공증이 있은 후 대개 초기에는 흉추골절이 나타나고, 이때 신장의 감소와 척추후만이 생긴다. 척추 골다공증이 더욱 진행되면 요추골절이 생기고, 이때는 심한 키의 감소가 생기면서 요통이 심해진다. 이때는 척추후만도 매우 심하게 된다.

(2) 퇴행성 관절질환(degenerative joint disease)

골 관절염(osteoarthritis)은 노인에게 가장 흔한 관절질환이다. 골 관절염의 원인은 확실하지는 않으나 화학물질, 유전, 호르몬, 기계적 요인 등이 모두 관련된 것으로 보인다. 직업상 어떤 특별한 관절에 심한 스트레스를 계속 주게 되면 나중에 이러한 관절질환이 발생하게 될 수도 있다. 나이가 많아지면서 관절에 문제가 생기는 것은 관절의 마모가 심해지면서 생긴다. 정상적으로 관절을 쓰는 경우에도 이러한 관절의 겉에 있는 부분들이 얇아지고 마모된다. 칼슘과 인대조각이 관절 내에서 염증을 일으키기도 한다. 특히 이것은 무게를 받는 관절인 척추, 고관절, 무릎, 발목 등에 문제를 일으킨다. Heberden's node는 비정상적인 인대 혹은 뼈의 증식에 의해 발생하는데, 주로 손가락의 원위부 관절에 발생한다. 문제가 있는 관절을 움직이면 아프고, 심리적 스트레스를 받으면 더욱 심해진다. 골 관절염은 비스테로이드성 소염제(Non Steroidal Anti Inflammatory Drug, NSAID)를 투여하고 휴식과 열적용, 그리고 부신피질 호르몬의 관절주사 등으로 치료한다. 심한 경우 외과적으로 관절교환 수술을 하기도 한다.

류머티스 관절염(rheumatoid arthritis)은 자가면역에 의해 발생하는 결체조직 질환이다. 이 질병은 대개 골 관절염보다 일찍 발생하는 편으로 여성에 더 흔하다. 이 질환은 더 심해지는 기간과 완화되는 기간이 있다. 류머티스성 관절염은 근육위축이나 연조직 변화, 뼈와 인대의 변화에 의해서도 발생한다.

가장 심각한 문제는 환자가 장기간 통증으로 고통을 받는 것이다. 류머티스 관절염도 열, 부목, NSAID 혹은 부신피질 호르몬의 전신적인 투여 등으로 치료한다.

활액낭염(bursitis)은 활액낭과 주변의 섬유성 질환에 염증이 있는 것이다. 이것은 한 관절에 과도한 스트레스가 있거나 국소적인 염증이 있을 때 발생한다. 활액낭염이 있으면 흔히 어깨, 무릎, 팔 관절이 뻣뻣해지고 통증이 있으면서 관절 가동성에 제한이 생긴다. 이것은 어떤 연령층에도 생길 수 있으나, 관절의 변화로 노년기에 더 발생하기 쉽다. 치료로는 관절의 휴식과 NSAID를 투여하는 것이다. 부신피질 호르몬을 통증이 많은 곳에 주사하여 통증을 조절할 수도 있다. 부드러운 관절운동을 지속하여야 관절기능의 영구적인 감소를 예방할 수 있다.

(3) 통풍성 관절염(gouty arthritis)

통풍성 관절염의 발생은 신체의 요산 대사장애로 신체에 요산이 축적되어 생기는 질환이다. 요산결정은 관절과 조직에 축적되어 고통스러운 관절염증을 유발한다. 이 질환은 큰 발가락 관절에 잘 일어나며, 통풍의 문제는 연령이 증가하면서 더 잦아진다. 치료 없이 방치하면 관절을 파괴한다. 남성에 더 흔하나 폐경기 후에는 여성에도 흔하다.

7. 내분비계

1) 정상변화

내분비선은 신체를 통합하고 조절하는 데 가장 중요한 역할을 한다. 내분비선은 호르몬을 분비하여 신체 여러 대사과정을 조절한다. 호르몬은 직접 혈액 내로 분비되어 모세혈관으로 순환되고 표적기관에 도달하여 필요한 효과를 내게 된다. 어떤 내분비 기관은 단일한 호르몬을 분비하고 어떤 기관은 여러 가지 호르몬을 분비한다. 호르몬의 분비는 음성회환(negative feedback) 반응에 의해 조절된다. 만일 호르몬에 의한 효과가 충분하면 호르몬 분비는 감소되고, 효과가 부족하면 호르몬 분비가 증가된다. 호르몬 조절은 매우 복잡한 기전을 통하여 신체 내에서 계속적으로 관찰되고 조절된다. 신체에서 호르몬 조절에 중요한 역할을 하는 내분비선들은 뇌하수체, 갑상선, 부갑상선, 췌장, 부신, 난소 혹은 정소 등이 있다.

정상적인 노화과정에는 여러 가지 호르몬의 변화가 나타난다. 뇌하수체에서는 여러 가지 중요한 호르몬을 계속적으로 분비한다. 그러나 연령이 증가되면서 성장호르몬의 분비는 감소되는데 이로 인해 근육의 크기가 감소된다. 최근 연구에서 성장호르몬을 노인에게 투여한 결과 근육의 크기가 증가되었다. 그러나 성장호르몬은 매우 비싸고 여러 가지 부작용이 나타날 수 있다.

또한 갑상선자극 호르몬이 노인에서 감소될 수 있다. 청년기 이후부터 기초대사가 감소되기 시작하여 계속적으로 감소된다. 그러나 전체적으로 lean body mass가 감소되기 때문에 전체적인 기초대사 감소는 그리 크지는 않다. 노년기에는 갑상선자극 호르몬의 감소로 노인들은 추운 것에 예민해지기 쉽다.

노년기에는 췌장의 기능이 저하된다. 따라서 노년기에 당뇨병이 발생하기 쉽다. 가장 큰 이유는 연령증가에 따른 당 내성의 저하와 관련된 것으로 생각된다. 그림 4-11은 노년기의

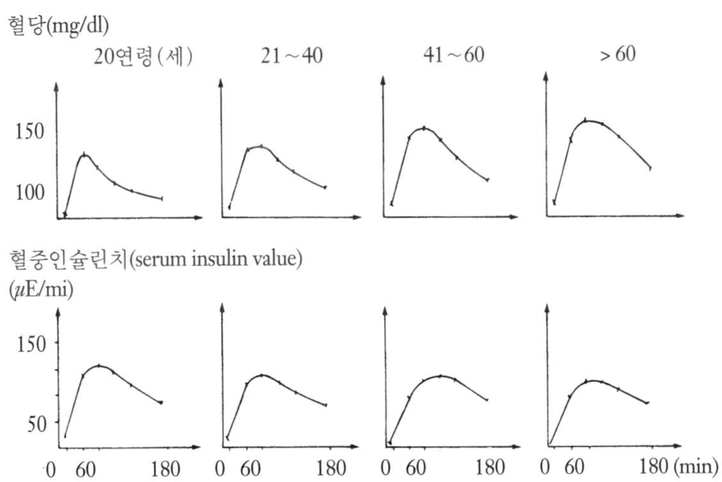

자료: Haupt, E. (1979). Neue aspekte in atioiogene und pathoyenese des diabetes mellifue. *Therapiewocke* 29, 4999-5009.

그림 4-11. 연령증가에 따른 당 내성의 저하

당 내성 변화를 청년기와 비교한 결과이다. 연령이 증가하면 혈당은 식후 증가폭이 높고 정상치로 돌아오는 것은 완만하게 감소한다. 혈당증가에 따른 인슐린의 분비는 노년기에 느리게 증가하고 청년기보다 더 완만하게 감소한다.

부신호르몬의 분비는 노년기에도 큰 변화가 없다. 성선자극 호르몬은 여성에게서 감소정도가 크다. 폐경기 후에 에스트로겐과 프로게스테론의 수준이 많이 감소된다. 여성에서 성호르몬이 감소되면서 2차 성징에 변화가 올 수 있는데, 예를 들면 얼굴에 털이 증가하거나 생식기가 위축되는 것이다. 여러 연구에서 폐경기 후의 여성호르몬 감소는 골밀도, 심장기능, 기억력, 인지기능 등에 여러 가지 부정적 효과를 일으킨다고 한다. 반면 남성호르몬의 감소는 점차적으로 일어나기 때문에 뚜렷한 변화를 유발하지는 않는다.

2) 노년기에 흔한 내분비 질환

(1) 당뇨병(diabetes mellitus)

당뇨병 발생은 연령과 함께 증가한다. 연령이 10세 증가할 때마다 당뇨발생 가능성은 2배가 된다. 70세 이상 노인의 20% 정도가 혈당조절에 문제가 있는 것으로 알려져 있다. 당뇨병은 복합적인 원인을 가진 질환이다. 탄수화물, 단백질, 지방 대사가 비정상이며 결과적으로 혈중 포도당 수준이 증가된다. 장기적인 합병증으로 당뇨성 망막증(diabetic retinopathy)이 나타나면 시력문제가 생기고, 당뇨성 신증(diabetic nephropathy)이 있으면 신장부전이 오며, 당뇨성 신경증(diabetic neuropathy)이 있으면 발의 통증과 궤양이 생길 수 있다. 또한 죽상 경화증이 전신 혈관에 발생하기 쉽고, 이로 인해 여러 가지 혈관질환 위험이 높아진다.

당뇨병은 보통 제1형과 제2형으로 나누어지는데, 제1형 당뇨병은 대개 40대 이전에 발생하며 원인은 췌장의 β세포에 자가면역성 파괴나 알 수 없는 이유로 파괴가 일어나 발생한다. 제2형 당뇨병은 대개 인슐린에 대한 저항이 증가하고 부적절한 인슐린의 분비 반응이 생기기 때문에 발생한다. 다른 유형의 당뇨도 있으나 노년기에 특히 문제가 되는 것은 주로 제2형 당뇨병이다.

제2형 당뇨병은 전체 당뇨병의 85~90%를 차지하며, 대개 40세 이후에 비만하고 당뇨병의 가족력이 있는 사람에서 발생한다. 제2형 당뇨병의 증상은 심하지 않고 노인이 모르고 지내는 경우도 많다. 눈이 잘 안 보인다거나 상처가 잘 낫지 않거나 질내 곰팡이 감염을 치료하기 위해 병원에 왔다가 당뇨병이 발견되는 경우가 많다. 제2형 당뇨환자는 정상 인슐린 수준을 보이거나 오히려 상승된 인슐린 수준인 경우가 많다. 이러한 경우 상승된 인슐린 수준에도 불구하고 포도당이 세포 내로 들어가지 못한다. 이것은 대개 세포의 인슐린 수용체에 문제가 있어서 정상적으로 인슐린을 받아들이지 못하기 때문으로 생각된다. 모든 당뇨병에서 혈당조절의 목표를 이루기 위해서는 식이, 운동, 약물치료, 스트레스 관리가 모두 중요하다. 제2형 당뇨병의 경우 특히 식이와 운동으로 조절하는 것이 중요하다. 체중조절도 매우 중요해서, 때로 체중감소만으로 혈당수준이 정상화되기도 한다. 식이만으로 조절되지 않는다면 경구 혈당강하제를 처방할 수 있다. 감염이나 수술 등 신체적인 스트레스를 받을 때 제2형 당뇨병 환자들은 흔히 혈당치가 높아지는데, 이때는 인슐린을 처방하는 것이 필요하다. 그러나 이러한 스트레스가 제거되고 혈당이 정상화되면 대개 인슐린을 중단할 수 있다. 정상 혈당치를 확인하기 위하여 자주 혈당수준을 관찰할 필요가 있다.

저혈당(hypoglycemia)은 인슐린 주사를 맞거나 혈당강하제를 사용하는 환자에서 나타날 수 있는 위험한 잠재적 문제이다. 저혈당이 있을 때 흔히 나타나는 증상은 두통, 오심, 떨림, 창백, 불안, 빈백, 발한, 배고픈 느낌 등이다. 그런데 노인들은 이러한 증상이 위험한 저혈당 증상인 줄 모르는 경우가 많다. 저혈당이 의심되면 곧 혈중 포도당 수준을 검사해 볼 필요가 있다. 혈중 포도당 수준이 40~60mg/dl인 경우에는 우유나 크래커 등의 음식을 섭취하게 하고, 20~40mg/dl 이하로 내려가면 흡수가 매우 잘 되는 꿀, 주스, 설탕 등을 섭취한다. 환자가 의식이 없으면 glucagon을 근육주사 혹은 정맥주사하거나 50% 포도당을 정맥주사하여야 한다. 저혈당 발생이 빈번한 사람은 꼭 사탕을 가지고 다니도록 한다. 동시에 식사시간의 조절, 혈당강하제나 인슐린 투여시간의 조절이 필요할 수도 있다.

(2) 저갑상선 혈증(hypothyroidism)

갑상선 자체의 문제로 생기는 갑상선의 기능저하는 보통 1차성 저갑상선 혈증이라고 불리는데, 이는 젊은이보다는 나이든 사람에게서 흔하다. 저갑상선 혈증의 흔한 증상은 냉기에 대한 불내성, 건조한 피부, 체모가 가늘어짐, 변비, 우울, 에너지 부족 등이다. 그러나 이런 증상은 노년기에 흔히 나타나는 증상이기 때문에 저갑상선 혈증을 의심하지 않고 방치하여 발견이 되지 않는 경우가 많다. 진단은 혈액검사를 통해 가능하다. 저갑상선 혈증은 갑상선 호르몬으로 치료할 수 있으나, 이 치료는 여성에게 골밀도를 감소시키는 것으로 나타났다.

8. 호흡기계

1) 정상변화

연령이 증가하면 호흡기에도 여러 가지 변화가 발생한다. 오염된 공기, 담배나 매연, 그리고 여러 가지 화학물질에 오랜 기간 노출된 호흡기에는 변화가 발생하게 된다. 노년기에는

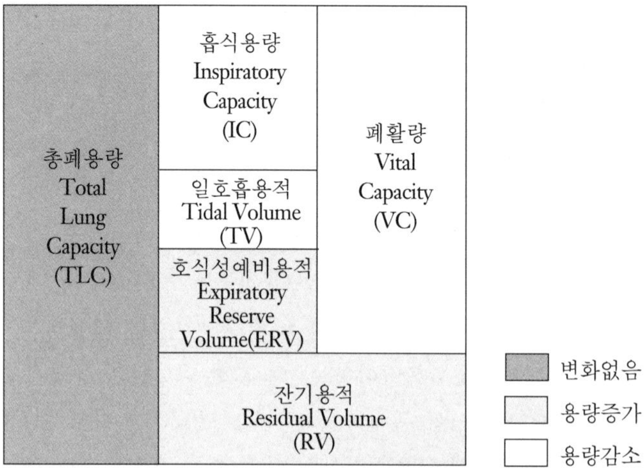

자료: Stephenson, C. (1989). Respiratory Changes. In K. Esberger & S. Hughes (eds.). *Nursing Care of the Aged.* Norwalk: Appleton & Lange.

그림 4-12. 연령에 따른 폐용량 변화

신체의 수분이 감소되면서 코의 점막도 건조해진다. 그러면 흡입되는 공기는 이전보다 수분과의 결합이 나빠진다. 또 섬모의 수가 감소되어 섬모가 먼지를 거르고 청결작용을 하는 정도가 저하된다. 성대의 탄력이 감소되어 목소리가 더 떨리는 특성을 가지게 된다. 근골격계

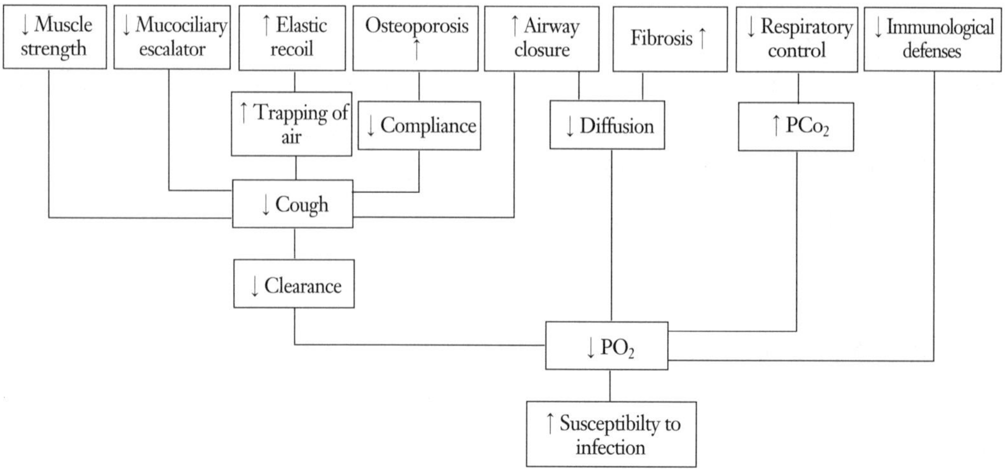

자료: Stephenson, C. (1989). Respiratory Changes. In K. Esberger & S. Hughes (eds.). *Nursing Care of the Aged.* Norwalk: Appleton & Lange.

그림 4-13. 노년기 호흡기계 변화에 의한 감염가능성 증가

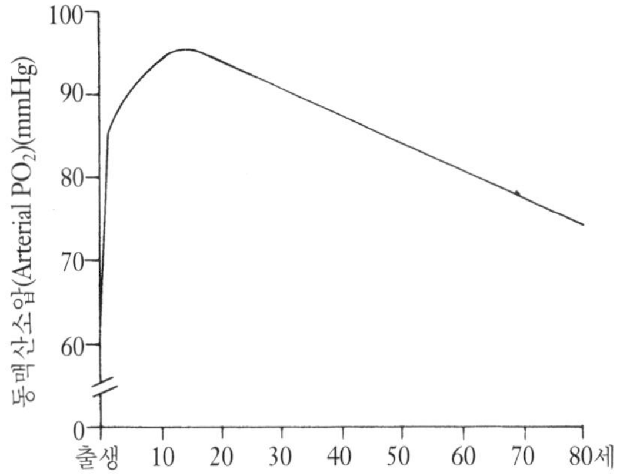

그림 4-14. 연령에 따른 동맥산소압 변화

변화와 함께 흉부의 모양도 변화한다. 특히 척추후만으로 인해 barrel chest가 된다. 갈비뼈의 끝에 있는 연골도 경화되므로 흉부 움직임이 제한된다. 늑골간 근육도 위축되고 횡경막은 평평하고 탄력이 적어진다. 이러한 변화들은 폐의 운동성을 제한하여 폐활량을 감소시키므로 호흡기능이 제한된다. 그림 4-12는 연령에 따른 폐용량과 폐기능의 변화를 나타낸다. 그림과 같이 가스교환에 이용되는 움직이는 공기의 양인 tidal volume, inspiratory capacity, vital capacity 등은 감소하고, 움직이지 않는 공기인 expiratory reserve volume, residual volume 등의 양은 증가하는 것을 알 수 있다. 이는 노년기에는 호흡시 폐의 공기이동이 덜 효율적이 된다는 것을 의미한다.

폐의 구조적인 변화로 인해 섬모운동이 저하되고 기도와 폐포의 탄력도 감소될 뿐더러 폐포를 싸고 있는 모세혈관 수도 감소되어 가스교환의 효율이 떨어진다. 또 폐 자체의 기능과 탄력이 떨어져서 분비물이 축적되는데, 특히 폐 하부에 고이게 되는 경우가 많다. 이러한 모든 노화와 관련된 변화로 노년기에는 가스교환이 나빠지고 폐감염이 발생하기 쉽다. 그림 4-13은 연령의 증가와 함께 나타나는 여러 가지 호흡기 관련 변화가 결과적으로 동맥산소압의 감소와 폐감염을 유발함을 설명하고 있다.

그림 4-14는 연령변화에 따른 동맥산소압의 변화를 나타낸 것으로, 20세 때의 최대 동맥산소압의 평균이 95mmHg인 데 비해 80세에서는 동맥산소압 평균이 80mmHg 이하로 감소된다.

2) 노년기에 흔한 호흡기계 질환

(1) 만성 폐쇄성 폐질환(chronic obstructive pulmnary disease)

만성 폐쇄성 폐질환(COPD)은 단순한 한 개의 질병이 아니고 세 가지 호흡기 장애 — 천식, 폐기종, 만성 기관지염 — 를 동시에 가지고 있다. 이러한 질병이 따로 올 수도 있으나 동시에 나타나는 경우가 많다. 만성 폐쇄성 폐질환은 특히 흡연경험이 있고 환경오염 물질에 노출이 많았던 사람에서 흔하다. 천식의 경우 기관과 기관지가 여러 가지 물리적 자극과 감정적 스트레스에 예민하게 반응하여 기관지를 수축시키고 기도의 점액생산을 증가시키는 것이다. 이로 인해 기도가 좁아지고 공기가 제대로 환기되지 못한다. 폐기종이란 폐포의 구조가 변화하여 생기는데, 공기주머니가 탄력을 잃고 과도하게 확장되어 가스교환에 매우 비효과적으로 된다. 만성 기관지염은 기관과 기관지염에 생긴다. 만성적인 기관의 자극이 심한 점액분비를 유발하고 기침이 생긴다. 만성 폐쇄성 폐질환이 있는 사람은 가래가 심한 기침, 천명(wheezing)이 있고, 청색증과 운동시 호흡곤란증이 발생한다. 이러한 환자는 폐감염의 발생위험이 높고 폐부전도 생기기 쉽다.

(2) 독감(influenza)

독감이란 매우 전염성이 높은 호흡기 질환으로 여러 가지의 독감 바이러스에 의해 발생한다. 여러 가지 독감의 종류가 이미 알려져 있으며 계속적으로 새로운 종류가 발견된다. 홍콩독감, 북경독감 등의 이름은 어디에서 처음 발견되었느냐에 의해 이름이 붙은 것이다. 독감은 규칙적으로 발생하는데 대개 겨울에 흔하다. 바이러스는 공기중에서 전파되기 때문에 같이 살거나 일하는 사람들 사이에서 신속하게 퍼진다. 잠복기간은 노출 후 1~3일 정도로 짧다. 증상의 발현은 갑작스러우며, 증상으로는 기침, 목아픔, 전신통증 등이 있는데, 때로는 환자가 심하게 아프게 된다. 노년기에 독감에 걸리면 젊은이보다 더 심한 합병증에 걸리기 쉽다. 독감으로 인한 사망자의 90% 이상이 65세 이상 노인이다. 특히 호흡기 질환이 있거나 다른 질병이 있는 노인이 독감이 걸리면 매우 위험하다. 그러므로 65세 이상 노인은 매년 독감 예방주사로 독감균에 대한 면역을 갖도록 한다. 예방주사는 가을에 접종해야 겨울에 독감이 유행할 때 면역성이 높은 상태가 된다. 예방주사 후에 약한 신체증상이 올 수 있으나, 이런 것은 대개 저절로 좋아지는 것이고 독감에 의한 피해에 비하면 문제가 되지 않음을 알려준다. 그러나 계란에 알레르기가 있는 사람은 독감 예방주사를 맞지 않도록 한다. 독감 예방주사의 균은 계란 단백질에 배양이 되어서 계란 알레르기가 있는 사람에게는 위험할 수 있기 때문이다. 적절한 예방주사로 독감을 70~80% 예방할 수 있다.

(3) 폐렴(pneumonia)

폐렴은 바이러스, 박테리아, 곰팡이, 화학물질 등에 의한 급성 폐의 염증이다. 폐렴이 있을 때 폐포와 세기관지는 진한 섬유성 물질로 막혀서 가스교환이 감소된다. 폐렴이 진행하면 삼출물이 폐의 엽을 모두 채워 딱딱하게 될 수 있다. 폐렴은 방사선 촬영으로 진단할 수 있다. 폐음도 특징적으로 변화한다.

폐렴의 증상은 원인균에 따라 달라진다. 바이러스성 폐렴은 독감 후에 가장 흔하게 발생한다. 증상으로는 두통, 열, 근육통, 기침, 점액과 고름이 섞인 가래 등이 나타난다. 바이러스성 치료는 증상에 따라 달라진다.

박테리아성 폐렴은 staphylococcus, streptococcus, klebsiella, legionella 등에 의해 발생하며, 매우 급성으로 나타난다. 열이 나고 빈맥, 빈호흡, 호흡시 통증, 호흡곤란 등이 있다. 기침할 때에 가래가 없을 수도 있고 많을 수도 있다. 가래의 색깔도 잘 관찰하여야 한다. 가래검사로 원인균을 발견하고 적절한 항생제 치료를 하는 것이 필요하다. 박테리아성 폐렴은 원인균에 따라 적절한 항생제를 사용하여 치료한다.

흡인성 폐렴(aspiration pneumonia)은 음식물이나 장관의 산성 물질과 같은 이물질이 흡입되어 기관지와 폐에 나타나는 염증이다. 구토반사가 저하된 노인, 그리고 앙와위로 있어야 하는 사람에서 흡인성 폐렴의 위험이 크다. 위 분비물을 폐로 흡인하면 폐 세포막을 자극하여 손상을 주게 된다. 많은 양의 경구 영양물질을 폐로 흡인하게 되면 기침, 질식, 호흡곤란이 유발된다. 기계적 흡인(suction)으로 이 물질을 바로 제거하지 않으면 호흡문제로 사망에 이를 수 있다. 적은 양이 흡인되면 폐에 염증이 발생한다. 이때는 맥박과 호흡이 빨라진다. 가래는 많아지지만 초기에는 보통 박테리아는 발견되지 않는다. 나중에는 박테리아성 폐렴이 될 수 있다.

(4) 결핵(tuberculosis)

결핵은 mycobacterium tuberculosis에 의해 발생하는 감염성 질환이다. 감염된 사람이 재채기를 할 때 오염된 침이 공기중으로 나오게 되고, 이것을 다른 사람이 마시면 폐로 들어가서 감염을 일으킬 수 있다. 영양불량, 면역저하, 혼잡한 주거환경, 불량한 위생상태 등이 원인이 되고, 특히 당뇨병이나 암과 같은 전신질환이 있을 때 발병하기가 쉽다. 또한 청년기에 결핵을 앓았던 사람이 노년기에 신체상태가 나빠지면서 재발하는 경우도 많다.

결핵의 증상은 기침, 야간발한, 열, 호흡곤란, 흉통, 식욕부진, 체중감소 등이 있다. 기침할 때에 가래가 있을 수도 있고 없을 수도 있다. 가래는 녹색이거나 노란색이며 흔히 혈액이 섞여 나온다. 노인의 투베르쿨린 검사는 별로 믿을 만하지 않으므로 주로 방사선 검사와 가래검사 결과로 진단한다. 조기발견이 중요하다. 치료는 주로 isoniazid, rifampin, ethambutol, streptomycin 등의 약품으로 하게 된다. 이러한 치료는 수개월 이상 계속되어야 한다. 노인은 특히 약품 부작용이 있기 쉬우므로 잘 관찰한다. 좋은 영양상태를 유지하고, 투약이행에 대해서도 관찰과 교육이 필요하다.

(5) 폐암(lung cancer)

기관지 폐암은 우리 나라에서도 발생이 증가하고 있는 매우 흔한 암이다. 폐암의 진단이 가장 흔한 시기는 55세에서 65세 사이이다. 남성에 흔하지만 여성에게도 흔하다. 그리고 폐암 후의 5년 생존율은 매우 낮은 편이다. 폐암은 보통 암을 유발하는 물질에 호흡기가 노출되었을 때 발생하기 쉽다. 담배, 오염된 공기, 석면 등 산업 화학물질들이 여기에 포함된다. 기침, 흉통, 피 섞인 가래가 흔한 증상인데, 폐렴이나 다른 질환으로 오진되기도 쉽다. 치료는 외과적 수술, 방사선 치료, 항암 화학요법 등을 환자상태에 따라 적용 가능하다.

9. 심혈관계

1) 정상변화

심장은 다른 근육과 달리 나이가 든다고 위축되지는 않는다. 실제로는 연령과 함께 좌심실의 벽은 약간 두꺼워진다. 근육의 크기가 커지면 근육의 긴장도 감소를 약간 보상하게 된다. 심장이 노화되면 병리적인 문제가 없어도 젊은 때보다는 효율이 떨어진다. 근육 긴장도가 감소되면서 일반적으로 노인의 최대 심박출량은 감소된다. 심장판막은 노화와 함께 석회화되고 두꺼워진다. 이로 인해 승모판에 약간의 혈액역류가 생긴다.

다른 신체조직처럼 심내막과 내피세포도 탄력이 감소된다. 이러한 조직이 섬유질이 많아지고 경화되면 말초에서의 혈액귀환이 감소된다. 체위성 저혈압(orthostatic hypotension)은 노인에 흔한 문제인데(유수정, 송미순, 1994), 이것은 체위변화에 따라 순환계가 빨리 반응하지 못하기 때문에 생긴다. 심장근육의 펌프작용의 효율저하와 정맥의 경화성 변화로 인해 의존성 부종(dependent edema)과 하지의 정맥류(varicose veins)가 생기게 된다. 직장정맥 혈관의 판막이 약화되면 치질이 생기기도 쉬워진다.

2) 노년기에 흔한 심혈관 질환

심혈관계 질환은 노년기의 중요한 사망원인이다.

(1) 관상동맥 질환(coronary artery disease)

70세가 넘으면 거의 대부분의 노인에서 어느 정도의 관상동맥 질환이 관찰된다. 관상동맥은 심장근육에 혈액을 공급한다. 그런데 혈관이 경화되고 좁아지면 심장근육은 적절한 혈액을 받지 못하게 된다. 많은 노인들은 관상동맥이 심하게 폐쇄되어 있어도 증상이 없이 지내고 있다. 그러나 심장근육에 가는 혈액이 상당량 감소되면 심장근육에 가는 산소량이 부족해져서 핍혈상태가 일어난다. 핍혈상태에서 경험하는 통증을 협심증이라고 부른다. 핍혈상태에서 나타나는 통증은 왼쪽 팔로 퍼지는 흉통이 있는 것이 보통이나, 언제나 그런 통증이 있는 것은 아니고 어떤 사람은 전혀 통증을 느끼지 못하기도 한다. 약간의 소화기 불편감이나 호흡곤란 정도가 있을 수도 있다. 협심증이 있을 때는 휴식을 하고 활동을 줄일 필요가 있다. 협심증으로 인해 통증이 있으면 니트로글리세린이나 β-차단제와 같은 혈관확장제를 쓰게 된다.

하나 혹은 몇 개의 관상동맥이 동맥경화나 색전에 의해 완전히 막히게 되면 심근경색증(myocardial infarction)이 생기게 된다. 70세 이후에는 젊은 사람보다 심근경색증 후 사망률이 4배나 증가한다. 노인은 심근경색시의 증상이 젊은이보다 훨씬 더 다양하다. 많은 노인들에서 호흡곤란, 흉통, 혼돈, 기절, 발한 등의 증상이 나타난다.

관상동맥의 심한 동맥경화성 변화가 심근경색이 나타나기 전에 발견되면 혈관성형술이나 측로술을 시행하여 치료할 수 있다. 이러한 치료를 하기 전에는 노인의 전체적인 건강상태가 고려되어야 한다. 색전에 의해 생긴 심근경색증이 일찍 발견되면 혈전용해제인 플라즈미노겐 활성제(plasminogen activator)를 사용하여 치료하지만, 이런 치료제를 사용하면 뇌졸중 발생의 가능성은 증가된다.

산소의 공급이 차단되면 심근조직의 괴사가 생긴다. 심근조직의 괴사는 불가역적이다. 심근경색 후의 장애정도는 괴사의 크기와 위치에 따라 달라진다. 약간의 손상만 있다면 증상이 없을 수도 있고 심장검사시에만 발견이 되는 경우도 있다. 이런 유형의 심근경색을 'Silent MI' 라고 한다. 괴사가 커지면 신체적 활동이 제한될 수 있고, 심하면 사망에 이르기도 한다.

(2) 심장판막 질환(valvular heart disease)

나이가 들면서 심장판막은 유연성이 저하된다. 또 판막의 칼슘화로 판막이 완전히 닫히지 않게 된다. 이는 승모판 탈출(mitral valve prolapse), 승모판 역류 등이 발생하게 되는 원인이고, 결국은 울혈성 심부전을 유발하기도 한다. 승모판 탈출의 증상으로는 흉통, 심계항진, 피로, 호흡곤란 등이 생긴다. 판막에 칼슘층이 쌓이면 판막 표면이 거칠어지고 이로 인해 혈전이 생기기 쉽다.

(3) 부정맥(cardiac arrythmia)

심실부정맥, 심방세동, 전도장애 등은 노년기에 연령증가와 함께 증가된다. 심장차단은 흔한 부정맥의 원인인데 심장의 전기전도 장애로 생긴다. 이러한 전도장애는 심장근육의 섬유화 증가 또는 심근경색에 의해 생긴다. 동방결절 장애는 'sick sinus syndrome' 이라고도 불리는데 노인에서 빈번한 전도장애이다. 이런 장애가 있을 때 맥박수와 리듬의 규칙성에 장애가 생기고, 어지러움 · 피로 · 빈맥 · 기절 등을 경험하게 된다. 장애가 심해지면 인공심박 조절기(artificial pace maker)를 이용하여 심장활동을 조절하여야 한다.

(4) 울혈성 심부전(congestive heart failure)

울혈성 심부전은 노인에 많이 발생하는 질환이다. 울혈성 심부전은 심장질환명이라기보다 심장질환의 진행과정을 의미한다. 심부전이 심해지면 환자의 폐는 울혈이 되고, 심장의 펌프력이 저하되어 부종이 발생한다.

울혈성 심부전은 단순한 한 개의 질병이 아니고 여러 개의 질환에 의해 발생할 수 있다. 관상동맥 질환, 심근경색증, 고혈압, 판막질환, 심장염증이 있을 때 울혈성 심부전이 발생한다. 기관지염, 신장질환, 빈혈에 의해서도 울혈성 심부전이 발생한다. 영양부족 중환자가 전해질 불균형이 있을 때도 발생할 수 있다. 과도한 나트륨 섭취는 체액정체를 유발하여 심부전의 위험을 높인다. 알코올, 디곡신, 호르몬, 항암제, 부신피질 호르몬, NSAID 등이 울혈성 심부전을 유도할 수도 있다.

울혈성 심부전은 여러 가지의 증상과 관련이 있는데, 심부전의 정도에 따라 다르게 나타난다. 경증의 만성 심부전은 모르는 사이에 천천히 진행한다. 환자는 약간의 호흡곤란, 기좌호흡, 발작성 야간 호흡곤란 등이 있으면 활동을 서서히 줄이는 것이 보통이다. 노인들은 이것을 심각한 문제로 여기지 않고 나이가 들어서 그렇다고 생각해 버리는 경우가 많다. 아주 심해질 때까지 병원에 가지 않는 경우도 많다. 급성 심부전은 심한 폐울혈이 있고 심장성 쇼크에 빠지면 빠르게 사망으로 진행될 수도 있다. 만성 울혈성 심부전이 있는 사람이 신체적 · 심리적인 스트레스를 받으면 급성 심부전으로 변화될 수 있다. 울혈성 심부전이 있는 사람은 수액과 전해질 불균형, 감염, 신장과 간부전에 이르기 쉽다.

울혈성 심부전이 있으면 식이에서 나트륨 섭취를 줄이고 이뇨제를 투여하며 디곡신과 같은 강심제를 투여한다. 또 심장의 부담을 줄이기 위해 활동을 제한한다.

(5) 말초 혈관질환(peripheral vascular disease)

노년기에 나타나는 혈관변화로 여러 가지 질병을 유발할 수 있다. 동맥경화증에서 동맥벽은 탄력이 줄고 혈관에는 플라크가 끼어 혈액순환을 제한하게 된다. 심한 플라크는 생활습관이나 질환, 비만, 고콜레스테롤 섭취, 흡연, 당뇨병 등과 관계가 있다. 혈관이 좁아지며 특히 하지에 가는 혈액순환이 감소되기 쉽다. 이러한 상태가 되면 조직에 영양과 산소가 부족하게 된다. 동맥폐쇄의 초기 증세는 간헐적 파행증(intermittent claudication)인데, 걸을 때와 걷고 난 후에 심한 다리 통증이 있다. 혈액순환 감소가 심하면 조직에 괴사가 발생하고 하지절단이 필요할 수도 있다. 급성 폐쇄는 혈전이나 색전으로 인해 혈관이 폐쇄될 때 발생한다. 갑자기 통증이 생기고 맥박이 없어지고 창백해지며 다리의 체온이 낮아진다면 즉시 치료가 필요하다.

(6) 고혈압(hypertension)

고혈압은 노년기에 흔하다. 65세 이상 노인의 50%에 어떤 형태이든 고혈압이 있다. 고혈압은 1차성과 2차성으로 구분된다. 1차성은 원인이 확실하지 않은 것으로 빈도가 매우 높다. 유전적 소인, 식이, 비만, 스트레스, 흡연, 콜레스테롤 수준 등이 모두 1차성 고혈압에 영향을 미치는 것으로 생각된다. 2차성 고혈압은 신장질환, 혈관질환, 내분비 질환 등에 의해 2차적으로 발생하는데, 이때는 원인질환을 치료하는 것이 중요하다. 1차성 고혈압은 천천히 발생하며, 합병증이 있을 때까지 모르고 지내는 경우가 많다. 흔히 정규 신체검사에서 발견되기도 한다. 고혈압 진단은 3일간 각각 다른 시점에 혈압을 진단하여 평가하는 것이 좋다. 대개 140/90mmHg 정도까지는 정상으로 생각할 수 있다. 1차성 고혈압은 완치는 불가능하며 관리하여 조절할 수 있을 뿐이다. 치료로는 휴식, 금연, 스트레스 감소기술 활용, 체중감소, 나트륨 제한 등의 생활요법과 약물투여가 사용된다. 약물로는 경구 이뇨제와 β-차단제 등이 이용된다. 약물은 꾸준히 투여하여야 하고 지속적인 혈압관찰이 필요하다.

요약

노인을 간호하는 간호사는 노화와 함께 일어나는 정상적인 신체변화와, 관련된 질병에 대해 충분한 지식을 가질 필요가 있다. 그러한 지식이 있어야 노인의 상태에 대해 정상과 비정상을 구분할 수 있기 때문이다. 그리고 이러한 과정에서 발견한 비정상상태에 대해서는 간호사 자신이 직접 혹은 다른 의료인을 통해서 적절한 중재가 주어지도록 역할을 할 수 있어야 한다.

참고문헌

유수정, 송미순(1994). 「입원 노인환자의 체위성 저혈압에 관한 연구」. 『간호학논문집』.

정태인(1969). 「노인성 난청의 청각학적 고찰」. 『대한이비인후과학회지』, 12(3), 31–40.

Gilherst, B. A. (1982). Age associated changes in the skin. *Journal of American Geriatric Society*, 30, 139-150.

Haupt, E. (1979). Neue aspekte in atioiogene und pathoyenese des diabetes mellifue. *Therapiewocke* 29, 4999-5009.

Melmed, S. & Hershman, J. M. (1982). The thyroid and aging. In S. G. Korenman (ed.). *Endocrine Aspect of Aging*. New York: Elsevier.

Noelker, L. S. (1987). Incontinence in elderly cared for by family. *The Gerontologist*, 27(2), 194-200.

Stephenson, C. (1989). Respiratory Changes. In K. Esberger & S. Hughes (eds.). *Nursing Care of the Aged.* Norwalk: Appleton & Lange.

Strandell, T. (1976). Cardiac output in old age. In Caird, Dale, & Kennedy (eds.) *Cardiology in Old Age*. New York: Van Nostrand Reinhold.

Vargo, N. L. (1987). The skin cancer success story. *RN*, 50,(7), 50-57.

Wold, G. H. (1999). *Basic Geriatric Nursing*. St. Louis: Mosby.

단원 II

기본적 노인간호

제5장 건강증진 및 유지

학습목표

1. 노화에 따른 변화와 권장되는 건강유지 방법을 설명할 수 있다.
2. 문화 및 종교가 건강행위에 미치는 영향을 이해할 수 있다.
3. 노화에 대한 개인의 지각이 건강행위에 미치는 영향을 설명할 수 있다.
4. 인지력과 감각기능의 변화가 건강유지에 미치는 영향을 설명할 수 있다.
5. 보건의료에 대한 접근성(accessibility)의 감소가 노인의 건강유지 행위에 미치는 영향을 설명할 수 있다.
6. 건강유지 행위를 사정할 수 있다.
7. 건강유지 문제에서 가장 취약한 노인을 규명할 수 있다.
8. 건강유지와 관련된 간호진단을 나열할 수 있다.
9. 건강유지에 문제가 있는 노인을 위한 적합한 간호중재를 서술할 수 있다.

인간의 수명이 연장되면서 전체 인구 중 노인비율이 증가하고, 노령인구 중에서도 특히 연령이 높은 고령노인의 증가추세가 월등하다. 이와 같이 노인 중에서도 고연령층의 비율이 높아지는 것은 앞으로 고연령층의 노인이 증가하며 따라서 만성질환과 같은 건강문제를 가진 노인들의 비율이 증가할 것이라는 것을 의미한다. 그러므로 노인의 의료요구는 앞으로 더욱 증가할 것이고, 급성기 환자를 주로 치료하는 병원에서도 노인이 차지하는 병상이 증가할 것이며, 또한 가정간호 서비스와 같은 간호요구도 증가할 것이다.

많은 연구에서 병을 치료하는 것보다 예방하는 것이 보다 더 비용-효과적임이 밝혀졌다. 따라서 의료제공자와 노인들도 건강을 증진 · 유지시키는 데 보다 많은 관심을 기울이는 것이 중요하다는 사실을 인식하게 되었다.

건강증진은 새로운 개념이 아니다. 오랫동안 건강관리 제공자들은 균형잡힌 영양, 운동, 규칙적인 약 복용의 중요성을 강조해 왔으며, 텔레비전이나 라디오, 다른 대중매체들을 동원하여 건강한 생활습관의 중요성을 인식시키고 있다. 많은 사람들이 그들의 전반적인 건강과 삶의 질을 향상시키기 위해서는 생활양식과 건강행위의 수정 및 교정이 필요함을 인식하고 있다. 그러므로 간호사는 노인에게 가장 효과적인 건강유지 및 증진방법을 잘 알고 수행할 수 있어야 한다.

1. 건강증진 활동

1) 식이요법

영양과 건강과의 상관관계에 대한 연구에 의하면, 개인의 생활방식과 음식이 건강에 중요한 영향을 미치고 있음을 알 수 있다. 영양은 좋은 건강상태를 유지하기 위한 중요한 요소이며, 질병예방과 만성병의 치료 및 건강증진에 결정적인 역할을 한다.

노인은 식품 피라미드(food guide pyramid)에 기초한 균형잡힌 식사를 통해, 일일 권장 필수영양소를 섭취해야 한다. 즉 연령에 따라 필요한 칼로리 및 단백질, 비타민의 양도 알맞게 조절되어야 한다.

특수식이가 필요한 경우에는 제공된 식이에 대한 지침을 명확하게 알아 실천할 수 있어야 한다. 특히 염분제한 식이요법은 중요한데, 염분은 모든 음식에 포함되어 있고 노인이 쉽게 짠맛을 느낄 수 없기 때문이다. 일반 식료품의 경우 성분 포함량이 작은 글씨로 인쇄되어 있으므로 노인은 식품구입시 안경을 쓰거나 돋보기를 활용해 주의를 기울여야 한다.

2) 운 동

노인은 규칙적인 운동을 통해 관절을 유연하게 할 수 있고, 근육의 크기를 유지하며, 혈당 및 체중조절에 도움을 얻을 수 있고, 안녕감을 증진시킬 수 있다. 에어로빅뿐만 아니라 걷기, 수영, 골프, 가사노동, 잔디 및 정원손질도 운동에 해당한다. 운동으로서의 효과를 얻으려면 지속적으로 적어도 30분 이상을 해야 한다. 최대한의 효과를 낼 수 있는 운동의 종류와 강도 및 시간은 사람마다 다르므로 운동실시 전에 반드시 의사와 상담해야 한다.

3) 흡연과 음주

담배는 빨리 끊을수록 좋다. 노인에서도 금연은 이득이 된다. 담배를 오래 피워 온 노인은 금연이 매우 어려운 일이겠으나, 금연을 위한 여러 가지 자원이나 도움을 활용할 수 있다. 이런 자원이나 도움을 활용하기 전에 현재의 건강상태와 관련한 특별한 주의를 요할 수 있으므로 의사와 상담하도록 주선한다.

과다한 알코올 섭취, 즉 알코올 중독은 우울, 수면장애 또는 다른 문제에 대처하는 수단으로서 알코올을 이용할 수 있기 때문에 매우 흔한 문제이다. 노인에서 가끔씩 약간의 알코올을 섭취하는 것은 질병이나 투약 등의 이유가 없을 때는 금지되거나 제한받지 않는다. 경우에 따라서 식욕을 돋우기 위해 맥주나 와인을 권하는 의사들도 있다.

4) 신체검진과 예방적인 관리

노인들은 최소한 1년에 한 차례 건강검진을 받아야 하며, 건강상 문제가 있는 경우는 보다 자주 받아야 한다. 어떤 노인은 비용이나 문제발견에 대한 두려움 때문에 건강검진을 하지 않을 수도 있다. 비용은 노인에서 실제적인 걱정거리이지만, 부적절한 건강관리는 보다 큰 근심거리가 될 수 있다. 문제규명이 늦어지는 것은 치료를 더 어렵게 하고, 보다 많은 비용을 필요로 한다. 신체검진은 문제가 보다 심각해지기 전에 문제를 발견할 수 있는 기회를 제공하고, 만성적인 상황을 모니터하고 치료할 수 있으며, 건강문제를 예방할 수 있게 한다.

노인의 신체검진에는 직장검사뿐 아니라 신장, 체중, 혈압, 혈중 콜레스테롤 측정이 포함되어야 한다. 여성의 경우 골반검사, 유방암 검사, PAP 검사가 포함되어야 하며, 남성의 경우 전립선 검사 및 전립선 암 여부를 검사하기 위한 혈액검사도 실시되어야 한다. 결장암의 징후를 보이는 경우는 잠혈검사(occult blood screening)와 대장경 검사(colonoscopy)도 필요하다. 또한 신체검진에는 관절, 발, 걸음걸이도 포함되어야 한다. 무릎이나 어깨관절에 이상이 생기면 통증을 유발하고, 활동이 제한되며, 수면장애가 오는 등 전반적으로 신체기능이 약화된다. 이때는 수술을 통한 교정이나 진통제(analgesics), 항염증 치료제(anti-inflammatory medications)를 사용하거나 물리치료를 받아 치료해야 한다. 발을 검사해 보면 종종 다른 신체이상을 발견할 수 있다. 영국의 한 연구에서 75%의 노인들이 약화된 시력 때문에 발톱관리에 어려움이 있고, 손을 발까지 구부려 닿을 수 없거나 두껍게 비후된 발톱으로 고생하고

로 고생하고 있다고 밝혔다. 노인은 건막류(bunion), 가골(calluses), 사마귀로 고생하기도 한다. 발 관리를 소홀히 하면 불편을 초래하고, 활동에 제한을 받아 삶의 질이 떨어질 수 있다. 발 감염 위험에 잘 대처하지 않으면, 특히 순환계 문제가 있는 경우 절단의 가능성이 높아진다. 노인은 신체를 잘 지지할 수 있는 잘 맞는 신발을 신어야 하며, 발 전문의에게 규칙적으로 검사를 받는 것이 좋다. 관절이나 발 관련 질병, 통증 등은 노화의 진행에 따라 걸음걸이에 영향을 줄 수 있으며, 이러한 변화는 불균형이나 낙상을 초래할 수 있다. 걸음걸이에 이상이 발견되면 물리치료를 받아 걸음걸이를 교정하고, 보조기구를 사용하여 운동을 강화하며, 환경을 변화시키는 것이 좋다.

1년에 1회 단위로 시력검사를 받아 녹내장(glaucoma)이나 기타 눈의 이상 여부를 관찰해야 한다. 굴절률 검사로 안경을 바꿀 시기가 되었는지 여부도 알아본다. 청력은 이상징후가 없을 경우 1년 단위로 검사를 받을 필요는 없다. 청력이 감소하는 징후가 보이면 청력계 검사(audiometric test)가 적절하다.

신체검진 외에 노인은 젊은이보다 쉽게 이환될 수 있는 독감이나 폐렴 예방주사를 반드시 맞아야 한다. 65세 혹은 70세 이상 노인들은 의료보험 공제로 폐렴 예방주사를 1년에 한 번씩 맞을 수 있다. 독감 예방주사는 원인 바이러스 균이 자주 변하므로 매년 가을마다 맞도록 해야 한다. '독감 예방주사(Flu shots)'는 병원과 지역 보건소에서 맞을 수 있다. B형 간염 예방주사는 개인별로 예방정도를 달리해야 하므로 의사와 상담하여 맞도록 한다. 노인에서 파상풍 예방주사가 필수적인지에 대한 의견은 분분하지만, 65세에 첫 회를 시작으로 매 10년마다 접종을 받는 것이 바람직하다.

아스피린(심혈관 질병을 예방하기 위해), 에스트로겐과 프로게스테론(관상동맥 질병과 골다공증을 예방하기 위해)과 같은 예방적 목적의 투약은 점차 광범위하게 이용되고 있는 추세다. 담당의사와 상담하여 필요한 경우 지시에 따라 노인이 이와 같은 약물을 복용할 수 있도록 교육해야 한다.

노인은 처방전에 의한 약물을 구입하기도 하지만, 처방전 없이 약국에서 직접 구입하는 방법(over-the-counter medication)으로도 약물을 구입한다. 투약이 필요한 노인은 그 이유와 체계적 치료의 중요성을 인식해야 한다. 복용하는 모든 약과 처방한 의사 이름을 기록한 목록표를 만들어 보관해야 한다. 이 목록표는 약의 상호작용으로 생길 수 있는 문제점을 파악하고 이를 예방하기 위해 의료전문가에게 제시되어야 한다. 노인들은 언제 어떻게 처방을 받아야 하는지, 어떻게 처방전 없이 약국에서 안전하게 약을 구입할 수 있는지, 어떻게 보관하는지, 언제 부작용에 대해 보고해야 하는지에 대해 잘 알 필요가 있다. 처방전을 친구나 이웃 사람과 공유하는 것은 위험하므로 삼가해야 한다.

병원방문 약속을 지키기 위해 노인은 달력이나 메모지에 방문 예정일과 예방주사를 맞아

표 5-1. 즉각적인 의학적 관리가 필요한 증상과 징후들

- 극심한 통증: 가슴이 터질 듯하거나 압박감, 목과 턱 통증, 완화되지 않는 심한 두통
- 호흡곤란
- 의식상실
- 신체 일부의 운동과 감각상실
- 급격한 시력변화
- 비정상적인 배액이나 분비물
- 치유되지 않는 상처
- 24시간 이상 지속되는 오심과 구토
- 체온상승
- 배뇨장애
- 다리의 부종
- 체중 과다증가(>10%)나 감소
- 급작스러운 행동변화

야 하는 일 등을 자세하게 기록해서 잊지 않도록 해야 한다. 신체검진 이외에도 의학적으로 처방이 필요한 신체의 이상증상이나 징후에 대해 잘 알고 있어야 한다. 곧바로 의사의 처방이 필요한 증상목록은 표 5-1과 같다.

건강상 문제가 있거나, 헤파린과 같은 약물을 복용하거나, 알레르기가 있거나, 인공심장박동기(pacemaker)를 이식받은 노인은 medic alert-style 팔찌나 목걸이를 착용하는 것이 좋다. 이와 같은 경보장치를 원치 않는 경우 건강 관련 정보를 기록한 수첩을 휴대해야 응급상황에서 유용하다.

5) 치과검진 및 예방적 구강간호

노인은 최소한 1년에 한 번 정규적으로 치과 및 구강검진을 받아야 한다. 잇몸질환과 충치는 치아상실의 주 원인이다. 이러한 치아문제를 예방하고 완화시키기 위해서 노인은 매일 본래 치아를 불소가 함유된 치약으로 양치하고 이빨 사이사이를 조심스럽게 치실(flossing)로 관리해야 한다.

노인은 부드러운 칫솔을 사용해서 전 치아의 표면을 깨끗이 닦아야 한다. 특히 관절염을 앓고 있는 노인은 일반적인 칫솔을 손으로 잡기가 어렵다. 테이프를 감아 칫솔의 손잡는 부분을 크게 만들고, 고무줄과 스폰지나 폴리스티렌을 이용해 두껍게 하거나, 나무막대나 플라스틱 막대기로 길게 만들어 잡기 쉽게 할 수 있다. 자동으로 움직이는 전기칫솔을 사용하는 것도 바람직하다.

원을 그리거나 짧게 앞뒤로 칫솔을 움직여서 닦아야 가장 깨끗이 닦인다. 잇몸을 따라 플라크(plaque)를 제거할 때 특별한 주의가 요구된다. 잇몸이 붉거나, 부어 있거나, 피가 날 경우 치과검진이 필요하다. 일상적인 양치질로 제거되지 않는 오염물이나 찌꺼기를 제거하기 위해 최소한 1년에 한 번 전문적으로 치아를 청결하게 유지해야 한다.

매년 구강암 발생의 50% 이상이 65세 이상 노인에서 발생하므로 좋은 구강위생이 필수적이다. 의치를 하고 있는 경우 잇몸질환이나 입냄새 예방, 음식물 찌꺼기나 박테리아, 얼룩을 제거하기 위해 매일 양치질하거나 청결히 관리해야 한다. 의치는 종류에 따라 특수한 치약으로 닦거나 밤새 담궈두면 효과를 내는 용액을 사용하면 좋다. 이러한 두 가지 방법 모두 좋지만, 입안에 다시 끼워 넣을 때에는 화학물질이 남지 않도록 반드시 깨끗이 씻어낸 후 사용해야 한다.

노인이 처음 의치를 사용하는 경우 탈·부착에 익숙해지도록 적응할 필요가 있다. 의치착용은 흔히 불편할 수 있으며, 효과적인 저작방법을 배워야 한다. 부드럽고 끈적이지 않은 음식을 섭취하도록 하고, 천천히 씹는 것이 좋다. 의치를 하면 뜨겁거나 차가운 것, 뼈 조각 같은 이물질에 덜 민감하게 되므로 특별한 주의가 필요하다. 의치가 제대로 맞지 않을 경우 잇몸이나 입안 점막을 자극하여 영양섭취와 소화에 문제를 유발할 수 있으므로 주의한다.

노인에서 구강건조는 흔한 문제이다. 모든 노인에서 타액분비 감소현상이 나타나는 것은 아니지만, 여러 가지 의약품과 치료는 구강 건조현상을 유발할 수 있다. 구강이 건조해질 때는 물을 마시는 것이 가장 좋다. 단단한 사탕, 카페인 음료, 술, 담배 등을 과다섭취하면 구강 건조현상이 심화될 수 있으므로 주의한다.

6) 건강한 생활태도 유지

신체와 정신은 밀접한 관련이 있다. 모든 연령대의 사람들과의 사회적 관계의 유지는 긍정적인 태도를 유지하는 데 도움이 된다. 장보러 가거나 외식하러 가는 정도라도 가능한 한 자주 집 밖으로 나가는 것이 좋으며, 가족과 친구들과도 연락을 자주 하는 것이 필요하다. 사망이나 이사로 배우자나 친구를 잃었을 경우 교회나 사회단체에 참여해서 새로운 관계를 형성하도록 노력하는 것이 좋다. 병원이나 학교, 무료 한글강습소, 기타 지역기관에 자원봉사활동을 하는 것도 자존감을 높이는 데 도움이 된다. 간호사가 강제로 노인을 활동에 참여하게 할 수는 없지만, 정보를 제공하거나 권유 등을 통해 노인의 흥미를 유발하는 것도 도움이 된다.

2. 건강증진 및 유지의 영향 요인들

건강증진 및 유지행위는 개인의 **건강지각**(health perception)에 기초한다. 건강지각은 위생습관(영양, 운동, 알코올 섭취, 약물사용 및 흡연), 건강검진 등 많은 일상생활활동에 영향을 끼친다. 건강유지행위에는 자동차 사고, 낙상, 독극물 및 다른 위험으로부터 손상을 예방하기 위한 안전조치들을 포함한다.

노인에서 건강지각 및 건강유지 행위는 **개인적 신념, 종교적 · 문화적 신념, 사회경제적 위치, 교육 및 삶의 경험** 등에 따라 달라질 수 있다.

1) 노화에 대한 지각

건강과 건강유지와 관련된 대부분의 신념(beliefs)들은 인생의 초반부에 형성되어, 신념이 오래될수록 이를 변화시키기는 어렵다. 따라서 노인의 건강행위를 변화시키기는 어렵다.

노인에서 좋은 건강과 좋은 건강행위에 대한 지각은 매우 다양하다. 노인은 노화와 정상에 대한 자신의 신념을 갖고 있다. 즉 어떤 노인은 노화의 정상적인 측면으로 건강수준의 저하를 받아들이는 반면, 어떤 사람은 그렇지 않을 수 있다. 이처럼 건강상태의 변화를 정상적인 노화과정으로 지각하는 노인은 단순히 변화를 받아들여 기능상실을 예방하기 위한 노력을 거의 하지 않을 것이다. '귀찮게 병원엔 왜 가야 하나? 나이 탓인데' 라고 생각하는 경향이 있어 흔히 질병의 초기 증상을 쉽게 무시하여 의학적 관리를 지연시킨다. 한편 전 생애 동안 좋은 건강행위를 유지해 왔던 노인은 노화 질병이나 기능의 상실을 의미한다고 믿지 않고, 식이, 운동, 휴식 및 의료관리 등의 건강유지행위를 계속 수행한다.

노인의 **노화에 대한 지각**은 건강유지활동에 참여하려는 동기와 의지에 영향을 미친다. 자신의 삶을 조절할 수 있다고 느끼는 사람은 더욱 적극적으로 행동을 수정하거나 건강을 유지하기 위해 노력한다. 노인이 스스로를 무가치하다고 느끼며 무기력하고 목적의식이 없는 경우, 특히 이제 막 배우자와 사별했거나 가족관계가 멀어진 경우 건강유지를 위한 노력을 시도하지 않는다.

2) 지각 및 감각변화의 영향

노화나 질병에 따른 지각 및 감각의 변화는 건강유지행위에 영향을 미친다. 노화에 따른 정상적인 감각변화조차도 손상의 위험을 높일 수 있으며, 중요한 인지 및 지각장애가 발생할 경우 위험은 보다 증가한다.

노인에서 **시력, 청력, 후각, 촉각, 미각, 기억력의 변화**는 일상생활에 존재하는 위험요소들을 식별하기 어렵게 만든다. 감각의 둔화는 낙상, 독극물, 화재나 외상으로부터 손상의 위험을 증가시킨다. 따라서 노인은 계단 끝이나 모퉁이를 제대로 보지 못해 낙상할 수 있으며, 미각 및 후각변화로 상하거나 해로운 음식을 먹을 수 있다. 지나치게 뜨거운 목욕물의 사용으로 화상을 초래할 수도 있으며, 타는 냄새를 맡지 못해 화재시 손상위험을 증가시킬 수 있다.

심한 **인지 및 지각**장애 노인의 경우 흔히 자신이 무엇을 필요로 하는지조차도 알지 못한다. 따라서 개인위생을 무시하거나 목욕, 식사 및 약물복용 등과 같은 일상적인 건강유지행위들을 완전히 잊어버리기도 한다. 인지장애 노인은 자신의 행동이 초래할 수 있는 위험을 미처 알지 못하거나 위험에 대처하는 행동을 하지 못할 수 있으므로 사고의 위험이 보다 크다. 전자렌지의 불을 끄는 것을 잊어버리거나, 겨울에 외투를 입지 않고 나가거나, 난로를 끄는 대신 온도를 더 높게 할 수 있고, 교통상황을 살피지도 않고 걷기도 한다. 매우 심각한 손상의 경우 안전과 건강유지 문제가 발생할 위험이 매우 크므로 시설이나 다른 사람의 감독이 요구된다.

3) 접근성 변화의 영향

노인은 신체적 활동의 감소, 교통수단의 부족이나 경제적인 제한 등으로 **물건**과 **서비스**에 대한 **접근성**(accessibility)이 제한받을 수 있다.

자동차 운전능력의 상실, 근력과 지구력의 감소와 질병과 같은 **신체적 제한**은 건강유지활동을 보다 어렵게 한다. 즉 신체적 힘과 민첩성의 감소는 정상적인 건강유지활동을 방해한다.

교통수단 이용의 어려움은 노인에서 많은 문제를 야기한다. 필요시 식료품 가게나 약국, 병원을 가지 못하는 것은 건강유지에 주요한 장애요소이다.

건강을 유지하는 데 **경제적**인 면은 무시될 수 없다. 사회보장제도, 의료보험 등으로 어느 정도 경제적인 문제를 해결할 수 있지만, 그것으로 처방 약값 전부나 식사비용 전부를 충당할 수는 없다. 경제적 문제로 약을 제대로 복용하지 못하는 노인이 있으며, 병원을 방문하지 않는 기간을 늘리거나 비용을 아끼려고 처방된 약보다 적게 복용하는 경우도 있다. 경제적인 제약은 노인이 특별한 식료품이나 건강증진 및 유지에 필요한 장비를 구입하는 데도 제약이 된다. 또한 경제적 문제는 안전에도 영향을 끼친다. 많은 노인이 경제적인 이유로 전기배선이 불안정하거나 가파른 층계가 있거나 혹은 불충분한 조명이 있는 집에서 살고 있다. 또한 가난한 지역에서는 범죄율이 높아 그곳에 거주하는 노인은 강간이나 습격, 약탈의 위험에 처하기 쉽다. 이런 요소들이 문제가 되지 않는다 해도 집안을 보수하는 데 사람을 고용할 수 없어 노인이 직접 집을 수리하다가 사고를 당할 위험도 있다.

3. 간호과정

1) 건강유지능력 변화(Altered health maintenance)

건강지각과 건강유지의 사정은 노인의 독특한 문제, 신념 및 인식을 고려해야 한다. 과거와 현재의 건강유지행위의 사정은 미래 건강행위의 중요한 예측인자이므로 중요하다.

(1) 건강지각과 건강유지의 사정

- 현재 자신의 건강상태를 어떻게 평가하는가?
- 건강에 영향을 주는 요소들을 잘 조절할 수 있다고 생각하는가?
- 건강을 유지하기 위해 일상적으로 무엇을 하는가?
- 질병을 어떻게 관리하는가?
- 건강과 건강행위와 관련된 종교적 또는 문화적 신념은 무엇인가?
- 권장되는 건강행위와 비교하여 노인의 건강행위는 어떠한가?
- 얼마나 자주 의사나 치과의사 및 건강전문가를 방문하는가?
- 흡연, 과다한 음주 및 약물복용과 같은 고위험 행동을 하는가?
- 건강유지에 필요한 충분한 재정적 자원이 있는가?
- 건강을 유지하는 데 필요한 물품을 구입하거나 서비스 받기가 용이한가?
- 건강과 관련된 적절한 판단을 내릴 만큼 충분한 지식이 있는가?

표 5-2는 건강유지능력 변화의 위험이 있는 노인의 특성들이다.

(2) 간호진단

건강유지능력 변화(altered health maintenance)

(3) 간호목표/기대되는 결과

건강유지능력 변화를 보이는 노인의 간호목표는 ① 적절한 건강유지행위를 말할 수 있다; ② 적당한 건강유지행위를 수행할 수 있다; ③ 건강유지를 도와줄 수 있는 지역사회 자원을

표 5-2. 건강유지능력 변화를 경험하기 쉬운 노인의 특성들

- 권장되는 건강행위에 대한 충분한 지식 부족
- 신체적 제한
- 재정적 자원 부족
- 인지 혹은 지각장애
- 건강 관련 물품이나 서비스 접근의 어려움
- 비통감, 무력감 또는 무기력감으로 인한 동기부족

파악할 수 있다 등이다.

(4) 간호중재

다음은 건강유지능력 변화를 보이는 노인의 간호중재 방법으로 병원이나 시설에서 실시할 수 있다.

① 정상적인 건강유지행위를 다시 시작할 수 있는 노인의 능력을 사정한다.

노인이 장기시설(extended-care facility)에 입원 또는 재활 후에 가정으로 돌아갈 능력이 있는지와 정상적인 건강유지행위를 다시 시작할 수 있는지를 결정하기 위한 주의깊은 사정이 필요하다. 간호사는 노인이 퇴원하기 전에 주거환경을 살펴보고 필요한 조치를 취해야 한다. 퇴원 후 추후방문을 통해 노인이 안전과 건강유지 욕구에 맞는 능력이 있는지를 확인한다.

② 노인이 가정으로 돌아갈 경우 건강상태를 모니터하는 데 필요한 기술을 가르친다.

노인이 건강관리시설에서 퇴원하기 전에 시설을 방문해야 하는 시기, 어떤 약을 언제 복용해야 하는지, 혈당검사나 매일의 체중점검 등과 같은 절차를 수행하는 방법, 건강상태의 모니터와 기록방법 등을 포함한 건강유지에 필요한 내용들을 설명한다.

③ 건강유지행위를 도와줄 수 있는 사회복지사 또는 사회복지기관과 상담한다.

사회복지사나 사회복지기관은 노인에게 필요한 교통수단을 제공하고 식사나 식료품 등을 운반해 주거나 가사를 도와줄 수 있다.

다음은 가정에서 수행할 수 있는 간호중재이다.

① 현재의 건강유지행위를 사정한다.

간호사는 건강증진 요인에 대한 노인의 지식을 사정한다. 또한 무엇이 노인이 건강유지행위를 수행하는 데 동기가 되는지도 사정한다. 이는 건강행위의 수정이 필요할 때 이러한 동기요인들이 매우 유용하기 때문이다.

② 바람직한 건강유지행위를 설명하고 강화한다.

간호사는 식이, 안전, 스트레스 관리, 운동, 배설 및 수면의 중요성에 대해 설명하고, 심하

표 5-3. 안녕상태를 유지하기 위해 권장되는 건강행위들

- 균형잡힌 식사
- 규칙적인 운동 계획
- 금연
- 절제된 음주
- 정기적 예방접종
- 사회적 관계 및 활동의 유지
- 건강한 생활태도 유지
- 정규적인 치과 및 병원 방문

게 아프거나 비상시에 어떻게 건강전문가와 연락할 수 있는지 확인해 주어야 한다. 건강문제로 치료를 받고 있는 노인이라면 최상의 안녕상태를 유지하기 위해 권장될 수 있는 건강행위를 알아야 한다(표 5-3). 어떤 약을 언제 복용해야 하고, 특별한 간호나 치료를 수행하는 방법에 대해서도 잘 알아야 한다.

③ 건강을 증진시킬 수 있는 가족이나 지역사회 자원을 규명한다.

지역사회에 거주하는 노인은 도움을 제공받을 수 있는 서비스에 대해 잘 모를 수 있다. 흔히 작은 도움으로도 노인이 건강하게 독립적인 생활을 유지할 수 있다. 도움이 지연될 경우 병원에 입원하거나 시설에 입소해야 할 수도 있다.

④ 시설에서 이용되는 적절한 중재를 사용한다.

2) 불이행(Noncompliance)

권장된 건강행위를 따르지 않을 경우 불이행이 발생한다. 즉 처방된 약을 복용하지 않고, 계획된 시간에 병원을 방문하지 않거나, 처방된 식이요법을 따르지 않는 경우를 의미한다. 많은 요인들이 불이행과 관련이 있다; 인지손상, 부적절한 지식, 불충분한 자원, 교통수단의 부족, 두려움, 분노, 낮은 자존심, 물질남용 및 신념이나 가치관의 갈등. 노인이 좋아지는 대신 나빠지는 경우, 반복적이거나 예기치 못한 합병증이 발생했을 경우에도 불이행을 의심해 볼 수 있다.

(1) 불이행의 위험 사정

- 노인이 필요한 건강유지나 치료지시를 따를 의지가 없거나 능력이 없음을 표현하는가?
- 노인이 치료계획이 자신의 신념이나 가치관과 상충된다고 말하는가?
- 호전되는 대신 오히려 건강이 악화되거나 갑자기 재발했는가?

표 5-4. 불이행 위험이 있는 노인의 특성들

• 인지 및 지각장애 • 충분한 재정적 자원 부족 • 낮은 자존감 또는 신체상의 변화 • 친구와 가족의 지지 결여 • 물질남용 문제 • 과거 의료기관에 대한 부정적인 경험 • 문화적 또는 종교적 신념의 차이

- 병원방문을 정해진 시간에 하지 않는가? 그 이유는 무엇인가?
- 적절히 복용시 예측된 것보다 많은 약이 남았는가?
- 금해야 할 음식을 먹은 흔적이 있는가?(예: 당뇨병 환자가 사탕을 먹었거나, 염분제한 식이를 하는 경우에 염분식품을 먹었을 경우)

표 5-4는 불이행의 위험이 있는 노인의 특성들이다.

(2) 간호진단

불이행(noncompliance)

(3) 간호목표/기대되는 결과

불이행을 보이는 노인의 간호목표는 ① 불이행 행위에 기여하는 요인들을 규명할 수 있다; ② 치료의 수용이 나타난다 등이다.

(4) 간호중재

다음은 불이행에 대한 간호중재 방법으로 병원이나 시설에서 실시할 수 있다.

① 불이행 행위의 원인을 규명한다.

권고된 건강유지행위를 이행하지 않는 데는 많은 이유가 있다. 간호사가 노인의 불이행의 원인을 규명하지 못하면 간호중재는 부적절하고 실패하기 쉽다. 잊어 버려서 약을 복용하지 못한 경우 보다 많은 교육은 도움이 되지 않는다. 살 가치가 없다고 느껴 약을 복용하지 않는다면 아무리 약을 복용해야 한다고 일러 주어도 소용없다. 따라서 간호중재는 근본적인 문제를 다루어야 한다. 잘 잊어버리는 사람은 회상체계(reminder system)가 필요하다. 자존감이 낮은 경우는 치료를 받아들이기 전에 자신의 소중함을 일깨워 줘야 한다.

② 비판단적인 태도로 간호를 제공한다.

노인이 가진 가치관과 신념은 흔히 간호사와 다를 수 있다. 간호사가 노인의 가치관이나 신념을 무시하는 말이나 태도를 보이면 바람직한 건강행위를 따르도록 대상자를 설득시키기 어려울 것이다.

③ 간호계획 수립과 계획의 적용이나 수정에 노인을 적극적으로 포함시킨다.

노인 개개인의 독특한 문화, 신념, 가치관에 따라 치료계획이 적절히 통합되어야 한다. 노인이 스스로 계획을 설정하고 목표를 결정하면 건강관리에 조절력과 책임감을 갖게 되어 보다 잘 이행하게 된다.

④ 이행행위의 이점을 강조한다.

많은 노인은 이행이 도움이 된다고 진심으로 믿지 않기 때문에 권고된 건강관리행위를 따르지 않는다. 건강행위를 이행함으로써 건강상의 효과를 경험했던 노인은 보다 적극적으로 간호에 참여한다. 예들 들어, 당뇨병 환자가 몰래 음식을 더 먹어 혈당량이 높아진 경우에 간호사는 처방된 식이요법을 이행하면 얼마만큼 혈당을 낮게 유지할 수 있는지를 보여줄 수 있다. 혈당이 조절되면 인슐린이 덜 필요하게 되므로 이러한 점을 강조할 필요가 있다. 그러나 모든 경우에 이행행위에 따른 명백하고 즉각적인 혜택이 나타나는 것은 아니다.

⑤ 노인이 치료계획을 이행하지 않을 권리가 있음을 인정한다.

의식이 명료한 노인이 자세한 설명과 가르침, 재확인에도 불구하고 치료계획을 이행하지 않는다면, 간호사는 그것은 명백한 개인의 권리행사임을 인식해야 한다.

다음은 가정에서 행할 수 있는 중재방법이다.

① 지지체계를 사정한다.

노인의 능력과 친구와 가족으로부터 받을 수 있는 지지정도를 사정하는 것은 매우 중요하다. 노인이 배우고 자신의 행위를 수정할 의지가 있을 때, 그리고 도움을 줄 수 있는 사람이 있을 때 이행이 보다 잘 일어난다.

② 이행을 증진시킬 수 있는 환경조성을 돕는다.

많은 노인에게서 단순히 혼돈스럽거나 잊어버려서 불이행이 나타날 수 있다. 기억장치(memory device)가 노인의 주의를 환기시켜 줄 수 있고 중요한 행위를 해야 함을 일깨워 줄 수 있다. 예를 들어, 식사를 잊고 거른다면 메모지를 만들어 냉장고 문에 붙여 놓고 1주일 단위로 매일 세 끼 식사를 기입하는 항목을 만들어 놓은 다음 매 식사 때마다 항목에 체크하도록 한다. 약 먹는 것을 잊어버리는 노인에게는 칸칸이 나누어진 특별한 상자를 만들어 약을 보관하도록 한다. 특별한 행사가 있는 날은 굵고 분명한 펜으로 달력에 표시해 적당한 장소에 붙여 두도록 한다. 예를 들어, 수분섭취량이 부족한 사람은 '물을 마실 것' 이라고 크게

표 5-5. 노인의 건강유지에 대한 간호사례 연구

간호사례 연구: 건강유지(Health Maintenance)

이씨는 의식이 명료하고 차림새가 좋은 82세 할머니로 아파트에 혼자 살고 있다. 그녀는 제2형 당뇨병(type II DH)이 있으며, 매주 혈당검사시 200mg/dl 이상의 고혈당이 지속적으로 나타났다. 그녀의 주치의는 1,200Cal의 당뇨식이와 경구 혈당강하제를 처방하였다.

가정방문시 그녀가 앉아 있는 의자 근처에 생강과자 상자가 열려 있었고, 그녀는 "나는 하루의 대부분을 앉아서 책을 보거나 TV 보는 것을 좋아해요"라고 대답했다. 과자에 대해서 묻자 그녀는 "그것은 별로 달지 않아요. 나는 즐길 수 있는 음식이 필요해요. 당신이 알다시피 나는 영원히 살고 싶지 않아요"라고 대답했다. 약상자를 확인하여 지난 주 동안 그녀가 경구 혈당강하제를 단지 2알만 복용했음을 발견하였다. 그녀는 "약 먹는 것을 잊어버렸어요. 약은 하나도 도움이 안 되고 너무 비싸요"라고 진술하였다.

간호진단: 불이행

주요 특성
- 지속적으로 상승된 혈당수준
- 처방된 약물복용의 실패
- 처방된 식이요법 이행의 실패
- 개인적 가치관과 상충되는 생활양식의 변화에 대한 불평

목표/기대되는 결과

이씨 부인은
- 처방된 식이요법을 준수한다.
- 활동수준을 높인다.
- 처방된 약물을 복용한다.
- 혈당수준을 120mg/dl 이하로 낮춘다.

간호중재
1. 고혈당과 관련된 조직손상이나 다른 문제의 증상을 사정한다.
2. 활동, 식이와 투약과 관련된 느낌이나 문제를 이야기하도록 한다.
3. 하룻동안의 식이내용을 검토한다.
4. 처방된 식이를 준수하는 것이 중요하다는 것을 설명한다.
5. 매일 투약을 잊지 않고 할 수 있도록 기억장치(reminder)를 고안한다.
6. 신체활동을 증가시킬 수 있는 방법을 개발한다.
7. 간호계획 이행을 격려한다.
8. 바람직인 건강관리행위를 칭찬한다.
9. 혈당수준을 모니터하고 상승시 주치의에게 보고한다.
10. 다음 병원방문시 영양사와의 상담을 개발한다.

평가

일주일 후의 가정방문시 이씨의 혈당은 174mg/dl였다. 그녀는 6알의 경구혈당제를 복용했으며 단 하루만 복용을 잊어버렸다고 자신있게 이야기했다. 또한 그녀는 이웃과 함께 아파트 근처 공원을 1주일에 4번 산책했다고 말하였다. 그녀의 이행행위를 칭찬한 후, 그녀가 때때로 과자를 즐기고 있기 때문에 식이에 좀더 주의를 기울여야 한다고 언급하였다. 건강행위 이행 증진이 나타났으나 이씨의 목표는 단지 부분적으로 성취되었다. 다음 주에 다시 재사정하고 간호계획을 지속시켜야 한다.

써서 씽크대에 붙여 놓으면 도움이 된다.

③ 기억에 도움을 줄 수 있는 친구나 가족, 이웃의 목록을 만든다.

노인이 병원방문을 잊지 않도록 병원에 가기 전날에 전화하고 당일 날에도 전화하는 것이 바람직하다. 병원까지 데려다 줄 수 있는 친구나 가족이 있으면 더 좋다. 그 친구나 가족이 1주일분의 약상자를 마련해서 잘 기억나게 하는 표시와 함께 집에 두면 더욱 좋다.

④ 이행을 증진시키기 위해 사회복지기관을 활용한다.

노인이 경제적인 문제나 교통상 문제가 있어 불이행이 나타난다면, 사회복지사나 사회복지기관이 치료계획을 이행하는 것을 도와줄 수 있다.

⑤ 시설에 마련되어 있는 간호중재를 활용한다.

요약

오늘날 많은 노인들은 여러 가지 만성적인 건강문제가 있으면서도 혼자서 독립적으로 살아가고 있다. 이들 노인의 건강을 어떻게 유지시켜 나갈 것인가 하는 문제는 가족은 물론 의료전문가들에게 끊임없는 관심의 대상이다. 모든 치료단계에서 노인이 어떻게 자신의 건강문제에 대해서 인식하고 있는지, 어떤 치료법이 있고, 안전한 치료방법과 요소들에 대해 얼마나 알고 있는지에 대해 주도면밀하게 파악하는 일은 간호사에게 중요하다. 문제의 조기발견과 치료는 심각한 합병증을 예방하는 데 효과적이며, 노인이 자신의 신체기능과 건강상태를 최고로 유지할 수 있도록 도움을 줄 수 있다.

참고문헌

AARP Web site (1995). Health promotion, www.aarp.org/programs/healthpro.

Administration on Aging, National Institute on Aging Age Web site (1996). Taking care of your teeth and mouth, www.aoa.dhhs.gov/aoa/pages/teethmou.html.

Ebersole, P. & Hess, P. (1998). Toward healthy aging: Human needs and nursing responses (5eds.). St. Louis: Mosby.

Gurland, B. J. & Chachkes, E. E. (1989). Involving the elderly in their own healt care (2eds.). In *Columbia University College of Physicians and Surgeons Complete Home Medical Guide*.

Gunby, P. (1994). Graying of America stimulates more research on aging-associated factors. *JAMA* 272, 1561.

Koch, A. L., Williams, S. H., & Hylton, H. C. (1996). Marketing prevention to elderly. In Lueckenotte A. *Gerontologic Nursing*. St. Louis: Mosby.

Medicare beneficiaries enrolled in an HMO (1993). The San Diego Medicare preventive health project. *Health Care Mktg*, 13, 46.

Mayo Foundation for Medical Education and Research Web site (1996-1997). Topics in geriatrics: Preventative medicine, www.mayo.edu/geriatrics.

제6장 노인과의 의사소통

학습목표

1. 노화가 의사소통 능력에 미치는 영향을 토론할 수 있다.
2. 노인에게 효과적으로 적용할 수 있는 의사소통 기법을 열거할 수 있다.
3. 공감적 경청을 정의할 수 있다.
4. 노인에서 비언어적 의사소통의 중요성을 확인할 수 있다.
5. 메시지를 주고 받을 때 사용할 수 있는 언어적 의사소통 기법에 대하여 토론할 수 있다.
6. 사회적 의사소통과 치료적 의사소통간의 차이점을 구별할 수 있다.

1. 노화가 의사소통에 미치는 영향

노화는 노인의 의사소통 능력에 많은 영향을 미친다. 신경학적 · 감각적 변화는 정보를 받아들이거나(읽기, 듣기) 정보를 전달하는(말하기, 쓰기) 능력 모두에 영향을 미친다. 따라서 **노인의 의사소통 능력을 사정할 때는 노인의 인지기능, 신경학적 사정 그리고 감각기능의 평가가 필요하다.**

1) 인지과정의 변화

노화로 인한 인지변화는 개인마다 다르고 노화의 시작, 속도, 형태와 관련되어 있다. 일반적으로 심리 · 정신적 변화는 신체적 변화보다 서서히 나타나는데, 지적 능력, 학습능력, 기억력, 그리고 동기부여는 노인을 사정하고 간호할 때 고려해야 할 인지과정의 주요 변화들이다.

(1) 지적 능력

지적 능력과 뇌의 기능은 충분한 산소와 영양이 공급되고 특별한 질병이 없는 한 노화에 따른 커다른 변화는 없다. 그러나 50대가 되면 지적 능력을 감소시킬 수 있는 뇌기능의 미세한 변화가 일어나는 것으로 알려져 있다. 이러한 변화는 아주 적어서 신체적 혹은 신경계적 문제를 제외한 **일반적 지적 능력, 문제해결 능력, 판단력, 창의력은 그대로 유지되며**, 정신적인 퇴화는 보통 임종하기 6~12개월 전에야 일어난다(Lieberman, 1965).

(2) 학습능력

학습능력은 노인들에게 잘 보존되어 있는 능력이다. 많은 정보가 요구되는 상황에서는 노인들이 오히려 젊은 사람들보다 더 빨리 배우기도 한다. 이들은 혁신적인 것을 받아들이거나 어떤 사실을 유추해 내는 것, 혹은 새로운 분류체계가 요구되는 일에 대하여 학습할 수 있는 능력이 있고(Murry & O'Driskoll, 1979), 그 능력은 **임종 직전까지 유지된다**(Lieberman, 1965).

(3) 기억력

노인의 **기억력은 변화가 많은데, 특히 최근 일어났던 일들에 관한 순서나 즉각적인 기억에 대한 변화가** 많다(Murray & O'Driskoll, 1979; Lawson, 1975). 오래된 옛 일과 어휘력, 개인적 사건, 과거의 경험, 기본적 지식은 노화가 진행되어도 별로 나빠지지 않기 때문에(Murray & O'Driskoll, 1979), 최근 사건에 대한 기억력에 의존하지 않아도 될 학습들, 즉 합성, 분석, 비교, 내용을 구성하는 능력들은 퇴행하지 않는다. 그러나 새로운 정보를 처리하고 합성하는데 필요한 즉각적인 정보를 잊어버리게 되면 새로운 학습에 영향을 미칠 수 있다(Sterns & Sterns, 1981). 이러한 기억력 감퇴가 모든 노인에게 필연적으로 일어나는 것은 아니다.

(4) 동기부여

동기부여는 개인의 행위를 의미있게 하고 계속 이끌어 가게 한다. 개인의 동기부여는 자신의 상황에 대한 인식과 그 상황이 긍정적인지 부정적인지에 따라 영향을 받는다. **동기부여는**

개인의 잠재력을 개발하고 경험과 만족을 풍부하게 하여 관계를 증진시키는 기능이 있으며, **연령에 따른 제한이나 변화는 없다**(Coleman, Butcher, & Carson, 1980) 노인에 대한 동기부여는 노인 자신에 의해 생기며 **존경과 관용의 분위기**에서 가장 잘 유도된다.

2) 신경학적 변화

노인들은 노화로 인한 신경학적 변화로 사고과정이 **지연되거나 반응양상이 길어지기**도 하며, **말이 느려질 수도** 있다. 이런 변화들은 뉴런의 퇴화나 뉴런 사이의 연접전달(synaptic transmission)의 퇴화에 의한 것이다. 뉴런의 혈류공급 감소는 신경기능에 손상을 일으키며 신경세포에 문제를 일으키는 원인이 된다.

기질적 **뇌증후군**(organic brain syndrome)이나 실어증 같은 신경학적 변화가 있으면 의사소통이 어렵다. 기질적 뇌증후군 노인환자에서는 **의사소통을 어렵게 만드는 혼란과 지남력 상실**이 특징적으로 나타난다. 다시 말하면 혼돈상태에서는 정확하게 정보를 주고 받을 수 없다.

노년기에 흔한 질환인 **뇌졸중**에 의한 **실어증도** 의사소통에 **장애**가 된다. 대상자는 들은 단어에 대해 이해하고도 제대로 반응을 하지 못할 수 있고, 질문에 대한 반응으로 소리를 낼 수 있어도 실제로는 알아듣지 못할 수 도 있다.

3) 감각기능의 변화

55세에서 60세 사이에 **의사소통과 관련된 감각기능의 감소**가 현저하다. 그러나 이러한 변화는 서서히 나타나기 때문에 노인들은 그 변화에 익숙해져 별 불편없이 의사소통을 할 수 있다. 따라서 간호사는 이와 같은 적응과정에 대하여 알고 있어야 하며 관찰과 사정을 할 수 있어야 한다.

귀의 구조적 · 신경학적 변화는 **음파의 전달을 방해**한다. 간호사는 음차를 이용하여 골전도와 공기전도의 정도를 사정할 수 있다. 이경을 사용하여 귀지에 의해 귀의관이 막혔는지 혹은 고막이 파열되었는지에 대해서도 평가한다. 간혹 꽉 막힌 귀지를 제거하면 청력이 향상되기도 한다. 많은 노인들이 어린 시절 앓았던 여러 가지 귀의 염증에 의해 고막이 파열되어 중이에서 이골로의 전도에 문제가 발생하는 경우도 있다. 이렇게 고막이 파열된 경우에도 외과적 치료를 받지 않았다면 간호사는 귀 안으로 물이 들어가지 않도록 주의시키고 감염 증세가 나타나는지에 대해 관심을 기울여야 한다.

귀에서 일어나는 변화들은 흔히 **소리를 잘못 이해하거나 이해할 수 없게** 만든다. 노인들은 이런 변화에 적응하기 위하여 소리나는 쪽으로 몸을 돌리거나, 소리를 이관으로 모으기 위해 귓바퀴에 손을 대기도 한다. 노인들은 흔히 입술읽기(lip reading)로 청력상실에 적응한다. 따라서 간호사는 이런 적응과정을 주의깊게 살피고, 노인을 간호하는 사람들에게 대상자와 말할 때 정면에서 말해야 한다는 사실을 상기시켜야 한다. 신경학적 노화변화로 노인들은 **고음 청취능력**이 상실되며 **음에 대한 반응이 느려진다**는 것도 알아야 한다. 그러므로 **정면에서 이야기**하는 것뿐 아니라 **천천히 저음**으로 이야기하는 것도 중요하다.

청력상실은 공포, 분노, 적대감 혹은 망상증, 우울증 등의 정신적 문제를 일으킨다. 청력상실이 미비한 경우는 보청기 사용으로 해결이 되지만, 심한 경우에는 의사소통을 효과적으로 하기 위해서 입술읽기나 문자에 의한 의사소통이 필요한 경우도 있다.

책을 읽고, 텔레비전을 시청하고, 전화를 걸고, 입술을 읽는 것 등을 가능하게 할 좋은 시력이 있어야 청력손상을 보충하고 의사소통을 할 수 있다. 그러나 노화로 시력장애도 일어난다. 예를 들면 **주변 시력의 감소**, **백내장**, **조절능력의 저하** 등이다. 시력장애가 있으면 원활한 의사소통을 하기 어려우므로 간호사는 시력장애의 정도 및 장애의 유무를 사정해야 한다. 또한 어두운 조명, 잘 안 닦은 안경 같은 **환경적 요인**도 의사소통에 영향을 미칠 수 있기 때문에 노인과의 의사소통 전에 노인의 청력, 시력 및 환경적 요인을 사정해야 한다.

2. 노인과의 효과적 의사소통

의사소통은 개인이나 집단 사이에서 의사를 주고 받는 것과 같은 정보교환 과정이다. 직장이나 사회에서 개인, 가족, 집단간의 문제는 종종 나쁜 의사소통의 결과라 할 수 있다. 의사소통에 참여하는 개인은 자기만의 가치, 신념, 지각을 갖고 있는 독특한 개인이다. 이러한 사실은 특히 노인과의 의사소통시에 꼭 기억해야 할 부분이다. 현대 **노인들은 성인과는 다른 그들만의 의견**, **가치**, **신념**을 갖고 있다. 노인들은 전쟁을 포함한 어려운 시기에 성장하였고, 생존을 위하여 많은 고난을 겪었다. 젊은층과 달리 컴퓨터 등의 많은 문명 이기들을 누리지 못하고 젊은 시절을 보냈다. 그러므로 다른 시기에 태어나서 생활하고 있는 젊은이들이 노인들을 이해하는 것은 쉬운 일이 아니며, **세대간의 한계**, **장벽을 연결**할 수 있는 효율적인 방법을 마련하는 것이 가장 좋은 의사소통이다.

동년배나 유사한 배경을 지닌 사람들간에도 효과적 의사소통은 쉽지 않기 때문에 연령차가 나거나 상이한 배경을 지닌 사람들간의 의사소통은 매우 어렵다. 효과적인 의사소통을 위해서 중요한 점은 **타인과 지식을 공유**하려는 노력이다. 노인과 의사소통을 하고자 할 때 노인이 말하고자 하는 점에 대한 가치와 장점을 이해해야 한다. 효과적 의사소통이라는 것이

표 6-1. 대상자와 신뢰관계 형성을 위하여 간호사가 사용할 수 있는 방법

- 상호 신뢰감 증진으로 솔직한 의사소통의 초석 마련
- 간호사의 행위
  간호사의 평상시 행위와 생활방식 정돈으로 좋은 첫인상 유지
- 물리적인 배치
  의사소통시 주변 환경의 효율적 배치

우리가 타인이 말하는 것에 대하여 모두 동의한다는 것을 의미하는 것은 아니지만, 타인이 생각하는 것과 말하는 것에 대하여 존중해 줄 필요가 있다. 이러한 **상호간의 존중과 이해 분위기를 라포**(rapport)라고 한다.

효과적 의사소통을 위해서는 의사소통의 장애가 되는 요소들을 확인하고, 이러한 장애물들을 극복하려는 노력을 하여야 한다. 효과적 의사소통은 쉽지 않다. 노인과 효과적인 의사소통을 하기 위해서는 사려깊고 지속적인 노력이 필요하다. 노인과의 효과적인 의사소통을 위한 선결과제는 신뢰관계 형성이다. 신뢰는 공유, 계획, 구성 등이 요구되는 효과적인 관계를 위해서 필수적이다. 신뢰감, 자신과 타인에 대한 수용, 솔직한 분위기, 그 결과로 나타나는 성장은 효과적인 개인성장 및 집단의 성장을 돕는 연관된 인자이며, 이러한 성장은 위의 네 가지의 변화인자들 사이에서 함께 발생하고 일련의 순서가 유지될 때 최대로 성장한다. 다시 말해서 효과적인 의사소통과 성장을 위해 신뢰감은 가장 필수적인 요소이다(Gibb, 1964). 신뢰감은 집단의 효율성을 증진시키고 개인이 가질 수 있는 집단의 가치에 대한 인식을 증진시키는 데 촉매로서 작용한다. 대상자와 신뢰관계를 형성하는 데 간호사가 사용할 수 있는 방법은 표 6-1과 같다.

신뢰관계 형성을 기초로 노인과의 효과적 의사소통시에 이용할 수 있는 기법들은 다음과 같다.

1) 공감적 경청(Empathic listening)

효과적으로 의사소통을 하기 위해서는 우선 적극적이고 공감적으로 경청하는 방법을 습득하여야 한다. 경청은 단순한 듣기 이상이다. 듣기는 음을 감지하는 청력을 의미하는 반면, 경청은 이해, 즉 **소리의 의미를 파악**하는 것을 의미한다. 화자가 말하고자 하는 것의 의도를 확실히 이해하기 전에는 경청한다는 것이 어렵다. 단순히 화자가 말하는 단어를 듣는 것이 아니라, **단어의 의미를 경청**해야만 한다.

공감은 타인의 독특한 세계를 기꺼이 이해하려는 시도로 정의될 수 있다. 자신을 타인의

위치에 위치시켜 다양한 상황에서 타인의 감정과 사고를 이해하려는 것이다. 공감적 경청은 상대방에 대하여 단순히 많은 것을 아는 것이 아니라, **타인을 이해하기 위하여 적극적으로 노력**하는 것이다.

적극적 경청술은 간호의 모든 분야에서 필요하지만 특히 노인을 간호할 때 중요하다. 공감적 경청을 위해서 **청력변화**, **시력변화**, 피로, 통증 등 노인의 강점과 제한점에 대해 민감하게 반응해야 한다. 노인이 대답할 여분의 시간을 필요로 하면 참을성 있게 기다려 주어야 한다. 공감적 경청은 **노인에게 초점을 맞출 수 있는 능력**이다.

의사소통은 단지 누군가와 대화하는 것 이상으로 비언어적 의사소통을 포함하여 타인과 의견을 전달하는 모든 방식을 의미한다. 의사소통은 **모든 감각**을 이용할 수 있다. 의사소통시에 일반적으로 사용되는 것은 **청력과 시력**이지만 **촉각**, **후각** 심지어는 **맛 감각**도 일부 의사소통에 이용될 수 있다. 노인과 의사소통할 때는 노인의 지각은 노화로 인한 생리적 변화로 인해 변화될 수 있다는 점을 기억해야 한다. 또한 노인의 **다양한 사회 · 문화적 배경**과 노화로 인한 **생리적 변화**를 고려하여야 한다.

2) 비언어적 의사소통

연구에 의하면 우리가 사용하는 의사소통 중 언어는 단지 7%에 불과하며, 93%는 비언어적 의사소통이다. 약 38%의 의사소통은 **어조**, **억양**, **말수** 등 **비언어적 단서**를 통해 전달되고 55%는 **신체적 단서**로 전달된다. 우리의 의사소통 중 상당수가 비언어이므로 노인과의 상호작용을 위해서 비언어적 의사소통의 다양한 측면을 살펴볼 필요가 있다.

(1) 심볼(symbols)

만약 두 명이 방에 들어왔는데 한 명은 흰 가운을 입고 목 주위에 청진기를 걸고 있으며, 다른 한 명은 성직자의 옷을 입고 십자가를 갖고 들어왔다면 그 사실이 우리에게 무엇을 암시하는가? 이 사람들이 의사소통을 할 필요가 있을까? 어떤 대화가 이루어졌는가?

우리가 입고 있는 **옷**, **장식구**, **청진기**, **마스크**, **가운**, **장갑** 등은 의사를 전달한다. 우리는 우리 자신에 대한 의사소통시 이러한 심볼을 이용한다. 경찰복, 소방복, 성직자복, 간호사복 등 **독특한 유니폼**은 사람에 대한 정체성을 확인시켜 준다.

건강 관련 현장에서 환자들은 유니폼의 유형과 색으로 다양한 간호제공자들을 구분할 수 있다. 많은 환자들 특히 노인들은 간호사들이 캡을 쓰지 않는 것을 좋아하지 않는다. **흰 유니폼과 캡**은 노인들이 간호사들을 다른 의료인과 쉽게 구별할 수 있도록 도와준다. 이런 이유로 일부 간호사들, 특히 양로원과 같은 시설에 근무하는 간호사들은 계속 흰 가운과 캡을 착용하고 있다. 어떤 간호현장에서는 오히려 독특한 유니폼을 입지 않기도 한다. 예를 들어 가정간호센터나 보건소 등에서는 줄무늬나 푸른색 계통의 유니폼과 명찰 등이 선호되기도 한다. 그러나 이런 경우 노인들이 의복에서 간호사임을 확인하지 못하기 때문에 혼란을 가중시킬 수 있다. 노인들은 "당신은 누구요?", "나한테 무슨 짓을 하는 거요?" 등과 같은 질문을 던질 수도 있다. 간호사들은 유니폼 착용에 많은 관심을 두지 않을지 모르지만 의사소통에는 중요한 역할을 한다.

(2) 어조(tone of voice)

속삭임, 외침, 푸념소리를 생각해 보자. 일반적 어조로 "난 그렇게 하고 싶지 않았어요"라고 속삭이고, 외치고, 푸념하는 것을 생각하자. 각 상황에 대해서 당신은 동일하다고 이해하는가? 아마 아닐 것이다. 우리는 생존하기 위해서 생애 초기부터 **상대방의 감정을 이해**할 수 있도록 어조를 이해하는 방법을 습득한다. 비언어적 메시지는 매우 강하기 때문에 말을 듣지 못했어도 어조에서 지각한 대로 반응할 수 있다. 누군가 우리에게 소리치면 우리도 반사적으로 소리친다. **외침**은 대개 **분노나 불유쾌함**과 관련되어 있다고 생각하면서도 많은 사람들은 잘 듣기 어려우면 의사소통을 위해 외침을 사용한다. 그러나 외침은 어조로 인해 상대방이 화가 나 있다고 생각할 수 있기 때문에 청력문제를 해결하기 위한 적절한 방법은 아니다. 이런 경우 귀에 가까이 다가가서 낮은 어조로 이야기하는 것이 보다 효과적이다. 칠판이나 몸짓 등 비언어적 의사소통을 이용하는 것도 도움이 될 수 있다.

(3) 신체언어(body language)

간호사가 문 옆에 서 있으며 문고리를 잡고 있는데 몸은 여전히 복도에 있는 채로 "도와드릴까요?"라고 말했다면, 사실 간호사의 몸은 "사실 난 너무 바쁜데요. 별로 원하시는 거 없으시죠?"라고 말하는 것과 같다. 우리는 서 있는 것, 앉는 것, 체위 등으로 많은 것을 말할 수 있다. 모든 환자를 다룰 때, 특히 노인환자를 다룰 때 우리는 신체언어를 통해서 우리가 표현하는 것이 무엇인지에 대해서 인지하고 있어야 한다.

언어와 신체언어로 서로 다른 두 가지 메시지를 전달하는 상황에서 대부분의 사람들은 신체언어에 반응한다. 문에 서 있는 것, 복도로 서둘러 가는 것, 간호사실 뒤쪽에 앉아 있는 것, 투약중이거나 처치실에서 일하고 있는 것 등은 간호사가 바쁘고 방해 받고 싶어하지 않는다는 것을 의미한다. 많은 노인과 가족들은 간호사들의 이러한 신체언어에 의해 압도되어 주저하다 심각하게 진행된 후 고민거리를 보고하는 경우가 있다. 간호사들은 환자와 간호사들간에 장애물을 만들지 않도록 주의해야 한다. 환자와의 대화를 위하여 방에 갈 때나 라운지에서 방문객과 대화할 때 항상 비언어적으로도 당신이 정말 믿을 만하며 상대방을 고려하고 있음을 보여주어야 한다.

또한 **노인환자가 그들의 신체언어를 통하여 표현**하고자 하는 메시지를 포착해야 한다. 예를 들어 의자에서 떨어진 환자들은 피로, 신체적 허약감을 표현하고자 하거나, 부주의함, 슬픔 등을 표현하는 것일 수 있다. 그러나 간호사 입장에서는 화, 공포, 무관심 등을 표현하는 것이라 생각될 수 있다. 신체언어가 구두언어와 서로 다른 내용을 표현할 때는 **신체언어를 믿어야** 한다. 이런 경우에는 **반영적 또는 개방적 서술문**(reflective or open-ended question)을 이용하여 진심을 확인할 수 있다.

(4) 간격, 거리와 위치(space, distance, and position)

신체적 간격, 거리와 위치는 우리가 의사소통하는 또 하나의 방법이다. 의사소통에서 신체적 간격을 활용한 연구들은 proxemics라 불리어진다. 신체적 간격이란 **우리가 불편하다고 느끼지 않는 정도의 범위에서 상대방이 의사소통시 가까이 접근할 수 있도록 허락한 간격**을 의미한다. 의사소통할 때 두 사람이 떨어진 간격은 중요하다. 전통적인 미국사회에서 대개의 사람들은 낯선 사람들이 12피트 이상 떨어진 상태에서 대화할 때 편안함을 느낀다. 따라서 이 거리는 **공공간격**(public space)으로 간주되어지며, 대화를 나누는 사람들간의 긍정적 또는 부정적 관계가 없다고 생각되어진다. 이 간격은 사적인 관계가 없는 사람들이 의사소통할 때에 편안히 이용될 수 있는 거리이다. 만약 간호사가 환자와 이 정도의 거리를 두고 의사소통을 한다면 전달하고자 하는 메시지는 무관심하다는 것으로 받아들여질 것이다. 이에 반하여 4~12피트 사이의 간격은 **사적 간격**(social space)으로 타인과의 대화시에 가장 밀접한 상호의사소통이 가능한 거리이다. 따라서 이 정도의 간격에서 간호사가 환자와 의사소통한다면 환자에게 관심을 갖고 있으며 사려깊다고 간주될 것이다. 18인치 이내의 간격은 **친밀한 간격**(intimate space)으로 대개의 사람들은 아주 신뢰하고 있는 몇몇 사람들에게만 이 간격을 허용할 것이다. 허락없이 이 정도의 간격으로 의사소통을 시도한다면 이는 위협으로 받아들여질 것이다.

노인에게 간호나 치료를 제공하는 간호사나 다른 간호제공자들은 별 생각 없이 너무 빨리 친밀한 간격으로 접근할 수 있다. 이는 간호사들이나 다른 간호제공자들의 업무상의 특성 때문이며 대수롭지 않게 간주하고 넘어갈 수도 있다. 그러나 시력이나 청력이 저하된 노인, 또는 수면중이거나 완전히 깨어나지 않은 노인들은 간호사의 접근에 놀랄 수 있다. 이들은 처음에는 간호사를 완전히 믿을 수 있는 사람으로 인정하지 않을 수도 있어서 언어적으로 또는 신체적으로 간호사의 접근을 거부할 수도 있다. 이러한 반응은 신체적 공격에 대한 두려움의 결과로, 간호사들은 두 사람간의 간격의 중요성을 재인식하고 노인 개인의 관심을 끌도록 시도해야 하며, 만약 가능하다면 신체적 간호를 제공하기 전에 미리 허락을 받는 것이 좋다.

(5) 몸짓(gestures)

몸짓은 의사를 전달하고자 이용되는 비언어적 의사소통의 유형이다. 몸짓은 **문화와 세대의 영향**을 많이 받는다. 한 문화권에서는 허용되는 몸짓이 다른 문화권에서는 공격으로 간주되기도 한다. 요즘에는 수용되는 몸짓이 과거에는 무례나 모욕으로 받아들여지기도 하였다. 한 문화권에서 어떤 의미를 갖고 있는 몸짓이 다른 문화권에서는 다른 의미를 갖는 경우도 있다. 예를 들어 머리를 위 아래로 끄덕이는 것은 대개의 경우 '예'를 의미하지만 일부 에스키모 부족에서는 '아니오'로 간주되고 있다. 따라서 몸짓을 사용하기 전에 의사소통하고자 하는 쌍방이 몸짓에 대하여 같은 이해를 갖고 있는지 확인할 필요가 있다.

몸짓은 **언어로 의사소통이 어려운 사람들에게 매우 유용한 방법**이다. 뇌졸중 후에 많은 사람들은 실어증으로 고생하고 있다. 이러한 사람들은 뇌손상 때문에 단어를 확인하지 못하거나, 원하는 단어를 찾지 못하는 경우도 있다. 이와 같이 원하고 필요로 하는 단어를 자유자재로 의사소통에 이용하지 못하는 사람들은 매우 좌절하게 되는데, 이 경우 몸짓과 같은 비언어적 의사소통의 활용은 매우 효과적이다.

(6) 표정(facial expressions)

표정은 의사소통의 한 유형이다. 인간의 얼굴은 가장 표현적이며, 표정은 문화와 언어장벽을 넘어 의사소통을 가능케 하는 수단이다. **미소, 찌푸림, 찡그림**은 세계의 어디에 있는 사람에게나 동일한 의미를 전달한다. 인간은 태어날 때부터 표정에 반응한다. 우리는 의사소통하는 사람들의 **표정에서 거울처럼 반응**한다. 미소는 미소를 낳고, 찌푸림에는 자연스럽게 찌푸림으로 응대하게 된다. 공포, 분노, 즐거움, 다른 많은 감정들이 표정변화만으로도 전달된다. 간호사들은 이 점을 인식하고 의사소통시에 전달하고자 하는 메시지에 따른 표정관리를 할 수 있어야 한다. 대개 간호사들은 노인과 의사소통시에는 선입견에 의한 표정으로 대화하는 경우들이 많다. 찌푸리며 대화하면 상대방은 자기가 무엇인가를 잘못했다고 판단하게 된다. 신중한 태도로 경청하면서 미소를 지으면 상대방은 간호사가 정말 내가 하는 이야기에 관심을 갖고 있는지 의아해 할 것이다.

(7) 눈맞춤(eye contact)

"내 눈을 보세요"는 우리가 자주 듣는 문구이다. 상대방의 눈을 쳐다보는 것은 대부분의 문화권에서 정직으로 인식되어진다. 그러나 동남아시아나 일부 문화권에서 눈을 피하는 것이 존중의 의미로 받아들여지기도 하였다. 노인을 다룰 때는 노인들의 **눈맞춤의 의미**에 민감할 필요가 있다. 노인과 의사소통할 때 **얼굴을 맞대거나 눈을 맞추는** 것은 그들에게 불필요한 두려움을 없애 줄 수 있기 때문에 도움이 될 수 있다. 또한 이러한 방법은 **청력기능이 저하된**

노인들에게 대화중 입술읽기의 가능성을 높여 줄 수 있기 때문에 보다 효과적일 수 있다.

(8) 의사소통의 속도(pace or speed of communication)

간호사들은 그들이 간호하는 노인보다 어리다. 연령차에 기인한 의사소통시 속도의 차이는 노인을 당황하게 때로는 좌절하게도 할 수 있다. 대개 노인들은 젊은 간호사들은 서두른다고 생각하기 때문에 젊은 간호사들과 상호작용하는 것을 선택하지 않을 수도 있다. 간호사들은 노인들이 생각한 것을 언어로 조직화하는 시간을 참고 기다려 주어야 노인들이 완전한 문장으로 대화하는 것을 들을 수 있다. 대개의 경우 간호사들은 노인들이 스스로 문장을 완성하도록 기다리지 못하고 자신들의 생각대로 노인들의 문장을 완성하는 경우가 많다. 노인과 의사소통할 때 중요한 점은 **인내와 능동적 경청**임을 기억해야 한다. 노인과 함께 하는 모든 이들이 꼭 기억할 사항은 '천천히 하는 것이 더 좋다' 라는 점이다.

(9) 시간과 시기(time and timing)

시기는 의사소통의 페이스와 관련되어 있지만 다른 독특한 적용점도 있다. 사람이 **주의를 끌기 위하여 기다려야 하는 시간의 양**은 중요하다. 만약 간호사가 반응을 지연시킨다면 주의를 끌고자 하는 사람은 화, 불유쾌함, 불안, 공포 등의 감정을 표현할 수도 있다. 연구들에 의하면 간호사들은 말기 환자들에게는 보다 긴 반응시간을 주는 것으로 나타났다. 또한 치매 환자들에게도 지연된 반응을 제공하는 경향이 있다. 그러나 오랫동안 반응을 기다릴수록 화, 공포, 불안 등이 증가하는 경향이 있기 때문에 좋지 않을 수도 있다. 노인들의 요구가 즉각적으로 처리된다면 요구의 수는 증가하지 않고 감소될 수 있으므로 불필요하게 노인을 기다리게 하는 것은 미묘한 학대가 될 수도 있다.

많은 노인들은 **시간감각도 변화**한다. 전달하고자 하는 메시지를 자주 잊어버리거나 아직 시간이 되지 않았는데도 반복적으로 문제를 제기할 수도 있다. 너무 늦게 메시지를 전달하여 불편감이나 좌절을 맛볼 수도 있다. 노인들은 욕실에 가거나 필요한 물품을 싸는 등의 행동을 하는 데 젊은 사람들보다 **더 많은 준비시간**을 필요로 한다. 오후 늦게 흥분적인 메시지를 노인에게 전달하는 것은 노인들의 수면방해를 초래할 수도 있다. 간호사들은 이 점을 인식하여 의사소통시에 **적절한 시기**를 선택할 수 있어야 한다.

(10) 접촉(touch)

접촉은 모든 인간의 기본적 요구로 많은 노인들은 **접촉박탈**로 고생하고 있다. 많은 노인들 특히 배우자와 사별하거나 자녀나 친지들과의 접촉이 적은 사람들은 접촉요구를 충족시켜 줄 사람이 없다. 연구에 의하면 정신적 문제를 가진 사람이나 노인들은 간호제공자에 의한 최소한의 접촉을 받고 있다.

접촉은 의사소통의 가장 근본적인 유형이다. 어떠한 말도 필요하지 않고 높은 단계의 감각적 · 인지적 기능도 필요치 않다. 모든 것이 없어져도 접촉은 남아 있다.

어리거나 경험이 부족한 간호사들이 접촉을 의사소통의 수단으로 이용하는 것은 어렵고 불편한 일이다. 접촉은 매우 개인적인 의사소통 유형이다. 애정, 이해, 신뢰, 희망, 그리고 관심은 손을 어깨에 올려 놓는 접촉에 의하여 전달될 수 있다. 접촉은 관심을 갖고 있고 돌봐주고 싶음을 표현하는 공통적인 방법이다. 감정적으로 친밀한 사람들은 손을 잡고 서로를 껴안는다. 외로운 노인들이 그들이 부족하다고 생각하는 것들 중 고순위에 속하는 것들이 포옹과 접촉이다. 접촉의 공감적 사용은 노인과 함께 일할 때 매우 요구되는 기술이다. 의사소통시 간호사가 사용하는 단어뿐 아니라 접촉은 매우 중요하다.

특수한 상황에 적합하도록 목적을 갖춘 접촉유형인 치료적 접촉(therapeutic touch)은 상대방에게 자비로운 도움을 제공하기 위하여 고안된 것이다. 치료적 접촉이 일상화되어지고 수용된 것은 최근의 일이다. 연구들은 이러한 접촉이 노인에서 통증을 감소시키고 안녕감을 증진시킨다고 보고하고 있다. 심지어는 헤모글로빈 수치를 향상시키고 부종을 낮추며 상처치유 속도를 증진시킨다는 보고도 있었다.

적절한 접촉의 이용은 노인과의 의사소통시에 매우 유용할 수 있지만, 부적절한 접촉은 위험하며 파괴적 결과를 낳을 수도 있다. 분노나 좌절을 전달하고자 할 때 접촉을 이용하는 것은 부적절하다. 거칠게 다루거나 때리고 미는 등의 접촉은 환자를 학대하는 것이며 어떤 경우에도 부적절한 접촉이다.

(11) 침묵(silence)

아무 말도 하지 않는 것도 때론 무언가를 말하는 것이다. 때때로 언어사용은 침해적일 수도 있다. 언어가 진실된 의사소통을 방해할 수도 있다. 많은 경우에 노인들은 사고를 구성할 더 많은 시간을 필요로 한다. 때로 아무 말도 하지 않는 것이 필요하다. 강한 슬픔, 고통, 불안 등의 시기에는 아무 말도 하지 않는 것이 간호사가 제공할 수 있는 가장 적절한 유형의 의사소통이 될 수 있다. 필요로 하는 사람 곁에 같이 있어 주는 것 자체만으로 진실한 관심을 표현할 수 있고 몇 마디의 말보다 가치가 있을 수 있다.

3) 언어적 의사소통

언어적 의사소통은 단어를 이용하여 메시지를 보내고 받는 것이다. 일부 언어적 의사소통은 공식적이고 구조화되어 있으며 정확하다. 반면 일부 언어적 의사소통은 비공식적이고 비구조화되어 있으며 융통적이다. 공식적 의사소통은 특수한 의도와 목적을 갖고 있다. 비공식적 또는 사회적 대화는 보다 덜 특수하며 사회화의 방법으로 사용된다. 이 두 가지 모두가 간호에는 필요하다. 간호사들은 공식적 · 비공식적 의사소통을 모두 효과적으로 이용할 수 있어야 한다.

효과적 의사소통은 적절한 소개로부터 시작된다. 간호사들은 노인들에게 어떤 방법으로 자신들을 소개할지를 결정해야 한다. 간호사들이 노인에게 자신을 김 간호사 등과 같이 성으로 소개하는 것이 친숙한 방법으로 알려져 있다. 노인에게도 김 누구누구님과 같은 **적절한 이름과 호칭을 이용하여 소개를 시작한 후에 노인이 선호하는 호칭**을 이용하는 것이 좋다.

공식적이든 비공식적이든 언어로 의사소통할 때 간호사는 가능한 대화하고자 하는 상대방에 대하여 많이 알고 있어야 한다. **나이, 결혼상태, 교육적 배경, 관심사**, 시력 및 청력 등은 의사소통에 영향을 미칠 수 있기 때문에 이러한 것들을 고려하여 사용할 의사소통 기술과 언어를 선택해야 한다. 대다수의 노인들은 청력의 변화를 겪게 되고, 이는 언어이해에 장애를 초래할 수 있다. 간호사는 어떠한 형식으로든지 언어를 교환하기 전에 상대방이 현재 가지고 있는 이러한 변화들에 대하여 인지하고 있어야 한다.

상대방의 교육적 배경에 대한 지식과 관심사는 간호사가 대화를 어떻게 시작할지에 대한 정보를 제공해 준다. **사교적 대화**는 대개 과거의 직장, 가족 그리고 관심사들을 위주로 이루어진다. 상대방의 **개인적 정보**에 대하여 많이 알수록 간호사가 공감적으로 반응할 가능성도 높아진다. 효과적으로 언어적 의사소통을 하기 위해서는 메시지를 주고 받을 때 다양한 기술을 사용할 수 있는 능력이 필요하다.

(1) 정보 주기(informing)

정보 주기는 **사실에 대한 직접적인 진술문**들을 이용한다. 좋은 정보 진술문은 **분명**하고 **간결**하며, 환자가 **이해할 수 있는 언어**로 표현되어진다. 정보를 줄 때 간호사는 능동적이며, 환자는 수동적인 입장이다. 환자가 능동적으로 의사소통에 참여하지 않기 때문에 정보 주기는 가장 효과적이지 않은 의사소통 유형이기도 하다. 정보를 줄 때 간호사들은 환자들에게 그들 자신의 언어로 이해한 것을 **재진술**하도록 부탁해야만 한다.

(2) 직접적 질문(direct questioning)

직접적 질문은 간호사가 **구체적인 정보**를 얻고자 할 때 유용한 방법이다. 직접적 질문은 누가, 언제, 어떻게, 무엇을, 어디에서, 했는지, 하지 않았는지 등의 문구로 표현된다. 직접적 질문은 **정보를 빨리 얻어야 하는 상황**에서 적절하다. 그러나 만약 너무 과다하게 직접적 질문을 사용한다면 환자는 방어적이 될 것이다. 학생간호사나 신규간호사들은 약 50여 개의 질문목록을 만들어 환자사정에 이용하고 있다. 처음 열 가지 정도의 질문이 끝나면 환자들은 자신들이 실험대상인가 하는 생각을 갖게 되고, 최소한의 정보만 제공하는 의사소통을 하게 된다. 직접적 질문은 대개 간단한 답, '네', '아니오'의 반응으로 끝나는 경우가 많다는 제한점이 있다.

(3) 개방적 기술(open-ended technique)

개방형 의사소통은 **개방형 질문**, **반영적 진술**, **진술을 명확히 하기**, **바꾸어 말하기** 등의 기술을 포함한다. 이러한 기술들은 환자에게 반응할 여지를 허락하며, 보다 공감적 분위기를 조성할 수 있다. 환자는 간호사가 단지 형식적 질문을 채우는 것이 아니라 환자에게 개인적으로 관심이 있다고 느낄 것이다. 개방형 반응의 예는 "당신이 양로원으로 옮긴 후에 어떠하였습니까?", "그 후에는?", "정말 놀라셨겠군요", "내가 듣기에는 ……"와 같다. 개방적 기술은 환자가 그들의 감정과 지각에 대하여 보다 **솔직히 표현**할 수 있도록 도와준다. 또한 간호사들이 알고 있는 정보를 타당화시켜 주기도 한다.

(4) 대면(confronting)

대면은 정보간의 **불일치**가 있거나 **언어적·비언어적 메시지가 모순**될 때 이용된다. 대면은 가장 어려운 의사소통 기술의 하나로 **좋은 라포가 형성된 후에 사용**할 수 있다. 또한 의사소통이 붕괴되거나 갈등이 야기될 수도 있기 때문에 아주 초조해 하거나 혼돈된 사람에게는 절대 추천할 만한 방법이 아니다. 대면은 문제를 탐구할 적절한 시간이 있고 해결책도 있을 때 사용되어야 한다.

(5) 사교적 의사소통(social communication)

간호사와 환자간의 의사소통에는 **단순한 수다나 잡담**도 있다. 만약 간호사가 일반적인 건강에 대한 말을 한다면 환자에 대해서는 별로 알 수 없다. **날씨에 대한 이야기**, **텔레비전 프로그램 이야기**, **최신 뉴스** 등은 간호사가 환자를 환자가 아닌 한 사람으로 대하고 생각하고 있음을 의미한다. 이러한 의사소통 기술은 특히 간호사가 환자와 가족처럼 생활하고 있는 양로원 등의 노인간호시설에서 아주 중요하다.

4) 방문객이나 가족과의 의사소통

간호사들은 환자의 친구, 가족 그리고 다른 방문객들과도 상호작용할 준비를 갖추고 있어야 한다. 이러한 사람들은 **노인의 사회적 관계망과 지지체계**를 형성하고 있다. 가족과 친구들은 그들이 사랑하는 노인에게 일어나고 있는 일에 대하여 관심을 갖고 궁금해 한다. 그들은 간호사에게 정보를 구하고자 하고, 안심 받고 싶어할 뿐 아니라, 그들이 간호사들에게 또 다른 정보원이 될 수도 있다.

이렇게 중요한 타인들은 간호사가 그들에게 반응적으로 대한다면 많은 면에서 도움을 줄 수 있다. 노인의 경우 중요한 타인들 역시 노년층이다. 간호사들은 이러한 사람들과의 의사소통도 특수한 주의와 기술을 필요로 함을 인식해야만 한다. 환자의 중요한 타인들과도 좋은 라포를 형성할 시간을 가져야 한다. 이들과의 좋은 의사소통은 환자간호에 도움이 될 것이다. 이들은 간호사보다 환자에 대해서 오랫동안 알고 있었고, 더 많은 사실을 알고 있기 때문에 숙련된 간호사도 미처 발견하지 못한 미묘한 변화도 먼저 알아차릴 수 있다. 많은 경우 간호사들은 노인의 행동과 의사소통을 해석하는 데 중요한 타인들에게 의지하고 있다. 따라서 그들이 말하는 것을 경청하는 것은 매우 중요하다.

요약

효과적 의사소통의 열쇠는 대화하는 상대방에 대한 지식과 그들의 독특성을 존중해 주는 것이다. 노인과 라포를 형성하고 효과적으로 의사소통하기 위해서 간호사들은 메시지의 전달을 방해할 수 있는 감각적 변화나 그릇된 이해를 도모할 수 있는 노인의 문화적 · 세대적 가치관에 대하여 확인할 필요가 있다. 간호사들은 노인, 노인의 가족, 친구들이 이용하는 언어적 · 비언어적 메시지를 모두 정확히 확인하고 이해해야 하며, 자신이 전달하고 있는 메시지도 정확히 인식하고 있어야 한다. 상대방과 효과적으로 상호작용하고자 할 때 인내, 공감 등은 간호실무에서 매우 효과적인 기술이 된다(표 6-2).

표 6-2. 간호사가 노인과 의사소통시 해야 하는 것과 하지 말아야 하는 것

해야 하는 것	하지 말아야 하는 것
• 간호사가 누군지 분명히 밝힐 것 • 노인이 선호하는 공적인 호칭 이용하기 • 저음으로 분명하고 천천히 이야기할 것 • 공감적으로 경청할 것 • 간호사와 노인의 신체언어에 집중할 것 • 접촉을 적절히 자주 이용할 것	• 노인이 자신이 간호사임을 알고 있을 것이라 가정하는 것 • 할머니, 할아버지와 같은 패턴화된 호칭을 모든 노인에게 사용하는 것 • 모든 노인을 일반화된 틀에 맞추어 대하는 것 • 잊지 말라고 너무 강조하여 주의 주는 것

참고문헌

Cole, G. (1996). *Fundamental Nursing Concepts and Skills* (2eds.). St. Louis: Mosby.

Ebersole, P. & Hess, P. (1998). *Toward Healthy Aging: Human Needs and Nursing Responses* (5ed.). St. Louis: Mosby.

Gibb, J. R. (1964). *Climate for Trust Formation in T Group Theory and Laboratory Method*. New York: Wiley.

Lawson, J. S. (1975). Changes in immediate memory with age. *British Journal of Psychology*, 56, 69-75.

Liberman, M. (1965). Psychological correlates of impending death. *Journal of Gerontology*, 20, 181-190.

Lueckenotte, A. (1996). *Gerontological Nursing*. St. Louis: Mosby.

Mandel, E., Shulman, M. D., & Begany, T. (1997). Overcoming communication disorders in the elderly. *Patient Care*, 31-55.

Martin, R. Web site (1996). KU researchers studies how people talk down to the elderly, www.urc.ukans.edu/News/96N/NovNews/Nov20.

Murray, R. B. & O'Driskoll, D. L. (1979). *The Nursing Process in Later Maturity*. Cliffs, NJ: Prentice-Hall.

Sieh, A. & Brentin, L. K. (1997). *The Nurse Communication*. Philadelphia: W. B. Saunders.

Simington, J. A. (1993). The elderly require a "speak touch": Touching expresses caring, and the quality of care improves. *Nursing Homes*, 42-30.

제7장 노인의 약물사용

학습목표

1. 노인에서 약물 관련 문제의 위험도를 증가시킬 수 있는 요소들을 확인할 수 있다.
2. 노화에 따른 약물역동학의 변화를 설명할 수 있다.
3. 시설에 있는 노인들에게 약물투여시 고려해야 하는 주의사항을 설명할 수 있다.
4. 노인의 약물투여 및 관리에서 적용할 수 있는 간호중재 기법을 설명할 수 있다.
5. 투약과 관련한 노인의 권리를 설명할 수 있다.
6. 투약과 관련하여 노인에게 제공해야 할 정보들을 확인할 수 있다.
7. 노인의 자가투약에 대하여 토론할 수 있다.
8. 가정에서 노인의 자가투약을 감소시킬 수 있는 간호중재 방안을 토론할 수 있다.

약물투약과 관련된 문제들은 노인들에게는 일반적이며, 이러한 문제들은 시간과 경제적인 손실을 야기한다. 투약은 노인의 정상적인 기능수행의 변화를 초래할 수 있는데, 심하면 생명에 위협적인 결과를 초래할 수도 있다.

노인에서는 투약의 부작용 역시 흔하다. 미국의 연구결과에 의하면 입원한 66세 이상 노인의 17%가 약물의 부작용을 경험하고 있었다. 게다가 입원 노인의 약 3분의 1 정도가 입원 중 약물 및 치료에 따른 병원성 합병증을 경험하고 있는 것으로 나타났다. 이러한 약물 부작용은 낙상 및 자동차 사고의 발병률 증가와도 관련이 있다.

표 7-1. 투약 관련 문제의 위험요소를 증가시키는 요인들

- 약물시험 방법
- 노화에 따른 생리적 변화
- 복합적 약물의 사용
- 약품 · 식품의 상호작용
- 인지적 · 감각적 변화
- 지식부족
- 재정적 문제들

65세 이상 노인들은 매일 세 가지 이상의 처방된 약물을 복용하고 있는 것으로 추정되고 있다. 이 외에 의사의 처방 없이 약국에 가서 스스로 사먹는 약물도 서너 가지 정도로 추산되고 있다.

이러한 점을 고려할 때 노인인구에서 **약물의 사용, 오용, 남용**이 큰 위험요소임은 놀랄 일이 아니다. 약물은 잠재적 독약이 될 수 있다. 모든 투약에서는 원하는 효과 외에 부작용이나 예상치 못했던 효과도 발생할 수 있다. 건강을 유지하는 데 유용하고 필요한 약품들도 여러 가지 위험을 야기할 수 있는데, 노인의 경우는 그 위험률이 성인에 비해 2배 이상이다(표 7-1).

1. 약물시험 방법(Drug Testing Method)과 관련된 위험요소들

약물을 시험하고 치료적 용량을 결정하는 방법들은 대개 노인의 특성을 고려하지 않는다. 대부분의 약물시험은 건강한 젊은 성인을 대상으로 수행되기 때문이다. 한 사람에게는 적합한 약물과 용량도 다른 사람에게는 부적합할 수도 있다. 특히 노인은 정상적으로도 노화로 인하여 신체기능의 일부 변화를 겪고 있고, 적어도 한 가지 이상의 질병으로 투병중이므로 그들이 건강한 젊은 성인과 생리적으로 같다고 할 수 없다. 의료전문인들 중에서 성인용량을 그대로 아동에게 적용하는 사람은 아무도 없다. 그러나 이와 같은 상황이 노인에서는 받아들여지지 않고 있다. 노인이 약물에 어떻게 반응하는지를 연구하는 노인약물학(geropharmacology)은 새로 발전되고 있는 학문이나 아직 많은 연구가 이루어지지 못한 분야이다. 모든 의사들이 노인의 독특성을 인정하고 그에 따라 치료책을 수정할 때까지 과다투약의 가능성은 항상 존재할 것이다.

2. 노화의 생리적 변화에 따른 위험요소들

모든 사람들이 노화에 따른 생리적 변화를 동일하게 경험하는 것은 아니다. 따라서 노인의 투약반응을 고려할 때 연대기적 나이보다 생리적 나이를 고려하는 것이 중요하다. 병리적 변화를 더 많이 경험할수록 투약에 대한 반응의 변화위험도 높을 것이다. 노화로 인한 공통적 · 생리적 변화조차도 약물역동학이나 약물동력학에는 중요한 영향을 미칠 수 있다(표 7-2).

1) 약물동력학(Pharmacokinetics)

(1) 약물흡수(drug absorption)

대부분의 약물은 경구로 투약되며 소화기계에서 흡수된다. **위산분비**는 나이에 따라 **감소**되기 때문에 위의 산도는 나이가 들면 올라간다. 정상보다 산 농도가 낮아질 때 **약물흡수는 감소**된다. **산도의 감소**는 위에서 약물의 캡슐과 정제의 파괴에도 영향을 미쳐서 제약회사에서 약물을 포장한 방법에 따라 흡수율의 차이가 생길 수도 있다.

나이가 들면 **위의 운동이 감소**되고 **위가 비워지는 속도도 느려**진다. 이러한 변화는 **약물**이 위의 점막과 접촉하는 시간을 길게 하여 **흡수증가**를 초래할 수도 있다. 연동운동의 저하는 장에 투약하는 약물들이 소장에 도달하는 속도에도 영향을 미칠 수 있다. 약물이 흡수할 지점에 도착하는 시간이 느려질 수 있고 따라서 약물의 작용시간도 지연될 수 있다. 소화기계 세포들의 능력도 변화하여 약물의 흡수와 이동이 달라지는 것도 약물흡수에 영향을 미칠 수 있다. 약물이 세포막을 통과하여 효과적으로 전달되지 않는다면 흡수량은 감소될 것이다.

표 7-2. 노인에서 약물반응에 영향을 미치는 요소들

효 과	원 인
약물흡수 저하	위산저하: 소화기계 운동기능 변화
약물분배 변화	지방조직에서 지용성 약물 저장 약물이 결합되는 혈청 알부민 저하
약물대사 변화	간에서 효소활동 저하
약물배설 감소	신장에서의 혈류 저하 사구체 여과율 감소 기능하는 신세뇨관 수 감소

(2) 약물분배(drug distribution)

노화에 따라 신체의 **총질량, 무지방체중, 총수분은 감소**되며, **총지방**은 **증가**한다. 이러한 변화는 약물분배에 변화를 야기할 수 있다.

총수분이 감소함에 따라 수분에 용해되는 겐타마이신, 리튬, 히스타민 수용체 차단제 등과 같은 약물들은 **혈액 내 고농도로 남아 있는 경향**이 있다. 따라서 이러한 약품들의 혈중농도는 증가될 수 있다. 탈수된 노인은 수용성 약물들이 혈중에 과다하게 남아 있을 위험률이 2배 이상으로 높다.

근육량이 감소하고 지방조직의 비율이 증가하면서 phenobarbital, benzodiazepines 같은 **지용성 약품**들은 지방조직 내에 갇혀서 비정상적으로 **혈중농도가 낮아진다**. 따라서 노인들은 이러한 약품들을 과다하게 투여하는 경향이 있다. 지용성 약품들은 지방에서 혈액으로 서서히 약품을 유출시키기 때문에 대다수의 노인들은 약효가 지연되거나 숙취의 효과를 경험하게 된다. Diazepam의 반감기는 성인의 경우 36시간이지만 노인에서는 100시간까지 연장될 수 있다.

헤모글로빈과 혈장 단백질인 알부민의 감소는 노화에 따른 일반적 현상이다. 이는 warfarin, phenytoin, theophylline, salicylate, tolbutamide 같은 **단백결합 약물들이 부착될 부위의 감소**를 초래한다. 결합되지 않는 활성 약물들은 여전히 혈액 내에서 순환하기 때문에 부작용 또는 독성반응의 위험은 저용량의 약물투여시에도 매우 높아진다. **영양결핍 노인**에서는 **약물독성의 위험**이 더 높아진다. 고탄수화물, 저단백 식이를 하는 노인들은 균형잡힌 식사를 하는 노인에 비해 약물독성이 발생할 위험도가 높다.

(3) 약물대사(drug metabolism)

약물대사의 1차적 기관은 간이다. 노화는 간세포의 활성화 감소, 효소 저하, 심박출량 감소를 초래하여 **간으로의 혈류감소**를 야기한다. 65세 노인의 간은 젊은 성인에 비해 55~65%의 관류를 갖게 된다. 이러한 관류감소는 약물대사에 기능하는 간의 효율을 저하시킨다. 간에서 약물이 효과적으로 대사되지 않으면 **독성의 위험도는 증가**한다. 독성은 노인에게 약물이 처방될 때는 언제나 고려되어야 하는 문제이나 특히 digoxin, β-차단제, 칼슘채널 차단제, 삼환계 우울약 등에서는 그 위험도가 높다.

(4) 약물배설(drug excretion)

노화된 신장은 약물의 부산물을 포함하는 노폐물 배설효과가 떨어진다. **신장의 약물배설 효과가 감소**되면서 많은 **약물들이 순환혈액 내 잔존**하게 되고, **혈중 약물치를 상승시키며, 약물독성 증상**을 초래할 수도 있다. 신장으로의 혈류감소를 초래하는 순환변화는 혈중 약물의 축적을 초래하고 독성의 위험도를 높일 수 있다.

신기능의 변화는 무지방체중의 변화도 수반하나 혈중 크레아틴치는 변화 없어 신기능 저하를 가장한다. 그러므로 독성의 위험도를 사정할 때 **크레아틴 청소율**(creatine clearancerate rate, Ccr)을 사정하는 것이 혈청 크레아틴치보다 신기능 파악에 효과적이다.

Aminoglycosides, digoxin, lithium, procainamide, cimetidine 등의 약물은 신장의 배설기능 저하로 쉽게 독성수치에 도달하게 된다. 알코올이나 니코틴 같은 약품들도 노인의 신기능에 영향을 미칠 수 있고 약물배설의 변화를 야기할 수도 있다.

2) 약물역동학(Pharmacodynamics)

노인에서는 약물에 대한 반응을 예측하기 어렵다. 약물이 작용하는 기관(target organ)의 병리적 변화는 약물반응에 영향을 미칠 수 있다. 약물이 작용하는 기관의 수용체는 약물에 더 혹은 덜 민감하게 반응할 수 있다. 수용체들은 어떤 약물에는 정상적으로 반응하지만, 다른 약물에는 그렇지 않을 수 있다. 수용체들이 보다 민감하게 약물에 반응하면 노인의 약물 독성반응의 위험도가 높아진다. 예를 들어 뇌의 약물 수용체들은 매우 민감하여 향정신적 약물을 투약 받는 노인들에게 매우 강한 독성반응을 보일 수 있다. 수용체가 약물에 덜 민감하게 반응하면 치료적 효과를 얻기 위하여 정상용량보다 더 많은 양의 약물을 복용하게 된다. 이와 같이 고용량의 약물을 투약하면 독성 위험도는 증가한다.

3. 복합적 투약(Multiple Medication)에 따른 위험요소들

임상적으로 **처방된 것보다 더 많은 조제, 처방, 투약 등 약물의 사용**은 노인에서 매우 일반적인 일이다. 많은 연구에서 보고한 바와 같이 노인은 젊은 성인보다 많은 약물을 복용하고 있다. 최근의 조사자료에 의하면 미국에서 시설에 있는 노인들은 평균 7.5가지의 약물을 복용하고 있다. 독립적으로 생활하는 노인의 약 10%도 12가지의 처방약을 복용하고 있었다. 이러한 약물들에는 의사의 처방 없이 약국에서 마음대로 사먹는 상용약이 포함되지 않았다. 상용약 구입의 약 40%가 노인으로 추산되고 있으므로 노인들은 많은 약물들을 복합적으로 투약하고 있음을 알 수 있다. 약물 복용수가 많을수록 예기치 못했던 약물작용의 위험도, 약물 상호작용, 약물 독성도 높다. 노인에서 약물 상호작용으로 인한 독성은 치매에서 볼 수 있는 이상행동과 인지적 변화를 초래할 수 있다.

노인에서 약물사용의 증가에 기여하는 요소들에는 복합적인 급·만성 질환의 증가, 광범

위한 상용약 처방의 이용 가능성 증가, 환자의 기대치 변화, 건강관리 전달체계의 변화 등이 포함된다.

새롭고, 더 좋고, 보다 강력한 약물들이 매일 개발되고 있다. 과거에 치료 불능이라 판단되었던 노인의 건강상태가 지금은 투약으로 치료될 수 있다. 노인은 젊은 성인보다 신체적 불편감의 호소나 질병에의 이환이 많기 때문에 약물사용은 증가할 수밖에 없다.

노인은 여러 이유로 의학적 중재를 구한다. 어떤 노인들은 문제를 갖고 생활하면서 상태가 심각하게 변화할 때만 의학적 치료와 자문을 구한다. 이러한 사람이 의학적 자문을 구할 때 상태는 매우 심각하며 복합적 치료와 처방이 요구된다. 이와 달리 의사를 자주 방문하면서 아무 것도 심각해진 것이 없다는 안심을 받고자 하는 노인들도 있다. 이러한 경우 의사들 중 일부는 노인이 원하는 안심에 시간을 보내기보다 더 이상의 방문을 방지하고자 처방을 하는 경우도 있다. 불행히도 이러한 비정상적 일들이 발생할 수 있고, 결과적으로 노인들은 불필요한 약물들을 복용하게 된다.

대다수의 노인들은 의사가 그들의 문제나 병을 투약으로 해결해 줄 것으로 기대하고 있다. 노인들은 텔레비전, 잡지, 그 외 친지들로부터 신약에 대한 정보를 듣고, 의사를 찾아가 신약사용을 요구하기도 한다. 노인들은 의사들이 그들의 불편감을 없애줄 약을 줄 것이라 기대하며, 약물을 처방하지 않으면 의사들이 자신을 위해 아무 것도 하지 않는다고 불평하기도 한다. 심지어 약물을 처방해 주는 의사를 만날 때까지 이 병원 저 병원 옮겨다니기도 한다. 이러한 압력 때문에 일부 의사들은 처방하지 않아도 될 약물들을 노인들에게 처방하기도 한다.

건강관리 전달체계의 변화, 특히 의학계의 분야별 전문화는 약물 관련 문제의 심화에 영향을 미쳤다. 노인들은 자신의 건강문제를 해결하기 위하여 분야별로 두 명 이상의 의사를 방문하는 추세이다. 한 명 이상이 처방전을 쓸 때 약물반응의 위험과 과다투약의 위험은 증가한다. 의사가 환자가 이미 복용한 약물이 무엇인지 모른다면 약 처방시 약물의 안전성을 결정할 때 복용한 약물을 고려하지 않을 수도 있다. 노인에게 치료를 제공하는 모든 의료인은 노인이 이미 복용한 약물에 대하여 알고 있어야만 한다.

1) 약물의 상호작용

약물의 상호작용은 다양하기 때문에 간호사가 일어날 수 있는 각각의 상호작용을 모두 알고 있다는 것은 불가능하다. 그러나 간호사는 약물 상호작용의 원리와 그들이 투약하는 약에 대한 지식을 알고 있어야 하는 법적 · 윤리적 책임을 가지고 있다. Hussar(1976)는 간호사들이 약물의 상호작용을 이해하고 인식하는 데 도움을 줄 수 있는 여덟 가지 기본 작용기전을 다음과 같이 정립하였다.

(1) 유사약물 효과

어떤 약들의 작용은 유사한 효과를 나타낸다. 예를 들어 digoxin(lanoxin)은 2차적으로 이뇨작용을 가지고 있어 diazide와 함께 장기간 복용하면 나트륨 저하 증후군이 생길 수 있다.

(2) 상반효과

한 의사가 어떤 문제를 해결하기 위해 한 가지의 약을 처방하고, 다른 의사가 또 다른 문제에 대해 다른 약을 처방하였을 경우 처음 약의 효과가 소실될 수 있다. 예를 들어 coumadin(anticoagulant)이 심장계 의사에 의해 처방되고, barbiturate가 내과 의사에 의해 처방되었을 경우 coumadin의 효능은 감소한다.

(3) 위장관 흡수 변화

위장관에서의 흡수에 변화를 일으킬 수 있는 약물들도 있다. Tetracycline을 복용하고 있는 노인환자가 제산제가 tetracycline의 흡수를 방해할 수 있다는 사실을 모른 채 속쓰림을 치료하기 위해 스스로 제산제를 처방하여 복용할 수 있다(Friesen, 1983).

(4) 대사과정의 변화

어떤 약물은 다른 약물과 복합적으로 처방되었을 경우 대사장애를 일으킬 수 있다. 예를 들어 항응고제를 복용하는 동안에 단시간에 과음을 하게 되면 항응고제의 대사가 저하되어 나중에 항응고작용의 효과를 지연시킨다. 한편, 항응고제를 복용하는 동안에 알코올 성분이 함유된 감기약을 장기간 복용하면 항응고제가 대사되는 속도가 빨라진다(Larkin, 1978). 그러나 이 경우 감기약을 끊게 되면 항응고제의 효과가 커져 출혈을 경험할 수 있다.

(5) 배설의 변화

약물의 산성, 알칼리성 성분 때문에 변화한 요 pH는 약물의 흡수와 배설에 영향을 줄 수 있다. 예를 들어 어떤 노인이 ammonium chloride를 복용하는 동시에 아스피린을 복용한다면 혈류로 더 많은 양의 아스피린이 흡수되어 아스피린의 효과가 길어질 것이다. 반면에 제산제를 복용한 후 아스피린을 먹게 된다면 제산제에 들어 있는 sodium bicarbonate 때문에 소변이 알칼리성으로 변화하여 아스피린은 쉽게 흡수되지 않을 것이다.

(6) 전해질 농도 변화

약물을 동시에 복용했을 때 환자의 전해질 평행에 변화가 생길 수 있다. 앞에서 예를 들었던 것처럼 이뇨제와 digoxin(lanoxin)을 동시에 복용했을 때 지나친 양의 나트륨(Na)이 배설되어 저나트륨 증후를 유발할 수 있다. 나트륨이 고갈된 상태에서 lithum을 복용하게 되면 금방 독성이 나타날 수 있다. 이뇨제의 과량복용으로 칼륨(K)의 많은 양이 소실되면 심장기능이 손상될 수 있다. Barbiturate처럼 부작용으로 구토를 일으키는 약물은 염소(Cl)고갈을 일으킬 수 있다.

(7) 단백질 결합장소 변화

대체로 노인들은 혈청 알부민치가 낮은데(Hanan, 1978), 높은 단백 결합력을 가진 두 가지 이상의 약이 동시에 주어진다면 결합장소가 한정되어 있기 때문에 대부분 한 가지 약물만 결합해 버리고, 다른 약물은 혈중 내에 돌아다니다가 강한 힘을 발휘하거나 배설되어 버린다. 따라서 노인환자는 바람직한 약물효과를 기대할 수 없다. 예를 들어 phenylbutazone (butazolin)은 coumadin보다 단백질 결합력이 강해 두 가지 약이 동시에 주어지면 coumadine의 항응고작용이 증가한다.

(8) 교감신경(adrenergic nerve)의 상호작용

Norepinephrine 같은 catecholamine을 파괴하는 약물이나 catecholamine의 순환을 증가시키는 약물은 고혈압 위기를 초래할 수 있다. MAO 억제제는 이러한 역효과를 일으킬 수 있는 약물 중의 하나이다. 삼환계 항우울제는 guanethidine의 항고혈압 효능에 길항작용을 갖는 것으로 알려져 있다(Hassas, 1976).

4. 약품-식품의 상호작용

약과 음식간의 역효과의 잠재성은 투약에 있어서 가장 알려지지 않은 부분 중의 하나이다. 그러나 이러한 작용은 중요한 의미가 있기 때문에 간호사는 간호계획시에 약이 **투약될 때 피해야 할 음식의 범주**을 고려해야 한다(표 7-3).

Lambert(1975)는 약과 음식 사이의 관계를 세 가지 범주로 구분하였다. 첫째, **약이 음식의 흡수를 방해**하는 경우, 둘째 **약이 영양상태에 영향**을 미치는 경우, 셋째, **영양상태에 의해 약의 반응이 변화**하는 경우이다.

만성질환을 앓고 있는 노인환자는 흔히 필요한 영양분의 흡수에 좋지 않은 영향을 미칠 수

표 7-3. 주요 약물의 음식과의 상호작용

약 품	발생 가능한 상호작용
Acetaminophen	매일 비타민 C를 500mg 이상 섭취하면 약품이 중독수준으로 축적될 수 있음.
Allopurinol	철분흡수를 저해하여 철 결핍성 빈혈이 생길 수 있음.
Aluminium 제산제	인과 칼슘부족을 유도, 비타민 A, C, D, 마그네슘, 티아민, 폴라신, 철분 등의 흡수장애를 일으킬 수 있음.
항히스타민제	알칼리성 음식(우유, 크림, 아몬드, 알코올)을 많이 섭취하면 효과가 지연됨.
아스피린	장내 출혈을 일으켜 빈혈을 유도함.
Chlorpromazine	알칼리 음식을 많이 섭취하면 배설이 늦어지고 혈중 콜레스테롤이 증가됨.
Colchicine	카페인 음식을 섭취하면 효과 저하됨.
Dicumarol	비타민 K가 많은 음식(양배추, 시금치, 무청)을 섭취하면 효과 저하됨.
칼륨보충제	유제품과 같이 섭취하면 효과 저하됨.
Theophylline	고탄수화물 음식과 같이 섭취하면 효과 감소됨.
Warfarin	비타민 K가 많은 음식을 섭취하면 효과 감소됨.

있는 장기간의 약물치료를 받게 된다. 그러므로 영양소의 균형이 고려된 식이가 제공된 경우에도 영양부족이 생길 수 있다. 예를 들어 제산제는 티아민 부족의 원인이 될 수 있고, 항생제와 phenytoin(dilantin)은 엽산의 이용성을 낮출 수 있으며, 비타민 B_{12}와 칼슘, 마그네슘은 비타민 B_6를 불활성화시킬 수 있다. 칼슘은 비타민 B_{12}, 지방, 전해질 흡수장애의 원인이 될 수 있다. 이뇨제는 과다한 칼륨이 소실되는 잠재적 원인으로 알려져 있다. Phenothiazine은 식욕을 증가시켜 과식을 유도한다. 에스트로겐, 스테로이드 호르몬은 체중증가의 원인이 된다. Methylphenidate(ritalin)나 항울혈제와 같은 약은 입맛을 변화시켜 식욕감퇴를 초래한다. 식욕의 상실은 알루미늄계 제산제, digoxin, colchicine, clonidine, methyldopa 등에 의해서도 유발될 수 있다(Cerrato, 1987).

비타민 결핍은 흔히 음식섭취의 부족으로 생긴다. 그러나 비타민 K의 부족은 위장관에서 비타민 K를 합성하는 박테리아가 tetracycline에 의해 죽어서 생길 수도 있다. 또한 미네랄유(mineral oil)를 함유한 완화제를 사용할 때 지용성 비타민 흡수에 문제가 생길 수도 있다(Cerrato, 1987).

음식은 약물의 용해성, 이온화, 흡수를 방해할 수 있다. 음식은 tetracycline, penicillin과 같은 항생제의 흡수를 감소시킨다. 따라서 항생제는 식사 1~2시간 전이나 후에 투약되어야 한다. 타이레놀은 고탄수화물 음식과 같이 투약되면 흡수가 나빠진다(Mollen, 1982). 아이스크림은 warfarin의 흡수를 방해하여 응고시간(prothrombin time)을 지연시키는 warfarin의 효과가 나타나지 않을 수 있다(Simon & Likes, 1978).

음식을 약물과 함께 섭취하였을 때 음식이 약물의 화학적 요소와 반응을 일으키는 경우도 있다. 예를 들어 tetracycline계의 항생제를 유제품이나 아몬드, 정어리, 연어 등과 함께 섭취하게 되면 이들 음식 속에 들어 있는 칼슘이 항생제와 결합하여 칼슘이 이용되지 못한다(Graedon, 1982). 철분제제를 차와 같이 복용하면 침전물을 형성하기 때문에 함께 투여되어서는 안 된다. 숯불구이 고기는 천식환자들이 복용하는 기관지 확장제인 theophylline의 혈중농도를 낮출 수 있다(Rodman, 1980). 호흡기계 감염 때문에 섭취한 아스피린이나 오렌지 주스는 erythromycin과 penicilline의 치료적 효과를 감소킬 수 있다. 아스피린이나 오렌지 주스의 산성성분이 항생제의 보호막을 녹여 약물의 효과가 나타나기 전에 배설되기 때문이다. 우유나 알칼리성 음식은 노인들이 변비로 자주 먹게 되는 둘코락스 투약시 약의 보호막을 녹여 위를 자극하게 된다(Zinn, 1970).

음식 속에 들어 있는 인공 조미료는 고나트륨 혈증을 일으켜 이뇨제를 복용하고 있는 노인들에게는 치명적인 해가 될 수 있다. Levodopa는 pyridoxine을 많이 함유한 근육 고기, 곡류, 생선, 채소와 함께 섭취하면 치료적 효과가 감소될 수 있다.

간호사들이 **음식과 약물 상호작용의 역효과를 예방**하기 위하여 알아야 할 주요 내용은 다음과 같다.

① 투약하는 **약물의 음식과의 상호작용**에 대해 알아야 한다. 이러한 자료들은 간호사실에 있는 약물정보 소책자와 약물 참고서, 전산화 표준 간호계획 등에서 찾을 수 있다.

② 약사, 영양사와 함께 약물의 상호작용에 관한 **정보교환**이 필요하다. 정보의 교환으로 약물과 음식간의 상호작용으로 나타나는 치료효과 감소를 예방할 수 있을 것이다.

③ 모든 약물의 **표기와 설명서**를 잘 읽고 지시사항을 준수하도록 교육해야 한다. 또한 약품과 음식간의 상호작용이 나타났을 때 간호사나 의사에게 알려주도록 교육해야 한다.

④ 환자에게 약이 처방될 때 그 약과 음식간의 상호작용에 대하여 **의사에게 질문**하도록 교육한다.

⑤ 약물-음식의 상호작용을 간호계획에 포함시키고, 다른 간호사, 환자, 보호자에게 어떤 음식이나 약물을 피해야 할 것인지 가르쳐 주어야 한다.

5. 인지적 · 감각적 변화에 따른 위험요소들

노인의 인지적 · 감각적 변화는 **투약과오의 위험**을 **증가**시킨다. 인지적 문제들은 여러 유형으로 나타날 수 있는데, 약봉지에 적혀 있는 **복용시의 주의사항을 제대로 읽거나 해독하지 못하는 일**이 많다. 심지어는 투약여부 판단을 제대로 하지 못할 수도 있다. 인지적 장애가 있는 노인들은 자신이 약물을 복용했는지를 기억하지 못한다. 따라서 이런 노인들이 약물을 다시 복용하게 되면 심각하고 위해한 과오가 될 수 있다. **인지기능 장애를 갖고 있는 노인들**은 스스로 약물복용 책임을 지지 못하며, **가족이나 간호사의 감독**이 필요하다.

감각적 변화, 특히 시력 · 청력의 변화는 노인들에게 많은 문제를 야기한다. 시력변화로 노인들은 약 뚜껑에 적힌 **약명을 확인하지 못하거나 많은 약물들의 모양, 크기, 색 등을 제대로 확인하지 못할 수 있고**, 이러한 문제들은 심각한 위험요소가 될 수 있다. 많은 노인들은 투약지침을 읽지 못하여 그들이 복용하고 있는 약은 무엇일거라 추측하고, 그릇된 시간에 잘못된 양을 복용하기도 한다. 시력이 저하되어 주사제인 인슐린 같은 물약의 용량을 지시대로 투여하지 못하고 적거나 많게 투약하는 경우도 많다. 이러한 문제점들은 **환자가 약병을 읽을 수 있는지 미리 확인하고 정확히 교육하며, 안전한 투약을 보장할 수 있도록 특수 고안된 장치나 라벨**을 이용한다면 줄일 수 있다.

6. 지식부족과 관련된 위험요소들

투약에 대한 지식부족은 노인에서 매우 심각한 문제를 일으킬 수 있다. 처방, 비처방 약물에 관련된 지식부족의 원인은 다양하다.

지식부족의 공통적 징후는 친구나 친척들과 같이 약을 복용하는 것이다. 대다수의 노인들은 이러한 일의 위험도를 인지하지 못하기 때문에 계속 이러한 행동을 하게 된다. 한 노인이 복용 후 건강이 좋아지는 약을 발견하면 대개 이 약을 비슷한 문제를 갖고 있는 친구나 친지들에게도 나누어 주고 같이 복용하게 된다. 친구를 도와주려는 의도는 좋지만 결과는 심각하며, 심지어는 치명적일 수도 있다. 모든 사람들 특히 노인들은 **다른 사람에게 처방된 약물을 처방받지 않고 복용하는 것은 안전하지 않다**는 것을 알아야 한다. 만약 특정 약물이 도움이 된다고 생각했다면 그 약의 이름을 알려주고 의사와 상의하도록 권해야 한다. 약이 안전하고 효과가 있을 것인지를 결정해 줄 사람은 친구가 아니라 의사이다.

많은 노인들은 의사의 처방 없이 약국에서 구입할 수 있는 상용약에 대한 잘못된 상식을 갖고 있다. 노인의 60~70%가 적어도 하나 이상의 상용약을 복용하고 있는 것으로 추산되고 있다. 노인들은 상용약 구입은 자유롭고, 의사 · 약사 · 간호사들과 상의할 필요도 없기 때문에 진짜 약이 아니라고 생각한다. 그냥 스스로가 약병을 보고 건강에 도움이 될 것이라 생각하면 약국이나 슈퍼에 가서 약에 대한 아무런 지식 없이 약을 구입하고 복용한다. 이와 같은 **상용약 복용에 대한 무지**는 노인에게 매우 **위험하고, 특히 처방약을 복용하고 있는 경우 그 위험은 가중**된다. 상용약 복용은 처방된 약물의 효과를 방해하거나 심각한 위해를 초래할 가능성이 있다. 또한 상용약은 질병의 증상을 가리는 효과도 있다. 이러한 약물의 사용은 의사들이 노인의 건강상태 변화를 정확히 확인하지 못하도록 할 수도 있다. 이런 이유로 노인들은 상용약 복용시에도 의사나 약사와 사전에 상의할 필요가 있다.

노인은 처방약에 대한 지식도 부족한 경우가 많다. 많은 노인들은 하나 이상의 약물을 복용하며 단순히 지시대로 복용하도록 교육받는다. 건강관리 전문가들에게는 매우 단순하고 분명해 보이는 투약지침이 노인에게는 잘못 이해되거나 해석될 수 있다. 단지 하나의 오해가 부적절한 자가투약을 유발하여 심각한 결과를 초래할 수도 있다. 이러한 위험을 줄이기 위해서 노인에게는 종종 안전하게 복용하도록 부가적인 교육이 필요하다. 약물의 자가투여에 대한 문제는 대다수의 노인들이 일반적으로 경험하는 문제이므로 이 장의 뒷부분에서 자세히 설명하겠다.

7. 재정적 문제와 관련된 위험요소들

노인들에게 약물복용은 재정적 부담이 된다. 한 가지 약물만 지속적으로 투약하여도 한 달 약값 지출이 큰데, 여러 약물을 복용하는 노인일 경우 약값은 상당한 문제가 된다. 수입이 적은 노인들은 약값을 아끼기 위하여 제대로 투약을 하지 못하거나 빈도나 양을 마음대로 줄일 수 있다. 치료 스케줄대로 투약이 이루어지지 못하기 때문에 예기치 못했던 반응들이 발생할 수 있다.

같은 돈으로 오랫동안 약을 복용하기 위하여 의사가 처방전에 적어준 대로 약을 복용하지 못하고, 처방약 중 일부를 복용하거나 처방간격을 지키지 못하기도 한다. 투약의 효과가 명백히 나타나지 않으면 재처방 받으려고 하지도 않는다.

투약에는 돈이 많이 들기 때문에 많은 노인들이 한번 처방되었던 약물을 더 이상 복용할 필요가 없어도 보관한다. 비싸게 주고 구입한 약이기 때문에 버리지 못하고, 다음에 비슷한 경우가 생기면 먹어야지라고 생각한다. 그러나 대개의 약품은 유효기간이 있기 때문에 이러한 행동은 매우 위험하다. 유효기간이 지난 약품은 화학적 반응을 일으켜 매우 심각한 반응을 야기할 수 있다. 또한 많은 약을 보관하고 있다가 의사의 확인 없이 약을 잘못 복용할 위험도 높다.

노인에서 투약은 많은 문제를 갖고 있음은 명백하다. 노인을 돌보는 간호사들은 노인의 안전한 투약을 위하여 이러한 문제점들을 항상 고려해야 한다.

8. 시설에서의 투약관리

투약관리는 병원에서 노인을 돌보는 간호사들의 공통적 문제이지만 가정이나 다른 환경에서도 중요하다. 환경에 따라 접근과 방법은 다양할 수 있지만 **노인의 안전**이 최우선 고려사항이다. 병원에서 간호사들은 많은 시간을 투약 관련 업무로 보내고 있다. 노인간호에서 투약은 매우 중요한 역할을 담당하고 있기 때문에 간호사들은 안전하게 투약이 이루어질 수 있도록 특별히 주의해야 한다.

안전한 투약관리는 **투약에 대한 철저한 지식과 이해**에서 시작된다. 그러므로 투약에 대한 질문은 명확해야 하고, 투약이 이루어지기 전에 모든 문제가 해결되어야 한다. 투약에 대한 정보는 간호사들이 쉽게 찾을 수 있는 참고서적을 이용하면 된다. 투약하기 전에 간호사는 다음에 대하여 정확하게 알고 있어야 한다.

- 투약의 치료적 효과
- 환자가 투약하는 이유
- 정상적 투약의 치료적 용량
- 정상적 투약경로
- 투약과 관련된 주의사항
- 투약의 일반적 부작용
- 과다투약이나 독성의 증상

9. 간호사정과 투약

간호사들은 약물을 투여하기 전에 노인에 대하여 **철저히 사정**할 필요가 있다. 투약 후에 간호사들은 **투약의 효과를 계속적으로 관찰**해야 한다. 또한 노인의 건강상태나 행동에 변화가 있거나 예기치 못한 효과가 나타나는지도 계속 확인해야 한다.

정상적 · 생리적 변화와 노인이 갖고 있는 질병 때문에 투약과 관련된 문제의 위험이 증가할 수 있기 때문에 간호사는 **과용량이나 독성에 대한 징후**에 매우 민감하게 반응해야 한다. 일반적인 약물에 대한 연령 관련 위험요소들과 관찰사항은 표 7-4에 수록되어 있다.

표 7-4. 노화에 따른 일반적 의약품의 주의사항

약품유형	위험요소	관찰사항
심장계 약물 digoxin, propranolol	탈수, 갑상샘 기능저하, 신배설 기능저하, 저산소증인 경우에는 독성의 위험이 증가됨.	어지러움증, 두통, 피로, 기면, 의식상태 변화, 입술과 손 주위의 무감각, 맥박수나 리듬 변화, 식욕저하, 오심, 구토, 설사, 체중감소
이뇨제 bulmetanide, furosemide, hydrochlorothiazide, chlorothiazide	탈수 야기 가능, 전립선 비대, 노인은 요실금, 요정체 생길 수 있음. 칼륨, 나트륨의 전해질 수치 변화	탈수, 저혈압, 체중감소, 기면, 혼돈 징후
고혈압제 captopril, clonidine, hydralazine, mythyldopa	고용량은 뇌, 심장, 신장의 순환계 문제를 가속화시킬 수 있음. 더운 날씨, 술, 운동은 투약으로 인한 저혈압 위험도를 증가시킴.	서맥, 체위성 저혈압, 허약, 두통, 오심, 구토, 심계항진, 설사, 변비, 배뇨장애, 부종
향정신성 약물(항불안제, 항우울제, 항정신약) flurazepam, triazloam, diazepam, haloperidol, thorazine, mellaril	노인은 일반적으로 성인보다 적은 용량으로 치료적 반응에 도달함.	무감동, 혼돈, 침흘림, 얼굴 찌푸림, 연하곤란, 피부반응, 황달, 균형감각 변화, 보행변화, 낙상, 기절, 저혈압, 심계항진, 변비, 저체온증
항생제 cephalosporins, penicillins, sulfanomides, tetracyclines	표준용량으로 복용시 노인에서는 혈중농도가 높아짐. 노화에 따라 알레르기 반응 위험도가 증가함.	오심, 구토, 설사, 탈수, 경구와 질의 곰팡이 감염, 두드러기, 이명
비스테로이드성 항염제 aspirin, ibuprofen, tolmetin, naproxen	노화에 따라 소화기계와 중추신경계 문제의 위험도 증가	오심, 구토, 설사나 변비, 잠혈, 중추신경계 부작용(어지러움, 혼돈, 감정변화, 우울, 이명)
기관지 확장제 theophylline	allopurinol, propranolol, cimetidine 복용 노인은 독성위험이 높음.	빈맥, 부정맥, 식욕저하, 오심, 두통, 불면증
제산제 cimetidine, ranitidine, alluminium and magnesium hydroxide	다른 약물의 흡수에 영향을 미칠 수 있음.	혼돈, 구갈, 여성형 유방, 조루, 변비, 설사

10. 투약과 간호계획

투약은 노인의 총체적 간호의 일부분이다. 예를 들어 지사제 투여는 장 배설을 지지하기 위한 총체적인 간호계획의 일부분이며, 마취제의 투여는 통증관리를 위한 간호계획의 일부분일 뿐이다.

투약과 관련된 간호계획과 주의사항은 전반적 간호계획 내에 포함되어야 한다. 여기에는 **안전한 장치의 사용, 행위감시, 투약과 관련된 일반적 주의사항**들이 포함된다. 치료계획에 따라 투약과 관련하여 활력징후 측정이 필요한 시점, 임상검사 결과의 확인, 그 외 다른 관찰사항 등을 알 수 있다. 의사가 지시한 특수처치들은 빠짐없이 확인되어야 한다. 예를 들어 디곡신(digoxin)이 투여될 때 "심첨맥박이 60회/분 이하면 투여를 중지하시오"는 투약과 동시에 내려지는 특수처치이다.

간호계획시에는 노인의 **개인적 선호사항을 고려**해야 한다. 많은 노인들은 그들만의 복용법이나 순서를 갖고 있다. 간호사들은 간호계획시에 이러한 정보를 반영하여 항상 일관된 방법으로 투약해야 한다.

1) 투약관리와 관련된 간호중재

노인에게 투약할 때는 종종 **투약절차나 방법을 수정**하는 일이 필요하다. 그러나 투약시 전통적으로 확인하는 사항은 동일하다.

(1) 정확한 환자(right patient)

환자 확인은 안전한 투약간호의 본질적 부분이다. 이러한 단순한 업무도 시설에서 일하는 간호사들에게는 어려울 수 있다. 환자나 거주자 수가 많기 때문에 정확한 환자의 확인이 더 어려울 수 있다.

환자를 확인하는 가장 정확한 방법은 **의학기록과 환자 팔찌를 비교**하는 것이다. 따라서 가능하다면 환자들에게 팔찌를 착용케 하는 것이 좋다. 그러나 장기간 시설에 거주하는 노인들은 팔찌가 닳았거나 낡을 수 있다. 이렇게 팔찌 사용이 어려울 때는 다른 장치를 사용하는 것이 좋다.

확인을 위하여 **환자의 사진**을 사용하기도 한다. 그러나 오래되거나 실물과 차이가 있는 사진은 아무 소용이 없다. 확인용으로 사용되는 사진은 **최근 촬영**한 것이어야 하고, 투약시 쉽게 이용할 수 있어야 한다.

환자에게 자신의 이름을 말하도록 부탁하여 확인할 수도 있다. 대부분의 사람들은 즉각적으로 적절하게 자신의 이름을 말할 수 있다. 간호사가 환자의 이름을 부르고 환자가 "네"로 대답하게 하는 것은 확인을 보장할 수 있는 방법이 아니다. 많은 노인들은 청력이나 인지적 문제로 고생하고 있기 때문에 자신의 이름이 아니더라도 반응할 수 있다. 노인이 사람에 대한 지남력이 없다면 팔찌나 사진을 이용할 수밖에 없다.

방의 호실과 침대의 번호로 확인을 시도하는 것도 적합한 방법이 아니다. 인지기능 장애가 있거나 지각에 문제가 있는 노인들은 대개 다른 방이나 다른 환자의 침대에서 서성이는 경우가 많기 때문이다. 간호사들은 환자를 이미 알고 있다는 생각에 부주의하게 투약할 수도 있다. 아무리 오랫동안 환자를 간호했어도 환자 **확인은 매 투약시마다** 신중하게 이루어져야 한다. 간호사가 안전절차를 하나라도 빠뜨리는 순간 투약으로 인한 심각한 과오가 발생할 수 있다.

(2) 정확한 약물(right medication)

투약하기 전에 간호사는 약국에서 준비한 약물이 정확한 것인지 확인해야 한다. 이것은 생각처럼 쉬운 일은 아니다. 각 약물들은 동일한 화학식명이라도 제조회사에 따라 다양한 상품명을 갖고 있기 때문에 약전 등 **참고서적을 활용**하여 **정확한 약물**인지 확인하여야 한다. 의사의 오더를 꼼꼼히 확인하고 의문점이 생기면 즉시 약국에 문의해야 한다. 많은 약품의 명칭이 비슷하게 보일 수 있으므로 철자를 꼼꼼히 확인하는 것이 중요하다.

만약 **전화로 투약 오더**를 받게 되는 경우에는 실수의 가능성을 피하기 위하여 간호사가 오더를 다시 **재진술하여 확인**해야 한다. 약물은 철자로 불러 명확하게 확인한다.

(3) 정확한 용량(right amount)

노인에서 약물치료의 목표는 **최소한의 약물용량으로 최대의 치료적 효과**를 성취하는 것이다. 따라서 일반적으로 노인에게 처방되어지는 용량은 성인에게 처방되는 용량보다 적다. 노인에서 약의 오남용을 방지하면서 치료적 효과를 성취하기 위하여 대개의 의사들은 용량을 적게, 투약간격을 길게 처방한다. 용량이 적을수록 투약시에는 정확히 용량을 맞추어 투약하는 것이 중요하다. 특히 물약일 경우 특별한 주의가 필요하다. 투약횟수의 감소로 격일 또는 3일에 한 번씩 투약하는 경우도 있을 수 있다. 간호사들은 이러한 투약이 누락되지 않도록 주의를 기울여야 할 것이다. 용량에 관한 모든 의문점은 투약 전에 참고서적, 의사, 약사를 통해 명확히 확인되어야 한다.

표 7-5. 가루를 내거나 부스러뜨려서는 안 되는 약물

- 쓴맛이 매우 강하거나 구강점막을 자극하는 약물
- 구강 내 착색되는 약물
- 장피복정(Enteric coated tablets)
- 시간이 지나면서 서서히 유리되는 약물(Time release tablets or capsules)
- 설하 또는 볼 안에 넣는 약(Sublingual or buccal tablets)

(4) 정확한 약물유형(right dosage form)

노인이 정제를 삼킬 수 없거나 아무 것도 삼킬 수 없어 비위관을 통해 약물을 투여해야만 하는 경우에는 문제점이 생길 수 있다. 이러한 경우에 간호사들은 안전한 대안을 고려해야 한다. 만약 약품이 물약으로도 정제될 수 있는 경우에는 의사와 상의하여 오더를 물약으로 바꾼 후 투약하는 것이 좋다. 물약은 고형 약보다 빨리 흡수될 수 있기 때문에 약품유형의 변화는 반드시 의사의 오더를 필요로 한다. 많은 경우에 약물유형이 변화되면 약 용량도 변화된다. 약물을 부수거나 깨뜨리는 행위가 약물작용의 변화를 초래한다면 어떤 약물도 부수거나 깨뜨려서는 안 된다. 약품을 가루로 부수기 어렵고 잘 되지 않을 경우에는 약국에 도움을 요청해야 한다. 가루로 부스러뜨리면 안 되는 약물들의 목록을 이용하여 필요시 확인하는 것도 도움이 된다(표 7-5).

(5) 정확한 통로(right route)

대부분의 약물은 경구로 처방된다. 경구로 투약할 때 간호사는 노인의 선호방법, 투약의 중요성 등을 고려해야 한다. 많은 노인들은 수많은 약물을 복용하고 있다. 처음에는 가장 중요한 약품부터 투약하고, 만약 환자가 투약을 거부한다면 차선책을 고려해야 한다. 환자가 계속 약 복용을 거부한다면 차트에 그 내용을 기록하고 간호사의 책임소지를 분명히 해야 한다.

어떤 노인들은 여러 개의 정제를 한번에 물과 함께 삼킬 수 있고, 또 그런 방법을 선호할 수도 있다. 이런 식으로 약을 복용하는 것에 아무런 어려움이 없다면 이러한 습관을 바꿀 필요는 없다. 반대로 한번에 한 알씩만을 삼키는 사람들도 있다. 노인이 이런 방법을 선호한다면 간호사는 따라야 한다.

약이 너무 크면 문제가 생기기 쉽다. **노화에 따른 구갈은 연하곤란**을 일으켜 노인들은 알약을 삼키면 "목구멍이 딱딱해지는 것 같다"는 불평을 하게 된다. 이런 경우에는 **투약 전에 음료수나 물을 먹도록** 하는 것이 연하를 도울 수 있다. **정제를 코팅**하는 것도 삼키는 것을 쉽게 할 수 있는 방안이다. 정제를 푸딩, 아이스크림, 사과잼 등으로 코팅하는 방법도 노인 환자가 보다 쉽게 삼킬 수 있도록 도와주는 것이다. 이러한 음식들은 소량으로도 약물 삼키

는 것을 도울 수 있다.

잘게 부숴진 약물은 식사시간에 음식과 함께 투약해서는 안 된다. 이러한 방법은 약의 일부가 손실될 가능성이 있고, 또 환자의 식사를 도와주는 간호조무사들이 투약에 대하여 정확한 지식을 갖고 있지 않는 경우도 많기 때문에 위험하다.

튜브를 통한 약물의 투약이 필요한 경우에는 정확하게 수행되어야 한다. 튜브로 투약할 때는 **물약형태의 투약**이 좋고 가능하다면 물약으로 투약해야 한다. 만약 약 입자가 너무 커서 튜브가 막힌 경우에는 튜브를 교환해야 한다. 튜브가 막히는 것을 방지하기 위하여 각 **알약들은 잘게 부숴진 후 물에 완전히 용해**되어야 한다. 일단 완전히 용해된 후에는 튜브를 통한 투약은 쉽다. 그러나 각 약물은 **별도로 투약**되어야 한다. 식이관은 처음 투약 전에 소량의 물로 튜브를 씻어낸 후 각 약물을 투여할 때마다 같은 방법으로 하여 약물이 섞이지 않도록 하는 것이 좋다.

냄새가 좋지 않은 약물은 다른 약과 함께 투여하는 것이 좋다. **찬물**을 조금 주거나 냄새가 좋지 않은 물약을 냉장고에 넣어 **차갑게 하여 투약**하면 맛이 좋아질 수도 있다.

비경구 투약인 경우에는 다른 주의사항들도 있다. 노인들은 일반적으로 근육량이 줄고 피하지방도 젊은 성인보다 감소하기 때문에 **주사부위 선정**에 신중을 기해야 한다. 근육주사시 가장 좋은 부위는 배둔근으로 쉽게 주사부위를 찾을 수 있다. 이 부위는 주요 신경이나 혈관이 없는 부위로 아주 마른 사람들도 근육을 유지하고 있으며, 실금이 있는 노인환자들에서도 요에 의한 오염이 없는 좋은 주사부위이다.

바늘길이는 주사부위에 따라 주의해서 선택해야 한다. 삼각근은 적은 용량을 근육주사할 경우에만 선택적으로 사용되는 주사부위다. 수척한 노인이 주사로 인해 뼈가 손상되는 일을 방지하기 위해서 짧은 길이의 주사바늘을 이용하는 것이 좋다.

(6) 정확한 시간(right time)

어떤 약물은 특수한 상황하에서 투여되면 보다 효과적이고 더 좋을 수도 있다. 최대의 효과를 위해서 투약은 **위가 비어 있는 식전**에 이루어지는 것이 좋다. 그러나 식후에 투약하도록 지시된 약물들은 식후에 투여되어야 한다. 또한 나이가 들면서 위산의 분비가 감소하여 약물의 흡수율은 위에 음식이 가득 찼는지, 비었는지에 따라서도 다를 수 있다.

일상생활활동은 투약에 영향을 미칠 수 있다. 약물로 정상적인 활동이 방해받을 수 있다면 투약시간을 조정할 수도 있다. 예를 들어 **이뇨제**는 하루중 가능하면 오전중에 투약하여 노인이 수면중에 배뇨를 위하여 자주 깨는 일이 없도록 하는 것이 좋다.

노인이 같은 눈에 여러 약물을 주입해야 하는 경우 **안약 점적의 시점**도 문제가 될 수 있다. 어떤 안약은 함께 투약하여도 아무런 문제가 없을 수 있지만, 그렇지 않은 약도 있다. 안약 점적의 시점은 약사와 상의하여 분명히 해야 할 것이며, 투약 스케줄은 투약기록지에 정확하게 기록해 두어야 한다.

(7) 정확한 기록(right documentation)

투약을 기록할 때도 **신중**을 기해야 한다. 많은 시설에서는 다양한 투약양식이 사용되고 있다. 모든 약물이 적절히 투약되었음을 입증하기 위하여 차트에 기록하는 방식에 따라 정확히 기록해야 한다.

투약은 실제로 환자가 약물을 복용하기 전에는 기록되어서는 안 된다. 이것은 간호사가 **환자가 약을 복용할 때까지 환자의 병실에서 머물러야 함**을 의미한다. 환자가 스스로 알아서 약을 먹을 것으로 생각하고 환자의 침상 옆에 약을 놓고 나오는 것은 안전한 방법이 아니다.

투약에 대한 환자의 반응을 관찰하고 매일의 간호일지에 기록하여야 한다. 정규 투약지시가 아닌 필요시 투약지시에 따라 투약이 이루어진 경우에는 매번 사유와 환자의 반응을 기록하고, 이 약물이 효과가 있었는지에 대해서도 기록해야 한다. **투약이 거부되었거나 보류된** 경우에는 그 이유를 명확히 기록하고 의사에게 보고해야 한다.

11. 환자의 권리와 투약

노인은 자신에게 **투여되고 있는 약물이 무엇인지, 그리고 왜 투여되는지를 알 권리**가 있다. 간호사들은 투약과 관련하여 노인들이 질문하는 것에 대해서는 언제나 성실히 답변하여야 하고, 새로운 약이 처방될 때도 꼭 설명하여야 한다.

노인은 또한 **투약을 거부할 권리**도 갖고 있다. 만약 투약을 거부한다면 간호사는 억압이나 강제를 사용해서는 안 된다. 긍정적 태도와 격려로 협조하도록 설득할 수는 있다. 그럼에도 노인이 계속 투약을 거부한다면 간호사는 거부이유를 정확히 확인하여 기록하고 의사에게 보고할 책임이 있다.

노인에게 주사하거나 이와 유사한 처치를 할 때는 **사생활을 유지**해 주어야 한다. 문은 닫고, 커튼을 쳐야 한다. 이러한 일을 지켜 주지 않는 것은 노인의 권리를 무시하는 것이다.

억제를 위하여 향정신성 약물을 사용하는 것은 노인의 권리를 침해하는 것이며, 이러한 약물의 사용은 엄격히 규제되어야 한다. 간호사는 향정신성 약물을 투여받고 있는 노인을 간호할 때는 특수한 지침에 따라 노인의 행동을 정확히 감시하여야 한다. 이러한 약물을 투여할 만한 비정상적 행동이 관찰될 때는 투약사유를 정확히 기록하여야 한다. 또한 투약을 거른 경우에도 이유를 기록하여야 한다. 투약 후 이상증후가 없다면 의사는 용량감량을 시도할 것이다. 이러한 과정은 노인이 이러한 약물을 투약할 때까지 계속된다.

12. 자가투약(Self Medication)

1) 시설에서의 자가투약

미국에서는 시설에 거주하는 노인이어도 자신이 안전하게 투약할 능력이 있다면 자가투약하는 것을 허용한다. 따라서 자가투약을 허용하는 의사의 오더를 자주 확인할 수 있다. 그러나 시설에서는 간호사들이 노인의 투약이행을 확인 · 감독할 책임이 여전히 남아 있기 때문에 노인들의 자가투약은 시간소모적인 일이라고 생각되기도 한다. 자가투약이 예상되어질 때 간호사는 **노인의 이해력을 사정**하고, **투약처방을 이행**하도록 격려하여야 한다. 이때 노인이 약품표지를 정확히 읽고, 지시를 따를 수 있으며, 용량을 정확히 측정할 수 있는지 등을 사정해야 한다.

일단 노인이 안전하고 정확하게 자가투약할 수 있는 것으로 판단된다면 다음의 내용을 간호계획에 포함시켜야 한다; ① 정확한 용량 준수, ② 약품의 안전한 보관, ③ 투약내용에 대한 기록, ④ 약품의 효과 및 부작용 등에 대한 사정.

2) 가정에서의 자가투약

투약은 의학처치에서 매우 중요한 부분이기 때문에 혼자 사는 노인도 정확히 투약할 수 있도록 교육하여야 한다. **투약에 필요한 행위, 안전한 자가투약에 대한 교육**은 간호사의 책임이다.

13. 노인의 투약교육

노인과 가족들은 **처방된 약품과 정확한 복용법에 대하여 완전한 정보**를 제공받아야 한다. 가능하다면 간호사가 노인이 가장 불안해 하지 않을 시간, 장소를 선택하여 안정된 상태에서 교육받은 내용을 잘 기억할 수 있도록 학습하는 것이 좋다. 만약 투약지시가 복잡한 경우에는 노인의 완전한 이해를 도모하기 위한 여분의 시간이 필요하다. 대개의 노인들은 간호사들이 자신을 무식하게 보거나 귀찮아 할까봐 질문하지 않는 경우가 많다. 따라서 필요하다면 이러한 교육은 계속 반복되어야 하고 방문시마다 검토되어야 한다.

대개의 투약은 경구로 이루어지지만 다른 대안이 선택될 수도 있다. 경구가 아닌 다른 방법으로 투약이 이루어질 때 간호사는 노인이 잘 이해하고 정확히 시범 보일 수 있는지 확인하여야 한다. 이러한 예에는 피부접착용 패치, 좌약, 안약, 귀 점적약, 그리고 주사제 등이 포함된다. 간호사에게 너무 단순해 보이는 일도 노인에게는 그렇지 않을 수 있다는 사실을 명심하여야 한다.

스스로 자가투약이 가능한 독립적인 노인에게 투약지도를 할 때는 노인들이 상용약(OTC medication)을 자가투약하기 전에 가능하다면 의사나 약사에게 자문을 구할 것을 권해야 한다. 가능하다면 의사의 처방 없이는 어떠한 약도 투약하지 않는 것이 좋다.

가정에서 독립적으로 생활하는 노인들은 자신의 신체적 문제, 알레르기, 그리고 모든 건강상의 문제를 계속 확인하고 기록하도록 하여야 한다. 이러한 기록은 새로운 투약이 처방되거나 중단될 때마다 갱신되어서 투약으로 발생할 수 있는 모든 문제를 최소화하여야 한다. 만약 노인 스스로가 기록할 수 없다면 간호사나 가족이 도와주어야 한다. 또한 이러한 정보는 노인을 돌보는 모든 건강전문가가 공유할 수 있도록 하여야 한다. 문서화된 기록은 노인이 너무 많은 것을 상세히 기억해야 하는 부담을 경감시켜 줄 수 있다. 간호사는 노인이 각 투약별로 중요한 정보를 확인할 수 있도록 카드를 작성하는 것을 도와줄 수 있다(표 7-6).

교육 보조물은 단순하지만 분명하여야 한다. 글씨는 가능하면 크고 잘 읽을 수 있도록 인쇄하여 노인이 쉽게 읽을 수 있도록 하여야 한다. 가족도 함께 교육에 참여하도록 하여서 필요한 경우 노인을 도와줄 수 있도록 하여야 한다.

인지감각 기능의 제한은 투약과오의 위험도를 증가시킨다. 복합적인 약물투약을 준수하는 것은 누구에게나 혼란스러운 일이지만 노인에게서는 더더욱 어려운 일이 될 수 있다. 대다수의 노인들은 한두 가지 약물은 큰 문제를 일으키지는 않지만, 서너 가지 약물을 투약해야 하는

표 7-6. 투약 교육기록지에 포함시켜야 할 정보

- 약품의 이름(상호명)
- 투약시간 및 횟수
- 투약시기(식전, 식후 등)
- 투약시 주의사항
- 투약효과
- 투약해야 하는 이유
- 일반적인 부작용
- 부작용시 처치
- 투약을 잊었을 때의 처치사항

경우에는 혼돈스러워 하거나 투약 불이행이 많아진다. 투약에 따른 특수한 주의점과 복잡한 시간 스케줄은 혼돈을 가중시킨다. 불이행의 위험을 감소시키기 위하여 간호사는 노인이 의사나 약사에게 투약의 수를 줄이거나 투약 스케줄을 단순화할 수 있는 안전한 방법이 없는지 상의하도록 알려 주어야 한다.

식사시간이나 취침시간 같은 **규칙적인 일상생활 스케줄을 이용한 투약 스케줄**은 노인이 투약을 기억하게 하는 좋은 방법이다. 식전이나 식간 같은 특수한 스케줄이 요구되는 경우에는 부가적인 교육이 필요하다. 노인이 이러한 스케줄의 필요성을 이해하고 받아들이지 않는다면 투약 불이행의 가능성이 크고 원하는 투약효과를 기대하기 어렵다.

노인은 **밝은 불빛** 아래서 **투약준비**를 하여야 한다. 불량한 조명은 노인의 시력을 감소시켜서 투약과오의 가능성이 커진다.

시력장애 노인도 시력문제를 보상할 수 있는 측정법을 이용한다면 자가투약이 가능하다. 모든 **라벨에 크고 검은 글씨로 인쇄**하는 것이 도움이 될 수 있다. 만약 라벨에 인쇄된 글자가 물에 지워질 가능성이 있다면 **코팅**하여 이러한 일을 예방하여야 한다.

색 코드, 밑줄, 그림과 같은 보조물도 노인들의 투약을 도와줄 수 있다. 예를 들어 검은색은 아침식사 때 복용할 약, 빨간색은 점심에 복용할 약 등으로 구분할 수 있다. 단 노란색은 노인들이 구분하기에 어려운 경우가 많으므로 피하는 것이 좋다. 또 아침 약에는 밑줄을 하나 긋고, 점심 약에는 밑줄을 두 개 긋는 등과 같은 방법도 이용할 수 있다. 간호사는 노인이 정확하게 선택하는지 확인하여야 한다. 물약을 먹는 경우에는 물컵에 검은색으로 두껍게 표기를 하여서 용량을 잘못 측정하는 경우를 예방하여야 한다.

신체적 기능장애는 자가투약을 방해할 수 있다. 대다수의 약 뚜껑들은 안전하게 봉해져 있어서 노인이 쉽게 열지 못한다. 필요한 경우에는 노인이 **쉽게 열 수 있는 용기**를 제공해야 한다.

노인이 **안약**이나 **귀 점적약**을 투여받을 때는 이런 용기들을 따로 **분리 보관**하여 서로 바뀌는 일이 없도록 하여야 한다. 대다수의 귀 점적약들은 눈에 영구적인 손상을 입히는 경우가 많기 때문에 매우 신경을 써야 한다.

노인에게 **약 보관법**에 대하여 **교육**하여야 한다. 약은 화학변화를 일으킬 수 있는 직사광선이나 습기를 피하여 보관하여야 한다. 니트로글리세린(nitroglycerine)은 부적절하게 보관되었을 경우 아무런 효과가 없는 대표적인 약품이다. 일단 약병에서 약을 꺼낸 후에는 바로 복용하여 실온에서 오랫동안 방치하지 않도록 하여야 한다.

만약 노인이 처방 받은 약병에서 정확하게 약을 꺼내어 복용하는 데 문제가 있다면 다른 방법이 필요하다. 간호사들이 노인이 투약을 기억하도록 돕는 방법에는 몇 가지가 있다. **투약 기억장치**(medication reminder system)는 노인이 투약을 기억하는 것을 돕는 방법이다. 이것은 주 또는 매 시간별로 투약할 약을 구분하여 담도록 되어 있어 투약여부를 쉽게 확인할 수 있다. 계란 포장기와 같은 용기에 매일, 매회 먹을 약을 미리 담아 놓아서 정확한 용량을 빠짐없이 투약할 수 있다. 그러나 이런 용기를 마구 뒤흔드는 경우에는 이 방법보다 지퍼가 있는 작은 투약가방을 이용하는 것이 좋다.

노인이 침상에서 투약하는 것은 좋지 않은 방법이다. 졸린 상태에서는 라벨에 적힌 것을 제대로 확인하지 못하는 경우가 많고 따라서 잘못 투약하기가 쉽기 때문이다. 노인의 경우 간호사가 투약의 모든 면을 신중히 확인하면서 투약하는 것이 가장 좋다. **신중한 사정, 좋은 교육, 잘 계획된 중재**가 노인이 독립적으로 기능하는 것을 돕는 최우선책이다.

요약

노인들은 약국에서 처방전 없이 자유롭게 살 수 있는 상용약을 제외하고 평균적으로 세 가지 이상의 약물을 복용하고 있다. 약물의 사용, 과용, 남용은 노인의 안녕을 위협하는 요인이 될 수 있고, 부작용으로 인하여 병원에 입원하는 경우도 많다. 약물의 부작용은 노화로 인한 생리적 변화, 급·만성 질환 등과 같은 이유로 노인에서 발생이 증가한다. 오랫동안 아동의 투약에 특별한 주의를 기울여 온 것처럼 노인의 투약에 대한 관심과 주의가 매우 중요하다. 노인에게 약물을 처방하는 의사나 약물을 조제하는 약사, 그리고 실제로 약을 투약하는 간호사 모두 협조하여 잠재적인 위험성을 갖고 있는 노인의 투약에 최선을 다해야 한다.

간호사는 노인의 투약에 대한 충분한 지식을 갖고 있어야 하며, 안전하게 투약하는 방법, 투약에 대한 요구를 사정하는 방법 등에 대하여 끊임없이 탐구하고 연구하여야 한다.

참고문헌

Atkin, P. A. et al. (1994). Functional ability of patients to manage medication packaging: A survey of geriatric impatients. *Age Aging* 23, 113.

Alford, D. & Moll, J. (1982). Helping elderly patients in ambulatory settings cope with drug therapy. *Nursing Clinics of North America*, 17, (6), 275-282.

Bachinsky, M. (1978). Geriatric medications: How psychotropic drugs can fo astray. *RN*, 41(2), 50-55.

Baum, J. (1979). When to prescribe nonsteroidal anti-inflammatory drugs. *Geriatrics*, 34(6), 51-54.

Bauwens, E. & Clemmons, C. (1983). Managing hypertension in elderly patients. *Drug Therapy*, 13(3), 61-63, 67-70.

Bihm, B. (1996). Psychotropic medications and the elderly. *Med Surg Nurs*, 5, 191.

Brooks, P. M., Kean, W. F., Kassam, Y. & Buchanan, W. (1984). Problems of antiarthritic therapy in the elderly. *Journal of the American Geriatrics Society*, 32(3), 229-234.

Brown, M. M., Boosinger, J. K., Henderson, M., Rife, S. S., Rustia, J. K., Taylor, O. & Young, W. W. (1977). Drug-drug interactions among residents in homes for the elderly. *Nursing Research*, 26(1), 47-52.

Butler, J. & Harrison, B. (1983), Keeping pace with calcium channel blockers. *Nursing* 83, 13(7), 38-43.

Butler, R. N. (1975). *Why Survive? Being Old in America*. New York: Harper & Row.

Carlson, J. E. (1996). Perils of polypharmacy. 10 steps to prudent prescribing. *Geriatrics*, 51, 26.

Connolly, M. J. (1995). Inhaler technique in elderly patients: Comparison of metered-dose inhalers and large volume spacer devices. *Age Aging*, 24, 190.

Cooper, J. W. (1994). Drug-related problems in the elderly patient. *Generations*, 18, 19.

Corlett, A. J. (1996). Aids to compliance with medication. *BMJ*, 313, 926.

Corrato, P. L. (1987). *Laboratory Tests and Diagnostic Procedures with Nursing Diagnoses* (2ed.). New York: Appleton & Lange.

Cusack, B., Kelly, K., O'Malley, K., Noel, J., Lavan, J. & Horgan, J. (1979). Digoxin in the elderly:

Pharmacokinetic consequences of old age. *Clinical Pharmacology and Therapeutics*, 25, 772.

Davant, C. (1993). Taking the confusion and danger out of polypharmacy. *Med Ec* 70, 125.

Dunne, F. J. (1994). Misuse of alcohol or drugs by elderly people: May need special management. *BMJ*, 308, 608.

Duvic, M. (1983). How to treat geriatric dermatoses. *Drug Therapy*, 13, 75-82.

Duxbury, A. S. (1996). Geriatrics: unmasking polypharmacy problems and adverse drug effects. *Consultant*, 36, 762.

Eisdorfer, C. (1975). Observation on the psychopharmacology of the aged. *Journal of the American Geriatrics Society*, 23, 53-57.

Fletcher, H. (1979). Drug-prescribing patterns in skilled nursing facilities. *American Journal of Nursing*, 79(11), 2002-2003.

Fries, E., Levinson, P. D., & Khatri, I. M. (1982). Persistence of normal BP after withdrawal of drug treatment in mild hypertension. *Archives of Internal Medicine*, 142, 2265-2268.

Friesen, A. (1983). Adverse drug reactions in the geriatric client. In L. Pagliaro & A. Pagliaro (eds.). *Pharmacologic Aspects of Aging*. St. Louis: Mosby.

Gambert, S. R., Grossberg, G. T. & Morley, J. E. (1994). How many drugs dose you aged patient need? *Patient Care*, 28, 61.

Gianfrancesco F. D., Baines, A. P. & Richards, D. (1994). Utilization of prescription drug benefits in an aging populations. *Health Care Financing Rev*, 15, 113.

Gorman, C. (1994). Overdosing the elderly: Many older Americans are taking the wrong drugs. *Time*, 47, August, 8.

Gleckman, R. & Esposito, A. (1980). Antibiotics in the elderly: Skating on therapeutic thin ice. *Geriatics*, 35(1), 26-28, 33-37.

Goldberg, P. & Roberts, J. (1983). Handbook on Pharmacology of Aging. *Boca Raton*, FL: CRC Press.

Gottlieb, T. & Chidsey, C. (1976). The clinicians guide to pharmacology of antihypertensive agents. *Geriatrics*, 31, 99-105, 109-110.

Garaedon, J. (1982). Foods, drugs can mix for better of worse. *Dallas Times Herald*, 10-16.

Hanlon, J. T. et al. (1996). Is medication use by community dwelling elderly people influenced by cognitive function? *Age Aging*, 25.

Hammod, J. & Kirkendall, W. (1979). Antihypertensive drugs for the aging. *Geriatrics*, 34(6), 27-31, 36.

Hanan, Z. (1978). Geriatric medications: How the aged are hurt by drugs meant to help. *RN*, 41(1), 56-61.

Hansten, P. (1979). *Drug Interactions* (4th ed.). Philadelphia: Lea & Febiger.

Hollister, L. (1977). Prescribing drugs for the elderly. *Geriatrics*, 32(8), 71-73.

Hussar, D. (1976). Drug interactions: Good and bad. *Nursing* 76, 6(9), 61-65.

Hutchins, L. (1981). Drug tratment of high blood pressure. *Nursing Clinics of North America*, 16, 365-176.

Ireland, G. A. (1996). Aging well with fewer medication. *Am Behav Scientist*, 39, 306.

Jagger, S. F. (1996). Dangerous prescriptions for the elderly. *Consumers' Research Magazine*, 22.

Jenike, M. (1982). Cimetidine in elderly patients: Review and uses and risks. *Journal of the American Geriatrics Society*, 30(3), 170-173

Johnson, G. & Johanson, B. (1983). β-Blockers. *American Journal of Nursing*, 83(7), 1034-1043.

Karsh, F. & Karsh, A. (1978). Clinically important drug interactions. *Nursing Drug Alert*, 2, 25.

Lambert, M. (1975). Drugs and diet interactions. *American Journal of Nursing*, 75(3), 402-406.

Lamy, P. (1977). What the physician should keep in mind when prescribing drugs for an elderly patient. *Geriatrics*, 32(5), 37-38.

Loughran, S. (1996). Medication use in the elderly. A population at risk. *Med Surg Nurs*, 5, 121.

Lowenthal, D. & Swartz, C. (1985). Hypertension in the 1980s. *Primary Care*, 12(3), 101-115.

Lutwick, L. (1980). Priniciples of antibiotic use in the fasting blood sugar hydrochlorthiazide and potassium supplementation. *Journal of Clinical Pharmacology*, 17, 13-17.

Miller, S. (1982). NSALs: Examining therapeatic alternatives. *Geriatrics*, 37(3), 70-72, 75, 78.

Mold, J. W. & McCarthy, L. (1995). Pearls from geriatrics, or a long line at the bathroom. *J Fam Pract*, 41, 22.

Mollen, R. (1978). Factors influencing the clinical use of antimicrobal agents in elderly patients. *Geriatrics*, 32(2), 83-85, 89-91.

Moser, M. (1982). The management of cardiovascular disease in the elderly. *Journal of the American Geriatrics Society*, 30(11), S20-S29.

National Institute on Aging Web site (1997). Safe use of medications by older people, www.agepage.com/medicine.htm.

Nursing 84 Drug Handbook (1984). Springhouse. PA: Springhouse Corporation.

Pfeiffer, R. (1982). Drugs for pain in the elderly. *Geriatrics*, 37(2), 67-69, 73, 76.

Physicians' Desk Reference (38th ed.) (1984). Oradell. NJ: Medical Economics.

Price, J. & Andrews, P. (1982). Alcohol abuse in the elderly. *Jounal of Gerontological Nursing*, 8(1), 16-19.

Ray, W., Federspiel, C. & Schaffner, W. (1970). Study of antipsychotic drug use in nursing homes: Epidemiologic evidence suggesting misuse. *American Journal of Public Health*, 70, 485-491.

Requarth, C. (1979). Medication usage and interaction in the long-term care elderly. *Journal of Gerontologocal Nursing*, 5(2), 33-37.

Rodman, M. (1980). The drug interactions we all overlook. *RN*, 43(11), 40-43.

Roffman, D. (1984). Special concerns of digitalis use patients. *Geriatrics*, 39(6), 97-98, 103-105.

Rogers, K. (1994). Seniors's hypertension therapy hurt by noncompliance. *Drug Topics*, 138, 35.

Simon, L. & Likes, K. (1978). Hypoprothrombinemic response to ice cream. *Drug Intelligence and Clinical Pharmacology*, 12, 121-122.

Simonson, W. (1979). Oral agents and the elderly diabetic. *Geriatrics*, 34(12), 41-47.

Somani, P. & Mayhew, H. (1985). Clinical indications for calcium channels blockers. *Primary Care*, 12, 143-164.

Struct, A. E. et al. (1994). Inappropriate medication use in community dwelling older persons. *Arch Intern Med*, 154, 2195.

Stults, B. (1982). Digoxin use in the elderly. *Journal of the American Geriatrics Society*, 30(3), 158-164.

Todd, B. (1987). Cigarettes and caffeine in drug interactions. *Geriatric Nursing*, 8(2), 97-98.

Ukens, C. (1994). Drug regimens go mostly unmonitored in Oregon program. *Drug Topics*, 138, 63.

Vestal, R. (1982). Pharmacology and aging. *Journal of the American Geriatrics Society*, 30(3), 191-200.

Wiberg, J., Turner, G. & Nuttall, F. (1978). Effect of phosphate or magnesium cathartics on serum calcium: Observations in normocalcemic patients. *Archives of Internal Medicine*, 138, 1114-1116.

Wilcox, S. M., Himmelstein D. U., & Woolhnadler, S. (1994). Inappropriate drug prescribing for the community dwelling elderly. *JAMA*, 272, 292.

Williamson, J. (1980). Paving the way to safe prescribing for the elderly. *Geriatrics*, 35(9), 32-39.

제 8 장 노인의 건강사정

학습목표

1. 사정의 여러 단계를 알 수 있다.
2. 주관적 및 객관적 자료의 차이를 설명할 수 있다.
3. 총체적인 사정의 중요성에 대해 논의할 수 있다.
4. 면담의 적절한 방법과 내용을 이해할 수 있다.
5. 노인에서 유용하게 이용될 수 있는 신체검사 방법을 알 수 있다.
6. 노인 신체검사시 고려해야 하는 내용들을 알 수 있다.
7. 신체검사 수행시 사용되는 기술에 대해 설명할 수 있다.
8. 노인에서 활력징후 측정방법과 고려할 점을 알 수 있다.
9. 노인 건강사정에서 기능적인 건강양상의 중요성을 설명할 수 있다.
10. 노인가정의 안전상태 사정을 위한 주요 항목을 열거할 수 있다.
11. 노인에서 기능수준 사정의 중요성과 기능상태 정도를 사정할 수 있는 표준화된 평가도구를 이용할 수 있다.

노인의 건강사정은 단순한 선별검사(screening)에서 깊이있는 평가에 이르기까지 여러 가지 측정수준을 적용할 수 있다. 정확한 사정을 위해서 간호사는 사정을 정확히 수행하는 데 필요한 지식과 기술을 갖추어야 하며, 진단기기와 장비를 안전하게 사용하는 방법에 대해서도 알아야 한다. 또한 노인의 독특한 요구와 특성에 대해서 민감하게 반응해야 한다.

1. 건강 선별검사

건강 선별검사(health screening)를 통해 보다 자세하고 심도깊은 사정이 필요한 노인을 선별할 수 있다. 고혈압, 청력장애, 발 문제, 일상생활활동 관련 문제가 있는 노인을 선별하는 일은 노인정이나 보건소에서 흔히 이루어진다. 또한 우울증이나 자살위험과 같은 일반적이지 않은 증상을 검사하는 것도 필요하다.

건강 선별검사는 치료를 목적으로 하기보다는 중대한 문제가 있는 노인을 찾아내어 가장 적합한 의료행위 제공자(즉 의사, 사회복지사, 영양사, 간호사)에게 의뢰하기 위해 이루어진다. 초기에 선별검사를 통해 적합한 의료행위 제공자에게 의뢰함으로써 간호가 절실히 필요한 노인이 시기에 맞게, 가장 적합한 방법으로 간호를 받을 수 있도록 도와준다. 사정내용에 따라 개인별로 혹은 전화로 혹은 원격 컴퓨터로, 드물게는 우편 설문조사로 건강 선별검사를 수행할 수도 있다.

2. 건강사정

깊이있는 건강사정(health assessment)은 시간이 많이 소요되며 숙련된 전문인이 수행해야 한다. 간호사는 지역사회나 보건소, 요양시설 등에서 노인의 건강을 사정할 수 있다.

건강사정 내용에는 다양한 방법으로 건강 관련 자료들을 수집하는 일이 포함된다. 여기서 자료(data)란 간호사들이 수집한 한 개인에 관한 모든 정보를 뜻하며, 간호진단을 구성하고 간호계획을 수립하는 데 이러한 정보가 사용된다. 따라서 객관적 및 주관적 자료를 정확하게 수집하는 것은 매우 중요하다.

1) 객관적 자료

시력, 청력, 감각, 후각을 이용해서 수집한 정보로, 직접 관찰하거나 신체검사 및 진단적 검사를 통해서 수집된다. 객관적 자료는 구체적인 것으로 대상자에 대해서 혹은 특정 시점에서 대상자의 행동에 관한 관찰을 포함한다. 즉 울거나, 다리를 절거나, 배가 아파 부여잡는 행동, 부종, 피부상처 등은 누구나 쉽게 관찰할 수 있는 것들이다. 객관적 자료는 자가 모니터 등 기타 측정도구를 사용해서 정확한 값으로 측정될 수 있다. 혈압계, 체중계, 상처크기, 배뇨량과 같은 실험실에서 수행하는 진단적 결과들도 구체적인 객관적 자료다. 가능하면 객관적 자료는 항상 정확한 수치로 기록되어야 하며, 이는 간호사가 대상자의 건강상태 변화를 파악하는 데 도움이 된다. 예를 들어, 피부를 만져 보아 따뜻한 정도를 관찰하는 것보다는 체온계로 정확한 온도를 읽어서 기록하는 것이 바람직하다.

2) 주관적 자료

주관적 자료는 노인의 관점을 통해서 수집한 정보로서 두려움, 걱정, 좌절, 고통 등이 포함된다. '여기서 어떤 일이 벌어질지 몹시 두렵다' 혹은 '죽을 수 있다고 생각하니 너무나 가슴이 아프다' 처럼 대상자의 진술을 기술하는 것이 가장 좋다.

3. 면 담

환자와의 면담을 통해 얻어지는 건강력 혹은 기본 자료는 간호진단, 간호계획 및 퇴원계획의 토대를 제공한다. 노인환자에서 이러한 건강력은 포괄적인 간호, 적절한 추후관리, 양질의 삶을 위해 중요하다. 건강력은 지난 수년 동안의 건강에 대한 내용이 포함된 것으로 간호과정을 통해 궁극적인 목표를 달성하기 위한 세부사항을 수집하기 위해서 간호사의 시간, 인내와 주의가 요구된다.

1) 환 경

간호사는 면담으로 수집되는 자료에 영향을 미칠 잠재적인 요소들을 조절할 책임이 있다. 이 요소들은 면담의 물리적 환경과 심리적 상황 모두를 포함한다.

(1) 물리적 환경

환자는 면담중에 언어적인 대답과 몸짓으로 질문에 자연스럽게 반응할 수 있도록 편안해야 한다. 의자는 앉고 일어서기에 편하며 팔걸이가 있고 환자가 자세를 바꿀 수 있을 정도로 충분히 여유있어야 한다. 면담을 하는 공간은 이야기를 터놓고 할 수 있도록 구성되어야 한다. 사적인 대화를 할 수 있도록 문이나 칸막이가 있는 것이 좋다. 면담장소의 가구나 기구의 배치는 노안이나 노인성 난청과 같은 노화에 따른 감각적 제한을 고려해야 한다. 따라서 적절한 조명, 불필요한 소음의 제거, 환자와의 기분좋은 눈 마주침 등은 중요한 의미를 갖는다. 대부분 노인들이 소변을 자주 급하게 보는 경향이 있으므로 화장실에 갈 때 도와주도록 하고, 필요하면 근처의 어떤 화장실을 이용하면 되는지에 대해서도 일러주도록 한다. 쉽게 피곤해지는 사람은 오전에 면담계획을 세워야 하며, 무리한 진행보다는 첫날에 일부분의 건강력만 얻고 다음 번에 끝내는 것이 좋을 때도 있다.

(2) 심리적 상황 및 분위기

간호사는 인사하고 자신을 먼저 소개하는 것으로 면담을 시작하는 것이 좋다. 노인에게 전체 이름과 칭호를 사용하는 것은 존경을 의미하므로 대화 분위기를 형성하는 데 도움이 된다. 개인의 이름을 옳게 발음하고 쓰는 것은 관계를 형성하는 데 중요하므로 노인이 어떻게 불리기를 원하는가를 판단해야 한다. 일반적으로 이름 앞에 적절한 칭호, 예를 들면 ○○씨, ○○ 할머니, ○○ 할아버지 등 원하는 호칭을 사용하는데, 환자가 원하면 '교장선생님' 과 같이 이전의 직함을 불러줄 수도 있다. 노인환자와 함께 일하는 간호사는 크고 쉽게 읽을 수 있는 글자로 된 명찰을 달아야 한다.

무엇을 할 것인지에 대해서 미리 짐작할 수 있도록 면담의 목적에 대해서 간단히 설명한다. 노인이 면담의 이유를 이해하면 일반적으로 보다 더 협조적이고 참여적이 된다. 면담에 소요되는 시간을 알려주고, 끝난 후에 어떻게 할 것인지에 대해서도 일러주도록 한다. 간호사는 면담 전에 모든 유용한 자료를 읽어 다른 면담자(의사, 학생 간호사, 의학과 학생 등)에 의해 똑같은 질문을 받게 될 때 느끼는 일반적인 저항감을 피한다.

면담 대상자에게 집중해서 직접적으로 질문하도록 한다. 이는 너무나 분명한 사실이지만 흔히 간과되는 부분이다. 간호사가 환자 가족과 대화하게 되면 노인은 수동적이게 된다. 자기 주장이 확실한 노인이라면, "내 문제는 내가 얘기한다"라고 말할 수도 있으나, 그렇지 않은 노인은 의기소침해지거나 무시당하는 기분을 느낄 수 있다. 간호사는 노인과 직접 대화를 계속하도록 하고, 대상노인이 혼동하거나 적절한 반응을 하지 못하는 경우 가족구성원에게 적극적으로 정보를 얻는다.

간호사는 환자의 얼굴표정, 자세, 억양, 기분, 정서 등에 매우 세심한 관심을 기울여야 한다. 신체적인 언어(몸짓)가 무엇을 말하려 하는가를 확인해야 한다. 만일 간호사가 노인에 대해 부정적인 태도나 상투적인 태도를 가지고 있다면, 그것은 환자에 의해 인식되고 면담과정에 영향을 줄 것이다. 환자가 주의가 산만해져 있는 것 같으면 잠시 중단하되 간호사는 환자에게 완전한 주의집중 상태를 유지해야 한다.

(3) 구조화된 면담

직접적이고 폐쇄적인 면담은 노인병동에서 제한적으로만 유용하므로 많이 사용하지 않는 것이 좋다. 질문을 하는 좀더 좋은 태도는 환자가 깊이 생각하고 완전한 대답을 하도록 격려하는 것이다. 면담은 사실을 수집하는 과정이다. 그러나 사실뿐만 아니라 그 결과로 나타난 감정도 이해하는 것이 유용하다.

면담할 충분한 시간을 확보하는 것이 중요하다. 노인은 기억력이 감퇴되고 말로 표현하는 것도 느려져서 면담자가 너무 서둘러서 진행하면 스트레스를 받을 수 있다. 1회 면담은 30분 이내로 여러 차례 간단한 대화를 하는 것이 좋으며, 노인이 피곤해 하는지 살펴보면서 진행한다. 고개나 어깨가 내려앉거나, 하품을 하거나, 얼굴표정이 바뀌거나 안절부절 못하는 경우 면담을 끝내야 한다는 징조다.

만약 환자가 특별한 병을 가지고 있으면 현재 증상의 정도를 알아내기 위해 면담의 첫 단계를 이용하는 것이 좋다. 노인은 그가 받은 질문과 도움을 청한 원인 사이에 명백한 관련이 있음을 알 때 가장 편안해 한다. 여러 가지 질문을 한꺼번에 하지 않고 단순한 반응을 얻으려 하지 않는 것도 중요하다. 각각의 질문은 따로따로 주어져야 하고, 그 다음 질문을 하기 전에 환자에게 생각하고 대답할 충분한 시간을 주어야 한다.

간호사는 노인이 이해할 수 있는 용어만을 사용하도록 노력해야 하며, 대답이 질문에 부적절한 것 같을 때는 환자가 이해했는지를 자주 확인해야 한다. 노인의 감정과 문화적인 배경에 따라 적절한 어휘의 선택이 필요하다. 따라서 간호사는 필요한 자료를 얻는 동안 이들 문화적 차이를 인식하고 조정해야 한다.

면담을 조정하는 것은 간호사에게는 하나의 도전이다. 면담 도중 노인이 정확히 면담내용에 대해서 이해하도록 여러 가지 다양한 대화기술을 사용한다. 노인이 주의가 산만해질 때 또는 두서없이 말할 때 말해야 할 것을 환기시킬 필요가 있는데, 노인의 팔이나 어깨에 조용히 손을 대고 천천히 쓸어 내리면서 질문을 다시 하는 것이 좋은 방법이다.

때로 노인은 면담질문을 잊어버리거나 의도적으로 피해 왔던 기억이 감정을 일깨울 때는 침묵으로 반응하기도 한다. 침묵은 반드시 극복해야 하거나 무시되어야 하는 장애물이 아니라 가장 좋은 접근을 기다리는 것이므로 노인이 그 질문과 침묵을 어떻게 다루는가를 관찰하는 것이 좋다.

면담중의 이해와 공감의 표시는 노인에게 몸을 구부린다든지, 노인의 손을 잡거나 어깨를 두드린다든지, 눈을 마주친다든지, 똑같이 숨을 쉰다든지 하는 몸짓을 통해 가장 잘 전달될 수 있다. 이러한 감정은 물론 언어를 통해서도 전달할 수 있는데, "그래요?"나 "계속 하세요" 혹은 "그리고 다음에 무슨 일이 일어났나요?"와 같은 말을 사용함으로써 노인이 이야기를 계속하도록 격려한다. 노인의 기분이나 반응을 나타내는 반응적 진술은 말한 내용을 확인시키는 데 이용할 수 있다. 예를 들어 간호사가 김씨 부인에게 남편이 죽은 후 매우 외로웠겠다고 말할 때 김씨 부인이 "예, 그래요. 그러나 가까이에 손자들이 있어서 조금은 도움이 돼요"라고 대답한다면 노인이 변화와 상실에 대처하도록 도와주는 지지체제가 있음을 말하고 있는 것이다.

간호사는 어색하게 갑자기 면담을 끝내지 않도록 주의한다. "오늘 면담은 거의 끝나갑니다"라고 말해주어 노인이 어떻게 끝마무리를 해야 할지를 준비하도록 할 수 있다. 노인이 면담을 더 오래 하기를 원한다면 "내일 다시 합니다"라고 말해서 다시 시간을 정하거나, "다음에 시간을 내서 더 얘기하도록 합시다"라고 하면서 대화의 흐름을 유지할 수 있다. 간호사는 약속한 대로 반드시 지켜야 하며, 그렇지 않을 경우 노인은 신뢰감을 잃게 되어 다음 면담에 응하지 않을 수도 있다.

2) 건강력의 구성요소

면담자료는 가장 표준화된 간호계획에 필요한 서로 관련있는 일반적인 범주로 나뉜다. 이 구성요소들은 간호진단이나 간호계획을 위한 임상간호 문제를 개발하기 위해 필요한 기초자료를 구성한다.

(1) 전기적 정보(biographical information)

노인환자의 자료에는 일반적으로 주소, 전화번호, 나이, 출생지, 결혼상태, 직업, 종교 등의 내용이 포함된다. 그 밖에 자녀, 의료보험(보호)번호, 의뢰자, 면담날짜 등 더 자세한 정보가 포함된다.

(2) 의료기관 방문이유

노인환자가 의료기관을 방문한 경우, 방문이유에 대해 노인환자 자신의 말로 간결하게 진술해야 한다.

(3) 현재의 질병 혹은 문제

노인환자가 의료기관을 방문한 문제나 질병을 명백히 진술한다. 도움을 구하는 주요한 질병은 통증, 감각변화, 신체적 불능, 인지장애 등이 포함되며, 다음 문제에 대해 질문한다.

- 문제의 시작 — 언제, 어디서 처음으로 시작되었는가?
- 전에 받은 치료의 형태는 어떤 것인가?
- 전에 받은 치료의 효과는?
- 그 문제가 환자의 생활양상에 미치는 영향은?

통증이 장기간 계속되었다면 가장 명확한 사실을 얻기 위하여 표 8-1에서 제시한 바와 같

표 8-1. 통증조사

- 시작
  통증이 언제 처음으로 시작되었는가?
  그 시작은 갑작스러웠는가, 혹은 점진적이었는가?
- 빈도
  지금 통증이 있는가?
  지속적인가 아니면 간헐적인가?
  지속적이지 않다면 얼마나 자주 아픈가?
- 위치
  국소적-어디가 아픈지 가리킬 수 있는가?
  전신적-전반적으로 아픈가?
  한 곳에서 다른 곳으로 퍼지는 통증인가?
- 특성
  통증의 묘사-날카로운가, 무딘가, 피부 깊숙이 느껴지는가, 찌르는 듯한가, 진동하는가, 쿡쿡 쑤시는가, 저린가?
  통증이 일상생활을 얼마나 방해하는가?
  이 같은 통증을 전에 경험한 적이 있는가?
- 환경
  무엇을 하고 있을 때 통증이 처음 시작되었는가?
  어떤 활동을 할 때 통증을 느끼는가?
- 관련 증상
  통증이 있을 때 배가 아픈가?(숨이 참, 현기증 등)
  통증발생과 관련이 있을 것 같은 다른 어떤 것이 있는가?
- 유발인자
  무엇이 통증을 더 악화시키는 것 같은가?
  무엇이 통증을 완화시키는 데 도움이 되는가?
  통증이 하루중 어떤 시간 동안 변하는가?
  음식섭취가 통증을 더 악화시키는가?

이 직접적이고 폐쇄형 질문을 이용하여 필요한 자료를 얻을 수 있다.

가끔 노인은 문제를 일으키는 원인에 대해 스스로 추측할 수 있다. 노인에게 문제의 원인에 대한 생각을 물어봄으로써 간호사는 그렇지 않으면 모르고 지나쳤을 환자교육의 기회를 발견할 수 있으며, 이는 그동안 잘못된 정보를 바로잡는 기회가 된다.

현재 질병이 환자의 능력에 미치는 영향을 규명해야 한다. 흔히 노인은 분명히 심각한 불능이 있어도 상당히 잘 지낸다. 현재의 문제가 왜 대처양상을 변하게 했는지를 발견하는 것은 간호계획에 필요한 부분이다.

(4) 기왕력

대부분의 노인은 오늘날 젊은 사람들이 자신의 건강관리에 참여하는 것만큼 참여하지 못하였고, 자신이 어떤 시술을 받았었는지, 또 왜 그 시술을 받았었는지에 관하여 잘 모르기 쉽다. 따라서 이 부분은 흔히 노인에게서 얻어내기 가장 어려운 정보이지만 가능한 한 연대순으로 건강 관련 사건을 늘어 놓는다.

(5) 일반적인 건강상태

노인환자가 현재의 자신의 건강상태를 1년 전, 6개월 전, 지난 달 혹은 지난 주 등과 비교하여 봄으로써 일상생활의 환경적인 제한과 관련하여 자신을 어떻게 보는지를 확인할 수 있다. 노인은 자신이 과거에 기능한 것만큼 할 수 있느냐에 따라 건강변화를 평가할 것이다. 자기간호나 사회적 상호작용을 할 수 있는 능력이 손상되었을 때, 노인은 건강이 별로 좋지 않다고 대답할 것이다.

(6) 어린 시절의 질병과 예방주사력

많은 노인들이 유아기나 어린 시절과 관련하여 특별한 전염성 질병을 앓은 경험이 있는지, 혹은 언제 앓았는지를 기억하지 못하지만, 예방주사력이 있다면 질병 민감도(susceptibility)에 대한 중요한 자료로 참고할 수 있다.

(7) 성인기의 질병, 상해와 입원

성인기에 합병증이나 불구를 초래한 상황에 초점을 두고, 그 상황과 치료 및 과거 입원날짜와 장소에 관한 정보를 이전의 건강기록지나 가족으로부터 얻을 수 있다.

(8) 투약

일반적으로 노인은 성인보다 더 많은 약을 복용하며, 정확한 투약기록은 노인의 건강문제를 조사하고 예방하는 데 매우 중요하다. 간호사는 노인에게 현재 투약중인 모든 약, 즉 처방약과 처방 없이 사서 먹는 약(자가처방한 조제약)의 목록과 약명, 용량, 응급시의 투여빈도 등의 투약기록을 가져오도록 권장해야 한다. 표 8-2는 노인에서 정확한 투약기록을 얻기 위해 유용한 질문들이다.

(9) 알레르기

알레르기 사정은 약품, 식품, 환경적인 요인과 과민성이 어떤 특징(예: 발진, 호흡기 합병증, 중추신경계 이상 등)을 갖는지를 포함한다.

표 8-2. 노인의 투약력을 사정하기 위한 개방형 질문

- 약 부작용이 있을 때 증상은 무엇입니까, 숨쉬기가 힘듭니까, 피부발진이 있습니까, 배가 아픕니까?
- 이 약을 복용하기 시작한 후로 당신에게 어떤 변화가 일어났습니까?
- 당신에게 약을 복용하는 데 있어 가장 큰 문제는 무엇입니까?
- 약을 복용하면서 함께 먹는 것은 무엇이고, 약 먹는 것을 기억하기에 가장 좋은 시간은 언제입니까?
- 근채류, 차, 술 또는 민간요법, 혹은 비타민 등 어떤 약을 먹습니까? 이것들을 얼마나 많이 먹었으며, 어떤 효과가 나타났습니까?
- 통증이 있을 때 맨 처음 복용하리라고 생각되는 약은 무엇입니까?
- 당신이 약을 구입하고 복용하는 데 가장 도움이 되는 사람은 누구이며, 그들은 당신에게 어떤 조언을 해 줍니까?
- 약의 대부분이 처방약입니까, 혹은 처방없이 약국에서 산 약입니까?
- 외출중일 때 투약해야 할 경우 어떻게 합니까?
- 복용치 않은 약은 얼마나 자주 점검합니까?

(10) 가족력

다른 가족의 건강문제를 조사하는 것은 가족의 건강과 질병양상, 잠재적인 위험인자를 규정하는 데 도움이 될 수 있다. 가족력을 수집할 때는 일반적으로 부모, 형제, 배우자, 자녀, 조부모를 고려한 직계가족을 포함하며, 어떤 질병은 유전인자나 가족적 경향(예: 성인형 당뇨병)을 따르므로 가계도를 그리는 것이 도움이 된다. 가족에 관한 정보는 각 가족의 건강상태나 혹은 사인을 포함하며, 특히 다음에 나열한 주요 질병에 대해 초점을 두고 질문한다; 당뇨, 암, 결핵, 관절염, 관상동맥질환, 심질환, 빈혈, 고혈압, 발작장애, 뇌졸중, 알코올 중독, 신질환, 우울, 자살.

4. 신체검진

노인을 신체검진할 때 간호사는 눈에 분명히 드러나는 신체적 변화뿐 아니라 대상자의 기분이나 행동도 자세히 관찰하는 것이 중요하다. 노인은 생리적으로 성인과 다르게 반응한다. 예를 들면 1℃에 미치지 않는 미미한 체온변화가 노인에서 감염의 발병을 알리는 증상일 수 있으며, 노인에서는 성인에서 기대되는 것처럼 40℃ 이상의 체온상승은 나타나지 않을 수 있다. 노인 신체검진시 고려되어야 할 사항은 다음과 같다(송미순 외, 1999).

- 노인의 체력수준을 확인하여 짧은 시간에 끝마친다.
- 노인의 기분이 존중되고 프라이버시가 유지되도록 한다(검진부위를 노출시키거나 옷 갈

아입을 때 등).
- 검진하는 동안 편안한 자세를 취해 주고 겨울철에는 보온에 신경쓴다.
- 검진시에는 체위변경을 최소한으로 하고 근력이나 ROM에 제한이 있을 때는 보조해 준다.
- 불편감을 확인하고 질문에 부드럽게 답한다.
- 검진 도중 노인에게 필요한 내용이 있으면 그때 교육한다(유방 자가검진 방법 등).
- 노인은 지방이 많이 감소되어 있으므로 검진기구는 유연성 있고 덜 딱딱한 소아용 기구를 사용한다.

1) 시진(Inspection)

시진은 가장 흔하게 사용되는 방법으로, 간호사는 시진시 활동적이어야 하고, 보고 듣고 냄새맡는 모든 것에 민감하게 깨어 있어야 한다.

시진은 일반적인 것(general)과 특별한 것(specific)으로 나눌 수 있다. 일반적인 검사는 보다 특별한 검사가 필요한지를 결정하는 데 이용된다. 예를 들어 노인의 영양이 불량해 보이면 입안에 이상이 있는지에 대한 특별한 검사가 필요하다. 몸에서 냄새가 나면 피부에 대해 좀더 자세한 검사가 필요하며, 숨쉬는 소리가 들리면 폐를 검사해 볼 필요가 있다. 걸음걸이가 이상하면 관절, 근육, 발, 신경조직 등을 검사하도록 한다.

시진에 의해서 전체적인 신체기능 수준을 사정할 수 있고, 특별한 검사가 필요한 부분을 알 수 있다. 노인을 시진할 때는 적절한 조명등과 같이 주의깊은 환경적 고려가 있어야 하며, 한쪽 신체의 크기와 움직임을 다른 쪽과도 비교해 보아야 한다.

2) 촉진(Palpation)

촉진은 손가락과 손의 감각을 이용해서 자료를 얻는 방법으로, 맥박, 체온, 피부상태, 머리카락 상태, 피부 안에 있는 종양 여부, 방광팽창 여부, 통증이나 압통감 등 신체 여러 부위의 증상에 대해 알아보는 데 사용된다.

촉진시 간호사는 손에서 가장 민감한 부분인 손가락 끝을 사용하도록 한다. 손을 따뜻하게 유지하고 손톱은 짧게 잘라서 노인의 약한 피부를 손상시키지 않도록 한다. 무겁게 누르기 전에 가벼운 접촉을 먼저 시도하는 것이 좋다. 노인의 맥박을 잴 때 너무 세게 누르면 혈관을 압박할 수 있고 통증을 유발하기도 한다. 통증이 있는 부위는 맨 나중에 촉진한다.

3) 청진(Ausculation)

청진은 가슴, 폐, 장음 등 몸 속에서 나는 소리를 들을 때 사용한다. 청진기나 확성기(도플러 등) 같이 소리를 확대해 주는 기구를 사용해서 좀더 쉽게 소리를 들을 수 있다. 소리의 질과 고저, 강도, 기간 등으로 소리의 상태를 파악한다. **음질**(quality)은 우지직 하는 소리(crakling)나 휘파람소리(whistling), 딱딱거리는 소리(snapping) 등으로 파악된다. **고저**(pitch)는 높은 톤인지 낮은 톤인지를 구분하는 것이다. **강도**(intensity)는 큰 소리인지 약한 소리인지를, **기간**(duration)은 소리가 들려오는 시간, **빈도**(frequency)는 얼마나 자주 소리가 들리는가를 말한다. 소리는 계속 날 수 있고, 간헐적으로 들릴 수 있다. 간헐적으로 소리가 들릴 때는 횟수와 발생시간 차이 등을 측정해야 한다.

4) 타진(Percussion)

타진이란 관찰부위를 톡톡 두드린 후 반향되는 소리를 들으면서 피부 안에 있는 구조의 크기, 위치, 밀도에 대해 알아보는 방법이다. 소리가 진동되는 정도에 따라 덩어리, 액체, 공기 등의 존재여부를 알아낼 수 있다.

5. 활력징후 측정

활력징후를 사정할 때 간호사는 먼저 총괄적인 일반적 시진을 통해 앞으로 수행하게 될 특별한 검사절차나 정확성에 영향을 미칠 소지가 있는 객관적 · 주관적 요소가 있는지 파악해야 한다. 활동성 수준이나 약물복용, 식생활, 스트레스, 질병과정, 환경 등은 모두 활력징후에 영향을 미칠 수 있다.

기준선 활력징후(baseline vital signs)는 대상노인과의 첫번째 대면에서 얻을 수 있다. 이 자료는 계속적인 자료와 비교되는 기본 자료이다. 또한 간호사는 이 자료를 보고 대상자의 건강상태가 일정하게 유지되는지, 시간을 두고 변하는지를 파악할 수 있다.

1) 체온(Temperature)

일반적인 검사를 통해서 간호사는 체온을 재는 가장 적합한 방법을 선택할 수 있다. 입안

(혀 밑)에 체온계를 넣어서 측정하는 방법이 가장 일반적으로 쓰인다. 유리나 전기체온계 모두 구강체온을 측정할 때 사용될 수 있다. 그러나 항상 노인에서 구강체온을 측정할 수 있는 것은 아니다. 이가 없는 노인이나 근육을 조절하기 어려운 노인은 입을 다문 채 있기 힘들기 때문에 입안에 온도계를 유지하기 어렵다. 또한 사용순서에 맞게 따라서 할 수 없는 노인에게도 구강온도계를 사용하기 어렵다.

항문을 이용하는 방법도 주의를 요한다. 이 방법은 노인을 심리적으로 불편하게 할 수 있기 때문이다. 특히 구강체온계를 사용할 수 없는 노인이 매우 긴장하고 있을 때는 더욱 그렇다. 항문을 이용한 방법은 그 부위를 수술 받은 적이 있거나 출혈의 과거력이 있는 노인도 사용할 수 없다.

액와 측정법은 시간이 오래 걸리고 주변 환경에 영향을 많이 받아 체온측정의 정확도가 떨어지므로 노인에서 흔히 이용되지 않는다.

고막 체온측정법은 수초 내에 결과를 알 수 있고, 비침습적이며, 환자의 협조가 필요하지 않다는 장점이 있는 반면, 새로 개발된 당시에 주장했던 것만큼 정확도가 좋지 않다.

건강하고 활동적인 노인들은 대체로 정상범주 내의 심부체온을 유지할 수 있다. 구강측정 시 98.6 ± 1°F 또는 37 ± 0.6°C 사이 값으로 읽히면 정상체온이다. 연구결과 75세 이상 된 노인의 평균체온이 36°C(97.2°F)로 나타났는데, 이는 활동과 피하지방이 감소하고 불충분한 식사와 기타 환경적 요인에 의한 것으로 보인다. 노인은 성인에 비해 주변환경의 영향을 보다 크게 받는데, 이는 노인에서 체온조절 능력이 감소되었기 때문이다.

2) 맥박(Pulse)

맥박을 재기 전에 환자를 편안하게 하고 간호사가 진찰부위에 쉽게 접근할 수 있도록 위치를 설정한다. 일단 자세(예: 눕거나 앉거나 서거나)를 잡으면 매 진단시 동일한 자세로 측정해야 서로 비교할 만한 정확한 수치를 읽을 수 있다.

측두동맥(temporal), 경동맥(carotid), 상완동맥(brachial), 요골동맥(radial), 대퇴동맥(femoral), 슬와동맥(popliteal), 후경골동맥(posterior tibial), 족배동맥(dorsalis pedis arteries), 심첨(apex of heart) 등의 신체 여러 부위에서 맥박을 잴 수 있다. 양쪽에서 측정 가능한 부분은 둘 다 측정하여 비교한다. 요골부위에서 가장 많이 맥박을 잰다. 노인의 맥박을 잴 때 너무 세게 누르면 혈관이 막힐 수 있으므로 부드럽게 촉진하도록 한다. 맥박횟수를 세고, 리듬, 강도 등에도 주의를 기울인다. 매번 동일한 부위에서 맥박을 재도록 한다. 성인의 정상 맥박은 분당 60~90회 정도이다. 이 범주를 벗어나거나 평상시와 크게 차이가 난다면 정밀한 진단을 받아야 한다. 심혈관계 문제가 있는 노인이나 강심제를 투여받은 노인에서 맥박횟수에 큰 차이를 보인다면 신속하고도 철저한 검사가 필요하다.

노인의 혈관은 탄력성이 감소되어 딱딱하고 경결이 있을 수 있으며, 흔히 맥박리듬이 불규칙적일 수 있다. 이전까지는 정상적인 맥박수를 가진 노인에서 불규칙한 맥박이 관찰되면 정밀검사가 필요하다. 맥박강도가 변했다면 인체 내 체액균형을 검사한다. 체액량이 부족하거나 전해질 불균형이 있을 때 맥박이 약해지며, 강하고 큰 맥박은 체액량 과다를 의미한다. 요골맥박이 약하면 촉진을 사용할 수 없으므로 심첨청진이 필요하다.

심첨맥박을 측정할 때에는 노인이 편안한 자세를 취하도록 해야 한다. 심박동수를 가장 잘 측정하려면 쇄골 한가운데, 다섯 번째 늑골부위에 청진기를 대고 1분 동안 측정한다. 이때 맥박의 규칙성 여부와 정상상태와는 다른 소리가 들리는지에 대해서도 관찰한다. 가슴이 처진 여성노인의 경우 유방을 부드럽게 젖히고 그 아랫부분에 청진기를 대도록 한다. 비만한 노인이나 가슴부분의 모양이 변한 사람들은 심첨맥박을 측정하기 어렵다.

심첨맥박과 요골맥박을 동시에 측정시 수치에 차이가 있을 때 결손맥(pulse deficit)이라 하는데, 이때는 심첨맥박이 보다 신뢰할 만한다. 이는 심장의 수축력이 약하거나 혈관에 문제가 있는 경우로서 큰 혈관이 심장에서 말초혈관으로 피를 제대로 보내기 어렵기 때문이다.

다리나 발 부위에서도 촉진으로 맥박을 잴 수 있다. 신체 말단부위의 혈액순환 상태가 변했다면 심장의 기능이나 혈관에 변화가 생긴 것으로 진단할 수 있다. 심혈관계도 노화에 따라 변화하는데, 특히 동맥경화(arteriosclerotic changes)로 하지에서 맥박이 매우 약하거나 감지되지 않는 변화가 있을 수 있다. 맥박이 감지되지 않는다면 도플러와 같은 확성기를 사용해서 신체 말단부위의 혈액순환 상태를 사정한다. 또한 신체 말단부위의 맥박이 감지되지 않거나 약하다면 순환계에 손상이 있을 가능성이 있으므로 모세혈관충만시간(capillary refill time), 체온, 피부색 변화, 모발상태 등을 관찰한다.

3) 호흡(Respiration)

호흡에 영향을 미치는 일반적인 요인에 대한 사정을 마친 후 노인을 최대한 숨쉬기 편안한 자세를 취할 수 있도록 도와준다. 호흡횟수, 깊이, 어려움을 사정한다. 들숨과 날숨을 하나의 숨으로 센다. 노인의 정상 호흡횟수는 성인과 비슷하며 분당 12~20회 정도면 정상범주에 속한다. 호흡간격이 줄어들면 감염 가능성의 중요한 신호이며, 이는 체온이 상승하기 전에 나타날 수 있는 현상이다. 걱정이나 고통, 체온상승, 활동량 증가에 따라서도 호흡수가 증가할 수 있다. 호흡의 깊이도 노화에 따라 변화한다. 이는 근육이 약화되거나, 앉아서 생활하는 습관을 가지거나, 질병이 진행되는 과정에 있거나, 흉곽의 모양이 변함에 따라 심장 확장 정도가 달라지기 때문이다.

노인은 일반적으로 호흡리듬이 약간 불규칙적이다. 그러나 매우 불규칙하거나 호흡곤란, 활동시 호흡곤란(breathlessness with exertion) 등은 정상이 아니며, 원인규명을 위한 정밀검사가 필요하다.

4) 혈압(Blood pressure)

혈압측정도 신체검사시 매우 중요한 요소다. 가장 정확한 측정을 하려면 상완이 심장위치에 놓이도록 자세를 취하는 것이 좋다.

신뢰성 있는 측정을 위해서는 혈압계의 주의깊은 선택이 필요하다. 팔의 두께에 맞는 커프를 선택하는데, 많은 노인 특히 유약한 노인의 경우 상완에 살이 없다는 점을 주의해야 한다. 상완에 비해 너무 큰 커프를 사용하면 정확한 측정수치를 얻을 수 없다.

노화로 인한 심혈관과 신장의 변화로 고혈압은 노인에서 가장 흔한 질병이다. 감정적으로 흥분되었을 때, 고통스러울 때, 식사나 흡연으로도 혈압이 상승된다. 이런 원인으로 생긴 상승치는 원인이 사라지면 정상으로 떨어진다. 정확한 혈압수치를 재려면 사전에 이와 같은 원인을 최소화하거나 제거할 필요가 있다. 항상 혈압이 높다면(예: 수축기 혈압이 160mmHg 이상, 이완기 혈압이 90mmHg 이상, 수축기와 이완기 모두 상승치를 보일 때) 고혈압이다. 많은 노인이 고혈압 치료제를 복용하고 있으며, 이 약물을 복용하고 있는 경우 더욱 신중히 혈압을 관찰해야 한다.

혈압은 측정 자세에 따라 영향을 받는다. 활동적이지 못한 생활습관을 가진 노인이나 혈관확장제, 항고혈압제, 항우울제를 복용하는 경우 특히 체위성 저혈압이 발생하기 쉽다. **체위성 저혈압**(orthostatic hypotension)은 누웠다가 앉거나 또는 직립자세로 자세를 변화함에 따라 갑작스럽게 혈압이 떨어지는 것이다. 앉아 있다가 일어섰을 경우에도 나타날 수 있다. 체위성 저혈압을 경험하는 사람은 자세변화에 따라 어지러움증이나 현기증을 호소하며, 심한 경우 의식을 잃기도 한다. 이 증상은 일반적으로 침대에 오래 누워서 생활하는 사람이나 항고혈압제를 복용한 사람에서 흔히 나타난다. 체위성 저혈압을 사정하기 위해서는 계속해서 혈압을 측정해야 한다. 첫번째는 환자가 침대에 누워 있을 때 혈압을 측정하고, 침대 끝에 앉았을 때 1분에서 5분 사이에 혈압을 재측정한다. 1분에서 5분 동안 서 있은 후에 세 번째 혈압을 측정한다. 노인에서 현기증, 균형감 상실, 기타 증상의 호소여부를 확인한다. 20mmHg 이상 떨어진 경우 중요한 증상이며, 서 있는 자세에서 수축기혈압이 100mmHg 이하일 경우도 보고해야 한다. 현기증과 같은 증상을 호소할 경우 특히 안전에 주의를 기울여야 한다.

6. 감각사정

간단한 청력, 시력검사를 할 경우 실험자료(시각적 · 청각적 도표나 기구에 반응하는 방법)를 활용한다. 간호사는 대상자가 읽을 수 있는지, 자세히 보기 위해 가까이 다가가서 작업을 하는지, 혹은 텔레비전이나 영상물을 시청하는지 관찰한다. 안경을 끼는 노인이라면 벗었을 때와 착용했을 때 각각의 시력을 사정한다.

노인과 대화해 보면 청력정도를 파악할 수 있다. 주의집중이 어렵고 자주 다시 이야기해 줄 것을 요청하거나 이해를 제대로 하지 못하는 것이 관찰되면 청력에 문제가 있다는 신호이다. 보청기를 끼는 노인이라면 보청기의 작동상태를 사정한다.

7. 정신사회적 사정

노인이 긴장해 있거나 주위 환경에 민감하고, 약간의 혼동증상이나 섬망(delirium), 치매(dementia)증상으로 고통받고 있는지를 알아보기 위해 정신사회적 사정을 실시한다. 정신사회적 상태를 사정하는 데는 직접적인 관찰과 표준 사정도구를 사용하는 것이 가장 좋다. 노인들의 정신상태를 사정하는 데 여러 가지 사정도구를 활용할 수 있다(노인건강사정도구 참조).

사회적 기능은 노인이 참여하는 사회적 관계의 양, 빈도, 유형 등에 의해 결정된다. 사회적 관계의 정도와 수준은 매우 다양하게 분류될 수 있지만, 대상자가 행복해 하거나 최소한 현재 수준에 만족하는 한 어떤 것도 정상이라고 볼 수 있다.

8. 기능적인 건강양상의 검토

간호사는 노인이 자신의 건강상태를 어떻게 보는지, 일상적 또는 선호하는 생활방식이 어떤 것인지, 일상생활의 활동과 요구, 기능적 능력이 어느 정도이며, 현존하는 지지체계가 무엇인가에 대한 주관적 · 객관적 자료를 사정해야 한다. 이들 영역에서 노인의 능력과 결함을 사정할 수 있는 틀로서 Gorden(1982)에 의해 개발된 **기능적인 건강**틀(functional health framework)을 이용할 수 있다. 사정도구로서 기능적인 건강상태의 이용은 간호진단과 임상문제목록의 개발에 있어서 중요하다(표 8-3). 구체적인 사정을 위한 도구는 이 책의 부록을

표 8-3. Gorden의 기능적 건강양식

건강지각-건강관리	자기인식
영양-대사	역할-관계
배설	성-생식
활동-운동	대처-스트레스 내구성
수면-휴식	가치-신념

자료: Gorden M. (1982). *Nursing Diagnosis: Process and Application*. New York: McGraw-Hill.

참고한다.

1) 건강지각과 건강관리

노인의 건강상태에 대한 객관적 자료는 신체검진, 검사결과 및 진단적 검사로부터 얻어진다. 간호사는 노인에게 중요한 건강유지활동에 관하여, 이를테면 노인이 자신의 건강상태에 중요하다고 믿는 활동이나 치료가 있는가 또는 그에게 통증, 불구, 질병을 유발시킨 어떤 활동이나 치료가 있는가 등에 대해 물어볼 수 있다.

노인이 어떤 질병이나 불구로 장기간의 치료나 투약을 하고 있을 때 그 처치를 잘 이행하고 있는지 여부를 판단하는 것은 중요하다. 간호사는 노인이 처방된 약을 복용하고 있는지, 처방된 처치나 활동을 잘 수행하고 있는지, 그 치료의 목적을 알고 있는지, 그리고 이행할 수 있는지를 확인하기 위해 치료요법에 관한 질문을 할 수 있다.

노인환자 간호를 계획할 때 **상해의 잠재성**은 중요한 관심사이다. 따라서 간호사는 부분적으로 조각 카펫이 깔린 곳, 자주 사용하는 물건을 손에 닿기 어려운 곳에 보관한 경우 시력감퇴나 청력감퇴 같은 감각결손, 운동이나 사회활동, 적절한 의복과 같은 생활상의 관련 요소 등이 포함된 환경에 존재하는 잠재적인 안전 위험요인을 규명해야 한다.

2) 영양과 대사상태

특정한 날을 정해 24시간 동안 섭취한 음식을 회상하게 하는 것은 쉽게 변하지 않는 오랜 생활습관을 반영하므로 노인이 수행해 온 식습관과 기호를 이해하는 데 도움이 된다. 식습관에는 일일 식사횟수, 대표적인 음식종류, 기호, 장을 보고 요리하는 사람, 함께 식사하는 사람 등이 포함되어 조사되어야 한다. 간호사는 음식과 함께 음료 섭취량과 형태, 섭취시간 등에 관하여도 확인해야 한다. 최근에 식습관의 변화가 있었는지를 확인하고, 이 변화에 환자가 관심을 두는지를 판단해야 한다.

신체검진을 통해 구강구조와 저작의 적절성을 사정하고, 최근의 치과방문과 의치의 사용, 현재 또는 과거의 치과문제에 관한 정보를 확인한다.

커피, 알코올 등은 중추신경계뿐 아니라 많은 질병과 관련이 있는 것으로 밝혀졌다. 특히 알코올의 경우 모든 연령층에서 사용량을 낮추어 보고하는 경향이 있으므로 커피, 알코올 섭취의 과거력을 가능하면 가족에게서 확인하는 것이 필요하다. 만약 최근에 이들의 섭취양상이 변했다면 다른 신체기관(예: 위장관계, 근골격계, 피부, 감각계)과 관련된 증상을 유발할 수 있으므로 이를 조사한다.

3) 배설상태

완화제나 관장의 빈도, 섭취한 음식의 용적량, 음료섭취의 양과 종류, 보통 배변습관의 일부분인 어떤 관례 등을 포함해서 배설과 관련한 자료를 사정한다. 변비나 설사 등 오랫동안 계속되어 온 배변양상의 변화는 의학적 조사가 필요하므로 주의한다.

배뇨양상의 변화는 노화과정의 결과로서 일어나기 쉽다. 불수의적인 적은 양의 요실금이 특히 여성노인에서 있을 수 있으며, 이는 특별한 관리가 필요하다. 따라서 간호사는 여성노인에게 실금, 동통, 긴박뇨, 또는 실금이 있는 소변정체 등을 경험했는지 물어 보아야 하며, 남성노인의 경우 수면중 배뇨를 위해 깨는 횟수가 수면장애를 유발하는지를 확인해야 한다. 빈뇨, 야뇨증, 소변줄기의 변화, 배뇨곤란(hesistancy and interruption of voiding), 혈뇨 등은 의학적 중재가 필요함을 알려 주는 증상들이다.

4) 활동과 운동

노인에게 하루일과 중 그가 참여하는 활동에 대해 질문한다. 평소 노인이 하는 일은 어떤 종류인지, 과도한 피로와 호흡곤란이나 동통을 느끼지 않고 얼마나 많은 일을 할 수 있는지, 만일 계단을 오를 때 흉통이나 종아리 통증이 있다면 몇 개 정도의 계단을 오른 후에 통증이 시작되는지 질문한다. 이전에는 즐겼었는데 더 이상은 할 수 없게 된 활동에 대해서도 질문한다. 노인이 부담없이 할 수 있는 활동은 무엇인지, 힘의 부족이나 허약감, 현기증 때문에 움직이기 싫어했던 경험이 있었는지를 확인한다. 노인이 먹기, 씻기, 개인위생, 옷입기, 머리빗기, 화장실가기 등의 일상적인 자기간호활동을 독립적 또는 부분적으로 도움을 받아서 수행할 수 있는지 아니면 전적으로 다른 사람의 도움을 받아야만 하는지를 사정한다. 가족이나 다른 사람이 노인이 필요로 하는 활동에 도움을 줄 수 있으며, 노인은 그 도움에 만족하는지를 조사한다. 노인이 육체적으로 할 수 없거나 그 활동에 필요한 도움이 부족하여 참여하고 싶어도 하지 못하는 활동이 있는지에 대해서도 묻는다.

몇 살에 흡연을 시작했는지, 하루에 몇 갑씩 몇 년 동안 피웠는지(예: 2갑/일, 40년간) 등과 같은 흡연력을 조사한다. 흡연양상에 변화가 있었다면 변화의 의미를 고려해 보고, "당신은 담배를 피웁니까?"라는 질문에 "아니오"라는 대답을 얻으면, 다음 "당신은 흡연했던 적이 있습니까?"라는 질문을 하여 보다 확실한 정보를 얻는다. 또한 필터, 비필터 등 어떤 형태의 담배를 더 선호하는지를 아는 것도 유용한 자료이다.

5) 수면과 휴식

수면양상은 나이가 들어감에 따라 변화한다. 가장 현저한 변화는 4단계 숙면단계인데 사실상 노인에서는 이 단계가 없어진다. 노인과 가족이 정상적인 노화현상에 따른 수면양상의 변화를 이해하지 못하면 잠을 깊이 못 자는 것이 중대한 병에 의한 것이라고 걱정한다. 노인에게 현재 수면양상, 최근의 수면과 관련된 변화 및 노인 자신이 이 변화를 어떻게 인지하고 있는가를 사정한다. 야간의 수면양상은 주간활동에 의해 영향을 받을 수 있다. 보통 기상시간과 취침시간은 언제인지, 일상화된 수면 전의 습관에 방해받고 있는 것은 있는지, 낮잠을 자는지에 대해서도 조사해야 한다.

수면의 양과 질에 영향을 줄 수 있는 또 다른 요인들은 잠자는 공간의 소음정도, 온도, 동통, 불안, 수면제의 의존 등이다. 이전보다 과도한 수면은 우울, 위축, 부적절한 약물수준이나 또 다른 의학적 문제들을 암시할 수도 있다.

6) 인식과 지각의 변화

노화과정에 동반되는 가장 명백한 변화 중의 하나는 감각기능의 감소이므로 시력과 청력, 미각, 후각, 촉지하는 능력 사정에 초점을 맞춘다. 노인이 인지하고 있는 변화에 대해서 질문하면서 각각의 영역을 따로 조사한다. 이들 변화는 흔히 오랜 시간에 걸쳐 천천히 일어나기 때문에 노인은 이들 능력에 중요한 변화가 있음을 인식하지 못할지도 모른다.

대부분의 노인에서 시력변화는 몇 년에 걸쳐서 꾸준하게 진행되는데, 이러한 시력감소가 일상생활에 어떤 영향을 주는지, 돋보기를 사용하면 책을 읽을 수 있는지, 여전히 운전을 하는지, 감소된 시력 때문에 안전문제가 있는지, 마지막 시력검사는 언제 했는지에 대해서 조사한다. 노화로 인한 눈의 변화는 상당히 보편적이며 노인이 알아채지 못할 정도로 서서히 발생하기도 한다. 안구의 지방이 줄어서 눈동자가 안구 안으로 꺼지거나 근육과 피부의 노화로 눈 아래에 피부주머니(bag)가 형성되기도 한다. 간호사는 백내장이나 녹내장 혹은 눈에 상처를 입은 적이 있는지, 눈물이 지나치게 나오거나 건조증상이 있는지도 사정해야 한다.

청력도 오랜 기간 동안 서서히 감소하므로 노인에게 분명하게 인식되지 않을 수 있다. 청력상실이 나이와 관련있다고 가정하기 전에 약물중독, 귀지의 축적 등 다른 잠재적인 원인들을 조사해야 한다. 노화의 진행에 따라 고음의 소리를 구별하기 어려워지며, 이는 상대방이 말하는 것의 단지 일부만 들을 수 있기 때문에 환자를 혼돈스럽게 할 수 있다.

노화과정으로 후각, 동통, 압력, 온도를 포함한 촉각의 감소가 있으며, 이는 연기냄새를 맡는다든지, 침대에서 떨어진 후 통증을 느낀다든지, 뜨거운 물병의 과도한 열을 인지하는 감각작용이 느려진다든지 등 안전과 관련하여 중요하다. 따라서 간호사는 이 지각변화를 확인하고 상해로부터 예방할 수 있는 간호를 계획해야 한다.

7) 자기인식

노인은 타인에의 의존도의 증가, 사회적 공헌의 가치절하, 사랑하는 사람이나 재산의 상실 등이 있을 때 그들 자신에 대해 가지고 있는 이미지가 변화한다. 이것은 불안, 두려움, 무력함 및 전반적인 삶의 질 저하를 야기시킨다. 간호사는 특히 노인이 경험하고 있는 사건에 대해 어떻게 느끼는지, 또 의미있었던 중요한 과거 경험에 관하여, 그리고 미래를 위하여 세워야 할 계획이 무엇인지에 관하여도 질문한다. 또한 노인이 그의 생활활동을 어떻게 유지하고 조절할 것인지도 묻는다.

8) 역할과 관계

이 기능적 양상의 내용은 노인이 속한 일상생활의 역할을 조사하고 이것이 어떻게 강화될 수 있는지를 확인하는 부분이다. 즉 노인이 어디서 누구와 함께 살며, 현재의 역할이 만족스러운지, 현재와 같은 생활이 얼마나 오랫동안 지속되었는지 등을 물을 수 있다. 노인의 배우자나 사랑하는 사람이 최근에 죽어서 과거 삶의 역할이 변화하였다면, 그 결과로 의사소통이나 사회적 상호작용 혹은 사회성에 어떤 변화를 경험할 수 있다. 위급할 때 노인이 누구를 부르며, 교통편이나 기분전환을 위해 누구를 만나는가에 대해서도 물을 수 있다.

노인의 친구나 다른 친척들이 전반적인 간호계획 과정에 참여할 수 있을 뿐만 아니라 노인의 안녕을 향상시킬 수 있으므로 현재 모든 형태의 지지체계에 관하여 물어본다. 애완동물은 노인의 생활에서 종종 중요한 역할을 하며, 때로는 직계가족과 동등한 중요성을 가질 수 있다.

9) 성과 생식의 양상

성생활에 관한 사정자료는 흔히 사정과정에서 소홀해지기 쉬운데, 간호학자들은 노인보다는 간호사들이 불편함을 느끼는 데서 그 원인을 찾기도 한다. 간호사는 노인의 성생활에 대한 만족도, 동통, 불편함이나 최근의 변화 등에 대해 이야기할 기회를 가져야 한다. 대부분의 노인은 성교시 반응이 감소되고 성적 능력이 변화되었음을 이야기할 것이나, 계속해서 성적인 접촉에 대해 관심이 있을 것이다.

10) 대처능력과 스트레스 내구력

질병 또는 질병에 대한 두려움은 스트레스를 유발한다. 노인이 스트레스가 예상되는 상황에 어떻게 대처하는가를 사정해야 하며, 스트레스 조절방법의 중요한 지표는 면담과정 동안의 의사소통 양상, 몸짓, 직접적인 질문에 대한 대답에서 분명하게 나타난다. 또한 간호사는 노인이 과거에 스트레스에 어떻게 반응하고 대처했는지 아는 것이 중요하다.

가족이 과거에 질병이나 불구의 스트레스에 얼마나 효과적으로 대처했는가를 판단하는 것도 중요하다. 많은 노인이 가족구성원의 도움에 의존적이며, 노인의 건강변화에 의한 신체적 · 심리적 요구는 가족 모두에게 영향을 미칠 수 있다.

11) 가치관과 신념

간호사는 노인의 영적 요구를 다루는 데 있어서 준비가 안 되어 있음을 느낄 수도 있지만, 중재의 필요를 파악할 수는 있다. 노인이 가치관과 신념에 갈등을 느끼고 있다는 표시는 의심, 두려움, 절망 혹은 분노의 느낌으로 표현된다. 따라서 간호사는 이러한 느낌이 상실, 질병, 외상, 제한 등의 상황에 대처하기 위한 일시적인 시도인지, 아니면 가치와 신념체계의 진정한 혼란에 의한 것인지를 주의깊게 판별해야 한다.

교회의 의식에 참여하고 교회에서 활동적이었던 노인이라면 병원 입원이나 시설에 들어가는 것이 영적 요구를 충족시키는 데 방해물로 인식되어 갈등의 요인이 될 수 있다.

현재 상황에 대한 환자의 견해, 힘과 영적 상태에 대한 느낌, 과거의 영적 생활의 범위를 중심으로 하는 주의깊은 면담이 중요한 사정내용이 될 수 있다.

9. 가정의 안전상태 사정

가정에 있는 노인을 사정하는 데 있어 가정의 안정상태 사정이 반드시 포함되어야 한다. 다음과 같은 내용을 중심으로 사정하되, 특히 현재 환자의 상태와 연관하여 위험환경이 없는지 관찰한다.

(1) 집안 내부

① 깔개, 작은 카펫 등의 고정상태

② 전기선의 상태

③ 빛, 열, 환기

• 밤에 적당한 불의 밝기

• 복도에 쉽게 불을 켤 수 있는가?

• 집안 온도가 적당한가?(섭씨 22~23℃)

• 보일러의 환기가 좋은가?

• 연탄 아궁이의 경우 가스위험은 없는가?

④ 장롱은 안정되어 있고 튼튼한가?

⑤ 사람이 움직이는 데 충분한 공간이 확보되어 있는가?

⑥ 응급시 전화번호는 쉽게 읽고 찾을 수 있는 곳에 있는가?

(2) 부엌

① 가스렌지, 냉장고, 싱크대

• 가스렌지에 기름기가 없고, 불 붙기 쉬운 물질은 없는가?

• 불이 난 경우 사용할 수 있는 소화기가 가까이 있는가?

• 냉장고는 제대로 작동하는가?

• 싱크대에 물이 잘 빠지는가?

② 음식은 잘 보관되고 있는가?

③ 쓰레기는 매일 밖으로 내놓는가?

④ 깔개가 있는 경우 뒷면에 미끄러지지 않는 고무판이 붙어 있는가?

⑤ 안전한 음료수가 있는가?

(3) 화장실, 목욕탕

① 욕탕에 들어갈 때 잡을 수 있는 손잡이가 있는가 ?

② 목욕탕 문이나 샤워 앞에 있는 매트는 미끄러지기 쉬운 것은 아닌가 ?

(4) 건물 바깥

① 보도와 층계

• 보도에 편편하지 않은 부분이 있는가?
• 층계는 잘 손질된 상태인가?
• 층계 손잡이가 안전한가?
• 동절기에 얼음이 얼지 않는가?

② 창문이나 현관문의 방충망은 잘 손질되어 있는가?

③ 집에서 나갈 수 있는(화재 등 위급시 이용할 수 있는) 다른 문(비상구)이 있는가?

10. 노인 기능사정 평가도구의 이용

노년학과 노인간호학에서는 노인을 사정할 때 표준화된 기능사정 도구를 이용하여 평가하는 방법이 광범위하게 사용되고 있다. 대부분의 노인이 가진 질병은 만성질병이기 때문에 질병만으로는 노인의 상태를 짐작하기 힘들다. 왜냐하면 한 가지 만성질병이라도 노인의 상태는 매우 좋을 수도 있고 때로는 심각한 기동성 장애가 있을 수도 있기 때문이다.

그런데 노인에게 어느 정도의 간호가 필요한지 혹은 외부 도움이 필요한지는 전적으로 노인의 기능수준에 달려 있기 때문에 노인에서는 기능상태 정도의 사정이 매우 중요하다. 장기적으로는 노인의 상태를 평가할 때 주기적으로 표준화된 도구를 이용하여 평가해 보면 기능상태의 변화를 파악할 수 있으며, 그 정도에 따라 노인에게 요구되는 간호의 정도도 파악이 가능하다. 예를 들면 노인의 신체적 자기간호 정도를 바텔인덱스(Granger, 1979, 표 8-4)로 평가하여 60점 이하이면 독자적인 생활이 불가능하다는 평가를 받게 된다. 또 정신상태를 평가하는 한국판 정신상태평가도구(Mental Status Questionnaire; Kahn, Goldfarb, Pollack, & Peck, 1960, 표 8-5)를 이용하여 노인을 평가하여 2개 이상 오답을 하면 기질적 뇌증후군이 있다는 것을 사정할 수 있다. 간이 정신상태 검사(Mini-Mental State Examination)는 Folstein과 McHugh(1975)에 의해 발표된 것을 권과 박(1989a)이 한국판으로 표준화하여 MMSE-K라고 명명한 것으로 지남력, 언어기능, 주의집중 및 계산력, 기억을 평가하도록 만들어진 간편한 인지기능 검사이다. 이 도구에 의한 점수가 19점 이하인 경우 '확정적 치매', 20~23점

표 8-4. 바텔인덱스의 평가점수

내 용	혼자 할 수 있음	도움을 받으면 할 수 있음	전혀 못함
자기간호 내용			
1. 컵으로 물마시기	4	0	0
2. 식사하기	6	0	0
3. 상의입기	5	3	0
4. 하의입기	7	4	0
5. 의족이나 보조기 착용	5	2	0
6. 몸치장	5	0	0
7. 목욕하기	6	0	0
8. 소변조절	10	5(가끔)	0
기동성 내용			
9. 의자에서 일어나고 앉기	15	7	0
10. 변기에 앉고 일어서기	6	3	0
11. 목욕탕에 들어가고 나오기	1	0	0
12. 50m 걷기	15	10	0
13. 한 층을 계단으로 오르기	10	5	0
14. 걷지 못하면 자기 휠체어 밀기	5	0	0

*최고점수 100점, 최하점수 0점.

자료: Granger, C. V. et al. (1979). Outcome of comprehensive medical rehabilitation: Measure of Pulses Profile and the Barthel Index. *Archieves of Physical Medical Rehabilitation* 60: 145.

표 8-5. 정신상태평가도구(Mental Status Questionnaire)

1~3. 오늘이 몇 년 몇 일입니까?	0, 1, 2, 3
4. 오늘이 무슨 요일입니까?	0, 1
5. 지금 계시는 곳이 어디입니까?	0, 1
6. 집이 어느 동에 있습니까?	0, 1
7. 나이가 몇 살입니까?	0, 1
8. 생일이 언제입니까?	0, 1
9. 현재 우리 나라 대통령이 누구입니까?	0, 1
10. 20에서 3을 계속 빼시오.	0, 1

*틀리면 0, 맞으면 맞힌 수의 번호에 표시

자료: Kahn, R., Goldfarb, R., Pollack, M., & Peck, A. (1960). Brief objective measures for the determination of mental status in the aged. *American Journal of Psychiatry*, 17, 326-328.

표 8-6. 한국판 간이 정신상태 검사(Mini-Mental State Examination, MMSE-K)

항목	점수
지남력(Orientation)	
1. 오늘은 □□□□년, □□월, □□일, □요일, □□계절	□ 5
2. 당신의 주소는 시 군(구) 면(리, 동)	□ 3
여기는 어떤 곳입니까?(예: 교회, 식당, 학교, 시장, 가정집 등)	□ 1
3. 여기는 무엇을 하는 곳입니까?(노인정, 마당, 안방, 화장실 등)	□ 1
기억등록(Registration)	
4. 물건 이름 기억하기(예: 사과, 책상, 동전, 물, 이불, 젓가락)	□ 3
(첫번 시행에서 반복한 것만 점수를 준다. 6회까지 반복)	
기억회상(Recall)	
5. 3분 내지 5분 뒤에 위의 물건 이름들을 회상(8번을 시행한 후에 실시)하기	□ 3
주의집중 및 계산(Attention & Calculation)	
6. 100−7= −7= −7= −7= −7=	□ 5
또는 ('삼천리 강산'을 거꾸로 말하기 — 산□강□리□천□삼□)	
언어기능(Language)	
7. 물건 이름 맞추기 연필□□, 시계□□	□ 2
8. 3단계 명령 — 오른손으로 종이를 집어서/반으로 접고/무릎 위에 놓기	□ 3
9. 5각형 2개를 겹쳐 그리기	
10. '간장, 공장, 공장장'을 따라하기	
이해 및 판단(Reasoning & Judgment)	
11. "옷을 왜 빨아서(세탁해서) 입습니까?"라고 질문	□ 1
12. "길에서 남의 주민등록증을 주었을 때 어떻게 하면 쉽게 주인에게 되돌려 줄 수 있습니까?"라고 질문	□ 1
교육을 받지 못했을 경우(무학): time orientation+1, attention+1, language+1	

자료: 권용철, 박종한(1989a). 「노인용 한국판 Mini-Mental State Examination의 표준화연구 제1편: MMSE-K의 개발」. 『신경정신의학』, 28(1), 125-135.

은 '치매 의심', 24점 이상을 '확정적 정상'으로 분류하고 있다(1989b)(표 8-6).

이 외에도 노인의 우울정도를 측정하는 노인우울척도(Geriatric Depression Scale; Yesavage, 1986, 표 8-7)도 활용되고 있다. 이러한 도구를 장기간 노인을 간호하는 가정간호사라든지 양로원이나 외래 노인클리닉 등에서 활용하면 노인의 기능상태를 사정하는 데 유용할 뿐 아니라 전문가들간의 의사소통에도 매우 편리한 방법이 될 수 있다.

표 8-7. 단축형 노인우울척도(Geriatric Depression Scale)

최근에 기분이 어떠한지 답하여 주십시오.		
1. 기본적으로 자신의 생활에 만족합니까?	예	아니오
2. 전에 하던 취미생활이나 활동을 많이 중단했습니까?	예	아니오
3. 생활이 공허하다고 느낍니까?	예	아니오
4. 흔히 지루하게 느낍니까?	예	아니오
5. 보통 기분이 좋은 상태입니까?	예	아니오
6. 앞으로 불행한 일이 생길 것을 염려합니까?	예	아니오
7. 대부분의 경우 행복하다고 느낍니까?	예	아니오
8. 흔히 자신이 무력하다고 느낍니까?	예	아니오
9. *밖에 나가서 새로운 일을 하는 것보다 집에 있는 것을 더 좋아합니까?	예	아니오
10. 다른 사람에 비해 기억력에 문제가 있다고 생각하십니까?	예	아니오
11. 살아있는 것이 행복한 일이라고 생각하십니까?	예	아니오
12. 자신이 가치있는 인생이라고 생각하십니까?	예	아니오
13. 힘이 넘치는 상태입니까?	예	아니오
14. 자신의 상태가 희망이 없는 상태라고 생각하십니까?	예	아니오
15. 다른 사람들이 당신보다 나은 상태라고 생각하십니까?	예	아니오

*한국의 노인에게 적용한 결과 신뢰도가 낮은 문항으로 나타난 것

자료: Yesavage, J. A. (1986). The Use of self rating depression scales in the elderly. In L. W. Poon (ed.). *Handbook of Clinical Memory Assessment of Older Adult* (pp.213-217). Washington, D.C.: American Psychological Association.

요약

노인에서 초기 건강사정이 중요하지만 사정은 지속적이며 계속적인(on-going) 과정이다. 노인의 상태변화에 따라 주관적 · 객관적 자료도 따라서 변해야 한다. 간호사는 노인과 가장 많은 시간을 보내므로 중대한 변화를 관찰하고 사정할 수 있는 가장 좋은 여건에 있다. 따라서 지속적으로 사정하고, 그에 따른 간호방법을 설정하는 것은 간호사의 책임이다.

참고문헌

권용철, 박종한(1989a). 「노인용 한국판 Mini-Mental State Examination의 표준화연구 제1편: MMSE-K의 개발」. 『신경정신의학』 28(1), 125-135.

권용철, 박종한(1989b). 「노인용 한국판 Mini-Mental State Examination의 표준화연구 제2편: 구분점 및 진단적 타당도」. 『신경정신의학』 28(3), 125-135.

송미순(1991). 「노인생활기능상태예측모형구축」. 서울대학교대학원 박사학위논문.

송미순 외(1999). 『가정간호사를 위한 노인간호학』. 서울: 현문사.

송미순, 하양숙(1995). 『노인간호학』. 서울: 서울대학교출판부.

Arguelles, T. & Loewnstein D. A. (1997). Cognitive tests and test translations: Research says si to development of culturally appropriate cognitive assessment tools. *Generations* 21: 30.

Beck, J. C., Freedman, M. L., & Warshaw, G. A. (1994). Geriatric assessment: Focus on function. *Patient Care* 28: 10.

Carpenito, L. (1983). *Nursing Diagnosis: Application to Clinical Practice*, 451. Philadelphia: J. B. Lippincott.

Clapin-French E. (1986). Sleep Patterns of aged persons in Long-Term care facilities. *Journal of Advanced Nursing*, 11, 57-66.

Cohen, G. (1993). Comprehensive assessment: Capturing strengths, not just weaknesses. *Generation* 17: 47.

Drachman, D. A. & Swearer, J. M. (1996). Screening for dementia: Cognitive assessment screening test. *Am Fam Physician* 54: 1957.

Dubin, S. (1996). Geriatric assessment: A holistic multidisciplinary approach goes beyond the admitting diagnosis. *Am J Nurs* 96: 49.

Genevay, B. (1997). See me! Hear me! I am! An experience in being assessed. *Generations* 21: 16.

George, L. K. (1997). Choosing among established assessment tools, scientific demands and practical constraints. *Generations* 21: 32.

Geron, S. M. (1997). Multidimensional assessment measures. *Generations* 21: 52.

Gorden, M. (1982). *Nursing Diagnosis: Process and Application*. New York: McGraw-Hill.

Granger, C. V. et. al. (1979). Outcome of comprehensive medical rehabilitation: Measure of Pulses Profile and the Barthel Index. *Archieves of Physical Medical Rehabilitation*, 60, 145-154.

Greganti, M. A. & Hanson, L. C. (1996). Comprehensive geriatric assessment: Where do we go from here. *Arch Intern Med*, 156: 15.

Ikegame, N. (1995). Functional assessment and its place in health care. *N Engl J Med* 332: 598.

Jagger, C., Spiers, N. A., & Clarke, M. (1993). Factors associated with decline in function, institutionalization and mortality of elderly people. *Age Aging*, 22: 190.

Judge, K. M. (1996). Geriatric need assessment. *Independent Living Provider* 11: 28.

Kahn, Goldfarb, Pollack & Peck (1960). Brief objective measures for the determination of mental status in the aged. *American Journal of Psychiatry*, 17, 326-328.

Kane, R. A. & Degenholtz, H. (1997). Assessing values and preferences: Should we, can we? *Generations* 21: 19.

Kinney, E. D. et al. (1997). Automating assessment for community based long-term care: Indiana's experience. *Generations* 21: 62.

King, C. (1997). Guidelines for improving assessment skills. *Generations* 21: 73.

Koch, M. et al. (1994). An impairment and disability assessment and treatment protocol for community living elderly persons. *Phys Ther* 74: 286.

McGrew, K. B. & Quinn, C. A. (1997). Examining the effectiveness of telephone assessment and care planning for home care services. *Generations* 21: 66.

Mezey, M., Rouchhart, L., & Stokes, S. (1980). *Health Assessment of the Older Individual.* New York: Springer Publishing.

Paist, S. S. & Jafri, A. (1996). Functional assessment in older patients: Key to improving quality of life. *Postgrad Med* 99: 101.

Rogers, H., Curless, R., & James, O. F. W. (1993). Standardized functional assessment scales for elderly patients. *Age Aging* 22: 161.

Siu, A. L. et al. (1993). Measuring functioning and health in the very old. *J Gerontol* 48: M10.

Yee, D. L. (1997). Can long term care assessments be culturally responsive? *Generations* 21: 25.

Yesavage, J. A. (1986). The Use of self rating depression scales in the elderly. In L. W. Poon (ed.). *Handbook of Clinical Memory Assessment of Older Adult* (pp. 213-217). Washington, D.C.: American Psychological Association.

제9장 노인의 건강교육

학습목표

1. 노인의 학습에 영향을 미치는 요소들을 열거할 수 있다.
2. 노화로 인한 감각기능의 변화를 설명할 수 있다.
3. 감각기능의 변화를 보완할 수 있는 교육기법을 활용할 수 있다.

노인은 만성질환 보유율이 높고 자기간호 관리가 필요하므로 노인환자를 교육하는 일은 간호사에게 중요하다(Burnside, 1988). 간호사는 노인환자의 요구를 이해하여 학습과 교육과정에서 발생할 수 있는 잠재적인 문제를 최소화하고, 동시에 노인들이 자신의 능력과 재능을 최대로 발휘할 수 있도록 보조해야 한다.

노인의 학습에 대한 최근의 연구에서 노인의 학습에 영향을 미치는 많은 요소들이 제시되었다. 이들 요소에는 노화로 인한 감각, 기억력, 건강상태의 변화 등이 포함된다. 이 외에 지적 능력, 학업의 의의와 난이도, 조심성, 정보가 주어지는 속도, 반응하는 데 허용되는 시간 등과 같은 다른 요소들도 학습에 영향을 미친다.

노인을 교육할 때는 다음의 몇 가지 점을 고려해야 한다.

첫째, 학습에 영향을 주는 요소들은 흔히 상호연관이 있다.

둘째, 간호사는 대부분 아픈 노인을 대하기 때문에 노인에 대해 그릇된 생각을 가지고 있을 수 있다. 노화는 반드시 쇠약을 의미하는 것은 아니다. 따라서 노인에 대해 고정관념을 갖지 말아야 한다. 노인의 경험과 능력은 개인에 따라 상당히 차이가 있기 때문에 어떤 노인의 경우는 학습에 별 어려움이 없을 수 있으나, 어떤 노인은 장애를 가지고 있을 수 있다. 어떤 상황에서는 노인의 학습성과가 젊은 사람들 못지 않으며, 심지어 더 나은 경우도 있다. 따라서 학습활동을 각 노인의 능력에 맞도록 구성하여야 한다.

셋째, 몇몇 연구에서 나타난 바와 같이 노인의 열등한 학습수행은 저하된 학습능력 때문이 아니라 기본 교육수준의 차이와 같은 다른 요소들에 의한 것일 수 있다. 열등한 학습수행은 시행하는 테스트에 익숙하지 못하기 때문일 수도 있고, 시력이나 청력의 저하나 건강상태의 변화 때문일 수도 있다. 간호사는 이러한 요소들이 노인의 교육에 어떻게 영향을 미치는가를 파악하여 적절한 교육전략을 세워야 한다.

1. 노화로 인한 감각기능의 변화

나이가 들면서 **감각수용**은 **저하**된다. 모든 감각의 저하가 일어나지만 노인의 교육에 가장 영향을 미치는 것은 시각 및 청각의 변화이다(Corso, 1975).

1) 시 력

시력은 40세에서 50세까지는 비교적 변하지 않으나, 이 시기가 지나면 급격하게 감소한다. 이와 같은 감소는 대부분 수정체와 초자체의 변화 때문이다(Corso, 1975).

눈의 조절능력(약간의 거리가 있는 목표물에 눈의 초점을 맞추는 능력)은 30세 이후에 **변화**되기 시작한다. 조절능력은 30~40세 사이에는 천천히 변화되지만, 40~50세에는 급격하게 변화된다(Corso, 1975; Fozard et al., 1977). 나이가 들면 눈의 수정체는 노란색으로 변해 짧은 빛의 파장은 여과되고 **색깔을 구별하는 능력이 감소**한다. 결과적으로 노인들은 **파랑·초록·보라색을 구별할 수 없게** 되고, 빨강·주황·노랑색의 경우도 정도의 차이는 있지만 혼란을 경험하게 된다(Corso, 1975). 번쩍이는 **빛에 적응하는 능력도 감소**하여 이러한 조명 아래에서 시각적인 작업수행이 어렵다(Fozard et al., 1977). 따라서 시력은 조명이 적을 때뿐 아니라 너무 많을 때도 감소한다. 이 외에 백내장이나 당뇨병에 의한 망막질환 같은 질병에 의한 시력장애도 증가한다.

만일 노인이 안경을 쓰는 경우 안경이 깨끗한지, 제대로 맞는지를 확인하여야 한다. 노인 환자를 교육하기 위해 사용하는 **시각자료**들은 **큰 글씨**로 제작하여야 한다. 그러나 대부분의 건강교육 자료들이 소책자 형태의 작은 글씨로 되어 있어서 노인용 자료를 따로 개발하여야 할 필요가 있다.

색상구별도 고려해야 할 시각능력의 한 영역이다. 색상구별을 잘 못하는 노인 당뇨환자는 소변의 당과 아세톤 검사시 문제가 생긴다. 소변검사의 도표에 포함되는 파랑, 초록, 보라색 등은 노인들이 특히 구별하기 힘든 색상들이다. 따라서 노인 당뇨병 환자를 교육할 때 색상 구별에 장애가 있는지를 먼저 조사하여야 한다. **색상을 활용한 교육자료**는 흥미있고 효과적이다. 그러나 색 구별이 힘든 노인이나 잘 구별이 안 되는 색을 사용한 자료로 교육하면 오히려 교육자료의 효율성이 감소된다. 색은 교육 보조물로 사용할 수 있는데, 예를 들어 **색-부호 체계**로 노인이 스스로 약물을 복용하는 것을 도울 수 있다(Freeman, 1974; Gimble, 1967). 이런 방법을 사용할 때는 먼저 노인의 색을 구별하는 능력을 사정하여야 한다. 노인이 색을 잘못 구별하면 노인환자와 간호사간의 의사소통에 문제가 생길 수 있다. 예를 들어 약이 실제로 옅은 초록일 때 환자는 '회색 약'이라고 할 수 있다. 환자가 색을 구별하는 데 문제가 있다는 것을 모르면 간호사는 환자가 다른 약을 말하는 것이라고 생각할 수 있다. 또 간호사가 "○○님, 잠자기 전에 파란색 진정제를 드세요"라고 말할 때 노인의 자가투약에 문제가 생길 수 있다. 색 구별을 잘 못하는 노인환자는 이와 같은 교육시 혼란을 경험하게 된다.

2) 청 력

노인의 청력상실은 그 차이의 폭이 넓다. 많은 노인들이 **심한 청력장애**가 있으며 **재활**을 필요로 한다(Mauer & Rupp, 1979). 대부분의 노인들은 높은 음조의 구분은 **힘들어 하는 반면, 낮은 음조는 비교적 잘 듣는 특성**이 있다(Corso, 1971). 따라서 노인들은 높은 음조로 구성된 자음(예: 스, 즈, 트, 프, 그)을 잘 구별하지 못하게 되고 결과적으로 후속되는 대화의 이해가 어렵게 된다(Corso, 1971). 말의 속도가 빨라질 때에는 수용능력이 저하되기 때문에 **말의 속도**도 대화의 이해에 영향을 미친다. 또한 노인들은 **주위에 소음**이 있는 경우 소리를 구별하기가 더 어렵다(Mauer & Rupp, 1979). 예를 들어 시끄러운 냉방기가 있는 곳에서는 의사소통 문제가 더 악화될 수 있다. Mauer와 Rupp(1979)은 "노인의 귀로 이해하기 어려운 것은 주위에 소음이 있는 곳에서 빠른 속도로 높은 음조인 작은 소리가 스피커를 통해 나올 때"라고 하였다.

3) 감각기능 변화를 보완할 수 있는 교육기법

노인환자의 **시력과 청력 수용능력**을 함께 **사정**하는 것이 중요하다. 흔히 한 영역의 감각수용이 감소하면 다른 감각에 더 의지하는 것으로 보충하기 때문이다. 따라서 교육시 여러 감각을 통해 접근하는 것이 학습능력을 더욱 증가시킨다. 예를 들어 간호사가 저염식이에 대하여 교육하기 위해서 시각적 · 청각적 자료를 사용하는 것 외에도 저염음식을 맛보게 하는 것은 더 큰 효과를 가져올 수 있다. 높은 주파수의 청력상실을 보충하기 위하여 약간 귀가 먼 환자에게는 대개 크고 높은 소리로 말하게 되지만, 노인 청력 장애자에게는 정확하고 간결하고 낮은 음조로 천천히 말하는 것이 더 바람직하다. 수도꼭지에서 물이 흐르거나 소란한 텔레비전 앞과 같이 주위의 소음이 심한 곳에서는 교육을 하지 말아야 한다. 시끄러운 외래에서 행해지는 교육도 무익하다. 외부의 소음이나 산만함이 없는 조용한 환경을 마련하는 것이 중요하다. **교육하는 동안 간호사는 자주 환자가 이해하고 있는지를 확인**해야 한다. 마지막으로 노인과 교육자는 노인 학습자가 약간의 혼란을 경험하거나 시행되는 교육내용을 잘 이해하지 못하는 것이, 지적 능력의 쇠퇴에 의한 것이 아니라 청력기능의 변화 때문에 나타날 수도 있다는 것을 알아야 한다.

2. 노화로 인한 기억력의 변화

노화에 따른 기억력의 변화는 새로운 정보를 배우며 조사하고 평가하는 능력 모두에 영향을 미친다. 기억력에 대한 최근의 연구는 복합적이고 그 결과들에 일관성이 없으나, 간호사가 노인의 기억력을 사정하는 데 지침이 될 뿐 아니라 효과적인 교육개발과 기술평가의 지침이 된다.

노인의 기억력에 대한 많은 연구들이 1차 기억력(primary memory)과 2차 기억력(secondary memory)이라는 개념을 사용한 정보-처리모델을 기초로 하고 있다. 이것은 개인에게 일련의 단어를 말했을 때 마지막 단어는 1차 기억력으로 기억하고 처음에 나온 단어는 2차 기억력으로 기억한다는 이론이다(Craik, 1977). 노인의 경우는 젊은 사람들과 비교하여 2차 기억력의 감소가 있다(Botwinick, 1978; Craik, 1977). 대부분의 건강간호교육이 2차적인 기억력을 필요로 하기 때문에 노인들은 학습에 많은 어려움을 겪는다.

그러나 Hulicka와 Weiss(1965)는 노인(60~72세)과 젊은 사람(30~44세)을 똑같은 교육수준으로 훈련시킬 경우 노인이 학습하는 데 많은 노력이 필요하지만, 일단 젊은 사람과 같은 정도로 익히면 기억력에서는 차이가 없다고 하였다. 따라서 노인의 경우 **처음 학습이 기억력 보유에 중요**하며, 경우에 따라서는 완전히 배우기까지 여러 차례의 **반복**이 필요한 경우도 있다.

노인은 최근에 학습한 내용들에 대한 기억력은 별로 좋지 않지만, 오래된 과거의 기억은 전혀 손상을 받지 않는다는 사실은 널리 받아들여지고 있다.

노인은 **인지 기억력**(cognitive memory)보다 **재생 기억력**(recall memory)**이 더 감소**된다는 연구들도 있다. 그러나 노인들에게 과일이름 같이 오래 전에 배운 기본적인 정보를 상기하라고 할 때 나이에 따른 차이는 거의 나타나지 않았다(Drachman & Leavitt, 1972). 따라서 재생 기억력의 감소는 주로 새로 배운 것들에서 나타나며, 이 사실은 노인의 학습평가에 중요한 의미가 있다. 그러므로 테스트로 새로운 학습정보를 평가할 때 문장을 완성하는 것이나 괄호를 채우는 것은 노인에게 좌절과 당혹감을 일으켜 교육이나 학습을 중단하게 만드는 결과를 초래할 수 있다.

노인의 학습결과를 평가할 때 보다 효과적인 방법은 **인지 기억력을 이용**하는 것이다. 즉 **선다형 문제**나 **○× 문제**를 이용하면 문제에 대한 **단서**를 부분적으로 보여 주기 때문에 재생 기억력 방법보다 훨씬 쉽다. 이 단서들은 맞은 답을 찾을 수 있도록 기억력을 돕는다. 예들 들어 노인들에게 칼슘이 많은 음식을 가르친 후에 테스트를 할 때 단서가 있는 기억질문("칼슘이 많은 낙농제품 하나")을 사용하는 것이 단서가 없는 기억질문("칼슘이 많은 음식의 한 가지")보다 효과적이다.

기억력이 나쁜 노인에게는 문자로 된 완전한 도구(**책자** 등)를 함께 사용하여 언어로 하는 교육을 더 보강할 수 있다. 이 방법은 학습을 보강하고 기억을 보존하도록 돕는다. 더불어 적절한 **기억 보조물**을 이용할 수 있다. 예를 들어 노인들이 약을 복용하는 것을 기억하도록 돕는 방법으로 첫째, **색깔부호의 사용**(Freeman, 1974; Gimble, 1967), 둘째, 경구 피임약에 사용되는 것과 같은 **일련의 일정표** 사용, 셋째, 약을 먹을 때마다 노인이 표시할 수 있는 **일정표 사용**(Gimble, 1967; Vestal, 1978) 등의 방법이 있다. 또한 처음 가르친 것을 확실히 하기 위하여 **반복교육**과 **주기적인 복습**도 중요하다. 이와 같은 기억을 돕는 보조물들을 노인의 요구에 따라 복합적으로 사용할 수 도 있다.

3. 노화로 인한 지적 능력의 변화

지적 능력에 대한 초기의 연구에서 성인의 지적 능력은 성인 초기부터 감소하기 시작한다고 하였다. 그러나 최근의 연구에 의하면 지적 능력의 변화는 생의 후반기에 일어난다고 한다(Botwink, 1978). Eisdorfer(1977)는 정보를 처리하는 인지작용은 교육수준, 이해력, 주의력, 건강상태, 사회 직업적 경험과 같은 많은 요인들에 의하여 영향을 받으며, 이것은 지적 능력 테스트 결과를 변화시킨다고 하였다.

간호사는 환자의 지적 능력, 교육경험, 생의 경험을 수정할 수 없다. 그러나 교육 전에 환자의 **인지기능**과 **지식정도**를 사정한다면 그에 적합한 교육자료를 준비할 수 있다. 교육할 주제에 대하여 질문함으로써 교육할 영역에 대한 환자의 기존 지식의 정도를 확인한다. 노인의 인지기능을 객관적으로 사정하려면 몇 가지 도구들을 이용할 수도 있다. 흔히 이용되는 것으로 **정신상태평가도구**(Mental Status Questionnaire; Kahn et al., 1960), **간이 정신상태 검사**(Mini-Mental State Examiation; Folstein et al., 1975), **인지능력 감별검사**(Cognitive Capacity Screening Examination; Jacob et al., 1977) 등이 있다. 이와 같이 쉽고 빠르게 이용할 수 있도록 만들어진 도구들은 인지장애, 특히 지남력 상실, 최근 기억장애, 새로운 학습의 장애를 감별하는 데 사용할 수 있고, 인지장애의 심각도를 비교할 수 있는 지표가 될 수도 있다. 이러한 인지장애를 평가하기 위한 테스트가 완벽하지는 않지만 관찰 및 개인적 평가와 병용하면 노인의 인지기능 사정에 중요한 자료가 될 것이다.

4. 노인교육시 고려할 점

Botwinick(1978)은 내적인 과정으로서의 학습과 외적인 활동으로서의 수행을 구별하였다. 노인의 저조한 학습수행은 학습을 방해하는 요소들 때문에 또는 학습능력의 실제적인 감소와 같이 적절한 반응을 하지 못하는 능력의 문제 때문일 수 있다. 연구자들은 인지적인 요소 외에 학습에 영향을 미치는 몇 가지 요소들을 확인하였는데, 이는 **속도, 학업의 의의와 난이도, 정보의 관련성, 자율신경계의 각성정도, 조심성, 건강상태** 등이다.

1) 속도(교육의 속도와 반응시간)

노인에게 있어서 속도는 **반응시간의 속도**뿐 아니라 **교육의 속도**도 중요하다. 건강한 노인이나 입원한 노인 모두 **느린 속도의 교육**과 **노인 자신이 속도를 조절하는 교육**이 도움이 된다. 미국에서의 연구(Kim & Grier, 1981)를 보면, 느린 속도(분당 영어 106단어)로 교육하는 것이 정상속도(분당 영어 159단어)로 교육하는 것보다 더욱 효과적인 것으로 나타났다. 또한 반응시간을 더 많이 주는 것도 효과적이며, 가능하면 노인이 반응시간 속도를 조절하는 것이 보다 더 효과적이다. 즉, 속도를 매우 느리거나 빠르게 정해 놓는 것보다 자신이 조절하는 것이 가장 효과적이다. 자신이 속도를 조절하는 상황에서 정확한 답을 내리는 데 걸리는 시간은 개인에 따라 상당히 다르다(Botwinick & Thompson, 1968; Kim, 1985; Pierson & Montoye, 1958). 어떤 환자는 간호사의 질문에 맞는 답을 하는 데 0.5초가 소요되는 반면, 어떤 사람은 31초가 걸린다(Kim, 1985). 흥미로운 것은 한 학습에서 반응속도가 오래 걸리는 노인은 다른 학습에서도 그런 경향을 보인다는 것이다(Kim, 1985).

이와 같이 **교육속도와 반응시간**은 노인환자의 학습에 중요한 요소이다. 교육은 천천히 하는 것이 좋으며, 특히 새로운 정보를 전달할 때 더욱 그렇다. 노인의 학습수행은 자신이 원하는 속도로 할 때 더욱 효과적이다. 임상실무에서 대부분의 간호사는 시간적 제약이 따르므로 시간에 대한 촉박함을 느낀다. 그러나 간호사는 노인은 경우에 따라서 반응하는 데 소요되는 시간이 더 많이 필요할 수도 있다는 것을 기억하여야 한다. 만일 너무 서둘러서 진행하게 되면 노인들은 이미 알고 있는 내용이라도 학습수행이 떨어질 것이다.

2) 의의와 난이도

Hulicka(1967)는 개인적인 의미가 다른 단어학습에 대한 노인들의 반응을 연구하였다. 즉 개인적인 의미가 없는 학습시 80%의 노인들이 그런 의미 없는 것을 배우는 데 힘들이고 싶지 않다며 학업을 중단하였으나, **학습이 의미있는 것**으로 인식되었을 때는 **학업성취율**이 높았으며, **자발적**으로 이루어지고 노인들도 비교적 잘 해낼 수 있음을 발견하였다.

노인들도 간호정보를 이해하고 기억해야 할 뿐만 아니라 일상생활에 새로운 방법을 활용해야 하기 때문에 건강교육에서 **동기유발**은 중요하다. 노인들의 학습에 대한 참여도가 높을수록, 학업의 의의가 높을수록 학습의 성과도 더 좋아진다. 노인의 가족은 중요한 자원이므로 가능하다면 간호교육시 **노인과** 그들의 **가족**, **친구**들을 **포함**하여야 한다. 만일 가족구성원이 간호교육을 이해하고 관심을 가지고 있으면 그들도 노인의 간호수행을 도울 수 있다. 따라서 가족구성원은 교육내용을 보다 더 노인의 생활방식에 적합하도록 수정할 수 있고, 노인이 새로운 건강행위를 실행하는 것을 도울 수 있다.

간호사는 학업의 의의를 높이고 동시에 **난이도를 줄이기** 위하여 다른 방법들을 시도할 수 있다. 예를 들어 간호사는 쉽게 배우는 방법을 가르쳐 주고 단기목표를 설정하여 학습을 의의있고 만족스럽게 할 수 있다. 환자의 **교육적 · 경험적인 배경**을 사정하여 적절한 학습자료를 결정한다. 환자가 잘 이해하도록 교육수준을 맞추는 방법은 그 사람에게 익숙한 용어와 예를 이용하는 것이다(예: 익숙치 않은 의학적인 용어는 정의해 준다). 단어의 의미는 시대에 따라 변한다는 것을 기억하고 환자와 간호사가 어떤 단어에 대해 같은 뜻으로 이해하고 있는지를 확인하는 것도 중요하다.

3) 정보의 관련성

관련이 없고 유익하지 않은 자료는 오히려 노인환자를 혼란시키고 학습수행을 느리게 한다. 여러 연구결과들(Hoyer et al., 1979; Rabbitt, 1965)에서 불필요한 정보를 묵살하는 능력은 연령이 증가하면서 감소한다고 나타났다. Rabbitt(1965)은 노인과 성인의 문제해결과 관련 있는 과업을 수행하는 능력을 비교한 연구에서, 관련 없는 변수들을 증가시켰을 때 노인대상자들이 젊은 성인대상자들보다 학업수행 속도가 떨어진다고 하였다. 이 결과는 노인들이 자신과 관련이 없는 것과 관련이 있는 것을 선택하는 데 어려움을 느낀다는 것을 보여 주므로 간호사는 교육시에 직접 관련이 없는 내용은 피해야 한다(예: 시각자료들은 필수적인 내용만을 포함하여야 한다). 다시 말하면 학습내용과 직접적으로 관련이 없는 내용은 학습자료에서 삭제하는 것이 좋다.

4) 자율신경계의 각성정도

학습상황에서 **불안정도**는 노인의 학습에 영향을 준다(Eisdorfer et al., 1976; Whitebourne, 1976). Eisdorfer와 동료들(1970)은 젊은 사람들보다 학습시 더 불안해 하는 경향을 보이는 노인들을 propranolol을 사용한 결과 노인의 학습성취 정도가 증진되었다는 것을 밝혀 내었다. 그러므로 노인의 **자율신경계가 자극**되는 것은 노인의 학습성취 정도 저하와 관련이 있다고 볼 수 있다.

Whitebourne(1976)은 노인 학생과 젊은 학생의 시험불안을 측정한 결과 노인 학생이 젊은 학생보다 시험불안이 더 높고, 시험불안이 두 연령층 모두에서 기억력 재생과 관련되어 있다고 하였다. 따라서 그는 인지적인 학업을 수행하는 노인들은 시험불안에 의하여 부분적으로 영향을 받을 수 있기 때문에 **비위협적인 학습**과 **시험분위기**를 제공하고, 교육을 담당하는 사람도 **안정된 분위기**를 조성하여 불안정도를 낮춰야 한다고 하였다.

5) 조심성

조심성은 노인의 학습수행에 영향을 미치는 변화인자이다. 위험이 따르는 상황에서 노인은 젊은 사람들보다 더 조심성이 많으며(Eisdorfer, 1965; Okun & Di Vesta, 1976; Treat & Reese, 1976), 틀릴 것에 대한 두려움과 실패에 대한 두려움으로 노인들은 확실치 않은 상황에서 제대로 반응을 하지 못한다. 일반적으로 조심성은 학습에 유익한 것으로 여겨진다. 그러나 빠른 속도의 학습에서 노인들은 대답을 보류하려 하기 때문에 그들이 알고 있는 것을 완전히 표현하지 못한다는 점에서 학습성취도가 떨어진다(Canestrari, 1963; Eisdorfer, 1963; Taub, 1976). 간호사는 노인의 조심성에 대한 이와 같은 경향을 알고 있어야 한다.

6) 건강상태

노인의 **신체적인 건강상태의 변화**는 학습에 나쁜 영향을 미친다. Spieth(1964)는 고혈압이 있으나 치료받지 않고 있는 지적 수준이 높은 성인집단이 의학적으로 고혈압을 조절받는 환자집단보다 심리검사 결과가 나쁘다고 하였다. Eisdorfer(1977)는 지적 능력의 감소가 혈압의 상승과 관계가 있다고 하였다. 그는 많은 연구가들이 주장하는 노인들의 지적 능력의 감소는 노인들의 심맥관계나 뇌혈관의 질병과 연관이 있다고 하였다. 뿐만 아니라 **정신건강 상태**도 사람의 인지기능에 영향을 준다. 예를 들어 우울증이 심한 노인은 인지장애를 동반하는 경우가 많다(Kahn & Miller, 1978).

간호사는 환자의 **안위**와 이용할 수 있는 **에너지**를 고려하여야 한다. 아픈 사람은 주의집중 시간이 짧다. 따라서 교육시간은 노인이 피로를 느끼거나 주의가 산만해질 정도로 길어서는 안 된다. 이런 요소들도 테스트를 통한 학습결과의 평가시에 중요하다. 예를 들어 피로, 집중하지 못하는 것, 너무 긴 테스트는 학업성취율을 떨어뜨리고 부정확한 측정을 야기한다.

7) 명상요법

명상요법은 학습과 기억력을 돕는다(Botwinick, 1978). 이 요법은 정신적인 영상을 기억하여야 할 개념이나 단어에 연결시킨다. 예를 들어 노인환자는 펜잘이라는 자신의 약을 "펜이 잘 써진다"라는 영상을 통해 기억할 수 있다. Hulicka와 Grossman(1967)은 젊은 사람과 달리 노인들은 명상요법을 사용하지 않는 경향이 있으나 노인대상자가 이 요법을 배우면 그들의 학습이 증진된다고 하였다. Trest와 Reese(1976)는 노인들이 실험자가 제안한 영상을 활용할 때보다 노인 스스로가 자신의 영상을 일반화할 때 더 효과가 있다고 하였다. 그러나 자신이 만든 영상이라 하더라도 너무 빠른 속도를 요구하지 않고 환자가 반응할 충분한 시간을 주는 상황에서만 유용하다. 이 연구결과에서 학습과 기억력을 돕기 위하여 정신적인 영상을 사용하도록 훈련하는 것이 유용하며, 자신이 창의적으로 만든 영상을 사용하는 것이 보다 더 효과적임을 알 수 있었다.

8) 교육도구의 사용

노화에 따른 가장 현저한 변화는 시각, 청각, 촉각, 미각, 후각 등에서 나타나며, 그 외의 정상적인 노화변화로 학습시간, 단기기억, 집중력에 필요한 시간은 증가되고, 추상적으로 생

표 9-1. 노인대상의 교육도구 사용시 주의사항

인쇄물
• 언어/읽기 수준 주요 개념은 크고 진하게 표기하거나 밑줄을 사용하여 강조한다. 주요 목적은 서론에 진술되어 노인들이 교육방향을 잡을 수 있도록 유도한다. 관련 개념 다음에 적절한 시각자료(차트나 사진)를 삽입한다. 그림이나 사진은 단순하며 표시가 명백해야 한다.
• 문장 문장은 짧게 구성한다. 수동적 어조보다 능동적 어조를 사용한다.
• 단어선택 가능한 세 개 이상 음절의 단어는 피한다. 약어사용을 피한다. 의학용어나 전문용어는 최소한 사용하며, 사용시에는 반드시 용어에 대한 정의를 제시한다.
• 글씨 크기, 줄 길이, 글꼴 선택 노인들이 쉽게 읽을 수 있을 정도의 글짜 크기를 사용한다. 자간이나 여백은 충분하게 한다.
그림과 삽화
구체적인 사물이나 사건을 전달하는 경우 그림 사용이 유용하다. 추상적 사고를 이해해야 하는 경우 그림보다 언어를 이용한 예나 유추의 사용이 보다 적절하다.

각하는 능력은 저하된다. 그러나 노인들의 학습능력과 기억력은 노화과정 변화에 의해 큰 영향을 받지 않는다. 노인교육시 적절한 학습도구의 사용은 중요하며, **학습도구**는 교육내용을 보충해 주고 강화시킨다(표 9-1 참조).

표 9-2는 정상 노화과정에 적응할 수 있도록 돕는 교육도구의 개발을 위한 지침을 요약한 것이다. 인쇄물은 **크고 굵은 글씨**, **짧은 문장**, **체계적인 기술**을 사용해야 한다. 시청각 자료는 **낮으면서도 큰 목소리**로, **화자의 얼굴은 정면**으로 나오게 해야 하며(입술을 읽게 하기 위하여), **느린 속도로 소개하고 정보를 제공**해야 한다. 교육자료로서 유추법과 예시는 추상적으로 생각하는 능력이 저하된 노인들이 이해할 수 있도록 주의해서 적용해야 한다.

표 9-2. 노인을 위한 교육도구 지침

교육도구	성 인	노 인
시각자료	굵은 글씨 사용 다양한 대비 표준형태 그림 모든 색의 형태나 그림을 사용	굵은 글씨 사용 흑백의 강한 대비 밑줄을 긋거나 자료구성을 크게 하고, 나이특성에 맞게 노인의 사진이나 그림을 사용 뚜렷한 형태 푸른색, 보라색, 녹색 등은 구별능력이 떨어지므로 빨강, 검정, 진회색을 대신 사용
시각자료	짧고 간단한 문장과 예시, 유추법 등을 사용 복잡한 문장구조를 피하고 활기찬 목소리와 일상적인 억양을 사용	
전시-흑판 게시판 등	120cm 거리에서 보일 정도의 큰 글씨 줄 사이에 공간을 둠. 모든 색상 사용 읽는 것을 지시하기 위하여 화살표 사용	눈의 긴장을 덜기 위해 선 위에 놓는다. 강한 대비 화살표 사용시 빨강, 노랑, 검정색이 가장 좋다.
시청각 자료	예나 유추법을 사용 다양한 나이 범주에 맞게 약간 느린 속도로 분명하게 말한다.	구체적인 일상경험에 대하여 예나 유추법을 사용해 나이특성에 맞게 제시한다. 느린 속도로 분명하게 말한다. 그러나 너무 끊어서 말하지 않는다. 청력장애를 보상하기 위하여 입술을 읽는다.
시청각 자료	정면이나 측면으로 배우(모델)를 비춘다.	화자가 말할 때 화면에 정면으로 나오도록 한다.
시청각 자료	문자로 근본적인 요점을 강조한다.	크고 검은 글씨를 사용한다. 주위의 소음을 없애고 화자가 말할 때 배경음악은 줄이거나 생략한다. 부드럽고 흰 조명, 검은색 슬라이드를 사용한다.
시청각 자료	밝고 분산된 조명이 좋다.	어두운 방은 피한다.
시청각 자료	한번에 5~7개의 새로운 개념을 소개한다.	한번에 1~3개의 새로운 내용을 제공한다. 개념과 복습 사이에 시간을 준다. 잘 알려진 개념으로 새로운 개념을 설명한다. 노인과 관련된 정보를 만든다(그들의 요구, 문제, 생활방식).

자료: Weinrich, S. P. & Boyd, M. (1992). Education in the elderly. *Journal of Gerontological Nursing*, 18(1), pp.15-20.

요약

노인교육(gerogogy)은 성인교육(androgogy), 아동교육(pedagogy)과는 다르다. 노인교육이 효과적으로 이루어지기 위해서는 노인의 정상적 노화과정에 맞도록 조정되어야 한다. 노인의 생활양식, 습관, 은퇴로 인한 역할변화, 배우자나 의미있는 사람들의 사망, 노화로 인한 신체상의 변화 등이 교육자료 선택에 영향을 미칠 수 있다. 노인들을 위한 교육자료 사용에 있어서 중요한 것은 사회적 지지가 노인의 학습을 강화시키기 때문에 의미있는 사람들을 교육에 포함해야 한다는 것이다.

노인은 학습에 영향을 미치는 서로 관련된 많은 요소들을 가지고 있으며, 이러한 복합적인 요소들은 노인들의 건강교육을 어렵게 한다. 시력, 청력, 기억력, 인지기능, 건강상태 등 나이와 관련된 변화들은 학습을 더욱 어렵게 한다. 교육속도의 조절, 학습의 의의, 정보의 관련성, 명상요법의 사용 등 교육과 학습에 연관된 여러 요소들이 노인교육에 적절한 방법으로 쓰이지 않는다면 오히려 학습을 방해할 수 있다. 정신각성 상태 및 조심성 같은 정신적인 요소들도 학습능력에 영향을 준다. 간호사는 이와 같은 관련 요소들을 이해함으로써 노인환자에게 알맞는 보다 나은 교육전략을 개발할 수 있다. 노인은 조건이 좋은 학습상태에 있을 때 건강에 관한 많은 것을 쉽게 배울 수 있다.

참고문헌

Borwinick, J. (1978). *Aging and Behavior* (2ed.), 262. New York: Springer.

Botwinick, J. & Thompson L. W. (1968). A research note on individual differences in reaction time in relation to age. *Journal Genet Psychol*, 112, 73-75.

Canestrari, R. E. (1963). Paced and self-paced Learning in normal adults. *Journal Gerontol*, 18, 165-168.

Corso, J. F. (1971). Sensory processes and age effects in normal adults. *Journal Gerontol*, 26, 90-105.

Corso, J. F. (1975). Sensory processes and man during maturity and senescence. *Adv Behav Biol*, 16, 19-143.

Caik, F. I. M. (1977). Age Differences in Human Memory. In J. E. Birren & K. W. Schalie (eds.), *Handbook of the Psychology of Aging*. New York: Van Nostrand Reinhold.

Dale, E. & Chall, J. S. (1948). A Formula for Predicting Readability: Instructions. *Educational Research Bulletin*, 27 (Jan 21, Feb 17), 11-20, 37-54.

Doak, L. G. & Doak, C. D. (1980). Patient comprehension profiles: Recent findings and stratigies. *Patient Counseling and Health Education*, 2, 101-106.

Drachman, D. A. & Leavitt, J. (1972). Memory impairment in the aged: Storage versus retrieval deficit. *Journal Exp Psychol*, 93, 302-308.

Eisdorfer, C. (1965). Verbal learning and response time in the aged. *Journal Genet Psychol*, 107, 15-22.

Eisdorfer, C. (1977). Intelligence and cognition in the aged. In E. W. Busse & E. Pfedffer (eds.). *Behavior and Adaptation in Later Age* (2ed.). Boston: Little Brown & Co.

Eisdorfer, C., Axelrod, S., & Wilkie, F. I. (1963). Stimulus exposure time as a factor in serial learning in an aged asmple. *Journal Abnorm Soc Psychol*, 67, 594-600.

Folstein. M. F., Folstein, S. E., & McHugh, P. R. (1975). "Mini-Mental State" a practical method for grading the cognitive state of patients for the clinician. *Journal Psychiatr Res*, 12, 189-198.

Fozard, J. L., Wolf, E., & Bell, B. et al. (1977). Visual Perception and Communication. In J. E. Birren & K. W. Schaie (eds.). *Handbook of the Psycology of Aging*. New York: Van Nostrand Reinhold.

Freeman, J. T. (1974). Some principles of medication in geriatrics. *Journal Am Geiatr Soc*, 22, 289-295.

Fry, E. (1968). A redability Formula that saves time. *Journal Reading*, 2, 513-526, 575-578.

Gimble, J. G. (1967). Oral Medications and the Older Patient. *ANA Regiomal Clinical Conferences*. New York: Appleton-Century-Crofts.

Gunning, R. (1968). *The Technique of Clerar Writing*. New York: McGraw-Hill.

Hoyer, W. J., Rebok, G. W., & Sved, S. M. (1979). Age differences in retention as a function of learning. *Journal Consult Paychol*, 29, 125-129.

Hulicka, I. M., Stern, H., & Grossman, J. (1967). Age-group comparisons of paired-associate learning as a function of paced and self-paced association and response times. *Journal Gerontol*, 22, 274-280.

Jacobs, J. W., Bernhard, M. R., Delgado, A., & Strain, J. J. (1977). Screening for organic mental syndromes in the medically ill. *Ann Intern Med*, 86, 40-46.

Kahn, R. L., Goldfarb, A. L., Pollack, M., & Peck, A. (1960). Brief objective measures for the determination of mental status in the aged. *Am Journal Psychiaty*, 117, 326-328.

Kim, K. K. (1985). Health Care Learning as a Function of Response Time in the Institutionalized Elderly. Ph. D. dissertation, University of Illinois at Chicago. *Dissertation Abstracts International*, 46, 85-0479.

Kim K. K. & Grier, M. R. (1981). Pacing effects of medication instruction for the elderly. *Journal Gerontol Nurs*, 7, 464-468.

Maurer, J. F. & Rupp, R. R. (1979). *Gearing and Aging*. New York: Grume & Stratton.

McLaughlin, G. H. (1969). SMOG-Grading-new readability formula. *Journal Reading*, 12, 639-646.

Mohammed, M. F. B. (1964). Patients' understanding of written health information. *Nurs Res*, 13, 100-108.

Okun, M. A. & Di Vesta, F. J. (1976). Cautiousness in adulthood as a function of age and instructions. *Journal Gerontol*, 31, 571-576.

Pierson, W. R. & Montoye, H. J. (1958). Movement time, reaction time, and age. *Journal Gerontol*, 13, 418-421.

Rabbitt, P. (1965). An age-decrement in the ability to ignore irrelevant information. *Journal Gerontol*, 20, 233-238.

Spieth, W. (1964). Cardiovascular health status, age, and psychological performance. *Journal Gerontol*, 19, 277-284.

Taub, H. A. (1967). Paired associates learning as a function of age, rete, and instructions. *Journal Genetic Psychology*, 111, 41-46.

Taylor, A. G., Skelton, J. A., & Czajkowski, R. W. (1982). Do patients understand patient-education brochures? *Nurs Health Care*, 3, 305-310.

Treat, N. J. & Resse, H. W. (1976). Age, pacing, and imagery in paired associate learning. *Developmental Psychology*, 12, 119-124.

Vestal, R. E. (1978). Drug use in the elderly. A review of problems and special considerations. *Drugs*, 16, 358-382.

Vivian, A. S. & Robertson E. J. II. (1980). Readability of patient educational materials. *Clinical Therapeutics*, 3, 129-136.

Whitebourne, S. K. (1976). Test anxiety in elderly and young adults. *International Journal Aging Human Development*, 7, 201-210.

제 10 장 상해예방

학습목표

1. 노인에게 흔한 상해의 종류와 관련 요인을 열거할 수 있다.
2. 상해의 위험이 높은 노인을 발견하고 상해를 예방하는 방법을 설명할 수 있다.
3. 상해가 발생하였을 때 1차적인 처치방법을 설명할 수 있다.

1. 노인과 상해

상해는 노인의 단 · 장기 기동성 장애를 일으키는 중요한 원인이다. 우리 나라에서 노인상해에 대한 통계는 명확하지는 않으나, 중앙 119 구조대에서 1999년에서 2001년까지의 이송인원 중 약 30%가 61세 이상으로 제시되어 있어(중앙 119구조대 홈페이지, 2001) 노인층의 사고비율이 높은 것을 간접적으로 나타낸다. 미국의 통계에 의하면 65세 이상 노인의 상해율은 감소하지만, 일단 상해가 생기면 사망으로 이어질 가능성이 매우 높다(Iskrant & Joilet, 1968). 또한 65~75세 사이 노인에서 상해는 다섯 번째 사망원인이 되고(Eliopoulos, 1990), 75세 이후에 사망률이 가장 높다(Eliopoulos, 1990). 1985년에 미국에서는 인구의 12%를 차지하는 노인인구가 전체 상해로 인한 사망률의 25%를 차지하여(National Safety Council, 1985), 노인에게 상해가 생겼을 때 사망으로 연결되는 경우가 많은 것을 알 수 있다.

상해와 관련하여 간호사의 역할은 예방적인 역할, 상해 당시의 역할, 상해 후의 역할로 구분해 볼 수 있다. 예방적인 역할은 대상자의 위험을 발견하는 것이 중요한데, 예를 들면 노인대상자의 거주환경에 있는 위험을 발견하는 것으로서 손잡이가 없는 계단, 걸려 넘어지기 쉬운 가구나 카펫, 목욕탕 손잡이가 없는 것, 조명이 흐린 것, 화재경보기가 없는 것 등을 발견하고 이를 교정하는 것이다. 상해위험을 사정할 때 간호사는 노인대상자의 신체조건이나 장애를 고려하여야 한다. 예를 들면 기동성 장애가 문제되지 않는 노인이라면 2층에 침실이 있는 것이 문제되지 않겠지만, 기동성 장애가 있는 노인에게는 상해위험이 있는 환경이 될 수 있는 것이다. 자세한 환경사정의 내용은 제8장 가정의 안전상태 사정을 참고한다.

상해 발생시의 조치에 대해서도 관심을 가져야 한다. 상해가 발생하였을 때 빨리 응급처치를 하지 않으면 손상이 악화되거나 합병증 발생의 가능성이 크기 때문이다. 또 실제 화재와 같은 사고가 발생하였을 때 노인의 대피능력, 대피통로, 도움을 구할 수 있는 능력도 미리 사정하고 적절한 조치를 취하여야 한다. 예를 들면 즉시 연락할 수 있는 전화번호를 전화 가까이 둔다든가, 이웃과 연락 가능하도록 연락체계를 만드는 등이다.

상해 후의 역할은 주로 합병증이 발생하지 않도록 하는 것과 재활 측면에 대한 노력이다. 특히 사고가 일어난 경위에 대해 조사하고 재발방지 등에 주의를 기울여야 한다. 이러한 과정에서 간호사는 교육자로서의 역할을 담당하여야 한다.

예방적으로 중요한 점, 사고가 발생하였을 때 노인이 취하여야 할 행동, 사고 후 각 단계에서도 대상자 교육은 중요한 부분이 된다. 특히 가정간호사가 만나는 대상자는 대개 신체적인 문제가 있어서 상해위험이 높은 사람이 많은데, 가정간호사는 이러한 노인을 가장 밀접하게 접촉하는 의료인이기 때문에 상해예방에 중요한 역할을 할 수 있다.

상해발생과 심각도에 영향을 주는 요인은 대개 네 가지를 들 수 있다(Baker, 1975) : ① 위험에 노출되는 정도, ② 상해에 반응할 수 있는 능력, ③ 상해에 저항할 수 있는 능력, ④ 상해에서 회복할 수 있는 가능성. 노인에서는 ①의 요인은 감소하지만 ②, ③, ④의 요인이 매우 취약하기 때문에 상해시에 더 심한 손상을 입고, 더 오래 장애상태로 지내거나 사망률이 높아진다.

2. 노인에서 상해위험을 높이는 요인들

노인들은 정상노화로 인한 신체변화와 함께 병적인 장애를 가진 경우가 많기 때문에 젊은이보다 상해에 노출되었을 때 방어력이 낮고 손상의 심각도가 높다. 노인에서 상해위험이 높아지는 원인은 신체적 요인과 사회적 요인으로 나눌 수 있는데 구체적으로 다음과 같다.

1) 신체적 요인

(1) 시력

40대 이후부터 시작하여 노안이 진행된다. 노안이 되면 사물을 잘 보기 위해 더 밝은 빛이 요구되고, 렌즈가 황색화하면서 빛 반사에 매우 예민해진다. 시야가 좁아지고, 색깔구분이 둔해지며, 물건의 깊이에 대한 인식이 저하된다. 움직이는 물체에 초점을 맞추는 데 더 많은 시간이 필요하다.

(2) 청력

노인성 난청이 진행되었을 때 문제가 된다. 자동차의 경적이나 화재경보 등을 잘 듣지 못하면 상해로 연결될 위험이 있다.

(3) 후각

후각의 예민도가 연령의 증가와 함께 저하되어 타는 냄새와 같이 위험을 경고하는 냄새를 잘 맡지 못할 위험이 있다.

(4) 근골격계 변화

뼈와 근육의 크기가 감소하는데 특히 여성에서 그 정도가 심하다. 특히 폐경기 후 여성에서 골다공증이 빈발하는데, 이런 노인에서는 재채기나 창문을 여는 등의 활동에 의해서도 골절이 발생할 수 있다. 걷는 동작이 불안정해지고, 몸의 무게중심이 젊었을 때보다 앞으로 기울어지기 쉽다.

(5) 생리적인 노화

노년기에는 신장과 간의 대사가 저하된다. 이에 따라 약물의 대사가 느려져 약에 의한 생리적 혹은 정신행동 장애가 생기기 쉽다. 정온제를 쓸 때 흔히 혼돈이나 어지러움이 유발된다. 강심제는 부정맥을 유발하여 뇌나 심근에 혈행을 부족하게 할 수 있다.

(6) 신경 및 인지적인 변화

반사작용이 느려지고 온도변화에 대한 예민도도 저하된다. 기억력과 주의집중이 좋지 않게 된다.

(7) 만성질환의 증가

여러 가지 만성질환의 증가는 노인에게 상해위험을 높이는 원인이 된다. 심혈관계 질환이 있으면 본인이 의식하지 못하는 사이에 뇌에 혈액공급이 나빠질 수 있다. 당뇨병이 있는 경우에는 시력이 나빠지기 쉽다. 이때는 낙상, 보행자 사고, 화상사고의 위험이 크다. 말초신경 장애는 뜨거운 것에 대한 감각을 저하시켜서 화상의 위험을 높인다. 파킨슨 병, 다발성 경화증, 뇌졸중, 류머티스 등으로 심한 기동성 장애가 있다면 낙상의 위험이 매우 높아진다. 알코올 중독은 낙상, 물에 빠지는 사고, 자동차에 의한 보행자 사고의 원인이 될 수 있다. 치매노인은 위험에 대한 판단력이 떨어지기 때문에 사고위험이 높다.

2) 사회적 요인

노인들은 사회적으로도 상해를 예방하는 데 불리한 위치에 있다.

(1) 수입감소

노인은 수입이 감소되어 불량한 주거환경에 살기 쉽다. 또한 안전한 환경을 만드는 데 사용할 재원이 부족할 수 있다. 예를 들면 집을 수리하거나, 화재경보기를 달거나, 난방을 충분히 하는 데 드는 비용을 감당하기 어려운 경우가 많다.

(2) 사회적 지지의 부족

많은 노인이 사회적으로 격리되어 살기 때문에 응급시 필요한 지원을 받지 못하는 경우가 많다.

3. 낙 상

낙상은 노인에서 가장 흔히 발생하고 가장 심각한 상해의 원인이 되고 있다. 낙상이 발생하였을 때 보통 찰과상, 타박상 등이 흔하지만, 낙상 중의 3% 정도는 골절 등의 심한 상해를 일으킨다. 전체 노인의 30%가 매년 낙상을 경험하며(Eliopoulos, 1990), 급성질환시에 낙상 발생률이 높다. 노인의 연령증가와 함께 낙상에 의한 사망률도 증가한다. 미국의 요양원에서 시행된 연구결과에 의하면, 고관절 골절이 발생한 노인의 30%가 5개월 안에 사망하였다(Myers et al., 1985). 낙상은 남성노인보다 여성노인에서 더 발생빈도가 높으며, 85세 이상이 되면 1~2%의 노인이 고관절 골절을 경험하는 것으로 추측된다(Eliopoulos, 1990).

고관절 골절 후에는 장기간의 기동성 장애가 생겨 간호요구도가 높아지는 경우가 많다. 한번 낙상을 경험한 사람은 낙상재발에 대한 공포로 외출을 꺼리게 되어 운동이 감소되고, 이에 따라 더욱 골관절은 취약한 상태가 될 뿐만 아니라 사회적으로도 격리상태가 되기 쉽다.

1) 낙상의 원인

낙상을 일으키기 쉬운 요인은 급성질환, 기동성 장애, 어지러움, 체위성 저혈압, 혼돈, 정신장애, 시력장애, 약물남용, 위험한 환경 요인 등을 들 수 있다. 환경요인으로는 추운 지방의 얼음이 얼어 있는 보도, 계단, 미끄러운 바닥재 등이 포함된다. 특히 계단에서의 낙상은 여성이 남성의 3배에 이른다. 전체 낙상의 66%는 가정에서 일어나는 것으로 보고되어 있다.

2) 낙상의 예방

우선 노인의 낙상위험 정도를 사정하여, 위험이 높은 요인에 대해서는 간호시에 특별한 주의를 기울일 필요가 있다. 표 10-1은 노인의 낙상위험을 사정하는 데 사용할 수 있는 도구이다. 한국소비자보호원의 자료(1998)에 의하면, 노인의 낙상사고의 가장 흔한 발생장소는 화장실(21%)이고 그 다음이 계단(18.9%)으로 나타나 있다. 낙상은 환경의 문제에 의해 발생하기도 쉬운데, 목욕탕의 경우는 대부분의 경우 바닥이 미끄러운 것이 문제로 나타나 가정이거나 시설이거나 환경적인 중재가 매우 중요하다. 그러므로 환경에 다음과 같은 문제들이 있는지 사정하고 이를 중재하도록 하여야 한다.

① 깔개, 작은 카펫, 연결코드와 전선 등의 고정상태를 살펴 본다. 제대로 고정이 되어 있지 않은 상태라면 미끄러지는 원인이 될 수 있다.

② 조명, 열, 환기에 관한 점검도 필요하다. 야간에 복도나 계단의 조명이 충분한지 점검한다. 불을 켜는 스위치는 적절한 곳에 있고 잘 작동하는지 확인한다.

③ 가구는 안정되게 잘 배치되어 있고 걸려 넘어질 위험은 없는지 확인한다. 그리고 사람이 움직이는 데 충분한 공간이 확보되어 있는지 관찰한다.

④ 화장실이나 목욕탕은 특히 낙상사고가 일어나기 쉬운 곳이다. 욕탕에 들어갈 때 잡을 수 있는 손잡이가 있는지, 목욕탕 문이나 목욕통 앞에 있는 매트는 잘 고정되어 있는지, 목욕탕 바닥에 물이 잘 빠지고 건조하여 미끄러질 위험은 없는지 살핀다.

⑤ 건물 외부의 보도와 현관의 층계를 관찰하여 보도에 평평하지 않은 부분이 있으면 걸려 넘어질 위험이 있으니 교정한다. 층계는 안전하고 손잡이가 있는지, 동절기에 얼음이 얼지는 않는지, 눈이 오면 빨리 치우는지 확인한다.

표 10-1. 낙상위험 사정도구

해당란에 ∨한 후 점수를 합한다.

1. 연령: 80세 이상 _____1　70~79세 _____2
2. 인지상태: 지남력이 항상 있음 _____0　언제나 혼돈상태 _____2　간헐적으로 혼돈 _____4
3. 입원기간: 3일 이상 _____0　0~3일 _____2
4. 배설상태: 독립적이고 실금없음 _____0　카테터나 스토마 _____1
   배설에 보조가 필요 _____3　독립적이나 실금함 _____5
5. 지난 6개월간의 낙상: 낙상한 적 없음 _____0　1~2회 낙상경험 있음 _____2
   낙상경험이 매우 많음 _____5
6. 시력장애: 있음 _____1
7. 의자에서 기동성: 움직이지 못함 _____3
8. 혈압: 일어날 때에 누웠을 때에 비해 20mmHg 이상 차이 남 _____2
9. 걷기와 평형감각: 환자의 상태를 검사
   1) 다리를 붙이고 30초간 서게 한다.
   2) 똑바로 걷게 한다.
   3) 문을 통해 걸어나감.
   4) 걸어서 간 후 다시 돌아오게 함.
      다리를 벌리고 걸음 _____1
      서 있을 때 평형을 잃음 _____1
      걸을 때 평형장애 _____1
      근육 통합성 장애 _____1
      오리걸음 _____1
      문을 지나갈 때 걸음이 달라짐 _____1
      돌 때 불안정함 _____1
      보행 보조기 사용 _____1
10. 약품사용: 알코올 _____　이뇨제 _____　마취제 _____　혈당강하제 _____
    항히스타민제 _____　마약 _____　항고혈압제 _____　향정신성 약 _____
    항경련제 _____　진정제 _____　하제 _____
    이 중 해당되는 수: 사용 안 함 _____0　1개 사용 _____1　2개 이상 _____2
11. 최근 투약변경: 없음 _____0　지난 5일간에 변경 _____1

전체 합 __________

*전체 합이 10점 이상이면 낙상위험이 높은 것을 의미

자료: Berryman, E., Gaskin, D., Jones, A., Tolley, F., & MacMullaen, J. (1989 Jul/Aug). Point by point: Predicting elder's falls. *Geriatric Nursing*, 199-201.

4. 화 상

노인의 화상은 젊은층과는 다른 특성이 있다. 즉, 화상 발생률은 적지만 화상이 발생한 경우 사망률은 노인이 더 높다. 노인은 화상을 입은 후 입원하는 경우가 더 많고 입원기간도 길다. 노인의 화상은 손상이 더 깊은 경우가 많은데, 그 이유는 반응이 느리고 기동성 장애로 빨리 피하지 못하기 때문이다. 화상으로 사망하는 비율은 젊은이에 비해 7배나 된다(Rossignol et al., 1985).

화상은 여자보다 남자노인에서 보다 흔하며 60%의 화상이 가정일을 하다가 발생한다. 미국의 연구결과에 의하면 병원에서 노인들은 화상치료를 받는 데 다른 연령층보다 낮은 대우나 낮은 우선순위에 있다(Waller, 1975).

1) 화상을 입은 상황에 따른 구분

화상의 원인에 대해서는 구조물 관련 화상과 비구조물 관련 화상으로 구분할 수 있다.

구조물에 관련된 화상은 가옥, 자동차 등에 발생한 화재로 화상을 입는 경우이다. 흡연과 관련된 경우와 전기누전에 의한 경우가 많다.

비구조물 관련 화상은 구조물 전체에 발생한 화재가 아니고 국소적인 고온으로 인한 화상을 말한다. 여성에서는 뜨거운 물에 데는 경우가 가장 많은데, 목욕탕에서 나오는 갑작스런 뜨거운 물이 큰 원인이다. 목욕중에 발작이나 기절과 같은 문제가 발생하였을 때 뜨거운 물에 장기간 노출되어 화상이 심해지기 쉽다.

2) 화상예방의 전략

생리적으로 화상을 피하는 데 불리한 조건을 가진 노인들의 상태를 변화시키기는 어렵다. 그러나 환경을 수정함으로써 많은 화상을 예방할 수 있다. 간호사는 노인이 필요한 안경, 보청기, 환경조정 등을 하고 있는지 계속적으로 관찰하여야 한다. 특히 노인의 기동성이나 인지기능이 달라지면 이에 적합한 환경조절을 하여야 한다. 예를 들면 목욕탕에 냉온수 조절기를 장치하여 온도를 적절히 유지하게 한다거나, 화재경보기가 울리는 시간을 길게 하는 등의 변화가 필요하다. 전기선의 상태도 살펴 보는 것이 좋다. 집을 지은 지 오래된 경우에는 특히 전기선의 교체나 수리가 언제 되었는지 확인하면 좋다. 화재와 같은 응급시에 대피할 수 있는 비상구가 잘 설치되어 있는지 확인한다. 응급시 연락처는 쉽게 찾을 수 있는 곳에 잘 볼 수 있도록 되어 있는지 확인한다.

5. 자동차 사고

자동차 관련 사고는 노인상해 중 세 번째 중요한 원인으로 미국에서는 65세 이상 노인상해의 30%를 차지한다. 여자노인보다 남자노인에게서 더 문제가 된다. 교통사고 후에 입원하게 되는 비율이 어린아이들보다 2배 더 높다. 보행자 사고 후의 사망률은 35세 이후에 계속 증가하여 75세에 최고율을 나타낸다(Eliopoulos, 1990).

우리 나라에서의 자동차 사고 사망자는 1985년 이후 2000년까지 통계(교통사고 안전공단 홈페이지, 2001)에서 61세 이상이 차지하는 비율이 계속적으로 증가하고 있다(표 10-2). 이는 고령인구의 바깥 활동 증가와 노령인구의 증가가 영향을 미친 것으로 생각되나, 전체 인구 중 61세 이상 인구가 차지하는 비율은 12% 정도인 데 비해 2000년도 노인 교통사고 사망률이 24%라는 것은 사망률이 노인에게서 높다는 것을 의미하고 있다.

1) 노인 자동차 사고의 양상

노인 운전자 사망률은 청년기보다 낮다. 그 이유는 65세 이상 운전자는 출퇴근 시간이나 밤중의 운전을 피하기 때문으로 생각된다. 노인들이 운전중 사고를 내는 가장 큰 원인은 일단멈춤에서 멈추지 않거나, 양보해야 하는 길에서 하지 않을 때이다.

표 10-2. 연령별 교통사고 사망자 수

연도	계	15세 이하	15~20세	21~30세	31~40세	41~50세	51~60세	60세 이상
1985	7,522 (100)	1,619 (21.5)	335 (4.4)	1,458 (19.4)	1,340 (17.8)	1,214 (16.1)	828 (11.0)	728 (9.7)
1990	12,325 (100)	1,537 (12.5)	584 (4.7)	2,297 (18.6)	2,269 (18.4)	1,922 (15.6)	1,565 (12.7)	2,151 (17.5)
1995	10,323 (100)	809 (7.8)	805 (7.8)	2,099 (20.3)	1,916 (18.6)	1,443 (14.0)	1,388 (13.4)	1,806 (17.5)
2000	10,236 (100)	588 (5.7)	722 (7.1)	1,638 (16.0)	1,704 (16.6)	1,671 (16.3)	1,432 (14.0)	2,455 (24.0)

자료: 교통사고 안전공단 홈페이지 http://www.rtsa.or.kr

Plannek과 Fowler(1971)의 연구에 의하면 노인들이 운전중에 어려움을 느끼는 것은 양보하는 길, 회전, 차선 바꾸기 등으로 나타나서 운전중 즉시 판단을 하고 행동해야 하는 것이 어려운 것으로 생각된다.

노년기에 신체적 질환이 운전에 미치는 영향이 연구되었으나, 신체적 질환여부가 실제 사고율 증가와 연관되어 있다는 증거는 없다. 그러나 보행자 사망률은 65세 이상이 가장 높아 14~64세의 평균 사망률보다 2배 정도 높은 것으로 나타나 있다(Eliopoulos, 1990).

2) 자동차 사고 예방을 위한 방안

① **자동차 디자인**: 자동차의 생산단계에 사고시 운전자를 보호할 수 있는 장비들이 포함되어야 한다. 예를 들어 에어백이나 특수한 백미러, 안전유리 등이다. 외국에서는 노인을 위한 헤드라이이트나 미등 디자인이 나와 있다고 한다.

② **도로의 안전환경**: 가로등은 밝게 하고 반사가 적은 조명을 사용한다. 도로표시는 글씨가 크고 잘 보이게 한다.

③ **방어운전 교육**: 노인들이 계속 운전을 하는 경우 방어운전을 할 수 있도록 운전 교육을 잘 하는 것도 중요하다.

④ **보행자 보호**: 노인들은 반응시간이 길고 기동성이 좋지 않은 경우가 많기 때문에 횡단보도의 신호등은 노인 보행자를 위한 충분한 시간을 고려해야 한다.

노인들의 자동차 사고위험을 줄이는 데 중요한 것은 노인들 자신이 이러한 위험을 알고 예방하도록 하는 것이므로 간호사는 간호내용에 안전교육을 포함시키고, 노인들의 안전에 심각한 영향을 줄 수 있는 새로운 장애(시각, 청각, 기동성 등)가 발생하였을 때 이에 대한 중재를 할 수 있어야 한다.

6. 저체온 사고

저체온 사고란 심부체온(core temperature)이 섭씨 35℃ 이하로 떨어지는 것을 말한다(Worfolk, 1997). 노인에서는 여러 가지 체온조절의 장애요인들로 쉽게 저체온이 될 수 있다. 그러나 의료인들조차도 이러한 위험에 대한 인지도가 낮기 때문에 조기발견과 적절한 치료가 되지 않는 경우가 많다.

1) 노인의 체온조절 기전의 약화

심부체온(core temperature)을 37.2°C에서 37.5°C로 유지하기 위해서는 정교한 조절기전이 요구된다. 37.2~37.5°C에서 신체의 생화학적인 과정이 가장 잘 일어날 수 있다. 신체의 체온조절 중추는 시상하부인데, 이곳의 온도가 실제적으로 신체의 심부체온이라 할 수 있다. 대개의 체온은 내부기관과 골격근의 대사 부산물로 발생되는데, 교감신경계(sympathetic nervous system)는 대사를 증가시키기 때문에 교감신경계 활동에 의해 열생산이 약간 영향을 받는다. 노년기에는 저체온 사고가 발생하기 쉬운 위험요인들이 많아지는데, 이는 표 10-3에 요약되어 있다.

일반적으로 연령이 증가하면 대사저하가 일어난다. 어린아이에 비해 노인의 대사율은 거의 반에 지나지 않는다. 70세이면 골격근의 30%가 상실되어 근육활동시에 발생하는 열발생이 감소하며, 노인의 활동은 50%나 감소하여 이것도 열생산 저하에 기여한다. 일반적으로

표 10-3. 노인의 저체온 사고 위험요인

체온조절기전 장애
1. 냉기에 노출되었을 때 즉시 혈관수축 작용이 일어나지 않는다.
2. 냉기를 인지하는 데 시간이 걸린다.
3. 자신을 냉기에서 보호하는 행동에 장애가 생기기 쉽다.
4. 열생산을 위한 몸의 떨림이 감소하거나 없어진다.
5. 냉기에 반응하여 대사율을 올리는 조절에 장애가 생긴다.
열생산 감소로 건강문제 증가
1. 갑상선기능 저하증, 뇌하수체 기능저하, 빈혈, 영양장애 등
2. 신체활동의 장애
3. 당뇨성 산독증
중추성 혹은 말초성 체온조절기전의 장애
1. 뇌졸중, 경막하출혈
2. 요독증, 신경장애
3. 급성질환
체온조절에 장애를 일으키는 약물사용
1. 정온제, 진정제
2. 항우울제
3. 혈관확장제
4. 알코올(당 대사 장애와 판단력 저하)

체표면적이 크면 열손실이 많고 체중도 영향을 주며, 피부와 피하조직은 자연적인 보온기전이 된다. 특히 지방조직은 다른 조직의 3분의 1 정도만 열을 전달한다. 노년기에는 피하조직이 얇아지고 피하지방이 감소되어 보온기전이 나빠진다. 결과적으로 나이 든 마른 사람은 열손실이 많다. 특히 혈액공급이 많은 머리, 귀, 손 등이 열손실이 많은 부분이며, 이런 신체부분은 크기에 비해 표면적이 크고 혈관공급이 많다.

냉기에 노출되었을 때 피부와 척수신경이 시상하부에 신호를 보내면 중심체온을 유지하도록 즉시 조절이 시작된다. 교감신경이 자극되면 피부혈관이 수축되면서 더운 피가 표면으로 가는 것을 제한한다. 노년기에는 자율신경 장애가 생기기 쉬워서 냉기에 노출되어도 체온조절기전이 제대로 작동하지 않을 수 있다. 이때 대뇌중추에서는 추운 것을 인식하여 체온을 유지하기 위한 행동을 하게 된다. 먹고 운동하는 것이 가장 중요한 열 생산원이지만, 외적인 자원(모닥불, 전기담요, 뜨거운 음식섭취) 등도 열 공급원이 될 수 있다.

열 보전을 하는 데 1차적인 것은 환경과 신체간의 온도차이를 감소시키는 것이다(환경온도를 올리거나, 몸을 담요로 감싸거나 하는 등). 무의식적으로 몸을 웅크리는 것도 열을 보전하는 방법이다. 노인들이 체온이 내려갈 때 다른 방법을 취하지 못하는 경우에 흔히 하는 유일한 방법이 몸을 웅크리는 것이다. 만일 혈관수축과 다른 행동으로 충분히 체온을 올리지 못하면 몸이 떨리게 된다. 이것은 특수한 근육의 수축인데, 근육을 움직임으로써 열을 생산하려는 것이다. 몸이 최대로 떨리는 때에는 평소의 4～5배의 열생산이 된다. 그러나 노년기에는 저체온이 있어도 몸의 떨림이 약하게 나타나거나 거의 없을 수 있다.

2) 저체온 사고시의 조치

어느 연령이든 저체온 사고가 생기면 위험하지만, 여러 가지 다른 질병을 가진 노인들의 예후는 더욱 나쁘다. 노인에서 저체온 사고가 있을 때 사망률은 50% 이상이다. 또 노인에서 흔히 발생할 수 있는 다른 질환의 증상과 잘 구분이 되지 않으면 발견이 어렵다. 저체온 사고의 증상은 표 10-4와 같다. 심부체온이 일단 섭씨 35°C 이하로 내려가면 춥다는 것을 거의 느끼지 못한다.

심부체온 측정은 항문체온이 우선된다. 저체온 환자를 발견하고 의료적인 도움을 기다리는 동안에는 환자를 충분히 싸 주는 것이 좋다. 외부에서 인위적인 열을 갑자기 가하면(전기담요, heating pad, 뜨거운 물병 등) 심부전이 발생하여 사망할 수 있다. 말초 마사지, 발 올리기 등은 피한다. 왜냐하면 이런 중재는 차가운 피를 심부로 보내어 더 심한 심부체온 저하를 일으킬 수 있다. 질식하거나 흡인이 될 위험이 있으므로 억지로 음식을 먹이지 않는다. 이때는 심실세동(ventricular fibrillation)이 발생할 위험이 높기 때문에 노인을 매우 조심스럽

표 10-4. 저체온 사고의 단계와 증상

경증(mild): 섭씨체온 32～35℃ 차가운 피부 춥다는 것을 이야기하지 않을 수도 있음. 말이 느려짐. 매우 심하게 떨림(노인에서는 나타나지 않을 수도 있음). 걷는 데 문제가 있음(느리게 걸음). 혼돈상태 혈압과 맥박의 증가
중등증(moderate): 섭씨체온 28～32℃ 피부가 매우 차고 창백해짐. 얼굴이 부석해 보임. 춥다는 말은 안 함. 말하기가 어려움. 떨림이 멈춤. 혼수 혹은 반혼수 상태 서맥, 심방 혹은 심실 부정맥 발생 다뇨 혹은 핍뇨 쇼크증상의 발생
중증(severe): 섭씨체온 28℃ 이하 피부는 극히 차고 심하게 창백하고 청색증 생김. 죽은 사람 같은 외모 근육강직: 27℃ 이하가 되면 오히려 흐느적거릴 수도 있다. 완전혼수로 자극에 반응하지 않음. 무호흡, 심실세동이 있음.

게 다루어야 한다.

3) 저체온 사고의 예방

평소에 환자가 편안한 온도가 되도록 관심을 가질 필요가 있다. 체온이 저하되면 불편한 느낌이 매우 심해지지만, 노인은 추울 때 자신을 추위에서 보호할 수 있는 능력이 떨어져 있어서(의사소통 장애, 옷을 더 입는 등의 행동제한) 심한 저체온이 되는 것을 예방하기가 어렵다. 그러므로 이러한 노인의 상태를 파악할 수 있는 세심한 간호가 필요하다. 일반적인 예방적 간호방법은 표 10-5를 참고한다.

표 10-5. 노인의 저체온 사고 예방을 위한 간호내용

• 노인에게 편안하도록 실내온도를 18℃ 이상으로 유지한다.
• 충분한 침구와 옷을 제공한다.
• 여러 겹의 의복과 침구를 사용하는 것이 좋다. 간호사의 느낌에 따라 판단하지 않도록 한다.
• 추울 때 창문을 열어 놓고 오래 있지 않는다.
• 목욕중에도 노인을 잘 싸준다.
• 머리가 젖었을 때는 잘 싸주고 빨리 말리도록 한다.
• 실금이 있는 환자는 흡수력이 좋은 기저귀를 사용하여 노인이 많이 젖지 않게 한다.
• 가능하면 많이 움직여 열생산이 되도록 한다.
• 고단백질 식이를 공급하여 밤에도 열량공급이 유지되도록 한다.

예방을 위해서는 특히 적절한 영양공급이 중요한데, 당질은 즉각적인 열생산에 도움이 되지만 지속적인 열생산에는 단백질이 효과적이다. 노인의 음식은 주스나 우유도 가능한 한 데워서 주는 것이 좋다. 모자나 양말의 착용은 야간에 저체온이 되지 않도록 예방하는 데 좋은 방법이다.

침상에서 목욕을 시키는 동안은 특히 노인을 잘 싸줄 필요가 있다. 목욕탕보다 침실은 온도가 더 낮기 때문이다. 특히 실내온도에 대한 감각은 간호자의 느낌에 의존하지 말고 환자의 입장에서 생각하도록 하여야 사고를 예방할 수 있다.

▮ 요약

노인들은 상해위험에 노출되는 기회는 적으나, 일단 위험에 노출되었을 때 상해로 연결되는 경우가 많고 사망위험도 다른 연령층보다 높다. 노인에서 흔한 상해는 낙상, 화상, 교통사고, 저체온 사고이다. 어느 것이나 미리 사고위험을 사정하여 예방하는 것이 중요하기 때문에 노인대상자의 초기 사정내용에 사고위험에 대한 사정을 꼭 포함해야 한다. 또한 간호사는 사고가 발생하였을 때 적절한 초기 중재방법을 알고 시행할 수 있어야 한다.

참고문헌

교통사고 안전공단 홈페이지 http://www.rtsa.or.kr

중앙 119 구조대 홈페이지 http:/www.rescue.go.kr

Baker, S. P. (1975). Determinants of injury and opportunities for intervention. *American Epidemiology*, 101, 98-102.

Eliopoulos, C. (1990). Injuries in the elderly, in Caring for the elderly in diverse care settings (pp. 109-145). Philadelphia: J. B. Lippincott Co.

Iskrant, A. P. & Joilet, P. V. (1968). *Accident and Homicide*. Cambridge MA: Harvard University Press.

Myers, A. H., Baker, S. P., Robinson, E. G., Abbey, H., Timms, E., & Levenson, S. (1989). *Journal of Long Term Care Administration*, October.

National Safety Council (1985). *Accident Facts*. Chicago.

Planek, T. W. & Fowler, R. C. (1971). Traffic accident problems and exposure characteristics of the aging driver. *Journal of Gerontology*, 26, 224-230.

Rossignol, A. M., Locke, J. A., Boyle, C. M., & Burke, J. F. (1985). Consumer products and hospitalized burn injuries among elderly Massachusetts residents. *Journal of American Geriatrics Society*, 33, 768-772.

Waller, J. A. (1975). Emergency care for fatalities from injury and illness in the non-highway setting. *Journal of Trauma*, 13, 54.

Worfolk, J. B. (1997). Keep frail elders warm. *Geriatric Nursing*, 18(1), 7-11.

단원 III

신체적 간호문제

제11장 영양 및 수분섭취

학습목표

1. 노인의 영양상태 및 식사습관을 사정하는 방법을 설명할 수 있다.
2. 영양과 수분균형에 취약한 노인을 규명할 수 있다.
3. 영양 및 대사문제와 관련된 간호진단을 열거할 수 있다.
4. 노인에서 영양과 수분섭취 욕구를 충족시킬 수 있는 간호중재를 설명할 수 있다.

1980년대 이후 노인인구의 수가 폭발적으로 증가하였다. 이와 함께 노인의 영양에 대한 관심도 증가하였다. 장수하기 위한 음식의 양이라든가 질병과 신체기능 저하를 막기 위한 영양에 대한 연구가 가장 많이 진행되었다. 아직도 노인들의 영양에 대한 연구는 많이 부족하지만 영양과 건강과의 상관관계에 대한 연구는 계속 늘어나고 있다. 확실한 것은 개인의 생활방식과 음식이 건강에 중요한 영향을 미치고 있다는 것이다. 즉 영양상태는 건강유지, 재활 및 질병의 예방과 조절에서 중요하다.

간호사는 노인을 대상으로 영양과 관련된 간호계획을 세울 때 다음 사항을 고려해야 한다; ① 노화에 따른 생리적 변화에 따라 영양요구는 어떻게 변화하는가, ② 노화에 따른 생리적 변화가 음식의 구매, 준비, 소화과정에 미치는 영향은 무엇인가, ③ 노화에 따라 흔히 발생하는 질병이 영양요구에 어떤 영향을 미치는가, ④ 노화와 관련된 심리사회적 변화가 식사습관에 어떤 영향을 미치는가?

양호한 영양상태는 피부노화 예방에 가장 중요한 요인들 중 하나이다. 영양과 대사상태의 변화는 피부, 점막, 머리카락과 손톱에서 가장 일반적으로 관찰된다. 이러한 기관들의 사정은 노인의 영양상태와 수분균형에 대하여 많은 정보를 제공한다.

1. 영양과 노화

영양요구는 일생 동안 정체되어 있지 않다. 즉 노인과 젊은이의 영양요구는 같지 않으며, 일생 동안 신체가 필요로 하는 영양성분이 동일하지는 않다. 또한 노인들이라고 해서 한 개의 집단으로 그들의 영양요구를 일반화하기는 힘들다.

좋은 영양습관은 건강유지와 증진에 중요한 역할을 한다. 일생 동안의 좋은 식습관은 신체적 · 정신적 안녕을 증진시킨다. 부적절한 영양과 수분섭취는 영양불량, 탈수와 같은 심각한 문제를 초래할 수 있으며, 불량한 영양습관은 골다공증이나 궤양을 일으킬 수 있고 심혈관 질환이나 당뇨의 합병증을 유발할 수 있다.

노년기의 영양요구는 그리 큰 변화는 없는 반면, 이와 같은 영양요구를 충족하는 데 방해가 되는 위험요소가 많아지는 것이 큰 특성이다. 영양에 영향을 주는 주요 요인 중 하나는 노화 자체이다. 즉 침분비가 감소되어 음식의 씹기, 섞기, 삼키기가 힘들어진다. 섭취한 음식의 분해와 흡수도 소화효소와 위산의 분비감소로 비효율적이 된다. 또한 당질 대사기전의 변화로 단당류를 많이 섭취하면 제대로 대사하지 못하며, 연동운동의 감소로 변비가 되기 쉽다.

부적절한 영양섭취는 내적 · 외적 요인들과 관련이 있다. 내적인 요인은 시력과 미각 및 후각의 변화, 인지의 변화, 쇠약이나 활동 내구성 저하, 음식에 대한 흥미 상실, 우울 등이다. 외적 요인으로는 식품조달과 관련된 문제와 약물 등을 들 수 있다.

시력변화는 노인에서 식품구매와 음식준비를 어렵게 한다. 즉 간단한 요리법을 읽는 것조차 어려워 음식준비에 보다 많은 어려움이 생길 수 있다. 미각과 후각은 60세 이후부터 둔해지기 시작해서 나이가 들수록 심화된다. 맛을 느끼기 위해 노인들은 상대적으로 영양에 도움이 안 되는 짜고 달거나 기름진 음식을 과다 섭취할 수 있다.

혼돈, 치매 등과 같은 인지변화는 영양에 영향을 줄 수 있다. 심각한 경우 식사준비에 전적인 도움이 필요하고 흔히 식사보조가 요구된다. 따라서 도움이나 지지가 없을 경우 대부분 영양불량에 직면하게 된다. 심각하게 혼돈된 노인은 음식이 제공되는 한 좋은 식욕을 유지할 수 있기도 하고, 음식에 전혀 관심이 없기도 하다.

허약이나 활동 내구성의 저하는 영양불량의 위험을 증가시킨다. 식료품 구입, 운반 및 식사준비는 많은 신체적 지구력(endurance)을 요구한다. 심혈관 질환, 폐색성 폐질환이나 중증의 류머티스로 고통받는 노인은 신체적 제한 때문에 영양문제의 높은 위험에 처해 있다. 따라서 대신 쇼핑을 해 주는 서비스를 이용하거나, 조리된 음식을 구입하거나, 또는 식사무료공급서비스(meals on wheels)를 이용할 수 있으며, 이와 같은 방법을 활용할 수 없는 경우 결과적으로 심각한 영양문제로 고통받게 된다.

우울증이나 정서적인 스트레스는 식욕상실의 원인이 된다. 혼자서 식사하거나 낯선 노인들과 함께 사회단체에서 마련한 장소에서 식사를 하는 것도 식욕을 감소시킨다.

투약은 식욕에 중요한 영향을 준다. 많은 약들이 '이상하거나(strange)', '금속성' 맛을 느끼게 하며, 대부분 식욕을 저하시키고, 침분비도 감소시켜 보통 때보다 씹기 힘들게 한다. 이때 입안을 청결히 하고 인공 침을 이용하면 도움이 된다.

음식조달 문제는 비용과 접근성을 포함한다. 고정된 수입으로 생활하는 노인에서 비용은 실질적인 요인이다. 비싼 의약품을 사거나 생활필수품을 사는 데 쓰고 나면 식품을 구입할 여유가 그리 많지 않게 된다. 음식을 구입할 때만 사용할 수 있는 쿠폰(food stamp)이나 식사무료공급서비스를 이용할 수 있으나, 많은 노인이 이 제도를 모르거나 그러한 도움을 받지 않으려고 한다.

영양문제의 증상으로는 의도하지 않는 체중감소, 현기증, 지남력 상실, 식욕상실 등이 있다. 다른 많은 질병도 이와 비슷한 증상을 유발할 수 있으므로 1차적인 원인이 의학적인지 영양문제인지를 결정하는 것은 쉽지 않다.

1) 식품 피라미드(Food guide pyramid)

얼마 전까지만 해도 좋은 식이란 단백질(고기, 계란, 우유)은 많이 섭취하고 살이 찌는 감자, 전분은 적게 섭취하는 것이었다. 그러나 현재는 복합당질이 식이의 55~60%는 되어야 하고, 단백질은 식이의 10~15%가 되도록 권장하고 있다.

복합당질은 중요 에너지원으로 소화기관에 부담을 주지 않으면서 완전히 소화될 수 있는 음식이다. 그리고 이것은 자연적인 변 연화제인 섬유소가 들어 있고 지방을 흡수한다. 단백질을 너무 많이 먹으면 수분요구가 증가되는데, 노화에 따라 갈증감각이 감소되어 탈수가 되기 쉽다. 그러므로 충분한 수분섭취 없이 과다한 단백질의 섭취는 신장과 간에 과도한 부담을 주게 된다.

이와 같은 문제를 해결하기 위해 미국 농무성(Department of Agriculture)은 1992년에 피라미드 모양으로 식사지침 모형을 개발하였다(그림 11-1). 이는 다양하고 균형잡힌 절제된 식사지침을 설명하는 복합적인 모형이다. 이 모형에서는 최소권장량 대신에 하루에 섭취해야 할 분량의 범위를 제시하고 있다. 즉 네 가지 식품군 중 가장 많은 섭취가 필요한 것을 바닥

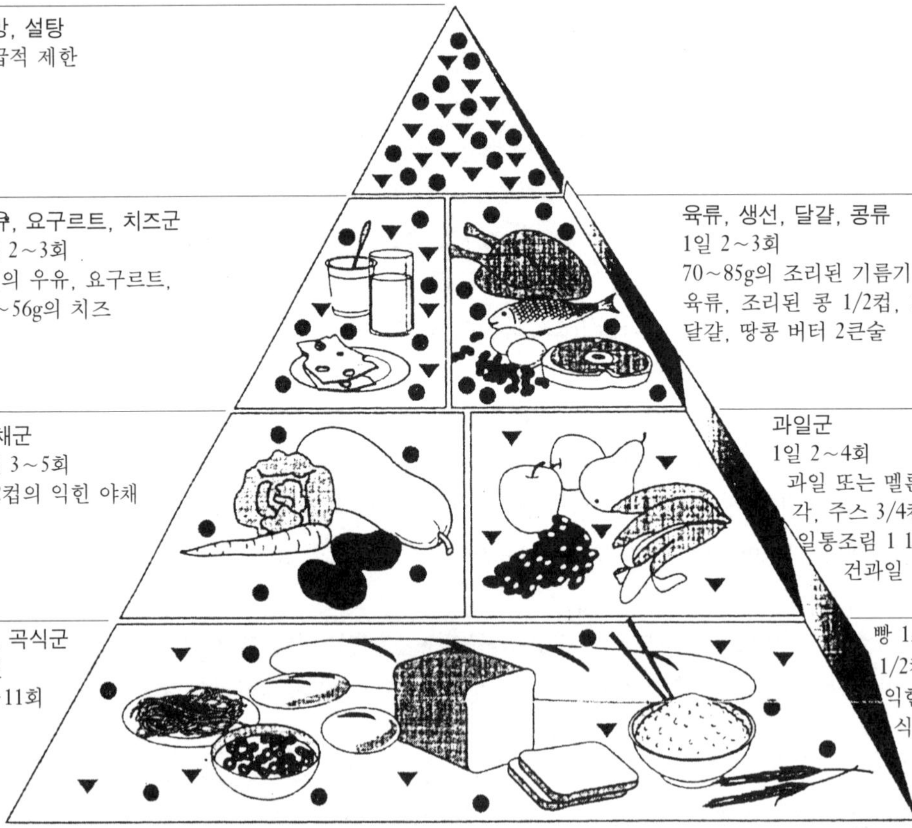

자료: 김영경, 김희순, 안태성, 정복례 외(1999). 『간호와 영양』. 서울: 현문사.

그림 11-1. 식품 피라미드

쪽에 배치하고 적게 섭취해야 할 것을 위쪽에 배치하였다.

2) 현명한 식사과녁(Smart eating food target, Bull's eye)

'현명한 식사과녁'은 1996년에 영양사인 Covert Baily가 식품 피리미드에 의한 지침에 보조적으로 쓸 수 있도록 개발한 방법이다(그림 11-2). 이것은 식품 피라미드에 비해 설탕과 지방이 많은 식품, 섬유질이 적은 식품을 분리하여 제시함으로써 이러한 영양소에 관심을 갖도록 유도하였다.

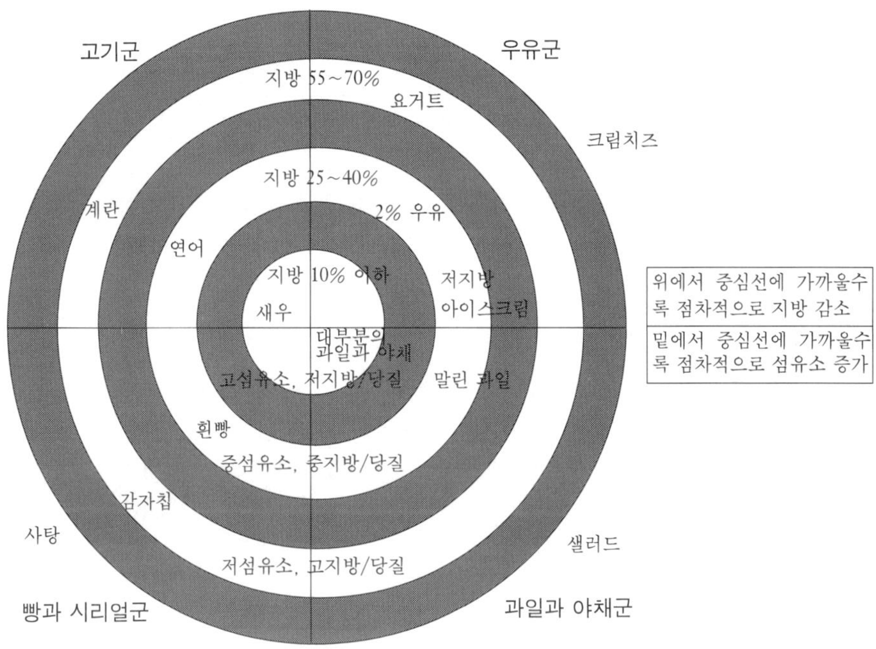

자료: Harber, D. C. (1999). *Nutrition, in Health Promotion and Aging*. New York: Springer Pub. Co.

그림 11-2. 현명한 식사과녁

3) 노년기 영양요구

노인들의 영양요구에 대해 언급하기 전에 노인들을 하나의 집단으로 일반화기는 힘들다는 점에 주목해야 한다. 그러나 대체적으로 한국영양학회(1995)에서 제시하고 있는 노년기 영양요구가 일반적인 지침이 될 수 있다(표 11-1). 다만 모든 노인에서 이러한 영양요구가 충족되지 않으면 영양불량 상태이고, 이것만 채워지면 영양이 충족된 상태라고 단정짓는 데는 주의가 필요하다. 개인적 특성을 고려해야 하는 것은 노인에서 특히 중요하다. 노인들 중에는 동맥경화증, 위장장애, 골다공증 등과 같은 만성질환자가 많고, 비만이나 알코올 중독, 치아문제 등 다른 의학적 및 정신적 문제가 많다. 따라서 간호사는 노인의 개인적 욕구를 고려하여 영양섭취를 조정할 필요가 있다.

(1) 열량

노년기는 열량 요구량은 감소하나 체내 이용률이 저하되므로 충분한 양의 열량 섭취가 필요하다. 특히 정상범위의 체중에 비해 과체중이거나 체중미달인 경우 사망률이 크게 증가하

표 11-1. 한국인 1일 영양권장량(한국영양학회, 1995)

구 분	남 성			여 성		
	50~64세	65~75세	75세 이상	50~64세	65~75세	75세 이상
체중(kg)	67	64	60	57	54	51
신장(cm)	168	167	166	157	154	142
에너지(kcal)	2,400	2,000	1,800	2,000	1,700	1,600
단백질(g)	75	72	70	60	60	60
비타민 A(μg RE)	700	700	700	700	700	700
비타민 D(μg)	10	10	10	10	10	10
비타민 E(mgα-TE)	10	10	10	10	10	10
비타민 C(mg)	55	55	55	55	55	55
비타민 B_1(mg)	1.2	1.0	1.0	1.0	1.0	1.0
비타민 B_2(mg)	1.4	1.2	1.2	1.2	1.2	1.2
니아신(mg NE)	16	13	13	13	13	13
비타민 B_6(mg)	1.5	1.5	1.5	1.5	1.5	1.5
엽산(μg)	250	250	250	250	250	250
칼슘(mg)	700	700	700	700	700	700
인(mg)	700	700	700	700	700	700
철분(mg)	12	12	12	12	12	12
아연(mg)	15	15	15	15	15	5

*식품으로 충당할 수 없을 때는 철 보충제로 보충할 수 있음.

므로 적절한 체중을 유지할 수 있는 열량을 섭취하도록 한다.

① 기초신진대사량 감소

35~55세 사이는 매 10년마다 5% 감소하고, 55~75세 사이는 매 10년마다 8%, 75세 이상에서는 매 10년마다 10%가 감소한다.

② 활동대사량 감소

활동량의 저하에 따라 에너지 소비량이 저하된다. 그러나 근육량이 감소하고 심장기능이 저하되며 운동신경이 느리게 되어 일의 효율이 감소하므로, 같은 일을 할 때에는 에너지 요구량이 많아지게 된다. 즉 노년기에 들어서면 세포 수가 감소하고 기초대사량이 적어지면서 일상생활 속에서의 활동량도 감소하게 되므로, 1995년도 제6차 한국인 1일 영양권장량에 의하면 남자노인의 경우 74세에는 성인 에너지 권장량(2,500kcal)보다 낮은 2,000kcal를, 75세 이상에서는 1,800kcal를 권장하고 있으며, 여자노인의 경우는 65~74세에는 1,700kcal를, 75세 이상에서는 1,600kcal를 권장하고 있다. 젊었을 때의 식습관에 따라 계속해서 같은 양의 식사를 하게 되면 체지방이 축적되어 비만증을 초래하게 된다. 체중과다 및 비만은 허혈성 심질환, 암, 당뇨병, 고혈압 등을 유발시켜 수명을 단축시킬 수 있다.

(2) 단백질

노년기에는 체내단백질 합성은 저하되고 체조직과 세포의 소모현상이 일어나서 신체 단백질 양이 성인의 60~70% 수준으로 감소한다. 한편 단백질의 흡수율이나 이용률이 저하되고 각종 전염성 질병 및 만성 대사성 질병의 위험이 증가하며 소화기능이 저하되므로 단백질의 필요량은 줄어들지 않는다. 65세 이상 남자노인은 70g, 여자노인은 60g을 1일 권장량으로 정하고 있다. 노년기에 단백질 섭취부족으로 신체에서 손실되는 양만큼 보충하지 않으면 단백질 영양실조에 걸리게 된다. 또한 기력이 부족해지고 우울해지며 감염에 대한 저항력이 약해지고 상처회복 및 질병에서의 회복이 지연된다. 반대로 단백질 과잉섭취시에는 산의 생산량이 증가하고 쉽게 배설할 수 없어 통풍의 발생위험이 높아진다.

(3) 지방

노년기는 소화액 및 담즙액의 분비가 감소하면서 지방의 소화 및 흡수가 저하된다. 지방은 과잉섭취하면 동맥경화증 및 심혈관계 질환의 발생이 증가하므로 적당량 섭취하는 것이 좋다. 불포화지방산 함량이 높은 식물성 기름의 섭취를 권장하며 콜레스테롤 섭취량이 1일 300mg을 초과하지 않도록 한다.

(4) 탄수화물과 식이섬유소

탄수화물은 전분(복합당질)과 단순당질로 구분할 수 있다. 복합당질은 빵, 건콩류, 국수, 당근 등에 많이 있으며, 단순당질은 과일이나 우유 속에 존재하기도 하고 포도당, 유당, 꿀, 시럽 등에 있다. 현명한 식사과녁에서 제시한 바와 같이 모든 탄수화물은 같지 않으며, 현재는 총에너지 섭취량의 55~60% 정도를 복합당질에서 섭취하기를 권장하고 있다. 야채와 과일은 복합당질로서 지방은 낮고 섬유질과 비타민, 미네랄이 풍부하다.

식이섬유소는 사람의 소화기관에서 분해되지 않는 셀룰로오스, 헤미셀룰로오스, 펜톤산 및 펙틴 등을 말하며, 동맥경화증이나 암, 당뇨병 등의 예방 및 치료에 도움이 된다. 또한 노인에게 자주 나타나는 변비의 해소에 도움이 되므로 부드러운 섬유소가 들어 있는 신선한 채소나 과일을 섭취하는 것이 좋다.

(5) 비타민

신체의 조절작용을 하는 비타민은 충분한 양을 섭취하는 것이 좋다. 특히 곡류위주의 식사

형태인 우리 나라 노인에게는 비타민 B군의 섭취가 부족하기 쉽다. 또한 비타민 A의 경우 국민영양조사(1992) 결과 섭취량이 영양권장량에 미달인 것으로 보고되었으며, 섭취형태도 생체효율이 높은 동물성 식품보다는 식물성 식품에서 주로 섭취하므로 이의 섭취를 높일 필요가 있다. 비타민 C는 감기 등 감염성 질환의 예방에 도움을 주는 것으로 나타났고, 비타민 E도 항산화 기능이 밝혀졌으므로 충분한 섭취가 필요하다. 또한 실내활동이 많은 노인의 경우 비타민 D도 충분히 섭취하여야 한다. 그러나 보충제 형태의 과잉섭취에 의한 건강상의 이득은 아직 명확히 밝혀지지 않았다.

(6) 무기질

과거에는 노인에서 무기질 필요량에 대해 별로 관심을 두지 않았으나, 최근 노령화에 따른 골격의 변화, 포도당 내인성의 변화, 면역기능의 저하와 같은 퇴행성 건강문제들이 무기질의 필요량 및 대사와 관련이 있는 것으로 나타남으로써 그 중요성이 증대되었다. 특히 노인에서 칼슘, 철분, 식염 등은 중요하다.

① 칼슘

노년기는 칼슘의 흡수율이 저하되고 배설량이 증가함에 따라 칼슘 요구량이 증가한다. 특히 뼈의 칼슘 손실량이 증가하면 골다공증 등의 위험이 증가하므로 성인과 같은 양을 권장하고 있다. 여성의 경우 폐경 전에는 에스트로겐이 뼈로부터 칼슘을 방출시키는 부갑상선호르몬의 작용을 조절하고 있으나, 폐경이 되어 에스트로겐의 분비가 끝나면 부갑상선호르몬에 의해 뼈로부터 칼슘소모가 증가하여서 소변으로 배설되고 혈장 칼슘농도가 상승한다. 그 결과 골밀도가 낮아져서 골다공증이 쉽게 발생하고, 골절이 쉽게 일어나며, 골절시 회복도 느려진다. 따라서 골다공증 및 골절과 같은 손상을 예방하기 위해서는 충분한 양의 칼슘섭취가 필요하며, 칼슘의 흡수를 높이기 위해 비타민 D의 섭취, 일광욕, 적절한 운동이 필요하다. 가장 좋은 칼슘원인 우유 1컵에는 약 400mg의 칼슘이 들어 있다.

② 철분

노년기는 위산분비의 감소 등으로 철분의 흡수율이 감소되고, 소화기관의 출혈 및 설사 등에 의한 혈액손실 등이 우려된다. 철분이 부족하면 빈혈을 유발할 수 있으므로 주의한다. 노인의 경우 철분의 체내 이용률이 저하되므로 흡수율이 좋은 동물성 식품의 섭취가 필요하며, 식물성 식품의 철분의 경우 신선한 비타민 C를 같이 섭취하여 철분 흡수율을 높이는 것이 필요하다.

③ 식염

우리 나라 성인의 1일 식염 섭취량은 약 20~30g으로서 필요량의 4~8배를 섭취하고 있다. 식염을 과잉섭취하면 세포외액이 증가되어 전신부종이 일어나고, 심장에 부담을 주어 고혈압이나 동맥경화증을 유발시킬 위험이 크다. 노인은 미각둔화와 기호변화로 자신도 모르는 사이 짜게 먹기 쉬우므로 주의를 요한다.

(7) 수분

길게 잡으면 몇 주간 대부분의 영양소를 섭취하지 않고도 살 수 있다. 그러나 물 없이는 단 며칠도 생존하기 어렵다. 수분은 세포 내 모든 반응이 일어날 수 있는 매개체이다. 노화

당신이나 당신이 알고 있는 사람이 영양적 위험에 처해 있다면 이 점검표를 활용하십시오. 아래의 문장을 읽고 해당이 되면 "예"란에 있는 숫자에 동그라미를 치십시오. 당신이 대답한 숫자의 합이 당신의 영양상태에 대한 점수입니다.

	예
나는 식사량과 식사종류에 변화를 일으키는 질병을 앓고 있다	2
나는 하루에 2끼 이하로 먹는다.	3
나는 야채, 과일 또는 유제품을 먹지 않는다.	2
나는 거의 매일 맥주, 포도주 등의 술을 3잔 이상 마신다.	2
나는 치아와 구강에 질병이 있어서 음식을 먹기가 힘들다.	2
나는 필요한 음식을 살 만큼 경제적으로 충분하지 못하다.	4
나는 거의 대부분 혼자 먹는다.	1
나는 하루에 세 가지 이상 다른 종류의 조제약물을 복용한다.	1
특별한 이유없이 지난 6개월 동안 체중이 약 4.5kg 정도 빠지거나 증가하였다.	2
나는 쇼핑, 요리, 식사 등을 거의 혼자 할 수 없다.	2
합계	______

총 영양점수

0~2점 양호. 6개월 후에 다시 검진하세요.

3~5점 당신은 영양적 위험이 약간 있습니다.
당신의 식습관, 일상생활 습관을 증진시킬 수 있는 것이 무엇인지 확인하십시오.
노인 영양프로그램, 노인건강센터 등이 도움이 될 수 있습니다.
3개월 후에 다시 검진해 보십시오.

6점 이상 당신은 영양적 위험이 아주 높습니다. 이 검진표를 주치의, 영양사, 간호사에게 가져가서 당신의 건강문제를 상담하십시오.

그림 11-3. 영양 스크리닝 도구

과정에 의해 갈증감각이 둔화되어 수분섭취가 감소하면 변비가 발생하고 쉽게 피곤해진다. 따라서 노인들이 갈증감각에 의존하지 않고 하루 8컵 이상의 수분을 섭취하도록 하는 것은 매우 중요하다.

4) 영양 스크리닝

영양 스크리닝(nurtrition screening)은 식이와 영양의 문제가 있는 것으로 알려진 특성을 조사하여 고위험 대상자를 찾아내는 것이다. 이러한 목적으로 American Academy of Family Physician, American Dietic Association, National Council on the Aging에서 공동으로 개발한 도구가 있다(그림 11-3). 이는 노인에서 영양 위험요인을 사정하기 위해서 영양 위험 요인들을 평가하도록 되어 있고, 점수에 따라 영양중재가 필요한 상태인지를 판정할 수 있도록 고안되었다.

또한 DETERMINE라는 영어 각 글자를 이용하여 스크리닝 요소들을 제시하기도 한다.

- Disease
- Eating poorly
- Tooth loss/mouth pain
- Economic hardship
- Reduced social contact
- Multiple medicine
- Involuntary weight loss/gain
- Needs assistance in self care
- Elder years above age 80

2. 간호과정

1) 영양장애(Altered nutrition)

체중변화는 노인의 실제적 및 잠재적 영양문제의 초기 지표가 된다. 이상적인 신장대비 체중표를 이용해서 현재 키를 기준하여 체중을 비교해 보아야 한다. 외모가 잘 균형잡혀 있고 체중도 권장되는 표준에 속하면 적당량의 칼로리를 섭취하고 있다고 볼 수 있다. 체중이 서서히 증가하거나 감소한다면 칼로리 섭취량이 에너지 소비량과 균형을 이루지 못하고 있다는 지시이다. 섭취하는 칼로리에 비해 활동량이 부족하다면 체중이 증가하게 되고, 칼로리 섭취량이 일정하더라도 활동을 많이 하게 되면 체중이 감소한다. 간호사는 체중의 증감원인이 섭취량 증가인지 운동량 부족 때문인지 조사해야 한다.

칼로리를 적당량 섭취하는 것만으로 충분하지 않고, 필수 영양소를 적당량 섭취하는 것이 중요하다. 헤모글로빈 수치, 헤마토크릿 수치, 적혈구 수, 혈중 질산요소 수치, 크레아티닌 수치, 알부민 수치 등은 어떤 특정 영양성분이 결핍되었는지를 결정하는 데 도움이 된다.

(1) 영양상태의 사정

① 신체계측치

가. 체중변화

- 노인이 명백하게 과체중이거나 저체중인가?
- 노인의 의복이 비정상적으로 헐렁하거나 꼭 끼어 보이는가?
- 현재 노인의 키와 체중은?(현재 자료가 없다면 환자의 기록표 참조)
- 노인의 체중이 정상범주에 속하는가?
- 지난 3~6개월 동안 노인의 체중이 급격하게 변화했는가? 얼마나 변했는가?
- 체중변화가 일어난 기간은 얼마 동안인가?

나. 체중 외에 키, 삼두근 두께, 견갑골 피부추벽집기(subscapular skinfold) 측정치 등이 포함된다. 키에 대한 체중의 정도, 즉 체질량지수(kg/m^2)로 비만여부를 판단하는 것도 가능하다.

② 생화학적 측정치

- 노인의 헤모글로빈, 헤모토크릿, 적혈구, 철분농도, 단백질, 알부민, urea nitrogen, 요비중 수치율 등이 정상인가?
- 혈당검사를 해 보았는가? 공복시 혈당인가? 공복이 아니라면 식사 전인가 혹은 후인가?
- 전해질 수치(예: 나트륨, 칼륨, 칼슘)는 정상인가?
- 당뇨나 빈혈, 전해질 불균형의 과거력이 있는가?
- 빈혈을 알려주는 창백증, 어지러움증이나 쉽게 피곤해지는 증상 등이 관찰되는가?
- 고혈당이나 저혈당 증상이 있는가?
- 전해질 불균형 증상이 있는가?
- 칼륨이나 나트륨 수치는 어느 정도인가?

③ 임상사정

- 신체사정을 통해 영양불량 증상을 관찰할 수 있다. 특히 머리카락과 피부상태, 시력, 근육강도, 신경기능, 정신상태 등이 중요하다. 정상노화뿐 아니라 건강문제가 이러한 상태에 영향을 미치기 때문이다(표 11-2).

표 11-2. 영양상태의 임상사정

임상소견	부족영양소	과다영양소
• 머리카락, 손톱		
머리가 잘 빠짐	단백질	
머리카락이 가늘고 숱이 적음.	단백질, zinc	
순가락 모양의 손톱	철분	비타민 A
• 피부		
건조, 비늘	비타민 A, zinc, 특히 지방산	
홍반		비타민 A
반상출혈, 점상출혈	비타민 C, 비타민 K	
색소침착, 피부가 벗겨짐	니아신	
피하지방 손상	칼로리	카로틴
공막의 황색침착		
• 눈		
각막혈관 성장	리보플라빈	
둔하고 건조한 결막	비타민 A	
안저의 미세동맥류	비타민 C	비타민 A
유두부종		
공막황달	피리독신	
• 구강		
혀, 유두의 위축	니아신, 철, 리보플라빈	
설염(선홍색)	니아신, 피리독신, 리보플라빈	
잇몸부종과 설염	비타민 C	
• 심장		
비대, 빈맥	티아민	
갑작스런 심정지, 사망	비타민 C	
• 복부		
간비대	단백질	
• 근육		
장딴지 통증	티아민, 비타민 C	
부종	단백질, 티아민	
근육감소	열량	
• 뼈, 관절		
뼈, 관절의 통증	비타민 C, D, 인	
• 신경계		
작화증, 지남력 상실	티아민	
체위, 진동감각 손실	비타민 B_{12}, 티아민	
인대반사 약화	티아민	
허약, 감각장애, 감각저하	비타민 B_{12}, 티아민	

④ 식욕변화

- 노인이 자신의 식성에 대해서 어떻게 말하는가?
- 노인이 자신의 식욕이 변했다고 느끼는가?
- 왜 그런 변화가 생겼다고 생각하는가?
- 음식 맛이 어떻게 느껴지는가?
- 자신이 현재 먹고 있는 식사를 좋아하는가 아니면 싫어하는가?
- 노인이 선호하는 음식은 무엇인가?
- 노인이 미처 깨닫지 못하고 있는 문화적 기호식품이 있는가?
- 노인에게 식이제한이 있는가? 노인이 그것을 이해하고 있는가?
- 식사 전이나 중, 후에 구토나 속쓰림을 호소하는가?
- 입안에서 이상한 맛이 느껴진다고 호소하는가?
- 식후 가슴 근처에 통증이 있다고 호소하는가?
- 특별한 반응을 보이는 음식이 있는가?(예: 유제품)
- 가스팽만이나 트림을 자주 나오게 하는 음식이 있는가?
- 노인이 우울한가?

⑤ 식품섭취

가. 식사기록

노인으로 하여금 식사시간과 음식의 종류, 음식의 양을 기록하게 하는 것이 좋으나, 글씨를 알고 쓸 수 있는지 확인한 후 시행한다.

나. 섭취빈도 기록부

노인에게 정해진 기간(____일, ____주) 동안 음식의 섭취빈도를 기재하게 한다.

다. 식이회상

24시간 섭취한 모든 음식을 기억에 의해 회상하게 한다. 이 결과를 보고 식사상태를 평가한다. 깊이있는 식이사정은 영양장애를 발견하고, 다른 건강문제나 사회경제적 문제를 발견하는 데 유용하다.

⑥ 사회문화적 요소

- 노인이 자신의 방이나 거실에서 혼자서 식사하는가?
- 식사 도중 다른 사람과 이야기하는가?
- 가족 중 노인이 좋아하는 음식을 마련해 오는 사람이 있는가?
- 이러한 선호음식은 영양적 요구와 잘 부합하는가?
- 노인이 선호하는 음식 중 식이요법에서 제한하고 있는 것이 포함되어 있는가?(예: 소금이나 칼로리 제한)

⑦ 가정간호 및 퇴원계획

- 노인이 혼자 사는가, 다른 사람과 사는가?
- 노인이 건강유지와 건강유지 능력을 위해 무엇을 하고 있는가?
- 노인이 집에 거주한다면, 집에서 충분한 음식을 섭취하고 있는가?
- 식품을 구매하기에 충분한 경제적 자원이 있는가?
- 식품을 구매하기 위해 가게에 갈 수 있는가?
- 식품을 구입할 때 도움을 줄 친구나 가족이 있는가?
- 요리를 할 수 있는가? 아니면 시력이나 기력, 조정력을 방해하는 문제가 있는가?
- 쉽게 피로해져 음식을 준비한 다음 너무 피곤해서 먹지 못하는가?
- 냉장고나 요리기구는 충분히 가지고 있는가?
- 영양을 위한 지역사회 자원을 알고 있는가?(예: 무료음식배달서비스(meals on wheels), 노인무료급식프로그램

표 11-3은 영양섭취와 관련된 위험요인들의 목록이다.

(2) 간호진단

영양부족(altered nutrition: less than body requirement)
영양과다 위험성(altered nutrition: risk for more than body requirement)
영양과다(altered nutrition: more than body requirement)

(3) 간호목표/기대되는 결과

영양장애를 진단받은 노인의 간호목표는 ① 정상 신장범위 내의 체중을 유지한다; ② 건강을 유지하기 위해 충분한 영양소를 섭취한다; ③ 식습관에 영향을 주는 내적 · 외적 요인을 규명한다; ④ 처방된 치료식이를 지킨다 등이다.

(4) 간호중재

다음은 병원이나 시설에서 행할 수 있는 간호중재이다.

① 문제의 원인을 규명하기 위해 주의깊게 사정한다(예: 치아, 우울, 문화적 요인, 활동수준). 노인의 문제유형과 정도에 따라 간호사의 접근유형이 달라질 수 있다.

② 매주 체중을 측정한다.

③ 음식섭취의 양, 유형과 빈도 등을 포함한 식이일지를 기록한다.

섭취 음식물에 대해 주의깊게 기록해 두면 문제가 발생하는 부분이 어딘지 결정하는 데 도

표 11-3. 노인에서 영양섭취와 관련된 위험요인들

- 대사장애(당뇨병, 갑상선 장애)를 포함한 만성질환
- 음식준비, 섭취, 삼키기 등을 어렵게 하는 신경계 혹은 근관절 문제
- 치아상실
- 감각변화
- 소화기관(소장, 대장) 장애
- 수입정도: 식품을 구입하기에 불충분한 경제력
- 투약, 출혈, 구토, 설사로 인한 영양손실
- 운동이나 질병과정으로 인한 부적절하거나 과다한 에너지 손실
- 사회적 요소: 사별, 혼자서 생활함
- 문화나 습관에 따른 편식
- 비통감이나 다른 정서적 장애
- 알코올 섭취
- 지식부족

움이 되고, 간호사나 영양사가 원하는 결과를 얻도록 식단을 개발하는 데 도움을 줄 수 있다. 가능하면 노인이 적극적으로 기록하는 일에 참여하는 것이 좋다.

④ 전반적인 건강이나 질병 조절에서 영양의 중요성을 설명한다.

만일 노화나 질병으로 식이의 변화가 요구된다면 노인에게 식이의 변화내용과 이유에 대해서 주의깊게 설명해 주어야 한다. 식이변화의 원인을 이해하게 되면 새로운 식이계획에 보다 잘 협조할 것이다.

⑤ 좋아하는 음식과 싫어하는 음식을 확인한다.

음식에 대한 기호를 알면 영양도 있으면서 선호하는 식단을 마련할 수 있다. 많은 노인은 선호하는 음식이 고정되어 있으며 이를 쉽게 바꾸려고 하지 않는다.

⑥ 생화학적 측정치를 모니터한다.

적혈구 수치, 헤모토크릿이나 헤모글로빈 수치는 철분섭취가 적절한지를 알려준다. 전해질 수치도 정상범주를 벗어나는지 계속 확인해 본다.

⑦ 피부, 머리카락, 손톱, 점막상태를 사정한다.

영양불량 증상은 신체 외모의 관찰을 통해 나타난다. 입 가장자리의 균열, 혀 모양의 변화, 머리카락의 변화나 상실, 상처치유 지연 등은 영양상태에 대한 단서를 제공해 준다.

⑧ 영양사와 상담한다.

노인이 심각한 영양장애를 가지고 있거나 질병으로 영양공급이 원활하지 못한 경우 반드시 영양사와 상담하여 간호계획을 세운다.

⑨ 영양섭취를 증가시키거나 감소시킬 수 있는 방법을 마련한다.

■ 영양섭취를 증가시키는 방법

음식을 선택할 수 있도록 한다. 대부분의 시설들, 특히 장기간호시설은 매 식사시 제한된 메뉴를 갖는다. 그 식사에 식욕을 느끼지 못한다면 노인은 거의 먹지 않을 것이다. 따라서 대부분의 시설에서는 메뉴에 없는 달걀, 치즈 샌드위치나 수프 같은 다른 음식들도 마련해 놓고 있다. 노인이 식단을 모르고 있을 수 있고, 직원들에게 불편을 끼치고 싶지 않아서 또 다른 선택을 꺼릴 수 있다. 그러므로 노인 개개인의 선호도를 파악하는 것은 간호사의 책임이다.

영양가 높은 간식으로 식품섭취를 보충한다. 노인은 하루 세 번의 식사로 충분한 열량과 영양소를 섭취하기가 어렵다. 처방된 식이가 허락하는 한 칼로리와 영양가 높은 간식(예: 바나나, 과자, 말린 과일, 밀크셰이크)을 식사 중간에 제공할 수 있다. 이와 같은 간식은 정규식사에 식욕을 방해하지 않도록 계획하여 제공되어야 한다. 대부분의 노인이 침대 머리맡이나 옷장에 "숨겨 놓은(stash)" 간식을 즐긴다. 간호사는 보관된 간식이 상하거나 유통기한이 지나지 않았는지 자주 확인해야 한다.

가족들에게 노인이 좋아하는 음식을 마련해 오도록 요청한다. 특별히 좋아하는 음식은 좋은 추억과 관련되어 있어 노인이 좋아한다. 그러나 가족들이 음식을 가져오면 간호사는 먼저 환자가 먹어도 괜찮은 음식인지를 확인해야 한다.

음식을 먹음직스럽게 제공한다. 음식을 깔끔하게 준비해서 먹음직스럽게 내 놓는다면 더욱 식욕을 돋굴 수 있다. 꽃과 식탁보로 식탁을 장식하고 예쁜 접시와 컵을 이용하면 보기에도 아름다운 상차림이 될 것이다. 이처럼 예쁜 접시와 찻잔을 사용해서 병원에서 먹는 식사라는 딱딱한 느낌을 없애 식욕을 돋구도록 한다. 항상 신선하고 알맞은 온도로 맞춘 음식을 제공하는 것도 도움이 된다.

거실에서 함께 식사하도록 하여 사교적 분위기를 조성한다. 본래 식사는 사교적인 일이다. 노인은 혼자 방안에서 식사할 때보다 여럿이서 함께 식사할 때 식욕을 더 느낀다. 건강한 노인은 건강한 사람들과 함께 식사하도록 자리를 마련하는 것이 좋다. 혼돈스러운 환자가 소음이나 혼란스런 분위기에서 식사하면 식욕을 감소시키고 불편한 자리가 될 것이다. 개인의 요구에 따라 각자의 의자에서 혹은 방에서 식사를 하는 것이 가장 바람직한 경우도 있다. 시설에서 생활하는 많은 노인은 자리에 앉아서 친구를 사귄다. 직원들의 지시 없이 노인이 서로 호의적인 사람 옆에 앉을 수 있도록 한다. 식사시간에 가족이 방문을 왔다면 함께 식사할 수 있도록 한다.

노인이 어려워하는 뚜껑을 따는 일이나 버터를 바르는 일 등을 도와준다. 노인은 상차리기가 어렵게 되면 식사를 거르거나, 뚜껑을 열기 어려운 음식은 먹으려 하지 않는다. 대부분의 포장음식이 건강한 사람도 포장을 뜯기가 어렵게 되어 있다. 이와 같은 도움은 노인이 무력감을 느끼지 않도록 주의해서 제공되어야 하며, 무례하지 않은 방식으로 도와야 한다.

식사 도중에 재촉하지 않는다. 너무 빨리 먹으면 소화불량, 속쓰림이나 역류증상을 겪을 수 있다. 서두르게 되면 대부분의 경우에 배가 고픈데도 그만 먹게 될 것이다. 따라서 노인 각자의 속도에 맞는 적당한 식사시간을 제공한다.

노인이 저작문제가 있을 경우에는 음식을 씹기 쉬운 형태로 변경하여 제공한다. 노인은 고기나 생야채 등 어떤 음식들은 씹기 어렵다. 따라서 고기는 잘게 부수거나 간 형태가 의치나 빠진 이 때문에 잘 씹지 못하는 노인에게 좋다. 간호사는 영양과에 이러한 형태로 바꿔줄 것을 알리도록 하고, 의사에게도 지시를 요청한다.

보조접시나 잡기 편하게 만들어진 수저, 손잡이가 있는 컵과 같은 보조용품을 제공한다. 가능한 한 노인은 스스로 먹고 싶어한다. 노인이 어려움을 겪지 않고 스스로 식사할 수 있도록 쓰기에 알맞은 기구사용에 관하여 작업치료사와 상담한다.

식사 전에 입안을 청결히 하도록 한다. 노화에 따라 미각과 침분비가 감소하는 것은 정상적인 변화이다. 침분비가 감소하면 입안의 청결기능도 약화되어 찌꺼기가 쌓이며 맛을 변화시키고 식욕을 잃게 한다. 좋은 구강위생은 구강을 청결히 하고 보다 좋은 미각을 유지하게 한다.

식사 전에 화장실에 다녀오도록 한다. 많은 노인이 배설욕구를 감지하지 못한다. 식사 도중에 배설욕구가 발생하면 주의가 산만해지고 식사에 대한 흥미도 사라질 수 있다.

지시가 있으면 경장영양을 제공한다. 구강으로 정상적인 영양섭취가 곤란한 노인은 위관 또는 비위관을 삽입하여 영양을 공급한다. 경장영양을 제공할 때는 관의 위치 등을 포함한 안전사항에 주의해야 한다.

식사에 영향을 미치지 않도록 투약시간을 정한다. 어떤 약은 복용 후 쓴맛이 가시지 않아 불쾌할 수 있다. 따라서 이런 약물은 식사시간과 일정 간격을 두고 복용하도록 시간을 조정한다.

식욕에 영향을 미치는 정서적 문제가 있다면 특별한 상담을 받을 수 있도록 의뢰한다. 극도의 비통감이나 정서장애가 있는 노인은 특별 영양법이 필요하다. 따라서 노인의 식이장애를 치료할 수 있고 치료사가 가장 효과적인 중재를 결정할 수 있도록 상담을 의뢰한다.

■ 영양섭취를 감소시키는 방법

저칼로리 음식을 선택하도록 돕는다. 칼로리 섭취량을 줄이면 체중감소에 도움이 된다. 부피가 크거나 칼로리가 낮은 과일, 야채를 공급해서 배고픈 느낌없이 충분히 먹었다는 느낌을 갖게 한다.

매일 저칼로리 간식을 먹도록 계획을 세운다. 다이어트용 음료수, 버터가 들어가지 않은 팝콘은 특별히 의학적으로 금지된 경우가 아니면 노인에게 좋은 음식이다. 저염식이를 하는 노인의 경우 다이어트 음료의 염분량을 확인해 보도록 한다. 게실염 환자는 옥수수 껍질이 들어간 팝콘을 먹어서는 안 된다. 계획적인 간식은 실제적으로 과식을 막고 노인의 식습관 중의 하나인 고칼로리 간식을 먹지 않도록 예방할 수 있다.

간식을 줄이기 위해 다양한 활동을 보다 많이 하도록 한다. 사람들은 지루하면 간식을 먹게 된다. 손이나 생각이 다른 일에 몰두하고 있으면 먹고 싶은 충동을 줄일 수 있을 것이다.

활동수준을 증가할 수 있도록 격려한다. 활동을 많이 해서 칼로리를 소비하도록 한다. 걷기는 대부분의 노인에서 유용하며 체중감소 수단으로서 효과적이다.

⑩ 사정, 중재, 의뢰 및 노인의 반응을 포함하여 영양상태를 기록한다.

다음은 가정에서 행할 수 있는 간호중재이다.

① 무료음식배달서비스(meals on wheels), 가사도우미 등의 지역사회 자원을 이용할 수 있도록 돕는다.

노인의 영양요구를 돕기 위해 많은 프로그램들이 마련되어 있다. 따라서 간호사는 이용 가능한 프로그램에 대해 명확하게 설명해 주어 노인이나 가족이 활용할 수 있도록 도와준다.

② 가족이 함께 식품을 구입하고 식사를 준비하도록 한다.

도움을 받지 않는 한 노인 스스로 할 수 없다면 가족이 이들을 도울 수 있다. 가족이나 친지가 노인을 가게까지 태워다 줄 수 있고, 상표를 읽거나 식사를 준비하는 일을 도울 수 있다. 식사가 노인에게 위험하거나 건강을 해치지 않도록 가족은 노인의 식이제한에 대해 잘 알고 있어야 한다.

③ 지역사회 내에 이용 가능한 노인식사프로그램이 있는지 알아본다.

많은 지역사회의 교회나 노인정에서 식사를 제공하며, 이곳에서 노인은 저렴한 가격으로 식사를 하면서 사회적 관계도 가질 수 있다.

④ 시설에 마련되어 있는 적절한 간호중재를 활용할 수 있다.

2) 체액장애(Alterations in fluid volume)

노인에서 갑작스러운 체액의 변화는 심각한 문제를 유발할 수 있다. 체액불균형이 발견되어 치료되지 않으면 사망의 원인이 될 수도 있다.

노인은 젊은이에 비해 체액분포가 낮은 편이다(약 45% 미만). 적절한 수분섭취의 제한이나 과다한 수분소실은 탈수의 위험을 높일 수 있다. 일반적인 위험요인들은 다음과 같다; ① 갈증 감소, ② 신장의 소변 농축능력의 감소, ③ 알도스테론 분비와 레닌 활성화의 감소를 포함한 호르몬의 변화, ④ 약물 부작용, ⑤ 정신상태의 변화, ⑥ 신체기능의 변화, ⑦ 요실금(incontinence)에 대한 두려움이나 수분제한을 유발하는 통증, 신장의 소변 농축능력의 감소는 체액량 변화에 대한 신체적응력을 감소시킨다.

(1) 체액량 사정

- 활력징후는 어떤가?
- 피부상태는 어떠한가? 습한가, 건조한가?
- 피부탄력성(turgor)은? 피부온도는?
- 노인이 갈증을 호소하는가? 쇠약해 보이는가?
- 노인이 안절부절 못하거나 혼돈과 같은 변화를 보이는가?
- 간호사의 근무시간 동안 노인의 수분섭취량은 어떠한가? 하룻동안은?
- 비위관영양(nasogastric feeding)이나 정맥수액공급과 같은 비경구적 방법으로 수분을 공급받고 있는가?

- 권장 수분섭취량과 비교하여 노인이 섭취하는 양은 어떠한가?
- 노인에서 급격한 체중변화가 있는가? 증가인가, 감소인가?
- 정상적인 범위 내에서 소변을 보는가?
- 소변의 색은 어떠한가? 규칙적으로 보는가? 비중(specific gravity)은 얼마인가?
- 출혈, 상처배액, 위액흡인, 발한 및 구강호흡을 통해서 과도한 수분상실이 있는가?
- 반지, 신발, 옷 등을 불평하는가? 그것들은 너무 헐렁한가, 꼭 끼는가?
- 체액정체나 상실을 유발할 수 있는 약품을 복용하고 있는가?
- 임상적 검사는 정상범위인가?(헤모글로빈, 헤마토크릿, 전해질, BUN, 크레아티닌)

표 11-4와 11-5는 노인에서의 체액부족이나 과다 위험요인들이다.

표 11-4. 노인에서 체액부족 위험요인들

- 연하반사 장애(뇌졸중 후유증)
- 오심 및 먹기나 마시기를 꺼려함.
- 갑작스러운 정서적 스트레스와 개인적 욕구에 대한 관심의 저하
- 도움없이는 수분섭취가 불가능함(와상환자).
- 인지변화(알츠하이머 병, 치매)와 체액욕구에 대한 각성 부족
- 배액성 상처, 개방성 욕창이나 궤양
- 이뇨제
- 신장질환
- 경관을 이용하는 저염식이
- 발한
- 간헐적 또는 지속적 구토
- 간헐적 또는 지속적 설사

표 11-5. 노인에서 체액과다 위험요인들

- 과다한 염분섭취, 고혈당, 과다한 약물섭취로 인한 2차적인 체액증가
- 강박적인 수분섭취
- 신장기능 장애에 따른 2차적인 소변배출의 감소
- 심부전
- 불충분한 단백질 섭취나 과다한 단백질 상실
- 스테로이드 치료
- 알코올 중독이나 간질환 병력
- 신장질환

■ 체액부족(fluid volume deficit)

수분을 과다하게 상실하였거나 적당하게 섭취하지 않으면 체액부족이 발생한다. 노인에서 체액부족의 원인은 매우 다양하다. 체액부족이 있는 노인은 피부탄력성 감소, 급작스러운 체중감소, 허약감 및 체액량 감소나 농축된 소변 등의 증상이 나타난다. 또한 심박수의 증가, 맥압의 감소는 체액부족을 의미한다. 저혈압과 체위성 저혈압(orthostatic hypotension)은 일반적인 증상이며, 탈수로 체온이 증가한다. 체액부족에 따라 혈액조성도 달라질 수 있다. 헤마토크릿은 혈장농도가 감소함에 따라 증가하며, 전해질 수치, 크레아티닌과 BUN 수치도 변한다.

■ 체액과다(fluid volume excess)

체액과다는 과다한 수분섭취나 부적절한 수분배설로 발생한다. 체액량 과다의 1차적인 증상은 하지의 부종과 복위증가 등과 같은 부종이다. 폐부종의 경우 짧은 호흡, 호흡시 그르렁거리는 소리, 기침, 호흡곤란 및 탁한 가래가 나온다. 수분섭취가 수분배설보다 많음으로써 체중증가가 급작스럽게 발생한다. 체중증가량은 수분정체량을 반영하는데, 수분 1l는 1kg의 체중증가를 초래한다. 부종이 있는 피부는 윤기있고 탱탱해 보인다. 소변양과 농도도 변하며 헤마토크릿 수치는 보통 혈장농도가 증가하면 떨어진다. 전해질, 크레아티닌, BUN 수치도 변하며, 안절부절 못하고 불안한 행동변화가 나타난다.

(2) 간호진단

체액부족(fluid volume deficit)

체액부족 위험성(risk for fluid volume deficit)

체액과다(fluid volume excess)

(3) 간호목표/기대되는 결과

체액부족이나 과다의 위험이 있는 노인의 간호목표는 ① 정상범위나 의사가 지정한 범위 내의 활력징후가 나타난다; ② 좋은 구강점막 상태 및 피부탄력성을 보인다; ③ 정상범위 내에서 안정된 체중을 유지한다; ④ 균형잡힌 수분섭취와 배설을 한다; ⑤ 갈증이나 허약감과 관련된 문제가 없다; ⑥ 혈액검사수치가(헤모글로빈, 헤마토크릿, 혈청, 전해질, BUN, 크레아티닌) 정상이다; ⑦ 권장식이와 적절한 수분섭취의 중요성을 말한다; ⑧ 적절한 수분섭취 유지에 필요한 행동이 보인다; ⑨ 적절한 음식과 음료를 선택한다; ⑩ 처방된 약품을 이해했음을 말한다; ⑪ 의사에게 보고해야 할 징후나 증상을 말한다 등이다.

(4) 간호중재

다음은 병원이나 시설에서 행할 수 있는 간호중재이다.

① 총체적인 사정을 한다.

수분섭취와 관련한 문제점들과 심각성들을 파악하려면 철저한 평가가 필수적이다.

② 활력징후를 모니터한다.

활력징후는 체액량의 변화에 따라 변한다. 체위성 저혈압은 노인에서 수분섭취가 부적절할 때 나타나는 흔한 문제이다.

③ 섭취량과 배설량을 모니터한다.

실제적 또는 잠재적으로 체액불균형이 나타나면 섭취량과 배설량을 측정해야 한다. 간호사는 매 근무시마다 그리고 1일 총량을 계산해서 이전과 비교해야 하며, 노인과 가족간호자에게 섭취량과 배설량을 정확하게 측정하여 기록하는 법을 교육하는 것이 필요하다.

④ 임상검사 결과를 모니터한다.

헤모글로빈, 헤마토크릿, BUN, 크레아티닌, 알부민, 전해질 수치의 변화는 체액불균형의 선행 증상이거나 결과일 수 있다. 따라서 이러한 변화는 즉시 보고되어야 한다.

⑤ 아침식사 전에 매일 체중을 잰다.

체중변화를 비교하기 위해서는 하루중 정해진 시간에 체중을 재는 것이 가장 좋다. 이때 매일 같은 옷을 입고 같은 저울을 사용해야 하며 규칙적으로 저울의 정확도를 검사해 본다.

⑥ 다리나 배와 같은 신체부위의 둘레를 측정한다.

매일 같은 신체부위를 측정하도록 한다. 펜으로 살짝 표시해 두면 모든 직원들이 같은 부위를 측정할 수 있다. 부종이 있으면 둘레가 커질 것이고 수분이 빠지면 줄어들 것이다.

⑦ 적절한 수분섭취를 유지한다.

■ 수분섭취량을 증가시키는 방법

잦은 간격으로 적은 양의 수분을 제공한다. 적은 양을 자주 먹으면 섭취량을 크게 증가시킬 수 있다. 하루 종일 매 30분에서 60분마다 마시게 하거나, 마시도록 상기시켜 준다.

침상 옆에 좋아하는 음료를 마련한다. 많은 노인에서 선호하는 음료의 온도나 유형이 분명하다. 노인은 좋아하는 음식이나 음료를 가장 잘 먹게 되므로 간호사는 노인이 좋아하는 것을 알아야 한다.

음료를 제공할 때 약컵이나 작은 주스잔과 같은 작은 용기를 이용한다. 작은 컵이나 잔은 큰 것보다 덜 부담스럽다. 노인은 한잔 가득 한꺼번에 마시는 것보다 작은 컵(120~150ml)으로 여러 번 마시는 것이 훨씬 수월하다.

노인이 휴게실, 운동실, 거실 등 어디에 있더라도 쉽게 음료를 마실 수 있도록 한다. 노인이 식이제한을 하고 있는 경우 저염 · 저당음료가 바람직하다. 음료를 쉽게 구할 수 있으면 잘 마시게 될 것이다. 따라서 여러 종류의 음료를 담은 쟁반을 노인들이 모인 장소에서 제공하면, 혼자 있을 때는 거절할지도 모르지만 서로 권유함으로써 마실 수 있다.

과일, 야채, 국물 등 수분함량이 좋은 음식을 먹도록 권장한다. 이와 같은 음식에는 상당량의 수분이 함유되어 있다. 특히 음료를 마시기 곤란한 노인의 경우 이 같은 음식을 통해 많은 양의 수분을 섭취할 수 있다.

의사의 지시가 있으면 비위관과 위관 수액공급 및 정맥 수액공급을 한다. 마시는 것으로 충분하지 않은 경우 위관이나 정맥 등의 다른 방법을 통해서 수분을 공급해 주어야 한다.

■ 수분섭취량을 감소시키는 방법

침상 옆에 음료를 두는 것을 피한다. 손이 닿기 쉬운 곳에 음료가 있으면 쉽게 마시게 된다.

구강위생을 자주 한다. 수분섭취를 제한하면 침분비가 감소되어 점막이 건조해지고 불편하며, 규칙적으로 제거해 주지 않으면 진한 분비물이 입안에 달라붙게 된다. 따라서 잦은 구강위생은 수분섭취 부족과 침생산 감소를 대체하기 위해 필요하다.

사탕과자류나 단단한 사탕을 제공한다. 단단한 사탕과자를 빨면 침분비가 자극된다. 그러나 사탕을 삼키거나 깨물어서는 안 된다는 것을 인식할 수 있는 노인에게만 제공해야 하며, 추가적인 당섭취가 식이제한에 해당되지 않는지 확인한다.

하루에 걸쳐서 제한된 양을 나누어서 마실 수 있도록 계획한다. 1일 총 수분섭취량을 계산하여 하루에 걸쳐서 나누어 마실 적절한 양을 산정한다. 예를 들어 600ml로 제한된 경우 12번에 걸쳐서 50ml씩 한 시간 단위로 아침 8시부터 저녁 8시까지 나누어 마시게 한다. 그렇게 함으로써 할당된 양을 너무 일찍 섭취하는 것을 예방할 수 있으며, 갈증을 오래 견디지 않아도 되고, 제한범위를 넘지 않을 수 있다.

수분함유량이 높은 식품의 양을 제한한다. 고형음식에 포함된 수분은 체액과다와 부종에 기여할 수 있다. 신선한 과일이나 야채는 수분함량이 높고, 빵이나 말린 과일, 요리된 육류는 수분함량이 적다.

⑧ 의사의 지시가 있는 약을 복용하도록 한다.

체액불균형이 있는 경우 이를 교정하거나 예방하기 위해 약을 먹는 경우가 많다. 간호사는 이러한 약을 정해진 시간에 먹도록 하고 약물에 대한 노인의 반응을 사정한다.

⑨ 가능하면 영양사에게 의뢰한다.

⑩ 적절한 피부간호를 제공한다.

체액량 과다나 부족이 있는 경우 주의깊은 개인위생이 필요하다. 건조하고 손상받기 쉬운 피부와 부종이 있는 조직은 균열되기 쉽다. 따라서 간호사는 체위변경을 자주 해야 하고, 피부를 다룰 때에는 조심스럽게 주의를 기울여야 한다.

⑪ 중요한 사항이 발견되면 즉시 기록하고 보고한다.

체액량 문제의 증상과 징후는 갑자기 발생하는 경우가 드물며, 오히려 오랜 시간에 걸쳐서 나타난다. 간호사는 모든 변동사항이 있을 때마다 즉시 기록하고 담당의사에게 보고한다.

다음은 가정에서 행할 수 있는 간호중재이다.

① 총체적으로 사정한다.

문제의 발생여부나 심각성을 알아보려면 총체적인 사정이 필요하며 저울, 줄자, 혈압계 등이 필요하다.

② 노인이나 가족에게 수분섭취를 모니터하는 방법을 알려준다.

가족이나 노인은 수분섭취량과 배출량을 정확하게 측정하는 방법을 잘 알고 있어야 한다. 가정에서 일반적으로 사용하는 용기를 이용해서 재는 방법과, 음식물 포장지에 표기되어 있는 수분함량을 제대로 읽을 수 있도록 교육한다. 소변기나 특수한 용기가 배설량 측정을 위해 제공될 수 있다.

③ 처방된 식이와 수분섭취량을 검토한다.

노인이 특정 음식이나 수분섭취를 금하거나 먹어야 하는 이유를 아는 것은 매우 중요하다. 적절한 수분섭취의 중요성은 특히 더운 날씨에 강조되어야 한다. 급성 환자가 아니라면 하루에 최소한 2,000ml를 마시도록 한다. 혼자 사는 노인의 경우 수분섭취를 도와줄 수 있는 기억장치(reminder)가 필요하다.

④ 수분섭취량을 증가 혹은 감소시킬 수 있는 방법을 설명한다.

⑤ 의사에게 즉시 보고해야 하는 증상이나 징후에 대해 알려준다.

체액불균형은 입원이나 심각한 합병증을 유발할 수 있으며, 특히 체액불균형을 유발할 수 있는 약물을 복용하고 있는 경우 중요하다. 따라서 노인과 가족이 체액불균형의 중요한 증상이나 징후에 대해 잘 알고 있어야한다.

⑥ 시설에 이미 마련되어 있는 중재방법을 활용한다.

3) 연하장애(Impaired swallowing)

씹거나 삼키는 것은 구강, 인두, 후두와 식도의 협응동작을 포함하는 복잡한 과정이다. 이러한 운동을 협응시킬 수 없는 사람은 삼키기 어려운 증상, 즉 **연하곤란**(dsyphagia)를 경험하게 된다. 연하곤란은 흔히 비정상적인 근 수축현상, 감염, 조직손상, 암, 치아문제에 따라 발생한다. 연하곤란은 탈수, 영양불량, 흡인을 유발할 수 있기 때문에 심각하다.

노인에서 질병이나 외상에 의한 신경계 손상은 뇌신경이나 안면근육에 영향을 미쳐 연하곤란의 위험을 증가시킬 수 있다. 의식상태가 변했거나 심각한 피로를 느끼는 노인 또한 위험하다. 삼킬 수 있는 노인도 목에 걸린 경험 후의 두려움이나 식욕감소로 삼키기를 꺼려할 수 있다.

표 11-6. 노인에서 연하문제와 관련된 위험요인들

• 얼굴, 입 및 인후의 약화나 마비를 초래하는 신경계 문제
• 의식상태, 감각수준의 변화
• 기관절개관이나 비위관 같은 기계적 장치
• 인두나 식도의 협착이나 폐색
• 극심한 피로

(1) 연하능력 사정

- 씹거나 삼키는 것을 방해할 수 있는 뇌졸중이나 다른 신경계 질환의 병력이 있는가?
- 노인이 명료하여 지시를 잘 따를 수 있는가?
- 얼굴이 늘어져(facial drooping) 씹기가 어려워 보이는가?
- 삼키기 어렵다고 호소하거나, 그렇게 보이는가?
- 목에 뭔가가 들러붙은 것 같다고 불편을 호소하는가?
- 식사시 기침하거나 목이 막혀 하거나 침을 흘리는가?
- 목이 건조하다거나 목이 쉰 증상을 호소하는가?
- 뺨 안에 음식물이 남아 있는가?
- 구토반사가 없거나 약한가?
- 입술을 맞물려 다물 수 있는가?
- 연하문제와 관련된 특정 음식이나 음료가 있는가?

표 11-6은 노인에서 나타나는 연하문제와 관련된 위험요인들이다.

(2) 간호진단

연하장애(impaired swallowing)

(3) 간호 목표/기대되는 결과

연하장애가 있는 노인에서 간호목표는 ① 기도흡인 없이 음식이 입에서 위장으로 통과한다; ② 적절한 영양과 수분공급을 유지한다; ③ 적당한 체중을 유지하거나 조절한다 등이다.

(4) 간호중재

다음은 병원이나 시설에서 행할 수 있는 간호중재 내용이다.

① 노인의 욕구나 문제를 파악한다.

연하곤란은 개인에 따라 다양하다. 따라서 개인의 특별한 문제와 욕구에 기초하여 차별화된 간호접근법이 개발되어야 한다.

② 연하곤란이 발생하면 언어치료사, 작업치료사, 영양사 등과 상담한다.

식사계획을 세울 때 이러한 전문가들을 활용하는 것은 중요하다. 특별한 수저 등과 같은 특수한 보조기구들이 삼키기를 보다 쉽게 하기 위해 인후의 후면 쪽으로 음식을 넘기는 데 이용될 수 있다. 또한 노인이 고개를 뒤고 젖히지 않고도 마실 수 있도록 고안된 특수 컵이 사용되기도 한다.

③ 의치가 잘 맞는지 확인하고 좋은 구강위생을 유지한다.

잘 맞지 않는 의치는 입에서 빠져서 심각한 연하문제를 유발할 수 있다. 좋은 구강위생은 식욕을 증진시키고 삼키기를 방해할 수 있는 오래된 음식 찌거기나 이물질을 제거할 수 있다.

④ 삼키는 것을 돕기 위해 고개를 똑바로 들고 턱은 앞으로 약간 내밀도록 한다.

가능한 한 노인이 항상 의자에 앉아서 식사하도록 한다. 침대에 누워 있어야 한다면 침대 윗부분을 가능한 한 높이 올리도록 한다. 고개의 자세가 좋지 않으면 삼키기에 방해가 될 수 있다. 목의 과다굴곡이나 과신전은 인두에서 식도로 음식이 넘어갈 때에 장애를 일으킬 수 있다. 베개를 사용하여 자세를 유지하려면 연하장애가 발생하지 않도록 머리 뒤가 아니라 어깨 뒷부분에 놓도록 한다. 연하장애가 있는 노인은 기도흡인을 예방하기 위해 식사 후 최소한 30분 정도 똑바로 앉아 있어야 한다.

⑤ 식사 전에 휴식시간을 갖도록 격려한다.

연하장애가 있는 노인은 식사에 대단한 노력이 필요하다. 따라서 식사 전에 휴식을 취하여 에너지와 기력을 축적시키도록 한다.

⑥ 식사시간을 충분히 배려한다.

급하게 식사하면 기도흡인의 위험이 증가한다. 따라서 연하장애가 있는 노인이 너무 빨리 삼키려 하면 더욱 큰 문제가 생길 수 있다.

⑦ 소량의 음식과 농축된 음료부터 시작한다.

연하장애 노인에게는 소량의 음식(1회 15~20ml)을 제공한다. 연하장애가 있는 경우 음료를 삼키고 조절하는 것도 매우 어렵다. 따라서 수분함량이 높은 음식을 공급해서 수분을 적절히 섭취하도록 하는 것이 필요하다. 좋아하는 음료에 농축제제를 첨가하여 젤 형태로 만든 음식이 연하장애 노인에게 좋다. 물은 질감이나 맛이 없어서 입안에서 그 존재여부를 깨닫지 못할 수 있으며, 흡인의 가능성이 있기 때문에 연하곤란이 있는 경우 일반적으로 주지 않는다.

⑧ 구강 내 덜 손상되었거나 강한 쪽에 음식을 넣는다.

이런 쪽은 음식이 있는 것을 보다 쉽게 감지할 수 있을 것이다.

⑨ 식욕을 증진시킬 수 있도록 식탁을 마련한다.

음식의 외관은 식욕에 영향을 준다. 갈거나 무르게 한 음식이라도 가능한 한 보기 좋은 모양으로 제공한다. 각 음식은 구별할 수 있게 준비되어 노인이 좋아하는 순서로 제공하는 것이 좋다.

⑩ 음식을 고를 때 맛, 질감, 온도, 수분함량에 기초해서 선택한다.

연하장애가 있는 경우에는 음식의 맛과 질감, 온도에 대한 감각도 변할 수 있다. 특정 향이나 질감을 가지고 있는 사과소스 같은 음식을 묽게 만들어진 음식보다 더 선호한다. 음식은 어느 정도 농도를 가진 것으로 하되, 씹어야 하는 정도는 좋지 않다. 구강점막이 화상을 입지 않을 정도의 적당한 온도가 바람직하다.

⑪ 입술에 살짝 힘을 주거나 손으로 도와서 입술이 완전히 다물어지도록 한다.

입을 다물지 않고서 삼키기란 거의 불가능하다. 기도흡인을 예방하기 위해서는 입술을 기계적으로 다무는 것이 필요하다.

⑫ 목의 측면을 살며시 두들기고 약한 부위를 지탱하여 삼키기를 자극한다.

목을 두드리면 삼키고 싶은 충동을 줄 수 있으며, 인후의 손상부위의 근육을 지지해 주면 삼키기를 증진시킬 수 있다.

⑬ 자주 삼키라고 말해 준다.

연하장애가 있는 경우 음식이 입안에 있어도 삼키는 일을 잊어버릴 수 있다. 어떤 노인은 이와 같은 주의만으로도 삼킬 수 있다.

⑭ 주위를 정리한다.

식사 동안 연하곤란 노인과 간호제공자의 주의집중이 필요하다. 텔레비전 시청이나 방문객 등에 의한 주의산만은 집중력을 떨어뜨리고 연하곤란을 악화시킬 수 있다.

⑮ 비상시에 대비해서 흡인기구를 준비해 둔다.

연하장애가 있는 대부분의 노인은 구토반사와 기침반사와 같은 보호적 반사기능이 손상되어 있다. 흡인이나 보다 심각한 합병증을 예방하기 위해 이용 가능한 흡인기구가 필요하다.

⑯ 식사 전후에 구강간호를 실시한다.

연하장애가 있는 경우 구강에 음식 찌꺼기가 남아 있어 미각이 둔화되기 쉽다. 식사 전후의 좋은 구강위생은 찌꺼기와 끈끈한 침을 제거하여 식욕을 증진시킨다.

⑰ 적절한 구강섭취가 불가능한 경우 지시에 따라 경장영양을 제공한다.

연하장애가 있는 경우 영양요구에 부합되는 충분한 영양섭취를 하기 어렵다. 따라서 비위관이나 위관 영양공급이 필요할 수 있다. 경장영양은 총 열량요구에 부합되기 위해서나 부가적인 수분이나 칼로리 공급에 필요한 보조수단으로 이용된다. 경장영양이 보조수단이라면 가능한 한 노인이 구강으로 영양을 공급받을 수 있는 기회를 제공한다.

다음은 가정에서 행할 수 있는 간호중재이다.

① 병원이나 시설에 미리 마련되어 있는 중재방법을 활용한다.

4) 기도흡인 위험성(Risk for aspiration)

흡인은 고형질이나 액체가 상부 호흡기도에 흡입되어 많은 노인에서 심각한 문제가 된다. 기도흡인의 위험은 위식도 반사(gastroesophageal reflux) 장애를 증가시킨다.

(1) 기도흡인 위험성의 사정

- 노인이 기침을 하거나 구토반사가 있는가?
- 의식수준이 저하되었는가?
- 기관절개술을 받았는가?
- 앙와위로 누워서 식사하는가?
- 위관을 통해 식사나 약물을 공급받는가?
- 복부팽만의 증상이 있는가?
- 식사시간 전에 측정한 위 내용물이 150ml 이상 남아 있는가?
- 호흡시 소리가 나는가?
- 생산성 기침(productive cough)을 하는가? 객담의 양상은 어떤가?
- 맥박과 호흡률이 상승했는가?

표 11-7은 노인의 기도흡인 위험요인들이다.

(2) 간호진단

기도흡인 위험성(risk for aspiration)

표 11-7. 노인에서 기도흡인의 위험요인들

- 특히 기침이나 구토반사에 영향을 미치는 신경계 질환
- 의식수준의 저하
- 지속적인 앙와위 체위
- 기관절개관
- 위장관 경장 영양
- 위운동의 저하, 잔류 위 내용물이나 가스의 과다한 양

표 11-8. 기도흡인 위험성의 간호사례 연구

간호사례 연구: 기도흡인 위험성(Risk for Aspiration)
이씨는 최근에 뇌졸중의 병력을 가진 74세 남자이다. 그는 의식수준이 감소되어 있고, 구토반사가 없으며, 얼굴의 왼쪽에는 경미한 마비가 있다. 의사는 비위관으로 상품화된 음식물을 매 4시간마다 공급할 것을 지시하였다.
간호진단 기도흡인 위험성
주요특성 • 의식수준의 저하 • 얼굴마비 • 구토반사의 상실
간호목표/기대되는 결과 기도흡인이 발생하지 않는다.
간호중재 1. 위장팽만, 기침이나 과도한 호흡기 분비물을 사정한다. 2. 식사 전에 파울러씨 체위(Fowler's position)를 취해 준다. 3. 비위관의 위치를 확인한다. 4. 위 내용물을 측정한다. 위 내용물의 양이 50~100ml 이상이면 영양공급을 중단하고 의사에게 보고한다. 5. 비위관을 통해 위 내용물을 흡인한다. 6. 약 30분 동안 250ml를 공급한다. 7. 식사 후 30~45분 동안 고개를 올린 상태를 유지한다. 8. 침상가에 흡인기를 준비하고 규칙적으로 작동상태를 확인한다.
평가 신체사정시 위장팽만의 증상이 나타나지 않았다. 식사 전 위 잔류물이 25~79ml였으며, 음식공급중 기침이 발생하지 않았다. 청진시 폐음이 깨끗하였다.

(3) 간호목표/기대되는 결과

기도흡인의 위험성이 있는 노인의 간호목표는 ① 기도흡인이 발생하지 않는다; ② 깨끗한 호흡음을 유지한다 등이다.

(4) 간호중재

다음은 병원이나 시설에서 행할 수 있는 간호중재 방법이다.

① 노인이 적절한 자세를 취하도록 한다.

구강섭취나 위관영양을 제공하기 전에 노인이 좌위나 반좌위를 취하게 한다. 또한 매 식사 후 이와 같은 자세를 최소한 30~40분 이상 유지시켜 준다. 고개를 위로 들어서 액체 음식물이 위로 흐르도록 돕고 역류의 가능성을 줄인다. 노인이 침상 안정해야 하는 경우는 측위가 앙와위보다 좋다.

② 복부팽만을 사정한다.

복부팽만은 위장 비움이 지연되어 역류와 흡인이 유발될 수 있음을 알려주는 신호이다. 노인이 뱃속의 꽉 찬 느낌이나 가스가 가득하다고 계속적으로 호소한다면 주의깊게 살펴보고 보고한다. 이 문제가 지속된다면 영양공급 양이나 유형을 변경할 필요가 있다.

③ 너무 빠른 영양공급은 피한다.

음식의 빠른 소화는 역류와 흡인의 가능성을 증가시킨다. 구강 영양공급은 천천히 제공하고, 씹기와 삼키기에 충분한 시간을 주어야 한다.

④ 음료나 수프는 피한다.

반고체 상태의 음식이 음료나 수프와 같은 음식보다 흡인확률이 적다.

⑤ 호흡음과 호흡수를 모니터하고 객담의 양과 유형을 관찰한다.

음식이나 음료의 흡인은 기침, 질식, 호흡곤란과 호흡부전을 초래한다. 기관절개관이 있는 경우 용액을 푸른색으로 물들여서 공급하고 푸른색의 분비물이 흡인되면 기도흡인이 발생했음을 알 수 있다.

⑥ 흡인기를 준비한다.

기도흡인은 호흡부전을 야기한다. 흡인위험이 있는 노인에게 음식을 제공할 때에는 가까운 곳에 흡인기를 준비해 두어야 한다.

⑦ 언어치료사와 영양사와 같은 전문가와 상담한다.

연하장애와 기도흡인 위험성은 팀 접근을 통해 문제를 감소시킬 수 있다.

⑧ 비위관의 위치를 점검한다.

비위관이 폐로 들어가서 흡인을 유발할 수 있다. 따라서 음식물을 공급하기 전에 경관의 위치를 확인해야 한다.

⑨ 간헐적 영양공급을 시작하기 전에 위 내용물을 측정하고, 그 후에 다시 공급하도록 한다.

위장 비우는 시간의 지연으로 인한 위장팽만은 역류와 흡인의 위험을 증가시킨다. 가능하면 경장영양 공급 전에 위 잔류물의 양을 측정해 본다.

다음은 가정에서 행할 수 있는 간호중재이다.

① 노인과 가족 또는 간호제공자에게 주의사항을 설명한다.

기도흡인을 감소시키기 위한 적절한 체위, 적당한 영양공급 속도 및 음식물 경도(consistency)의 중요성을 설명한다

② 하임리히 마누버(Heimlich maneuver)와 심폐소생술(CPR)을 포함한 가정안전교육을 받도록 권유한다.

고형물의 기도흡인은 하임리히 마누버(Heimlich maneuver)로 완화시킬 수 있다. 기도흡인과 관련된 호흡부전은 의료진이 도착하기까지 응급처치가 필요하다.

③ 시설에 이미 마련된 중재방법을 활용한다.

요약

영양과 수분섭취와 관련된 문제는 노인에서 흔하다. 감각과 인지의 변화, 쇠약, 활동내구성의 저하, 음식에 대한 흥미상실은 우울이나 다른 정서적 장애를 유발할 수 있다. 간호사는 영양과 수분균형 문제의 재인식, 기여요인의 규명 및 적절한 간호계획의 수립에 중요한 역할을 한다. 간호사는 영양사와의 상담의 중요성을 인식하고 영양적 지지를 제공할 수 있는지역사회 기관에 의뢰해야 한다.

참고문헌

김영경, 김희순, 안태성, 정복례 외(1999), 『간호와 영양』. 서울: 현문사.

송미순, 하양숙(1995). 『노인간호학』. 서울: 서울대학교출판부.

Chernoff, R. (1994). Meeting the nutritional needs of the elderly in the institutional setting. *Nutr Rev* 52: 132.

Chidester. J. C. & Spangler, A. A. (1997). Fluid intake in the institutionalized elderly. *J Am Kiet Assoc* 97: 23.

Coulston, A. M., Craig, L., & Voss, A. C. (1996). Meals-on-wheels applicants are a population at risk for poor nutritional status. *J Am Diet Assoc* 96: 570.

Evans, W. J. & Cyr-Campbell, D. (1997). Nutrition, exercise and healthy aging. *J Am Diet Assoc* 97: 632.

Fiatarone, M. A. et al. (1994). Exercise training and nutritional supplementation for physical frailty in very elderly people. *N Engl J Med* 330: 1769.

Fishman, P. (1996). Healthy people 2000: What progress toward better nutrition. *Geriatrics* 51: 38.

Frisone, G. B. et al. (1995). Food intake and mortality in the frail elderly. *J Gerontol* 50: M203.

Gerwick, C. L. (1992). *Nutrition Care in Nursing Facilities* (2eds). Chicago: American Dietetic Association.

Gilmore, S. A. et al. (1995). Clinical indicators associated with unintentional weight loss and pressure ulcers in elderly residents of nursing facilities. *J Am Diet Assoc* 95: 984.

Goldman, R. (1970). Speculations of vascular changes with age. *Journal of the American Geriatic Sociey*, 18, 765-776.

Harber, D. (1999). *Nutrition, in Health Promotion and Aging*. New York: Springer Pub. Co.

Hoffman, N. B. (1991). Dehydration in the elderly: Insidious and manageable. *Geriatrics* 46: 35.

Houston. D. K. et al. (1994). Individual foods and food group patterns of the oldest old. *J Nutr Elderly* 13: 5.

Kurtzweil, P. (1996). Growing older, eating better. *FDA Consumer* 30: 12.

Neyman, M., Zidenberg-Cheer, S., & McDonald, R. (1996). Effect of participation in congregatesite meal programs on nutritional status of the healthy elderly. *J Am Diet Assoc* 96: 475.

O'Mahony, D. & McIntyre, A. S. (1995). Artificial feeding for elderly patients after stroke. *Age Aging* 24: 533.

Phillips, P. A., Johnson, C. I., & Gray, L. (1993). Disturbed fluid and electrolyte homeostasis following dehydration in elderly people. *Age Aging* 22: S26.

Sahyoun, N. R. et al. (1997). Nutrition screening initiative checklist may be a better awareness/educational tool than a screening one. *J Am Diet Assoc* 97: 760.

제 12 장　피부와 구강점막의 간호

학습목표

1. 노화에 따른 피부와 구강점막의 변화에 대하여 설명할 수 있다.
2. 피부와 구강점막 관련 문제가 발생할 가능성이 높은 노인 고위험군을 설명할 수 있다.
3. 노인에서 피부와 구강점막을 정상적으로 유지하는 데 도움을 주는 간호중재 방법을 기술할 수 있다.

피부는 노화가 진행됨에 따라 손상을 입기 쉽다. 나이가 많아지면서 진피층(epidermal layer)이 얇아지고 피하지방(subcutaneous padding)이 점차 감소하여 피부박리(skin tears)나 욕창(pressure ulcer) 같은 외상성 손상의 위험이 증가한다. 피지선(sebaceous secretion)의 분비가 감소하고 혈액순환의 변화에 의해 피부는 건조해지며, 하지의 각설화(scaliness)가 나타난다. 노화된 피부는 염증이나 감염, 피부발진에 취약하게 된다. 노인에게서 흔한 소양증(pruritus)은 피부의 건조, 자극, 감염이 원인인 경우가 많으나, 당뇨병, 신장질환, 악성종양, 빈혈 등의 질환이 원인일 수도 있다. 피부의 문제는 생명에 지장을 주는 경우는 거의 없으나, 노인에게 고통을 주고 삶의 질을 떨어뜨린다는 점에서 중요하다. 피부문제는 가능하면 예방하는 것이 최선이며, 그렇지 못할 경우에는 조기에 문제를 발견하고 치료하는 것이 필요하다.

1. 노화로 인한 피부의 변화

피부나 모발, 손 · 발톱의 변화는 영양이나 혈액순환과 관련된 다양한 문제들의 결과일 수 있다. 이 부위들은 쉽게 관찰할 수 있는 부위여서 관찰만으로도 신체의 건강상태에 대해서 많은 정보를 얻을 수 있다(표 12-1).

피부나 모발, 손 · 발톱은 옷을 입고 있지 않을 때에 가장 잘 검사할 수 있다. 피부검사는 목욕할 때나 잠잘 때 또는 어느 때이든 적절한 시간에 할 수 있다. 자신을 돌볼 수 있는 노인에게는 피부에 이상이 나타났을 때 의사에게 알리도록 교육시켜야 한다. 병원이나 요양시설에서 피부를 검사할 때는 개인의 사생활이 존중되어야 한다.

피부나 피부의 부속기관을 검사하는 것은 간호사의 중요한 업무이므로 노인의 피부에 이상이 있을 경우, 즉시 간호사에게 알릴 수 있도록 노인을 돌보거나 목욕을 도와주는 간호보조원이나 다른 의료종사자들을 교육시켜야 한다. 이상이 발견되면 간호사는 일정한 순서에 따

표 12-1. 노화에 따른 피부, 모발, 손 · 발톱의 변화

	관찰 가능한 변화	이 유
피부		
색	• 창백함	• 진피층의 혈류감소, 멜라닌 세포 부족
	• 갈색 반점	• 과다한 색소침착
	• 자주색 점, 얼룩	• 모세혈관의 지지가 부족하여 혈액이 유출됨.
습기	• 건조, 땀 분비 감소	• 지방샘, 땀샘의 활동 감소
탄력성	• 피부탄력 감소	• 콜라겐과 탄력섬유 상실
	• 주름살 증가	
	• 피부 긴장도 감소	
조직	• 얇아지고 투명해짐.	• 진피층의 혈류량 감소로 표피층이 얇아짐.
모발		
색	• 회색으로 변함.	• 모발의 멜라닌 세포 감소
밀도	• 모발이 얇아짐.	• 모발 성장속도, 성장률 감소
	• 남성의 콧털 증가	• 콧털 밀도 증가
분포	• 모발, 체모 감소	• 모발 성장률 감소, 호르몬 감소, 말초순환 감소
	• 여성의 얼굴에 털 증가	• 안드로겐:에스트로겐 비율 상승
손 · 발톱	• 잘 부서짐.	• 발톱 성장률 감소, 말초 혈액순환 감소
	• 발톱이 두꺼워지고 노랗게 변화함.	

자료: Phips, W. J. et al. (1991). *Medical Surgical Nursing: Concepts and Clinical Practice* (4ed.). St. Louis: Mosby.

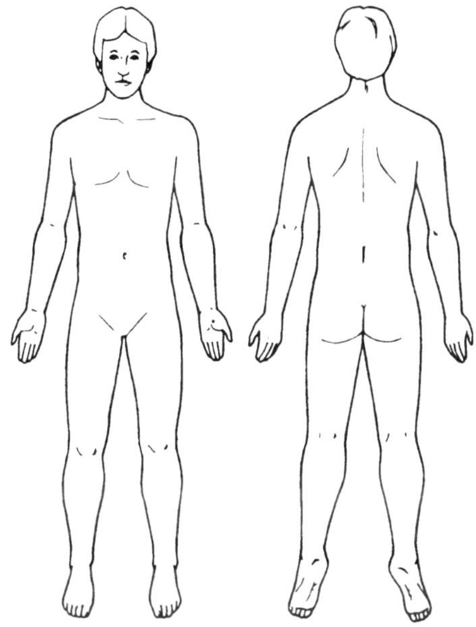

자료: Sorrention S. A. (1992). *Mosby's Textbook for Nursing Assistants* (3ed.). St. Louis: Mosby.

그림 12-1. 노인의 피부병변을 사정할 때 사용할 수 있는 신체도면의 예

라 피부검사를 시행하여 피부병변을 놓치는 일이 없도록 해야 한다. 대부분의 경우 머리에서 발끝의 순서로 피부병변의 사정을 시행하며, 신체도면(body diagram)에 검사결과를 기록한다(그림 12-1).

다양한 질환들에서 **피부색의 변화**가 나타난다. 피부색을 사정할 때에는 인종에 따라서 피부의 색소침착 정도가 다르다는 사실을 잊어서는 안 되며, 적절한 장소에서 가능하면 **자연광** 아래에서 검사하고, **신체부위별로 비교**하며, 체온이나 발진 혹은 피부자극 증상 유무를 확인하기 위해 **촉진**을 해야 한다. 또한 **피부의 긴장도**를 확인하기 위하여 가볍게 당겨 보아야 한다. 창백(pallor), 청색증(cyanosis), 황달(jaundice), 발적(erythema) 등의 피부색의 변화는 부위와 심한 정도를 기록하고 보고한다.

1) 피부건조

피부건조는 노인에서 가장 흔한 피부문제 중의 하나이다. 여러 연구에서 65세 이상의 노인 중 75~85%가 심하건 심하지 않건 간에 피부건조와 관련된 문제를 경험하는 것으로 나타났다. **지나친 목욕, 거친 비누의 사용, 건조한 주변 환경, 생리적 변화** 등이 피부건조를 일

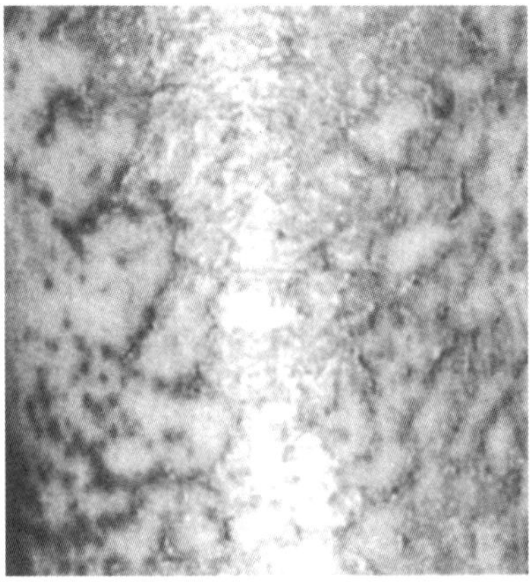

그림 12-2.
노인에서 흔히 볼 수 있는 건조하고 균열된 피부

으킨다.

피부건조는 소양증(pruritus), 작열감(burning), 피부균열 등을 일으킨다(그림 12-2). 많은 노인들이 건조해지거나 갈라진 피부를 긁거나 꼬집는 버릇이 생기게 되며, 이러한 행동은 조직손상을 악화시키고 감염위험을 증가시킨다. 피부의 자극이 심하면 이로 인한 괴로움이 매우 클 수 있고, 심할 경우 사회활동을 기피하게 되는 원인이 되기도 한다. 피부의 발진이나 가려움증은 피부건조뿐만 아니라 약물, 전염병, 화학물질과의 접촉 등이 원인인 경우도 있다.

약물에 대한 알레르기 반응으로 전반적인 피부발진이 생길 수도 있다. 따라서 새로운 약물 투여 후에 바로 피부발진이 생겼다면 알레르기 반응을 의심해야 한다. 의심되는 약물은 더 이상 투여하지 말고 나타난 증상을 의사에게 알려야 한다.

2) 피부감염

노인에 흔한 피부감염은 **대상포진**, **개선**, **봉와직염**, **모닐리아 감염** 등이 있다.

(1) 대상포진(herpes zoster)

대상포진은 50대에서 70대에 흔하고 varicella zoster 바이러스균에 의해 발생한다. 이 균은 아동기에 발생하는 수두의 원인균과 동일하다. 아동기에 감염된 수두균이 잠복하여 있다가 재활성화되면 대상포진으로 발전한다. 그러나 재발이 생기는 기전에 대해서는 확실히 알려져 있지 않다(Raimer & Pursley, 1981).

처음에는 동반성 구진이 나타났다가 부종이 생기고 나중에 미란이 생기고 딱지가 앉는다. 흔히 **흉부**의 피부에 **선의 형태**로 발생한다. 피부문제가 발생하기 1~10일 전부터 화끈거림이 시작되어 질병기간 동안 계속되는데 보통 3~4주 동안 지속된다. 치료는 주로 **증상완화**에 목적을 둔다.

전신적 진통제를 사용하고 냉습포나 칼라민 로션을 사용하면 대부분의 경우 불편감이 완화된다. 가장 흔한 합병증은 대상포진 후 **신경통증**과 **반흔형성**이다.

(2) 개선(옴, scabies)

피부에 심한 소양감을 일으키는 **전염병** 중의 하나가 옴이다. 옴은 진드기(sarcoptes scabiei var hominis)에 의한 질환으로 진드기가 피부 아래로 침투하여 구멍(burrow)을 형성하게 된다. 노인 특히 **만성질환**을 앓고 있거나 **치매**, **면역기능의 저하** 등이 있는 경우에 발병위험이 높다. 증세로는 심한 소양감과 함께 손목이나 팔꿈치의 손바닥 쪽이나 손가락 사이, 겨드랑이, 생식기 등에 가늘고 구불구불한 검은 선이 나타난다. 노인에서는 옴의 진단이 어려울 수도 있는데, 이는 잠복기가 4~6주로 길고 비전형적인 증상이 나타나는 경우가 많기 때문이다. 옴이 의심되면 피부를 긁어서(skin scraping) 옴 진드기나 그 알(ova)의 유무를 관찰해야 한다.

옴은 사람과 **사람의 직접적인 접촉**에 의해서 전염된다. 진단이 쉽지 않기 때문에 치료가 늦어질 수 있으며, 이로 인해 다른 사람에게 전염될 수 있다. 요양원 같은 시설에서 집단적인 발병을 예방하기 위해서는 새로운 입소자를 철저하게 검사해야 한다. 일단 진단이 되면 즉시 치료하여 더 이상의 전염을 막아야 한다.

(3) 봉와직염(celluritis)

박테리아성 감염은 노인에게 흔하다. 봉와직염은 **진피**와 **피하조직**에 생기는 염증으로 흔히 **연쇄상구균**에 의해 발생하며, 홍반과 부종이 흔하고 수포가 생기기도 한다. 감염부위는 **통증**이 있으며, 노인의 경우 **발열**과 **피로**가 동반되기도 한다. 항생제 치료를 하거나 온습포를 적용하면서 감염부위를 높여 주고 쉬게 하는 것이 좋다.

3) 피부색의 변화

노화에 따른 피부색의 변화는 매우 흔하다. 이러한 변화는 제4장에서 이미 거론한 바 있다. 대부분의 경우는 미용상의 문제로 별다른 문제를 일으키지 않으나, 얼굴이나 팔 등에 피부색의 변화가 심할 경우 이로 인해 괴로움을 겪을 수도 있다. **장미진**(acne rosacea) 등과 같이 흔한 병변의 경우 국소요법으로 치료가 가능하나, 어떤 경우는 화장품 등으로 감추어야 하는 경우도 있다. 점의 크기가 변하거나 색깔이 변하면 피부암으로 진행하는 징조일 수 있으므로 즉시 검사해야 한다.

4) 피부의 결손

피부의 결손은 노인에서 **감염**의 위험을 증가시키고, 비용과 시간이 많이 소모되는 치료를 필요로 할 수도 있다. 피부의 **열상**(laceration), **찰과상**(abrasion), **궤양**(ulcer) 등은 대부분 마찰이나 비틀림(shearing force), 수분(moisture), 압력(pressure) 등에 의해 발생한다. 노인이 가구 등에 부딪히거나, 이불에 쓸리거나, 움직일 때 붙잡거나 혹은 반창고 등을 제거할 때 피부에 심한 상처가 생길 수 있다.

5) 욕 창

욕창(pressure ulcer)은 **혈액순환 부전, 보행장애, 의식장애, 배뇨나 배변장애, 영양상태가 나쁜** 노인에서 발생하기 쉽다(표 12-2). 미국에서는 매년 3백만 명의 욕창환자가 발생하는 것으로 추정된다. 이 중에서 60% 이상이 병원에서 발생하며, 18%는 요양원에서, 또 다른 18%는 가정에서 발생한다.

표 12-2. 욕창을 예방하기 위한 지침

위 험 요 인	간 호 중 재
부동	개인별로 체위변경 스케줄을 결정 표면의 압력을 줄일 수 있는 방안 제공 주름 감소
활동저하	활동을 증가시킬 수 있는 보조기구들 제공
실금	실금관리에 대한 요구도 사정 배뇨 및 배변 후에는 청결 및 건조 유지
영양불량	적절한 영양 및 수분공급 영양평가를 위하여 영양사에게 의뢰
감각저하, 정신상태 저하	간호를 제공하는 대상자와 가족의 능력 사정 가족간호자 대상의 욕창예방에 대한 교육
피부통합성 저하	압력 피함: 도넛 형태의 큐션은 사용하지 말 것 피부에 윤활제를 바를 것 붉은 부위의 피부에는 마사지하지 말 것 전열기구를 사용하지 말 것

자료: Malebust, J. & Sieggreen, M. (1991). Pressure ulcers: Guidelines for prevention and nursing management. *West Dundee III*, S-N Publication.

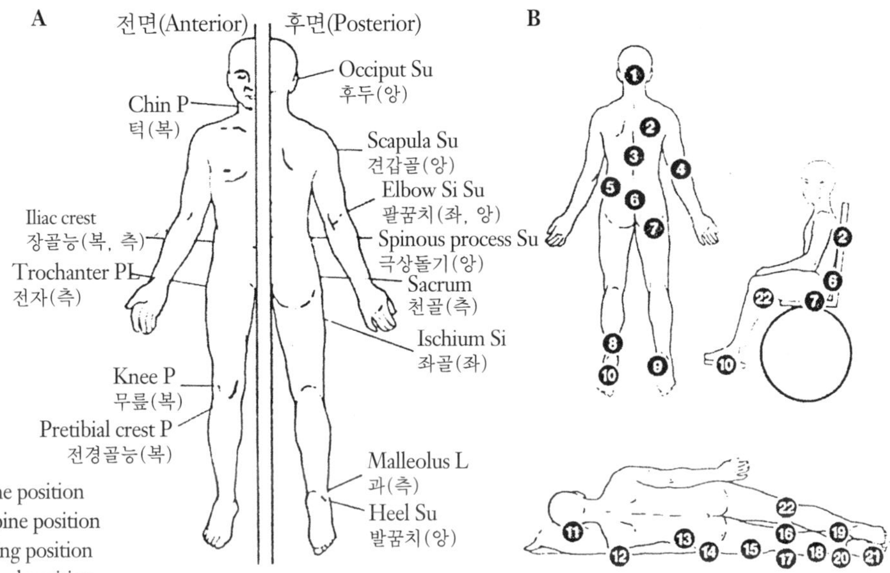

Key
복 P = Prone position
앙 Su = Supine position
좌 Si = Sitting position
측 L = Lateral position

Pressure ulcer sites

❶ Occipital bone 후두
❷ Scapula 견갑골
❸ Spinous process 극상돌기
❹ Elbow 팔꿈치
❺ Iliac crest 장골능
❻ Sacrum 천골
❼ Ischium 좌골
❽ Achilles tendon 아킬레스건
❾ Heel 발꿈치
❿ Sole 발바닥
⓫ Ear 귀
⓬ Shoulder 어깨
⓭ Anterior iliac spine 전장골능
⓮ Trochanter 전자
⓯ Thigh 대퇴
⓰ Medial knee 무릎 중앙
⓱ Lateral knee 무릎 측면
⓲ Lower leg 하지
⓳ Medial malleolus 중앙과
⓴ Lateral malleolus 측면과
㉑ Lateral edge of foot 발측면 가장자리
㉒ Posterior knee 무릎 뒷면

자료: Trelease C. C. (1988). *Ostomty/Wound Manage* 20: 46.

그림 12-3. 욕창이 잘 발생하는 부위
(A. 뼈가 돌출되어 있는 욕창 호발부위, B. 욕창부위)

조직에 대한 압력, 특히 뼈가 튀어나온 부위의 압력은 쉽게 피부의 괴사를 일으킨다(그림 12-3). **압력의 세기, 지속시간, 조직의 상태** 등이 욕창의 발생에 영향을 미친다. 심한 압력을 받은 조직은 산소와 영양분을 공급받지 못해서 허혈(ischemia)상태에 빠지고, 일정 시간이 지나면 괴사된다. 영양공급과 혈액순환이 원활하지 못한 조직은 쉽게 괴사에 빠진다. 괴사가 나타나기 전 초기 위험신호는 피부의 **창백 혹은 발적**이다. 욕창은 모양과 깊이에 따라 분류되거나 몇 단계로 나누어진다(그림 12-4).

욕창을 단계별로 나누어 보면 다음과 같다.

• 1단계: 피부는 분홍색 또는 푸른색이며, 누르면 색깔이 일시적으로 없어지며 딱딱하고

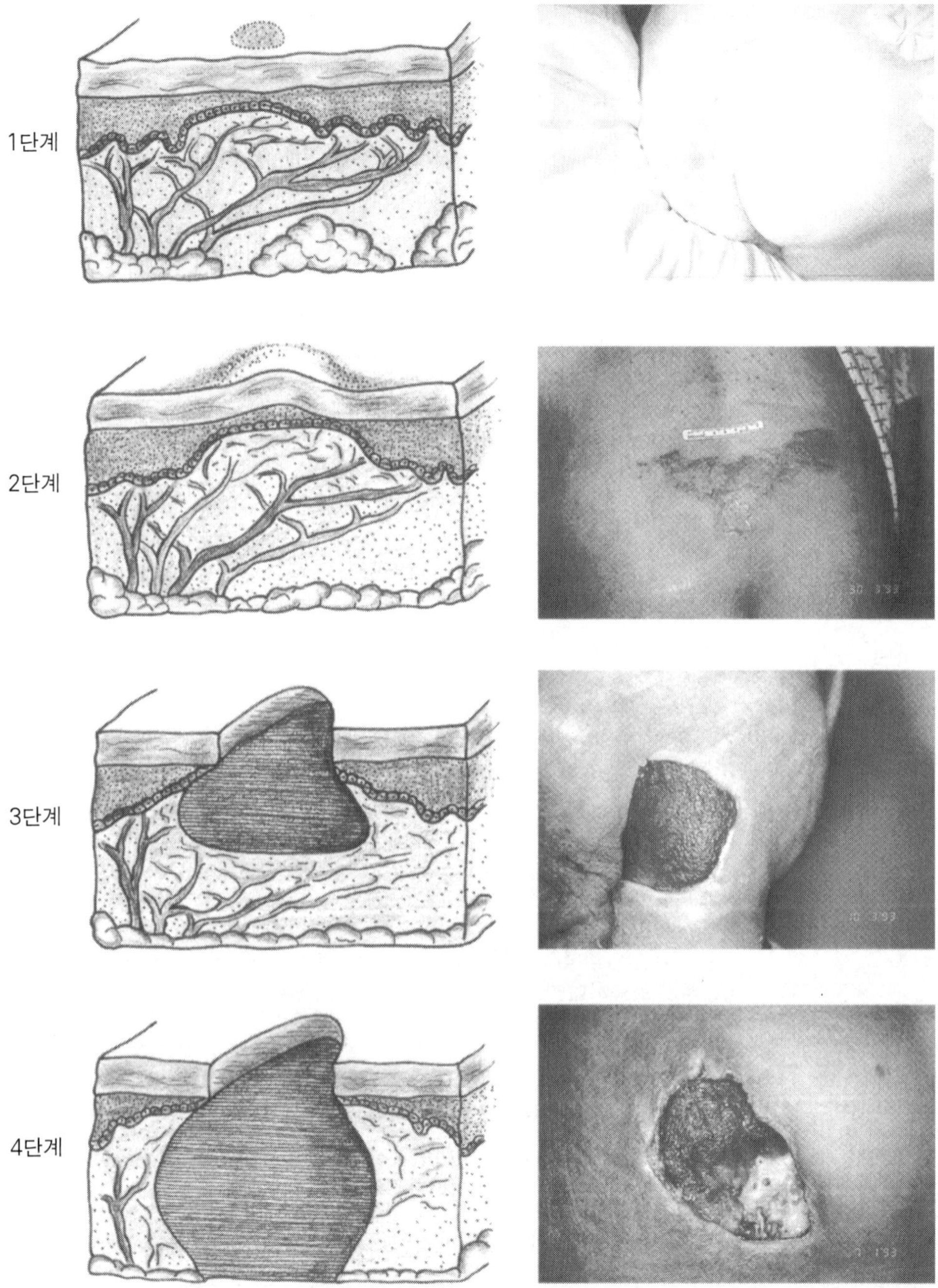

자료 : Courtesy of Laurel Wiersema, RN, MSN, *Clinical Nurse Specialist*. Barnes Hospital, St. Louis.

그림 12-4. 욕창의 여러 단계

표 12-3. 송미순과 최경숙(1991)의 욕창위험 사정도구

	1	2	3	4	점수
1. 감각기능 불편감에 반응하는 능력	전혀 없음: 통증자극에만 반응 혹은 신체의 반 이상에 통증감각의 장애가 있음.	매우 제한됨: 통증자극에만 반응 혹은 신체의 반 이상에 통증감각의 장애가 있음.	약간 제한됨: 언어지시에 따를 수 있으나 불편감이나 돌아눕고 싶다는 의사표현이 어려움. 혹은 한두 군데 자세에 통증감각 제한 있음.	장애가 없음: 언어지시에 따라 반응함. 통증이나 불편감을 말로 표현하거나 느끼는 데 제한되는 감각장애가 없음.	
2. 습기 피부가 습기에 노출되는 정도	계속 습기가 있음: 땀이나 소변 등에 의해 피부가 항상 젖어 있음. 환자를 움직이거나 돌려눕힐 때 보면 항상 젖어 있음.	매우 습기가 있음: 피부가 자주 젖어 있으나 항상은 아님. 적어도 8시간에 한 번은 홑이불을 갈아야 함.	가끔 습기가 있음: 피부는 자주 젖어 있고, 하루에 한 번은 과외로 홑이불을 갈아야 함.	거의 습기가 없음: 피부는 대개 마른 상태이고, 홑이불을 정기적으로 갈아주면 충분함.	
3. 활동상태 신체활동의 정도	꼼짝 못함: 침대에 누워 있어야 함.	의자에 앉을 수는 있음: 걷는 능력이 심히 제한되어 있음. 자신의 체중을 감당하지 못하고 의자나 바퀴의자에 앉힐 때 도움이 필요	가끔 걸을 수 있음: 낮 동안에 가끔 짧은 거리를 걸을 수 있음. 대부분 시간을 침대나 의자에서 보냄.	자주 걸어다님: 낮 동안에 적어도 1~2시간에 한 번은 걸음.	
4. 움직임 신체의 자세를 바꾸고 조절할 수 있는 능력	완전히 움직일 수 없음: 도움 없이는 신체나 사지를 전혀 움직이지 못함.	매우 제한됨: 신체나 사지의 자세를 약간 바꿀 수 있으나 독자적으로 완전히 바꾸지는 못함.	약간 제한됨: 자주 자세를 바꿀 수는 있으나 약간 제한이 있음.	제한이 없음: 체위변경에 있어 도움 없이 자주 돌아 누울 수 있음.	
5. 영양섭취 일상적 음식 섭취 상태	매우 나쁨: 식사의 1/2 이상을 먹는 적이 거의 없음. 수분섭취도 부족. 다른 보충식도 먹지 않음. 혹은 금식중이거나 정맥주사만 맞음.	부족한 섭취: 완전히 다 먹는 적이 없고 1/2 정도 먹음. 단백질 섭취가 나쁨. 다른 보충식이는 가끔 함. 혹은 적은 양의 미음만 먹음.	적당한 섭취: 식사의 반 이상을 먹음. 하루 1~2회 단백질 식품 섭취. 수분 보충함. 혹은 경관영양이나 정맥영양으로 대부분의 영양요구가 채워짐.	매우 좋음: 식사를 거절하는 경우가 없고 식이의 대부분을 먹음. 가끔 간식도 함. 다른 보충식이 필요없음.	
6. 피부마찰과 쓸림	문제가 있음: 움직이는데 도움이 필요. 홑이불에 쓸리지 않고 완전히 환자를 돌리기가 불가능. 자꾸 침대나 의자에서 밀려 내려가고 체위 바꾸는 데 많은 도움이 필요. 경련, 경직 등에 의해 계속적인 마찰이 생김.	약간 문제: 힘들게 움직이고 약간 보조가 필요. 움직일 때 피부가 약간 쓸리게 됨. 보통 의자나 침대에서 좋은 체위를 유지하나 가끔 밀려 내려감.	문제 없음: 침대나 의자에서 혼자 움직이고, 움직일 때 홑이불에 쓸리지 않을 만큼 충분히 자신을 지지함. 침대나 의자에서 항상 좋은 체위 유지		
7. 체온	38.3℃ 이상	37.8~38.3℃	37.3~37.7℃	36.6~37.2℃	
8. 약품사용 항응고제, 진통제, 진정제 사용	항응고제, 진통제 및 진정제 모두 사용	옆의 약 중 두 가지 사용	옆의 약 중 한 가지만 사용	사용치 않음.	

열감이 있다. 이 시기에는 마사지를 함으로써 문제의 진행을 예방할 수 있다.

- 2단계: 피부가 갈라지고 물집이 생기며 주위 피부도 붉어진다. 이때는 생리식염수로 세척 후 소독약을 도포한다.
- 3단계: 깊은 욕창이 생기고 조직이 많이 상한다. 이때는 괴사조직 제거제를 사용하거나 외과적으로 괴사조직을 제거할 필요가 있다. 생리식염수 세척 후 소독약을 도포한다.
- 4단계: 골과 근육에까지 괴사가 진행된 경우이다. 이때도 3단계와 같은 치료를 한다. 이 단계가 되면 노인의 전체적인 건강상태가 매우 나빠지기 쉽다.

대부분의 의료기관이나 요양원들은 처음 입소할 때에 욕창의 위험도를 평가하고, 이후에도 정기적으로 욕창발생의 위험도를 평가한다. 위험도 평가에 가장 많이 사용되는 것이 Braden Scales과 Norton Scales인데, Braden Scales을 기초로 송미순과 최경숙(1991)이 수정한 욕창위험 사정도구는 표 12-3과 같다. 간호사는 이러한 사정도구를 통해서 얻어진 정보를 바탕으로 위험요인을 최소화시키고 피부를 건강하게 유지하기 위한 계획을 수립하여야 한다.

6) 모발의 변화

노화에 따라 모발의 양이나 분포, 모양, 경도(consistency)는 변화된다. 남녀 모두에서 모발은 가늘어지고 경도도 감소한다. 유전적인 소인과 성별에 따라서 모발의 감소양상이 달라지게 된다. 일부를 제외하고는 남자가 모발이 더 많이 줄어든다. 남자에서의 모발 감소는 앞머리 양측과 뒷머리부터 시작되는 경우가 많다. 갑작스럽고 심한 모발의 감소(alopecia)는 다른 전신질환과 연관되어 있는 경우가 많다. 이러한 비정상적인 모발의 감소는 고열이나 약물, 영양부족, 진균이나 세균감염, 내분비계 질환, 스트레스 등이 원인이 될 수 있다. 갑작스럽고 비정상적인 모발의 감소가 있을 때는 의사에게 알려 정확한 원인을 찾아야 한다.

체모의 양이나 분포양상도 노화에 따라서 변화한다. 하지의 체모가 감소하거나 소실되는 경우, 특히 피부건조나 인설이 있고 발등에서 맥박이 약하거나 만져지지 않는 소견이 있으면 이는 하지의 혈액순환에 문제가 있음을 나타낸다.

7) 발의 변화

노인에서 발의 이상 유무를 살피는 것은 매우 중요하며, 허리를 굽혀 자신의 발을 살피지 못하는 노인들이 많으므로 가족이나 친지들은 노인의 발을 주의해서 살펴보아야 한다(그림 12-5). 집이 아닌 시설에 수용된 노인의 경우에는 간호사가 이러한 일을 수행해야 한다. 많

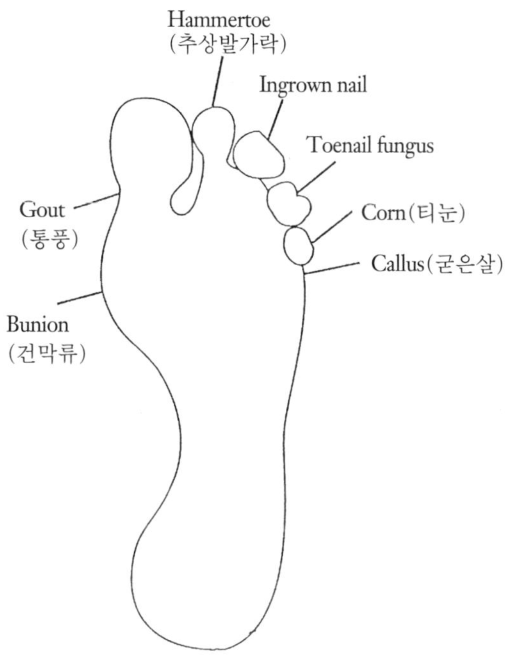

자료: Ebersole, P. & Hess P. (1998). *Toward Healthy Aging: Human Needs and Nursing Response* (5ed.). St. Louis: Mosby.

그림 12-5. 노인에서 일반적인 발 문제들

은 노인들이 발에 대해서 신경을 쓰지 않는데, 이는 노인들이 발을 관찰하거나 만져보는 것이 힘들기 때문이다. 정기적으로 발의 이상 유무를 확인하지 않으면 심각한 상태에 이를 수도 있다.

나이가 들면서 **손 · 발톱의 과각질화**(hyperkeratosis)가 진행되는데 특히 손톱보다 발톱이 심하다. 딱딱하고 두꺼워진 발톱은 쉽게 깎기 어렵고, 노인들이 혼자 깎기는 더욱 어렵기 때문에 그냥 내버려 두는 경우도 있다. 이 경우 따듯한 물에 한동안 발을 담그고 나면 발톱이 부드러워져서 깎기가 쉬워진다. 혈액순환 장애나 당뇨병이 없는 경우는 가족이나 노인을 돌보는 사람이 발을 관리하는 것을 도와줄 수 있으나, 당뇨병이나 혈액순환 장애가 있는 경우는 발관리 전문가(foot care specialist)의 관리를 받아야 하며, 적절하게 발톱을 관리하기 위해서 특수한 장비가 필요한 경우도 있다. 발톱을 깎을 때는 눈을 보호하기 위하여 보안경을 착용하는 것이 좋다.

발을 관리하지 않으면 신발 때문에 **발톱이 양의 뿔 모양**으로 구부러지면서 자라서 발가락의 살을 눌러 통증을 유발할 수 있다(ram's horn nail). 통증이 심해지면 신발을 신는 것이 고통스러워지고 가능하면 걷지 않으려고 한다. 심한 경우에는 발치료 전문의(podiatrist)의 치료를 받아야 한다.

그 밖의 흔한 발의 문제로는 **티눈**(corn), **굳은살**(callus), **물집**(blister), **건막류**(bunion) 등이 있으며, 이것은 대부분 잘 맞지 않는 신발을 오래 신는 경우에 발생한다. 노인에서 이러한 발의 문제는 **통증**과 **행동의 제한**을 초래한다. 많은 노인들이 시중에 시판되는 약을 바르거나 칼이나 가위 등으로 티눈이나 굳은살을 긁어내기도 하는데, 이는 매우 위험한 행위로 심각한 감염을 일으켜서 심하면 발가락이나 발을 절단해야 되는 경우도 발생할 수 있다. 특히 당뇨병 환자나 말초 혈액순환에 장애가 있는 노인은 피부궤양이나 감염이 발생하기 쉬우며, 발을 절단할 위험도가 증가한다.

8) 종 양

노인의 피부에는 여러 가지 새로운 변화가 나타나기 쉽다. 이러한 변화는 양성도 있고 악성도 있을 수 있다. 가장 흔한 것은 **양성**으로 노인의 건강에 심각한 위험은 되지 않지만 **정서적인 불편감** 등을 야기할 수 있다.

(1) 양성 피부변화

① **지방성 각질 증식**(seborrheic keratoses)

중년 이후 노인에게 가장 흔히 나타나는 종양으로, 약간 솟아 오르고 지름이 2~3cm이며 색은 갈색에서 검은색으로 경계가 확실하다. **머리부분**에 가장 많이 발생하며, 목이나 체간부, 등, 젖가슴 밑 등에 흔하다.

② **지방과형성**(sebaceous hyperplasia)

작은 **노란 구진**이나 **결절**이 있는 것인데, 흔히 **앞 이마나 코**, 뺨 등에 나타나며, 남성에서 많다.

③ **피부유경소 종양**(acrochordons, skin tags)

유두종의 일종으로 중년기와 노년기에 흔하다. **부드러운 구진**형태로 **얼굴**, **목**, **액와** 등에서 주로 발생한다.

④ **혈관종**(cherry angioma)

양성 혈관종으로 붉은색을 띠는 작은 종양인데, **가슴**과 **등**에 흔하다.

지방과형성, 피부유경소 종양이나 혈관종은 모두 노년기에 흔히 나타나는 양성 종양인데, 미용상의 이유로 제거하기도 한다. 전기건조(electrodescication), 소파술(curretage), 냉동수술(cryosurgery) 등이 사용된다. 치료의 부작용으로 일시적인 피부색 감소가 나타날 수 있다.

⑤ **전암성 조직**(premalignant lesions)

- 단파성 각화증(actinic keratosis, solar, keratosis): 노인의 각화증이라고도 부르는데 노인에게 가장 흔한 **전암성 조직**이다. 이 조직은 약간 융기되어 있는 비늘이 있는 구진으로 밝은 갈색 혹은 검정색이며, 표면은 편평하거나 둥글거나 사마귀 같은 형태이다. 햇빛에 많이 노출되는 **얼굴, 귀, 손, 팔 안쪽**에 잘 생긴다. 치료로는 문제부위를 절단하기 위하여 전기건조(electrodescication), 냉동수술(cryosurgery), 소작(cauterization)을 이용하거나, 5-fluoruracil을 국소도포하기도 한다.
- 백반증(leukoplakia): **전암성 조직**으로 **하얀 물질**로 덮여 있고 **점막**에 잘 생긴다. 백반증은 **입술, 성대, 혀 혹은 질**에도 나타난다. 흡연이나 구강위생 불량, 감염시에 흔하다. 생검 검사와 병소부위 절제가 필요하다. 간호사는 백반증을 유발시킬 수 있는 요소들을 피하도록 환자에게 교육할 필요가 있다.

(2) 악성 피부병소(malignant lesions)

피부의 악성 병소는 **기저세포암**(basal cell carcinoma), **편평세포암**(squamous cell carcinoma) 및 **악성 흑색종**(melanoma) 등이 있다. 이런 조직들은 조기 발견하여 신속하고 적절한 치료를 받게 하는 것이 중요하다.

2. 간호과정 — 피부통합성 장애

(1) 피부의 사정

노인의 피부사정시에는 과거와 현재의 피부문제, 화장품 사용, 일반적 피부관리법에 관한 자료를 수집하여야 한다. 이와 같은 사정결과에 따라 어떤 분야의 교육이 필요한지, 전문가에게 보여야 할지 등을 결정할 수 있다. 노인들의 피부사정시 고려할 사항은 다음과 같다.

- 피부의 전반적인 상태는 어떠한가?
- 두피에 만져서 아픈 곳이 있는가?
- 피부색은 어떠한가? 창백(pallor), 황달(jaundice), 청색증(cyanosis), 발적(erythema) 등은 없는가?
- 있다면 부위는 어디인가?
- 피부건조가 있는가? 부위는 어디인가?
- 소양감을 호소하는가?
- 긁은 흔적이 있는가?

표 12-4. 노인의 피부나 모발, 손 · 발톱에 변화를 일으키는 위험인자들

• 순환기계 문제
• 기동성의 제한
• 영양 또는 수분 불균형
• 인지기능 장애
• 자극적 화학물질에의 노출
• 전염성 질환에의 노출
• 가정에서 적절한 위생시설이나 지지의 부족

- 옴(scabies)의 증상(손가락 사이나 피부의 주름에 있는 가늘고 구불구불한 짙은 색의 선이나 반점)은 없는가?
- 피부발진이 있는가? 부위는 어디인가? 모양은?(반점(macular), 구진(papular), 소포진(vesicular))
- 뼈가 튀어나온 부위에 창백(pallor) 혹은 발적(erythema)이 있는가?
- 피부가 손상된 부위가 있는가? 부위는? 모양은?
- 찰과상(abrasions)이나 피부열상(skin tear)이 있는가?
- 발톱의 모양은 어떠한가?
- 발이나 발목에 이상소견은 없는가?
- 발등의 맥박은 잘 만져지는가?
- 모발의 양이나 분포, 모양에 이상은 없는가?

노인에서 피부나 모발, 손 · 발톱에 변화를 일으키는 위험인자는 표 12-4와 같다.

(2) 간호진단

피부통합성 장애 잠재성

피부통합성 장애

조직통합성 장애

(3) 간호목표/기대되는 결과

피부나 조직의 손상 위험도가 높은 노인에서 간호목표는 ① 과도한 피부건조나 피부손상을 예방한다; ② 상처나 병변, 궤양을 적절히 치유한다; ③ 정상적인 조직의 유지나 치유과정을 증진시키기 위한 최적의 영양상태를 유지한다 등이다.

(4) 간호중재

다음은 병원이나 시설에서 행할 수 있는 간호중재 방법이다.

① 손상의 정도와 이를 악화시키는 요인을 평가한다.

매일 피부의 이상 유무를 관찰한다. 병변의 위치, 크기, 깊이를 측정하고, 피부문제의 원인을 찾는다. 노인은 피부상태의 변화가 매우 빠르게 일어난다. 이상이 있는 부위는 모두 측정하고 기록해서 호전 혹은 악화과정을 평가할 수 있어야 한다. 간호사는 가능성이 있는 모든 원인을 찾아보고, 조직의 손상을 예방하거나 감소시키기 위한 노력을 해야 한다.

② 피부와 조직손상의 위험도를 낮추기 위한 조치를 취해야 한다.

ㄱ. 전신목욕 횟수를 줄인다.

목욕이나 샤워의 방법이나 횟수는 개인에 따라 크게 달라진다. 피부의 상태나 땀이 나는 정도 등이 고려되어야 한다. 어떤 사람은 전신목욕이나 샤워를 매일 해야 하고, 어떤 사람은 일주일에 1~2회 하는 것이 오히려 좋을 수도 있다. 전신목욕을 하지 않는 날에는 얼굴이나 겨드랑이, 회음부 등을 닦아 주는 것이 좋다.

ㄴ. 자극이 적은 비세정성 비누(mild nondetergent soap)를 사용한다.

피부건조가 심한 노인은 목욕횟수를 줄이는 것이 좋다. 목욕시에는 자극이 적고 비세정성, 무향료의 지방 함유량이 많은 비누(mild, nondetergent, nonperfumed, superfatted soap: Basis, Caress, Dove, Neutrogena)를 사용하는 것이 피부건조를 줄일 수 있다.

ㄷ. 피부의 수분을 유지하기 위하여 완화제(emollients)나 로션, 오일 등을 바른다.

완화제는 피부의 수분을 유지하고 건조해지는 것을 감소시켜 준다. 다양한 가격의 다양한 제품들이 시판되고 있다. 연구에 의하면 미네랄 오일(mineral oil)을 가볍게 바르는 것이 효과적이고 경제적이다. 그러나 미네랄 오일은 옷을 얼룩지게 할 수 있으므로 주의가 필요하다. 로션은 피부건조를 심하게 하는 알코올 성분이 포함된 것은 피해야 한다. 가장 효과적인 완화제나 로션을 찾기 위해서 여러 가지 제품들을 시험해 보는 것이 좋다.

ㄹ. 비누를 닦아낸다.

비누는 피부를 건조시키므로 몸을 말리기 전에 깨끗하게 닦아내야 한다. 대야를 사용하는 경우 여러 번 물을 갈아서 비누를 깨끗하게 닦아낸다.

ㅁ. 조심스럽게 피부를 말린다.

피부를 문지르지 말고 가볍게 두드려서 물기를 닦아낸다.

ㅂ. 자주 자세를 바꾸어 준다. 침대보를 잘 펴서 압력을 받는 원인을 줄이고 필요없는 물건은 침대에서 치운다.

뼈가 튀어나온 부분이 압력을 받게 되면 혈액의 공급이 차단되고 허혈성(ischemic) 변화나 괴사(necrosis)가 일어나게 된다. 자주 체위를 바꾸어 주면 혈액공급이 좋아져 이러한 피부의 손상을 줄일 수 있다. 같은 체위로 2시간 이상 두면 안 된다. 위험인자가 있는 경우는 더 자주 체위를 바꾸어 주어야 한다. 압력을 받는 부위를 살펴서 체위를 얼마나 자주 바꾸어 주어야 할지 결정한다. 완전히 옆으로 눕는 것보다는 30° 정도 비스듬하게 옆으로 눕는 것이 더 좋다.

뼈가 튀어나온 부분이 욕창이 생길 위험이 가장 높으나, 다른 부위도 압력을 받으면 욕창이 생길 수 있다. 침요에 생긴 커다란 주름이나 침대 밑에 깔린 묵주나 염주 같은 개인 소지품, 주사기 뚜껑 등에 눌려 욕창이 생길 수도 있다.

체위변동시에는 눌리면서 혈액순환이 감소되어 하얗게 변했거나 발적된 부위가 없는지 잘 살펴보아야 한다. 이런 부위가 있으면 좀더 자주 체위를 변경해 주어야 한다. 발적된 부위는 조심해서 치료해야 하며, 마사지를 하면 더 쉽게 욕창이 발생할 수 있으므로 피해야 한다.

ㅅ. 침대에서 대변이나 소변을 보게 되면 깨끗이 씻고, 깨끗한 담요로 갈아 준다.

대변이나 소변은 피부자극이 심하므로 빨리 처리해야 한다. 요실금이나 변실금이 있는 노인은 자주 확인하여 피부가 대변이나 소변에 손상받는 것을 예방해야 한다. 수분을 흡수하는 패드나 옷이 필요한 경우도 있다. 요실금이나 변실금에 관한 것은 제13장 배설 부분을 참조하면 된다. 피부를 깨끗하게 씻고 말린 다음에 수분침투를 막는 연고(A & D ointment 등)를 발라주는데, 세균이 증식하는 것을 막기 위하여 주기적으로 닦아내고 다시 발라준다.

ㅇ. 땀을 많이 흘린 후에는 피부를 닦아서 건조하게 해 준다.

땀이 잘 증발되지 않는 부분을 검사한다. 땀 때문에 피부가 불어서 손상될 수 있다. 정상적인 발한은 문제가 되지 않지만, 땀을 많이 흘리거나 피부가 접히는 부위(늘어진 유방의 밑)는 문제가 될 수도 있다. 깨끗한 물로 잘 씻어내고 말리며, 파우더 같은 수분흡수제를 발라서 수분을 줄이고 마찰이 되는 것을 감소시킨다.

ㅈ. 노인환자는 조심해서 이동시킨다.

노인의 피부는 젊은 사람보다 얇고 탄력이 적으며 피하조직이 적기 때문에 비틀리는 힘에 매우 취약하다. 침대의 머리쪽을 높힐 때 30° 이상 높이면 환자가 미끄러져 내리면서 피부가 손상될 가능성이 있으므로 그 이상 높이지 않는다. 침대보에 쓸리는 것을 막기 위하여 환자를 옮기거나 돌리거나 체위를 변화시킬 때는 이동용 시트(transfer sheet)나 다른 보조기구를 사용한다.

ㅊ. 압력을 줄이기 위한 패드나 쿠션, 매트리스를 사용한다.

피부가 받는 압력을 줄이거나 분산시킬 수 있도록 고안된 침대나 매트리스들이 많이 있다. 휠체어에 사용되는 젤(gel)이나 공기로 된 패드는 엉덩이가 닿는 부위(좌골조면: ischial tuberosities)의 압력을 줄일 수 있다. 이때 넓은 것을 사용해야 되며, 도넛 모양은 일부의 압력을 더 높일 수 있기 때문에 사용하지 않는다.

③ 상처치유를 증진시키는 간호중재를 한다.

ㄱ. 적절한 **영양분** 섭취를 증진시킨다.

노인은 조직의 재생이 늦게 일어난다. 상처치유에 필수적인 **단백질**, **비타민** C와 함께 칼로리 섭취양을 늘린다.

ㄴ. 적절한 **휴식**을 취한다.

조직의 치유에는 에너지가 필요하고 상처가 신체에 생리적 스트레스로 작용할 수 있다. 따라서 **낮에도 적절한 휴식이 필요**하다.

ㄷ. 상처의 **염증이나 감염여부**를 매일 확인하고 필요한 경우에 분비물의 배양검사를 실시한다. 노인에서는 염증이나 감염의 증상이 뚜렷하지 않을 수 있으므로 주의깊게 관찰해야 한다. 상처의 분비물에서 고름이 보이거나 악취가 나면 배양검사를 시행한다. 감염은 상처치유를 지연시키고 노인에서 또 다른 스트레스로 작용한다.

ㄹ. 상처를 닦거나 드레싱을 바꾸거나 약을 바를 때 **무균법**(aseptic technique)을 지킨다. 욕창 등의 피부상처를 치료할 때 무균법을 이용하여 세균감염을 예방한다. 한 환자를 치료하다 다른 환자를 치료 · 처치해야 할 때는 꼭 손을 씻어야 한다. 모든 환자는 개인별로 드레싱 기구를 사용하며, 다른 사람의 것을 사용하면 안 된다. 여러 사람을 동시에 치료하는 카트를 환자 옆에 직접 가지고 가서는 안 된다. 상처치료에 사용되는 모든 기구와 재료는 먼지나 물 등 주위의 물질에 의해 오염되지 않도록 해야한다.

죽은 조직은 닦아내거나 생리식염수로 씻어낸다. 거친 재료나 베타딘(povidone-iodine), 과산화수소수(hydrogen peroxidase)는 상처 아랫부분의 정상조직을 손상시킬 수 있으므로 사용하지 않으며, 지나치게 강하게 세척하는 것도 정상조직을 손상시킬 수 있기 때문에 주의가 필요하다.

병원의 감염관리 지침(infection-control guidelines) 내에서, 대부분의 경우에 무균(sterile) 드레싱보다는 청정(clean) 드레싱이 사용된다. 다양한 종류의 상처치료 제품이 상품화되어 있다. 병소의 위치나 상태에 따라서 의사나 상처관리 전문가(wound care specialist)는 적합한 제품을 선택한다. 면역기능이 심하게 감소되어 있는 사람은 무균(sterile) 기법을 사용한다.

한 환자에서 상처가 여러 군데인 경우 가장 오염이 심한 부위(예: 회음부)를 가장 나중에 소독한다. 드레싱은 **교차감염**(cross-contamination)을 막기 위하여 항상 깨끗하게 유지해야 한다.

④ 발관리

노인의 발은 특히 문제가 발생하기 쉬운 부위이다. **혈액순환의 장애**, **건막류**(bunion), **발톱의 과각질화**, **잘 맞지 않는 신을 오래 신는 것** 등이 노인에서 발의 문제를 일으킨다. 오래되고 건조한 피부를 제거하기 위하여 정기적으로 발을 물에 불리는 것이 좋다. 불린 후에는 문지르지 말고 가볍게 두드려서 말린다. 발을 완전히 **건조**시켜야 하며, 발가락 사이를 잘 살핀다. 발톱은 일자로 자르고 날카로운 끝은 손톱줄로 다듬는다. 당뇨병이 있고 혈액순환이 잘 되지 않는 노인은 발관리 전문가로부터 발톱의 관리를 받아야 한다. 발이 매우 건조할 때는 **완화제**(emollients)를 사용하며, 이때 미끄러짐을 방지하기 위하여 꼭 **양말**을 신도록 한다. 양말은 매일 깨끗한 것으로 갈아 신는 것이 감염을 줄일 수 있다. 당뇨병이나 하지의 혈액순환이 좋지 않은 노인은 면으로 된 흰색 양말을 신는 것이 청결상태를 유지하고 손상을 조기에 발견하는 데 도움이 된다. 양말은 잘 맞는 것을 신고, 발목이나 장딴지가 조이지 않도록 주의한다. 피부색이 변하거나 피부손상의 증상이 보이면 이를 기록하고 의사에게 알린다.

다음은 **가정**에서 행할 수 있는 간호중재이다.

① 적절한 **수분섭취와 균형잡힌 영양상태**를 유지한다.

균형잡힌 영양과 적절한 수분의 섭취는 조직을 건강하게 유지하는 데 필수적이다. **단백질이나 비타민** A, **비타민** C 등의 섭취가 부족하게 되면 피부가 손상에 취약하게 되어 멍이나 비틀림에 의한 손상 등이 잘 생기게 된다. 부적절한 영양섭취가 의심되면 좀더 자세하게(식사일기의 기록 등) 영양분 섭취에 관해서 살펴보아야 한다. 간호사는 부적절한 영양섭취의 원인(우울증, 질환 등)을 밝혀서 이를 치료하는 데 이용할 수 있다.

② 적절한 **습도**를 유지한다.

덥고 건조한 공기는 피부를 과도하게 건조시킨다. 지나치게 건조한 주위 공기는 건조한 노인의 피부를 더욱 건조시키게 되고, 결과적으로 피부가 거칠어지고 건조해지며 갈라져서 감염이나 손상에 취약하게 된다. **피부건조**는 **점막의 건조**와 동반되고 **비출혈**(epistaxis)의 가능성도 높아진다. 방의 온도는 70~72°F를 유지한다. 습도는 40~60%가 가장 쾌적하고 피부나 점막의 건강에도 가장 좋다. 물을 그릇에 담아 집안 여기저기에 놓거나 가습기를 이용하여 집안의 습도를 유지한다.

③ **햇볕**에 과도하게 **노출되는 것**을 피한다.

노인은 멜라닌 세포(melanocytes)의 수가 적고 고르지 않게 분포한다. 햇볕에 지나치게 노출되면 불규칙하고 얼룩덜룩하게 피부가 타서 흉한 모습이 될 수 있다. 햇볕에 과다하게 노출될 것이 예상되면 미리 **자외선 차단제**를 바르는 것이 좋다. 가능하면 **헐렁하고 가벼운 밝은 색의 옷**을 입어 직접 햇볕에 노출되는 것을 피하는 것이 자외선에 의한 피부암의 위험을 감소시킬 수 있다.

④ 정기적으로 **전문가에게 발관리**를 받는다.

노인 특히 혼자 사는 노인은 허리가 잘 굽혀지지 않아서 발관리를 하지 못하는 경우가 종종 있다. 이런 경우에는 주기적으로 발관리 전문가에게 발을 관리받아 외상이나 감염의 위험을 감소시켜야 한다. 당뇨병이나 말초혈관의 혈액순환 장애가 있는 경우에는 반드시 전문가에게 발을 관리받아야 한다.

⑤ 병원이나 요양원 등 시설에 입원해 있을 때는 필요에 따라 적절한 관리 및 치료를 시행한다.

3. 노화로 인한 구강의 변화

노인은 구강내 문제 때문에 음식을 씹지 못하는 경우가 있다. 간호사는 노인의 **치아**와 **혀**, **구강**의 상태를 점검해야 한다. 잇몸과 구강점막의 변화에 관여하는 몇 가지 요인들이 있다.

현재의 노인들이 젊었을 때에는 비용이나 치료할 때의 불편함 때문에 치과진료를 받기가 쉽지 않았었다. 결과적으로 치아관리를 소홀히 한 많은 노인들이 치아를 쓸 수 없게 되었고, 비교적 치아관리를 잘 했던 노인도 현재와 같이 발달된 치아질환 예방기술이 없었기 때문에 치아가 손상되어 쓸 수 없게 된 경우가 많다.

충치나 **흔들리는 치아**, **치아의 결손** 등은 노인인구에서 현재도 계속되고 있는 문제 중의 하나이다. **식욕의 감소**나 **영양결핍** 등도 치아의 이상 때문일 수 있다. 충치는 치아의 에나멜층을 침투하여 치아를 파괴시키는 세균에 의해서 발생한다. 충치를 조기에 발견하지 못하면 치아의 상당부분이 파괴될 때까지도 이를 발견하지 못하는 경우도 있다. 충치가 깊어지면 신경이 노출되고 신경에 염증이 생겨 치통이 발생한다. 아말감(amalgam) 등의 충전재로 파괴된 부위를 복구할 수 있으나, 복구해도 원래의 치아보다는 강도가 약해지고 이것이 계속해서 문제를 일으킬 수 있다. 복구한 부위의 충전재가 떨어져 나가면 떨어져 나간 부위가 날카롭게 남아 혀나 볼 안쪽의 구강점막을 자극하는 원인이 된다.

구강위생이 좋지 않은 경우 **음식 찌꺼기**나 **플라크**(plaque)가 입안이나 치아에 쌓이게 된다. 이러한 찌꺼기의 세균에 의해서 **구취**(halitosis)가 발생하여 노인 자신이나 가깝게 접촉하는 사람들에게 괴로움을 유발한다. 구강위생 불량은 치아질환에 비해서 불명확한 경우가 많으나 그 결과는 더욱 심각할 수 있다. 이 중의 하나가 잇몸에 염증이 생기는 **치은염**(gingivitis)이다. 치은염이 생기면 잇몸이 붓고, 만지면 아프고 피가 나며, 결국은 잇몸조직이 치아로부터 떨어지게 된다. 잇몸의 지지를 잃게 된 치아는 결국 빠지게 된다. 치아가 빠지면 주위의 정상치아가 빈 공간으로 이동하게 되어 **부정교합**이 발생한다. 특히 음식을 씹거나(chewing) 가는 데(grinding) 필요한 어금니가 흔들거리거나 빠지게 되면 음식을 씹는 것이 점점 더 어렵게 된다.

만약 빠져버린 치아가 몇 개 안 된다면 치과의사는 인공치아를 건강한 치아 사이에 붙여서

빈 공간을 채울 것이고, 빠진 치아가 많다면 **부분적인 플레이트**(plate)가 필요하다. 아래 위의 치아가 전부 빠졌다면 **틀니**가 필요하다. 부분적인 플레이트나 틀니가 문제를 일으킬 수도 있다. 부분적인 플레이트에는 음식물이 끼어 건강한 치아를 약하게 할 수 있고, 틀니는 가격이 비싸고 잘 맞지 않는 경우가 많다.

그동안 잘 맞았던 틀니도 체중이 많이 줄거나 늘면 잘 맞지 않을 수도 있다. 또한 틀니를 오랫동안 밖에다 두면 역시 잘 맞지 않을 수 있다. 많은 노인들이 틀니가 잘 맞지 않아 불편하기 때문에 틀니를 착용하기 싫어한다. 이것은 치아가 없는 상태에 적응하기 위해서 턱의 모양이 변화했기 때문이다. 이런 경우에는 틀니를 고치거나 새로 만들어야 한다.

틀니에 의해서 잇몸이나 구강점막이 자극을 받거나 염증이나 궤양이 생길 수 있다. 노인은 정기적으로 구강을 검사하고, 조금이라도 이상이 있으면 치과의사에게 알려야 한다. 때로는 틀니를 조금 고치거나 고정제(fixative agent)나 쿠션만으로 구강 내 통증을 없앨 수 있다.

구강건조증(xerostomia)은 노인에서 비교적 흔한 문제이다. 구강의 건조는 정상적인 노화과정에 따른 타액선의 감소에 의할 수 있고, **부적절한 수분공급** 또는 **당뇨병**이 그 원인일 수도 있다. 이뇨제(diuretics), 항우울제(antidepressant), 진정제(sedative), 수면제(hypnotics), 항히스타민제(antihistamine), 항콜린제(anticholinergics) 등의 약물 또한 구강건조증의 원인이 된다. 한편 구강건조증은 씹거나 삼키는 것을 어렵게 만들고, 치아의 손상을 가속화하며, 입맛을 변화시킨다.

구강을 관찰하면 다양한 이상소견을 관찰할 수 있다. **백반**(leukopenia)이라 불리는 구강 내의 하얀색 반점은 암의 전구증상일 수 있어 신속하고 적절한 치료가 필요하다. 혀의 뒤쪽 3분의 1 부분이나 옆면에 이상소견이 보이는 경우는 의사의 진찰을 받아야 한다.

비타민 결핍증, 특히 리보플라빈(riboflavin), 니아신(niacin), 비타민 C의 결핍은 구강점막에 영향을 줄 수 있다. 매끄럽고 보랏빛이 감도는 동통이 있는 혀는 리보플라빈의 결핍이 원인일 수 있다. 구강이 타는 듯한 느낌이고 통증이 있으면 니아신 결핍을 의심해야 한다. 구강점막에 여러 군데 통증이 있는 궤양이 생기고, 경부 림프절이 커져 있고, 삼키기가 어려우며, 악취가 나는 경우를 **궤양성 위막성 앙기나**(Vincent's angina)라고 한다. 궤양성 위막성 앙기나는 정상적으로 구강 내에 살고 있는 세균에 의해서 발생하며, 정상인에서는 문제가 되지 않으나 영양상태가 나쁜 사람에서 감염증을 일으켜 발생하게 된다.

다른 이유로 항생제를 투여받는 노인에서 구강에 **중복감염**(superinfection)이 생기는 것은 비교적 흔하다. 항생제가 정상균총(normal flora)을 파괴하고, 그 자리에 기회감염을 일으키는 세균이나 진균이 자리잡고 증식하게 된다. 칸디다증(candidiasis)은 진균감염으로, 혀나 입술, 잇몸에 들러붙어 있는 하얀 반(patch)을 관찰할 수 있다. 이 반을 제거하면 통증이 있고 출혈이 있을 수 있다. 모설(hairy tongue)은 유두(papilla)의 비대에 의해 나타나며 항생제 치료시에 나타날 수 있다. 혀가 흑색 혹은 갈색으로 변색하는 것은 흡연에 의한 경우가 많고 색깔을 나타내는 색소균(chromogenic bacteria)에 의한 경우도 있다. 이러한 구강 내 이상들은 영양상태가 좋지 않거나 구강위생이 나쁜 환자에서 더욱 흔하다. 진균감염은 대개 국소치료제로 치료가 가능하다. 모설은 대부분의 경우 치료 없이 좋아진다.

알코올이나 담배는 비록 소량이더라도 점막을 손상시킬 수 있다. 알코올은 점막을 자극하고 건조시킨다. 담배는 피우는 담배이건 씹는 담배이건 혹은 코로 흡입하는 담배이건 구강암의 위험도를 증가시킨다.

구강을 청결하게 유지하는 것은 기본적인 건강유지법의 하나이지만, 거동이 불편하고 쇠약하고 인지력이 저하된 노인은 이를 수행하기 어렵다. 뇌졸중(stroke)이나 다발성 경화증(multiple sclerosis), 파킨슨 병(Parkinson's disease) 등의 신경학적 질환들을 가진 노인은 기력이 감소하고 조정력(coordination)이 감소하기 때문에 칫솔질 등 구강위생을 위한 행동을 하기가 어렵다. 관절염이 심하면 칫솔을 잡기 힘들 뿐만 아니라 칫솔질을 위해 입을 크게 벌리기도 어려울 수 있다. 간질(epilepsy)이나 다른 경련성 질환을 앓고 있는 노인은 항경련제가 잇몸 비후증(gum hypertrophy)을 유발할 수 있으므로 주의해야 한다. 이때는 부드러운 칫솔을 사용하여 자극에 의한 출혈이 일어나지 않도록 한다. 알츠하이머 병(Alzheimer's disease) 환자의 구강위생을 관리하는 것도 어려운 경우가 많은데, 이는 환자가 구강위생의 필요성을 이해하지 못하고 구강을 청결하게 유지하는 것을 받아들이지 않는 경우가 많기 때문이다.

4. 간호과정 — 구강점막의 장애

(1) 구강의 사정

- 치아가 본래 자신의 치아인가?
- 몇 개의 치아가 남아 있는가? 상태는 어떠한가?
- 치아가 흔들리거나 충치는 없는가?
- 구취증이 있는가?
- 틀니를 하고 있는가? 윗니 혹은 아랫니만 틀니인가?
  부분 플레이트(partial plate) 혹은 브리지(bridges)를 갖고 있는가?
- 음식을 먹는 동안에 틀니를 끼고 있는가, 빼고 있는가?
  빼고 음식을 먹는다면 이유는?
- 틀니가 잘 맞는가?
- 구강 내에 자극을 받고 있는 부분이 있는가?

표 12-5. 노인의 구강점막 문제를 일으킬 수 있는 위험요인들

• 인지장애
• 근골격계 기능장애
• 신경계 기능장애
• 부적절한 수분섭취
• 구강점막에 영향을 미치는 약물의 투여
• 부분적 또는 전체적 인공치아
• 흡연
• 좋지 않은 건강유지 습관

- 밥을 먹고 나서 음식이 틀니 밑에 끼어 있는가?
- 식욕은 어떠한가?
- 구강점막의 상태는 어떠한가?
- 구강점막이 촉촉한가 또는 건조한가?
- 입안에 남아 있는 음식이나 찌꺼기가 있는가?
- 혀의 상태는 어떠한가?
- 혀가 깨끗한가, 백태 같은 것이 껴 있는가, 창백하거나 붉거나 또는 자극을 받는 증거는 없는가?
- 흡연을 하고 있거나 흡연한 적이 있는가?
- 먹고 있는 약이 있는가?
- 구강위생을 혼자서 유지하는 것을 불가능하게 만드는 원인이 있는가?

표 12-5는 노인의 구강점막 문제를 일으킬 수 있는 위험요인들을 열거한 것이다.

(2) 간호진단

구강점막의 장애

(3) 간호목표/기대되는 결과

구강점막에 이상이 있는 노인의 간호목표는 ① 정기적으로 치과진료를 받도록 한다; ② 구강점막을 건강하게 유지하거나 건강하게 회복할 수 있도록 하는 방법을 시범 보인다; ③ 정기적으로 구강을 검사하고 이상이 있으면 즉시 진료를 받는다; ④ 자극이나 염증, 궤양 등이 없다; ⑤ 불편 없이 음식이나 음료수를 먹는다; ⑥ 건강한 구강점막을 유지할 수 있는 방법을 설명한다 등이다.

(4) 간호중재

다음은 **병원이나 시설**에서 시행될 수 있는 간호중재 방법이다.

병원이나 시설에 있는 노인 중 자신의 구강위생을 **스스로** 돌볼 수 있는 사람은 구강위생 관리를 권장한다. 그렇지 못한 노인은 **간호사나 간호조무사**가 구강위생을 돌보아야 한다. 이를 시행할 때는 장갑과 같은 보호장구를 하고 일반적인 주의사항 규정을 지켜야 한다.

① **구강점막의 이상유무**를 살핀다.

간호사의 도움을 필요로 하는 노인은 구강에 이상이 있을 가능성이 많으며 구강위생의 요구 또한 많다. 만약 시설에서 제공되는 간호의 질을 평가하고자 한다면 가장 먼저 살펴보아야 할 곳이 바로 구강 관리상태이다. 여러 이유로 구강위생이 가장 소홀하기 쉬운 부분이기 때문이다. 구강의 위생관리는 간호의 가장 중요한 부분이다. 건강한 구강의 유지는 편안함을 유지하고, 식욕을 증진시키며, 안녕감을 증진시키기 때문이다.

② 치과의사에게 **진료를 의뢰**한다.

치아나 구강에 이상이 있는 경우 치과의사에게 진료를 받게 한다. 이상이 심하거나 급하지 않은 경우는 퇴원 후에 진료를 꼭 받도록 권유한다. 시설은 정기적으로 수용환자를 진료하거나 진료를 의뢰할 수 있는 치과의사를 확보해야 한다. 시설 내에서 진료를 받을 수 없는 경우는 가족이나 다른 사람의 도움을 받아 진료를 받을 수 있도록 한다. 간호사는 이상이 발견되면 빨리 진료를 받도록 하여 더 큰 문제가 발생하지 않도록 해야 한다. 틀니가 잘 맞지 않는 경우 치과의사에게 알려 빠른 시일 내에 이를 교정하도록 조치한다.

③ **구강위생 관리**를 한다.

적어도 하루에 한 번씩은 철저한 구강위생 관리를 시행한다. **매번 식사 후**와 **자기 직전에 칫솔질**을 하는 것이 바람직하며, 특히 **구취나 구강건조증, 치은염**이 있는 환자는 철저히 지켜야 한다. **입맛의 변화**로 음식섭취가 부족하여 **영양이 불량한 노인**은 식사 전에도 추가로 칫솔질을 하게 한다. 상기도 감염이 있는 환자도 자주 구강을 청결하게 해야 한다. 호흡기의 분비물이 구강 안과 혀에 덮여 입맛을 변화시키기 때문이다. 구강을 관리하는 횟수는 간호사가 결정하고 간호계획에 포함시킨다.

틀니는 **따뜻한 물**과 **연마력이 없는 세정제**로 세척해야 한다. 틀니를 손질할 때는 물이 담긴 대야나 타월 위에서 관리하여 떨어졌을 때 손상되는 것을 방지하도록 한다. **초음파 세척기**(ultrasonic cleaning devices)가 갖추어진 곳도 있는데, 이는 찌꺼기를 제거하는 데 매우 효과적이며, 특히 부분 플레이트(partial plate)나 줄(wire)의 찌꺼기를 닦아내는 데 유용하다. 틀니를 다시 끼울 때는 입안이 깨끗한지 확인하여야 한다.

틀니를 빼서 냅킨이나 티슈에 싸 놓으면 실수로 버릴 수 있으므로 주의한다. 양로원이나 병원 등 틀니 사용자가 많은 곳에서는 **틀니에 이름**을 새겨넣는 것도 틀니를 잃어버리지 않는 좋은 방법이다.

자기 전에는 틀니를 빼는 것이 좋은데, 자다가 일어나서 넘어지면 입안에 상처를 입을 수 있고 심하면 기도를 막을 수도 있기 때문이다. **의식이 없는 환자**의 구강을 청결히 할 때는 흡인되지 않도록 주의하여야 한다. 의식이 없는 환자는 옆으로 눕히고 옷이나 침구가 더러워지지 않도록 타월을 받친 후 **구강간호**를 실시한다. 거즈나 패드를 댄 설압자로 입을 다물지 못하게 한 후 치아, 혀, 구강을 부드러운 칫솔이나 물을 묻힌 거즈, 면봉, 물을 묻힌 면수건 등으로 깨끗하게 닦아낸다. 흡인기와 연결된 특수한 칫솔을 사용하기도 한다. 레몬과 글리세린 성분을 묻힌 면봉(lemon-and-glycerin swab)은 구강점막 중에 상처난 곳을 자극하고 구강을 건조하게 만들기 때문에 조심해야 한다(글리세린은 조직으로부터 수분을 빼앗는다).

입술이 마르면 바셀린(vaseline)이나 미네랄 오일(mineral oil) 등을 입술에 발라준다. 그러나 이러한 석유제품(pertroleum-based products)들은 흡인되면 폐렴을 일으키므로 조심한다.

④ 적절한 **영양소와 수분섭취**를 권장한다.

치아의 문제 때문에 특정한 음식 먹기를 싫어한다면 식사의 구성을 변화시키기 위하여 의사 혹은 영양사와 상의해야 한다. 치아가 흔들거리거나 틀니가 잘 맞지 않아서 씹을 수 없는 경우에는 부드럽고 잘 다져진 씹을 필요가 없는 음식을 주어야 한다. 음식물이 틀니 아래에 잘 끼는 경우는 식사 후마다 틀니를 빼내어 잘 닦는다. 지나치게 뜨겁거나 차가운 음식은 구강점막이나 치아를 자극하므로 피한다. 필요에 의하여 음식을 덥히거나 식히는 경우 이를 기록하여 다음에도 지속적인 조치가 취해질 수 있도록 한다. 예를 들면 실온 정도의 음료만 먹을 수 있는 환자는 물을 포함한 모든 유동식을 실온 정도로 준비해서 공급해야 한다. 음료는 항상 침상 옆에 비치하고 일정한 간격으로 교환해 주어야 한다.

⑤ **트로키** 혹은 **국소적 진통제**를 투여한다.

구강 내에 심한 병변이 있는 경우 의사는 빨아먹는 트로키 혹은 점액형태의 진통제(viscous lidocaine)를 처방할 수 있다. 이러한 약제 투여 후 1시간 동안은 먹거나 마시는 것을 피해야 한다.

⑥ 약물에 의해서 구강에 나타나는 **부작용**의 가능성에 대해 의사나 치과의사와 상의한다.

만약 약물로 인한 구강점막의 부작용이 의심되는 경우 간호사는 의사나 치과의사에게 이를 알려 약물의 용량을 조정하거나 약물을 변경하는 등 필요한 조치가 이루어질 수 있도록 해야 한다.

다음은 **가정**에서 행할 수 있는 간호중재이다.

① **구강점막**을 자세히 **관찰**한다.

조그만 이상소견을 발견하기 위해서는 자세하고 철저하게 구강점막을 살펴보아야 한다.

치료는 이러한 정보를 바탕으로 이루어진다.

② 정기적으로 **치과를 방문**하도록 한다.

노인에게 구강의 건강은 필수적이다. 정기적으로 치과에 가는 것은 노인의 건강을 유지할 수 있는 방법이기 때문에, 치아가 없는 노인도 정기적으로 치과에서 진료를 받아야 한다. 가정에 있는 노인은 정기적으로 치과에서 진료를 받도록 권장해야 한다. 비용이 문제라면 보다 저렴한 비용으로 진료를 받을 수 있는 보건소 등을 이용할 수도 있다. 일부 치과의사는 노인에 대해서는 진료비용을 저렴하게 해 주거나 무료진료를 시행해 주기도 한다.

③ **구강**을 **청결**하게 하는 방법을 확인한다.

자신의 치아가 있는 노인은 적어도 하루에 한 번은 칫솔질을 하거나 치실을 사용하거나 양치질을 하도록 해야 한다. 구취(helitosis)나 플라크(plaque)가 있거나 입맛이 나쁘거나 치은염(gingivitis)이 있는 경우는 더 자주 칫솔질을 하도록 한다.

칫솔은 부드럽거나 중간 정도의 뻣뻣한 모를 가진 칫솔을 사용한다. 지나치게 뻣뻣한 모의 칫솔은 구강을 자극하거나 상처를 줄 수 있다. **불소**가 함유된 치약을 이용하는 것이 좋고, 치아나 잇몸이 과민한 사람은 Sensodyne 같은 특수한 치약을 사용한다. 소금이나 베이킹 소다 같은 것으로 치아를 닦는 사람은 나트륨 성분이 많이 함유되어 있으므로 이를 삼키지 않도록 교육한다.

치실(flossing)을 사용하면 치아 사이에 낀 음식을 제거하고 잇몸을 건강하게 유지하는 데 도움이 된다. 치실을 잡기가 어려울 경우 치실 양 끝에 고리를 만들면 치실 잡기가 쉬워진다.

양치질은 시중에 시판되는 **구강청정액**을 사용하는 것이 가장 좋다. 비용 때문에 시판되는 구강청정액을 사용하지 못할 경우에는 구상주입기(bulb syringe)를 사용할 수도 있다. 단순히 물로 입을 헹구는 것도 아무 것도 하지 않는 것보다는 좋다. 또한 부드럽게 칫솔질을 하여 혀도 닦아내고 입안 구석구석을 살피도록 한다.

틀니를 하고 있는 사람도 적절한 구강위생 유지법을 익히도록 한다. 틀니는 매일 깨끗하게 닦아야 한다. 어떤 경우에는 틀니 밑에 음식이 끼는 경우가 있는데, 이런 경우에는 매 식사 후에 틀니를 닦도록 하는 것이 음식물에 의한 자극을 예방할 수 있다. **상품화된 세척제**로 솔질을 하거나, 담가두는 세척제를 사용하여 깨끗하게 닦을 수 있다. 아니면 이 두 가지를 같이 사용할 수도 있다. 많은 노인들이 틀니를 잇몸에 고정시키기 위해서 파우더나 패드(pad)를 사용하는데, 틀니를 닦을 때마다 이들도 같이 제거해야 한다. 만약 이들을 제거하지 않으면 잇몸의 표면이 울퉁불퉁하게 변하여 잇몸을 자극할 수 있다. 틀니를 닦거나 보관할 때 뜨거운 물을 사용하면 틀니가 뒤틀릴 수 있으므로 **미지근한** 물을 사용해야 한다. 틀니를 빼고 나면 입안을 부드러운 혹은 중간 정도로 뻣뻣한 칫솔을 사용하여 깨끗하게 닦고 입안에 이상이 없는지 잘 살펴보아야 한다. 만약 틀니에 의한 자극이 의심되면 치과의사를 방문하도록 한다.

④ 필요하면 **보조기구**를 사용한다.

손의 힘이 약해졌거나 관절염 때문에 칫솔을 제대로 잡고 있을 수가 없으면 보조적인 방법이 필요하다. 이때 칫솔의 손잡이를 테이프나 알루미늄 호일로 감거나 스폰지 혹은 폴리스티렌 볼과 같은 것으로 보강시켜 주면 칫솔 잡기가 쉬워진다. 필요하면 연장 손잡이(handle extender)나 막대기 같은 것으로 칫솔의 길이를 늘려 주어 보다 쉽게 칫솔을 입에 가져갈 수 있도록 도와준다. 전동칫솔을 사용하는 것도 도움이 된다(그림 12-6).

⑤ **가족이나 친구 혹은 지역사회 관련 단체의 도움**을 구한다.

치과에 가기 위해서 이동수단 등의 도움이 필요한 노인도 있다. 가족이나 친구 혹은 봉사단체의 도움이 있어야 치과에 갈 수 있는 노인도 있다. 가족이나 친구는 구강청결을 위한 재료들을 구입하거나 갖추는 데 도움을 줄 수 있다. 따라서 이들에게 칫솔이나 치실을 어떻게 변형시키는 것이 노인에게 도움이 되는지 교육하고 실제로 변형된 치실을 보여주어야 한다.

⑥ **음주와 흡연을 금**해야 되는 이유를 설명한다.

알코올이나 담배는 구강점막을 자극하고 건강에 중대한 위험을 초래할 수 있으므로 간호사는 음주나 흡연을 금하거나 최소한으로 줄이는 것이 구강 건강에 중요함을 강조해야 한다.

⑦ 적절한 **영양소와 수분의 섭취**를 권장한다.

간호사는 영양소 특히 비타민과 같은 영양소가 구강점막의 건강에 중요함을 설명해야 한다. 음식물을 부적절하게 섭취하고 있다면 적절한 음식물 섭취법에 대해서 알려준다. 충분한

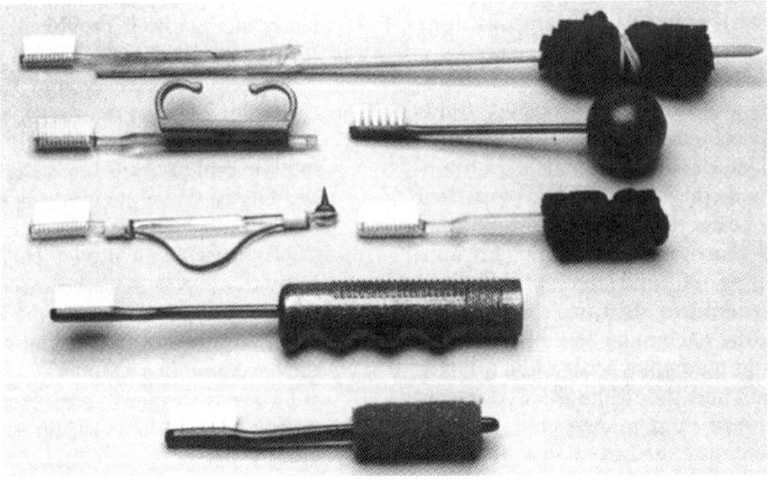

자료: Papas A. S. et al. (1991). *Geriatric Dentistry: Aging and Oral Health*. St. Louis: Mosby.

그림 12-6. 칫솔 보조기구들

수분섭취가 침의 분비와 이에 의한 구강점막의 청결유지에 중요함을 강조한다. 노인 옆에는 항상 마실 수 있게 음료수를 놓아두어 언제나 수분을 섭취할 수 있도록 해야 한다. 당분이 많은 음료는 충치를 유발할 수 있으므로 피하는 것이 좋다. 구강점막에 이상이 있는 경우에는 치통을 증가시키므로 음료에 얼음을 넣지 않는 것이 좋다. 치아가 흔들리거나 빠져서 음식을 씹기가 어려운 경우는 분쇄기나 혼합기 등으로 음식을 갈아서 주는 것이 좋다.

⑧ 주위 환경의 **습도**를 적절하게 유지한다.

주위 환경이 건조하거나 입으로 숨을 쉬는 경우는 추가로 공기중의 수분을 공급해야 한다. 가습기를 사용하여 주변의 습도를 올려주면 구강점막의 건조를 감소시킬 수 있다.

⑨ **구강의 촉촉함**을 유지하기 위하여 딱딱한 **사탕이나 껌, 인공타액**을 사용한다.

딱딱한 사탕을 빨거나 껌을 씹는 것은 침의 분비를 촉진시킬 수 있다. 당분이 많은 사탕이나 껌을 사용하는 경우는 충치를 예방하기 위하여 칫솔질을 더 자주 해야 한다. 당분을 제한한 식사를 하고 있는 경우는 당분이 없는 사탕이나 껌을 사용한다. 의학적으로 금기가 되지 않는다면 인공타액을 사용할 수도 있다.

⑩ 복용하는 **약물**과 구강의 건강과의 관계에 대해서 살펴본다.

구강에 영향을 미치는 약물을 복용하고 있다면 약물복용시 주의할 점을 알려준다. 예를 들면, 경련성 질환 때문에 페니토인(Phenytoin, Dilantin)을 복용하거나 항생제를 복용하고 있는 환자에게는 어떤 부작용이 나타날 수 있고 어떤 경우에 의사의 진찰을 받아야 하는지 알려주어야 한다.

⑪ 병원이나 시설 등에서 시행되고 있는 구강관리법 중 필요하고 적절한 것은 어느 것이라도 사용한다.

요약

젊은 성인의 피부 및 구강점막과 비교할 때 노화된 피부와 구강점막은 손상받기 쉽다. 더욱이 노년기의 여러 질병들은 손상의 위험을 가중시킬 수 있다. 간호사는 주의깊은 사정으로 정상적인 변화를 확인하고 심각한 문제가 될 수도 있는 비정상적인 변화를 파악해야 한다. 피부 손상의 위험도를 줄이고 약한 조직의 손상을 감소시킬 수 있는 간호중재 개발이 필요하다.

참고문헌

최경숙, 송미순(1991). 「욕창위험 사정도구의 예측 타당도 검증」. 『성인간호학회지』, 3, 19-28.

Allman et al. (1993). Pressure ulcer risk formation among hospitalized patients with acitivity limitation. *JAMA*, 273, 865.

Bergstrom, N. et al. (1993). Assessing risk and preventing pressure ulcers. *Patient Care*, 27, 36.

Bergstrom, N. et al. (1987). The Braden scale for predicting pressure sore risk. *Nurs Res*, 36, 205.

Berkey, D. B. et al. (1996). The old-old dental patient: the challenge of clinical decision making. *J Am Dent Asso*, 127, 321.

Berlowitz, D. R. et al. (1996). Rating long term care facilities on pressure ulcer development: Important of care mix adjustment. *Ann Intern Med*, 124, 557.

Brandies, G. H. & Powell, J. W. (1994). Preventing and treating pressure ulcers. *Brown University Long Term Care Quality Letter*, 6(1).

Carroll, P. (1995). Bed selection (beds for pressure sores). *RN*, 58, 44.

Chernoff, R. (1996). Nutrition standards for treatment of pressure ulcers. *Nutr Rev*, 54, 43.

Daouiche, R. O. et al. (1994). Osteomyelitis associated with pressure ulcers. *Arch Intern Med*, 154, 753.

Hermosillo, D. (1993). Bare facts on skin care. *Independent Living*, 8, 28.

Hofman A. et al. (1994). Pressure sore and pressure-decreasing mattresses: Controlled clinical trials. *Lancet*, 43, 568.

Huber, J. (1993). Latest development and practices in the treatment of pressure ulcers.

Jeter, K. F. & Lutz, J. B. (1996). Skin care in the frail, elderly, dependent, incontinent patient. *Adv Wound Care*, 9, 29.

Kayser-Jones, J. et al. (1995). An instrument to assess the oral health status of nursing home residents. *Gerontologist*, 35, 814.

Ketch, L. L. (1993). Pressure sores. *West J Med*, 158, 403.

Krasner, D. (1995). Managing pain from pressure ulcers. *Am J Nurs*, 95, 22.

Maklebust, J. (1995). Pressure ulcers: What works. *RN*, 58, 46.

Marsh, R. (1994). Care of decubitus ulcers. *Independent Living*, 9, 21.

Mor, V. (1995). Documenting pressure ulcer care using the MDS. *Brown University Long-Term Care Quality Letter*, 7, 3

National Pressure Ulcer Advosory Panel (1994). Pressure ulcer research: Etiology, assessment and early intervention. *Dermatol Nurs*, 8, 41.

Nursing, home-based skin care (1993). Where we are and where we're headed: An overview. *Nursing Homes*, 42, 25.

Patterson D. (1994). Advances in pressure relief and reduction. *Nursing Homes*, 43, 44.

Paules S. J., Levisohn, D., & Heffron, W. (1993). Persistent scabies in nursing home pateints. *J Fam Pract*, 37, 82.

Perez, D. (1993). Pressure ulcers: Updated guidelines for treatment and prevention. *Geriatrics*, 48, 39.

Pressure Sores (1995). *Ostomy Quarterly*, 32, 68.

Pressure Ulcer Treatment (1995). *Am Fam Physician*, 51, 1207.

Raimer, S. S. & Pursley, T. V. (1981). Office management of viral skin infections in the elderly. *Geriatrics*, 36(2), 53-63.

Schubert, V. & Herraud, J. (1994). The effects of pressure and shear on skin microcirculation in elderly stroke patients lying in supine or semi-recumbent positions. *Age Aging*, 23, 405.

Spoelhof, G. D. & Ide, K. (1993). Pressure ulcers in nursing home patients. *Am Fam Physician*, 47, 1207.

Van Rijswijk, L. (1994). Moist wound healing with occlusive dressings. *Nursing Homes*, 43, 27.

Whittington, K. (1995). Debunking wound care myths. *RN*, 58, 32.

제13장 배 설

학습목표

1. 정상적인 배설과정에 대해서 설명할 수 있다.
2. 노화에 따른 배뇨와 배변 변화에 대해 설명할 수 있다.
3. 노인에서 배설 문제를 일으킬 수 있는 고위험 요인들을 설명할 수 있다.
4. 배설문제와 관련된 간호진단을 열거할 수 있다.
5. 배설 관련 문제들을 예방하거나 감소하기 위한 간호중재 전략을 설명할 수 있다.

신체가 정상적인 기능을 제대로 수행하려면 배설물을 효과적으로 처리할 수 있어야 한다. 배설과정과 관계 있는 대표적인 두 기관은 비뇨계(urinary systems)와 위장관계(gastrointestinal system)이다. 소량의 소변(단백질 대사의 부산물 중 하나)과 염화나트륨은 피부를 통해서 배출되지만, 피부는 주요 배설기관은 아니다.

1. 정상적인 배설양상

장(bowel)과 방광(bladder)에서 이루어지는 배설양상은 개인에 따라 다양하다. 그 양상이 정상적인 유형에서 벗어나지 않고 효과적인 한 특별한 중재가 필요하지 않다.

전형적인 성인의 장운동은 어려움 없이 통과할 수 있는 적당량의 고형의 갈색 변을 형성한다. 배설물은 배변시에 적당히 쉽게 빠져 나오기 쉬운 갈색 변이다. 배설횟수는 하루에 수회 또는 일주일에 2~3회 등 사람에 따라 다양하다. 대부분의 성인은 매일 혹은 이틀에 한 번 배설한다. 식후 30~45분 후에 배변욕구가 가장 커지며, 위장관 반사(gastrocolic reflex)와 배설반사(defecation reflexes)에 의해서 연동운동(peristalsis)이 자극을 받는다. 대부분 사람들은 매일 정기적으로 화장실에 가거나, 정상적인 배변을 촉진시키는 방향으로 일생에 걸쳐서 배변습관을 만들어 가게 된다. 이러한 습관을 변화시키려고 하면 문제가 발생한다.

요배설 또한 성인에서 각자의 고유한 양상을 따른다. 전형적으로 성인은 방광에 300ml의 소변이 형성되면 소변욕구를 경험한다. 외괄약근(external sphincter)의 수의적 조절에 의해 건강한 성인이라면 배뇨가 용이해 질 때까지 보다 많은 양을 방광에 보유할 수 있다. 대부분 성인이 하루 6~10회 이상 배뇨하며, 수분 소비량, 개인적 습관 및 정서적 상태 등에 의해 달라질 수 있다.

2. 배설과 노화

많은 노인이 배설문제로 고통을 받고 있다. 가장 흔한 문제는 변비(constipation), 설사(diarrhea), 요/변실금(incontinence of bladder/bowel)이다. 이와 같은 문제들은 위장관계와 비뇨기계 변화에 따른 것이거나, 근골격계나 신경계 변화와 관련이 있다. 요실금은 시설이나 병원에 있는 노인이 가장 흔히 경험하는 증상으로 노인과 가족에게 고통을 주는 문제이다.

1) 장배설의 변화(Alterations in bowel elimination)

(1) 변비(constipation)

변비는 질병이 아니라 여러 가지 원인에 의해 야기되는 일종의 증상이다. 변비라는 용어는 사용자에 따라 여러 가지 의미로 해석될 수 있다. 예를 들면 '비정상적으로 드물고 단단하며 마른 변의 배설(Brunner & Suddarth, 1984)'이라고 정의할 수도 있고 '드문 배설(매일보다 간격이 긴 경우) 또는 규칙적으로 배설할지라도 변의 통과가 어려움(Brockehurst, 1977)' 등으로 정의할 수도 있다.

변비와 노화는 항상 동반되는 고질적인 것으로 사실이든 생각이든 노인에게 흔한 증상이다. 이는 변비가 있는 노인의 건강신념과 불량한 식습관 및 노화나 만성적인 질병에 따른 신체적 변화가 변비를 초래할 가능성이 높기 때문이다.

연동운동(peristalsis)도 보통 노화에 따라 느려진다. 복부근육이 힘을 잃게 되고 신체활동도 둔해짐에 따라 더욱 연동운동이 느려진다. 복부근육이 약한 노인과 활동이 감소되거나 움직일 수 없는 노인에서 변비에 걸릴 확률은 매우 높다.

배설물이 대장을 통과하면서 수분이 흡수된다. 땀이나 구토, 상처로 수분량이 과다하게 손실되면 신체는 가능한 한 많은 양의 수분을 보유하고자 한다. 많은 노인이 다양한 수준의 **수분량 결핍**(fluid volum defecit)을 경험하는데, 이때 신체는 가능한 한 대변으로부터 수분을 재흡수하려고 반응한다. 연동운동도 느려진 데다 물을 흡수하려는 생리적 요인까지 더해지면 변이 더 건조해지고 딱딱해져 대변을 보기가 더욱 어렵게 된다. 수분량 부족은 소변량 부족도 유발한다.

식이섬유는 매우 효과적으로 수분을 보유하게 해 주고 배설물에 부피를 더해 주어서 배설에 필요한 장운동을 촉진시키는 데 중요한 역할을 한다. 정제되지 않은 곡류(whole grains), 과일, 야채, 지방질이 없는 육류(lean meats)와 같은 음식은 섬유질 함량이 높다. 섬유질 함량이 높은 음식들은 노인의 식단에서 부족하기 쉬운데, 특히 치아가 손상되었거나 결손이 있는 경우는 이러한 음식을 씹기가 매우 어렵기 때문이다. 유제품이나 계란, 정제된 밀가루로 만든 빵, 디저트나 시판되는 음식은 섬유질 함량이 낮다. 섬유질 음식이 부족한 식사를 하게 되면 배변량이 적어진다. 배설물의 양이 적으면 장운동이 느려져 대변이 더욱 건조하게 된다. 즉 섬유질 성분이 없고 변의 양이 적으면 정상적인 배변운동을 자극하지 못하게 되어, 심하면 4일 이상씩 걸러서 변을 보게 된다.

변비가 생길 위험성은 뇌졸중, 당뇨병, 대사 불균형, 치매, 우울증 등의 **질병**이 있을 때 증가한다. 암과 같은 종양이 위장관계에서 발생하면 변비나 분변매복(impaction)으로 오인될 수 있는 장의 부분적 혹은 완전폐색을 야기한다.

약물복용도 흔히 노인에서 변비를 일으킬 수 있다. 보다 많은 약을 먹고 있을수록 약물로 인한 변비에 걸릴 위험도 보다 커진다. 변비를 유발하는 약물에는 마취제(narcotic analgesics), 특히 코데인제제, 항콜린제제(anticholinergics), 항우울제(trycyclic anti-depressants), 이뇨제(diuretics), 철분 보충제(iron supplements), 칼슘-채널 차단제(calcium-channel blockers), 알루미늄 카보네이트나 알루미늄 하이드록시드를 포함하고 있는 제산제(antacids containing aluminum carbonate or aluminum hydroxide), 항경련제(anticonvulsants)와 비스테로이드 계열 항염제(some nonsteroidal antiinflammatory agents)가 있으며, 항고혈압제(antihypertensive agents) 등이 있다.

수년 동안 변비가 있어 온 노인들은 **완하제나 관장**을 사용하기도 한다. 건강한 노인들 중 약 30%가 정규적으로 완하제를 사용하는 것으로 추정된다. 한때 '규칙적(매일)'으로 대변을 보는 것이 건강에 좋다는 생각이 팽배해져 젊었을 때부터 완하제를 사용하기 시작한 사람도 상당히 된다. 이처럼 하제성 결장 혹은 연하제 중독이 되면 신체의 약물 의존도가 커지고, 장자극에 대한 반응불능 때문에 배변을 자극하는 약물의 도움을 받아야만 하기 때문에 이러한 방법은 바람직하지 않다.

배변욕구가 있을 때 계속해서 무시하면 배변이 억제되고 심지어 배변반사(defecation reflex)를 소멸시킬 수 있다. 감각변화나 배변 통증에 대한 두려움을 가진 노인도 배변을 미루거나 무시하게 될 수 있다. 신경장애를 가진 경우 괄약근(sphincter muscle)으로 전달되는 신경자극의 힘이 약해져서 배변욕구를 무시할 수 있다. 배변욕구가 무시되면 장에 변이 차 있는데도 그 사실을 모르고 며칠 동안 계속 생활하게 된다. **배변시 통증**을 느끼는 노인은 고통스러운 경험을 피하기 위해 고의로 배변을 미루기 쉽다. 노화에 따라 자연적으로 점액(mucus)분비가 감소해 배변시 고통이 심해진다. 점액성분으로 부드럽게 하지 못하면 변이 지나치게 건조해져서 직장조직을 손상시킬 수 있다. 치질(hemorrhoids)이 있거나 항문열(anal fissures)이 있는 경우 고통이 더욱 심해진다. 배변을 미루면 변이 더욱 단단해지고 건조해져서 장운동이 더 어려워지고 더욱 큰 고통을 불러일으키는 악순환이 계속된다. 따라서 간호사는 적극적인 간호중재를 통해 이러한 악순환을 끊어 주어야 한다.

도움을 받아야 화장실에 갈 수 있는 노인은 돌봄 제공자를 기다리기 위해 배변을 참을 수 있다. 이러한 일이 반복되면 배변욕구에 대한 감각이 상실되어 변비를 초래할 수 있고, 배변욕구를 참을 수 없는 경우 변실금이 생길 위험성이 커진다.

특히 시설노인의 경우 **환경적 요소**도 변비를 초래하는 데 영향을 끼친다. 배설물의 냄새와 소리 때문에 당황할 수 있으며, 사생활이 보호받지 못하면 불안을 느껴 배변욕구를 무시하거나 참게 된다.

해부학적인 관점에서 자세를 편안하고 적당하게 취하기 어려운 경우도 효과적으로 배설을 할 수 없게 된다. 똑바로 앉거나 쪼그리고 앉는 자세가 변을 밑으로 밀어내리기가 쉽고 중력의 힘을 받게 되어 배설하기 좋다. 침대에 누워서 변기(bedfans)를 사용하는 경우 자세가 불편하여 배변이 어렵기 때문에 화장실 사용이 가능한 경우나 좌변기(commode chair)가 있는 경우 침대에서 변기를 쓰는 것은 가능한 한 사용을 자제해야 한다.

(2) 분변매복(fecal impaction)

분변매복이란 단단한 대변이 직장에 갇혀 제거되지 않은 것으로 변비가 치료되지 않은 경우에 나타나는 현상이다. 심한 경우 대변이 S자 결장까지 거꾸로 올라가게 된다. 만성적인 변비가 있는 사람에서 분변매복이 일어날 위험이 크다.

평상시보다 배변간격이 길어지는 것은, 즉 3일 이상의 경우는 매복이 발생했다는 증거가 될 수 있으므로 주의를 기울인다. 또한 고형질의 대변 없이 액체상태의 소량의 변을 보는 것도 매복이 발생한 증거가 될 수 있다. 이러한 액체상태의 변은 결장 상반부에서부터 생성된 대변으로서 굳어진 대변 덩어리 주변을 따라 흘러내린다. 이것은 장이 움직이며 힘있게 배출되는 설사와는 달리 직장 주변으로부터 스며나온다.

매복으로 고생하는 노인은 복통(cramping)이나 직장의 통증, 복부팽만감, 식욕부진을 호소한다. 직장검사(digital examination)시 단단한 대변 덩어리의 존재를 확인할 수 있으며, 이 검사를 실시할 때는 결장조직에 상처를 입히지 않도록, 불편감을 주지 않도록 매우 부드럽고 조심스럽게 실시한다. 심장문제가 있는 노인을 검사할 때는 특별히 조심해야 하는데, 직장검사시 미주신경(vagus nerve)을 자극하게 되어 갑자기 심박동을 감소시키거나 졸도 또는 의식상실이 발생할 수 있기 때문이다.

배설문제를 진단내리기 전에 간호사는 배변빈도, 양과 규칙성 등을 철저히 사정한다. 장운동을 사정하기 위해서는 노인의 일반적인 배변습관을 알아야 하며, 만일 현재 배변습관이 적절하다면 이를 유지하도록 한다. 사정에는 직장검사뿐만 아니라 복부의 시진, 청진, 타진, 촉진을 포함한다. 변비사정시에는 변비가 변의 배출이 전혀 없는 것을 의미하지 않는다는 사실을 인식해야 한다.

변비는 노인에게 가장 흔한 문제이지만 설사나 변실금(fecal incontinence)도 흔히 관찰된다.

간호과정

사정

- 얼마나 자주 대변을 보는가?
- 대변배설시 특별한 양상이 있는가?
- 대변을 참을 수 있는가, 없는가?
- 규칙적으로 대변을 보는가?
- 대변의 양은?
- 대변의 색은 어떠한가?
- 혈액이나 점액, 소화되지 않은 음식이나 다른 물질들도 대변에 섞여 있는가?
- 잠혈(occult blood)검사를 한 적이 있는가?
- 힘들게 대변을 보는가?
- 대변이 힘있게 배출되는가, 아니면 스며나오는 듯 배설되는가?
- 변 배설에 영향을 미치는 특별한 음식이 있다고 말하는가? 관찰되는가?

- 위와 같은 음식이 설사를 일으키는가, 변비를 일으키는가?
- 대변을 보기 위해 보조제를 사용하는가?(좌약(suppositories)이나 지사제(laxatives), 관장(enemas))
- 얼마나 오랫동안 위와 같은 보조제를 사용했는가?
- 복부팽만이 있는가?
- 말을 못하는 대상자인 경우 복부를 자주 쓰다듬는가?
- 식욕부진이 있는가?
- 직장검사 결과는 어떠한가?
- 충분한 양의 식사를 하는가?
- 변의 부피를 증가시키기 위한 음식을 먹는가?
- 자신의 배변습관에 대해 어떻게 말하는가?
- 최근에 배변양상이 변하였는가?
- 배변과 관련해서 걱정거리를 말한 적이 있는가?

간호진단

변비(constipation)

표 13-1은 노인의 배설문제와 관련된 위험요인들이다.

표 13-1. 노인의 배설문제와 관련된 위험요인들

• 괄약근 조절이나 배설욕구를 둔감하게 하는 신경계 문제 • 활동감소 • 불충분한 식사량 섭취 • 경장영양 • 위장관 폐색이나 질병(Crohn's 질병, 게실(diverticulosis)) • 불충분한 수분섭취 • 인지장애(알츠하이머 병, 치매)

간호목표/기대되는 결과

변비로 진단받은 노인의 간호목표는 ① 규칙적인 배변습관이 나타난다; ② 정상적인 배설기능을 향상시킬 수 있는 행동을 설명한다; ③ 규칙적인 배변습관을 갖기 위해 행동을 수정한다 등이다.

간호중재

다음은 병원이나 시설에서 행할 수 있는 간호중재이다.

① 배설양상과 관련 요인들을 사정한다.

노인이 실제로 변비와 관련한 문제들이 있는지 또는 단지 변비가 있다고 인지하는지를 정확하게 알아볼 필요가 있다. 대부분의 노인이 매일 화장실을 가는 것이 정상적이라는 생각에 집착해 있기 때문에, 실제로 문제가 없는 경우에도 변비로 생각할 수 있다. 만일 잘못된 지각을 가지고 있다면 다양한 유형의 정상범주에 대해 설명한다. 즉 날마다 배변을 보지 않더라도 24~36시간 내에는 독성물질에 의한 해가 없음을 설명한다. 변비가 있다면 정확한 원인을 파악해서 원인을 제거하거나 감소시키는 간호계획을 세운다. 변비가 있은 적이 있거나 변비가 발생할 위험성을 가지고 있는 노인에 대해서는 매복현상을 조기 발견하기 위해서 정기적인 검사를 한다.

② 신체활동을 증가시킨다.

노년기가 되면 활동이 느려지며, 항상 앉아 있는 생활은 배설활동을 포함한 신체기능을 보다 느리게 한다. 아주 간단한 몸 비틀기, 돌리기, 몸통 구부리기, 다리를 배까지 위로 들어올리기 등의 신체활동도 연동운동에 자극을 줄 수 있다. 가능하면 노인이 아침식사 전에 2~3km의 산책, 몸 구부리기, 스트레칭 등과 같은 활동성이 많은 운동을 할 수 있도록 격려한다.

③ 식이섬유와 수분섭취를 증가시킨다.

식사량이나 수분섭취를 증가시킴으로써 배설작용을 향상시킬 수 있다. 현미와 같이 외피를 완전히 제거하지 않은 곡류식이는 변비예방에 좋다. 완전히 정제되지 않은 곡류를 이용한 선식(미숫가루)도 좋은 식품이다. 또한 현미와 과일, 채소를 먹는 것도 중요하므로 노인에게 이러한 음식을 섭취하도록 격려한다. 정제된 밀가루와 설탕 등 변의 부피를 증가시키지 않는 음식은 제한한다.

수분량 섭취를 증가시키면 대장에서 수분의 지나친 흡수를 예방해서 변비 위험성이 줄어든다. 노인이 하루에 최소한 200cc(작은 컵 1잔)의 물을 8~10회 마시도록 교육한다. 더운 여름철에는 더 많은 수분을 섭취해야 하고, 질병에 이환되었을 경우에는 수분손실이 더 많으므로 보다 많은 양을 섭취하도록 한다. 이뇨제를 사용하는 노인의 경우 심장기능에 문제가 없는 한 적당량 수분을 섭취하도록 권유한다. 아침식사 전에 차거나 뜨거운 물, 차 또는 커피 한 잔을 마시는 것은 연동운동 자극에 효과적이다.

④ 배변욕구가 가장 강할 때 화장실에 다녀오도록 권유하거나 계획한다.

배변욕구를 참다보면 변비에 걸릴 위험이 커진다. 배변욕구를 느끼는 즉시 화장실에 가도록 하는 것은 건강한 배변습관을 갖는 데 필요하다. 일반적으로 아침에 처음 음식을 먹거나 뜨거운 국물을 마실 때 배변욕구를 느낀다. 따라서 노인이 배변하는 규칙적인 시간을 갖도록 배려해야 한다. 가장 좋은 시간은 대략 매일 식후 1시간 30분 후이지만 노인의 평소 배변습관을 고려한다.

⑤ 배변에 편한 자세를 취하도록 한다.

화장실 변기에 앉아서 배변하는 것이 가장 바람직하다. 복부근육이 약한 노인은 변기 위에 앉은 후에 작은 발판에 발을 지지하고 신체를 약간 앞쪽으로 미는 자세를 하는 것이 좋다. 또한 부드러운 복부 마사지도 도움이 된다. 침상에서만 생활을 하는 노인도 배변시에는 가능한 한 정상적인 배변자세를 취하는 것이 좋다.

⑥ 배변을 위한 사생활을 보호한다.

프라이버시가 보호되지 않으면 자연스러운 배변이 어렵다. 그러므로 배변시에는 가능한 한 프라이버시를 보호해 준다.

⑦ 처방된 대로 변 연화제(stool softeners)나 부피증가 하제(bulk-forming laxatives)를 복용하도록 한다.

변 연화제는 대변이 습기를 유지할 수 있도록 하여 배변시 항문에 미치는 자극을 감소시키며, Psyllium(Metamucil)과 같은 부피증가 하제는 대변에 수분을 끌어모아 유지시킴으로써 대변의 양을 많게 해 준다. 하제를 복용할 때는 동시에 충분한 양의 수분을 섭취해야 하며, 그렇지 못할 경우 이러한 약물이 변비나 장폐색을 유발할 수 있다(표 13-2).

⑧ 다른 방법들이 효과가 없을 경우 처방된 좌약을 투여하거나 관장을 실시한다.

좌약은 관장보다 비침습적이며 항문이나 직장의 손상이 적어서 노인에서 선호된다. 일반적으로 글리세린 좌약이 노인에서 사용하기 적당하며, 비스코딜(biscodyl)계 좌약은 복통을 야기할 수 있다. 노인에서 관장을 시행할 경우 직장점막을 천공할 위험이 있으므로 주의한다.

다음은 가정에서 행할 수 있는 간호중재이다.

① 고섬유식이 음식에 대한 정보를 주고 섭취를 권장한다.

대부분의 노인은 식사준비가 쉽고 씹기에도 편한 가공된 음식을 선호한다. 현미나 잡곡, 가공되지 않은 밀가루로 만든 빵(whole wheat breads), 쌀겨빵(bran muffin), 말린 자두와 같은 음식이 변비예방에 좋은 이유를 알려준다. 가족 중 식사를 준비하는 사람이 있다면 변비

표 13-2. 하제사용시 주의사항

유 형	특 징
자극성 하제(Stimulant laxatives) Phenolphthalein Castor oil Bisacody Senna	저렴함; 경련, 구토, 전해질 불균형, 지방흡수 변화, 지용성 비타민 결핍, 의존성의 위험이 있음.
부피증가 하제(Bulk laxatives) Psyllium Calcium polycarbophil Methyl cellulose	효과적임; 장기사용에도 안전함; 고창(flatulence), 일반적으로 맛이 좋지 않기 때문에 거부하거나 불이행이 초래됨. 수분섭취가 부적절할 경우 변비나 분변매복의 위험이 있음.
고삼투성 하제 (Hyperosmolar laxatives) Lactulose Sorbitol	허약한 노인에서도 안전하고 효과적임.
연화제(Fecal softers) Docusate sodium	하제작용을 하지 않기 때문에 만성변비에는 효과가 적음; 과도한 긴장을 피해야 할 때 대변을 연화시켜 통과를 쉽게 해 줌.

를 예방하는 데 있어 섬유질 음식이 중요하다는 사실을 알려준다.

② 충분히 수분을 섭취하도록 권장한다.

매일 대략 2,000ml의 수분을 섭취하도록 한다. 이는 차와 커피 같은 음료를 포함하여 대략 8컵 이상의 물이나 주스에 해당한다.

③ 충분한 운동과 활동을 격려한다.

활동을 많이 하면 연동운동에 좋다. 좋은 식사습관과 운동은 변비를 예방하는 데 중요한 요소이며, 식후에 걷는 것도 배변욕구를 자극하는 데 효과적이다. 노인이 긴박한 배변욕구가 생기면 즉시 이용할 수 있는 화장실이 가까이 있는 것도 중요하다.

④ 의학적인 감독 없이 하제를 사용했을 때 생길 수 있는 위험에 대해 알려준다.

많은 노인이 하제사용시 생길 수 있는 부작용이나 문제점에 대해 잘 모르고 있다. 이러한 점에 대해 충분히 설명하여 하제를 사용하기 전에 배변문제에 관해 의사와 상담하도록 권유한다.

⑤ 시설에 이미 마련된 적절한 중재를 이용한다.

(3) 설사(diarrhea)

노인의 설사는 주의깊은 관리가 요구된다. 어떤 경우는 저절로 좋아질 수도 있지만, 스트레스 반응에 의한 설사이거나 다른 질병을 경고하는 것일 경우에는 그렇지 않다.

설사는 정상 배변양상과는 다른 하루에 3회 이상의 물 같은 배변의 배설로 정의할 수 있다(Bond, 1982). 즉 변이 대장을 너무나 빠른 속도로 통과해 대장에서 수분흡수가 충분히 이루어지지 않은 상태로 배출되기 때문에 액체상태가 된다. 노인에서 흡수불량 증후군(malabsorption syndromes), 내장기관 종양(tumors of the GI tract), 유당 불내성(lactose intolerance), 게실(diverticulosis), 병원균(phthogenic organisms), 고장성 경장영양, 위장관 수술, 당뇨성 신경증, 약물(예: 항생제, naproxen, 다량의 제산제) 등이 원인이 될 수 있다. 또한 불량한 위생상태, 부적절한 식품관리, 적합하지 않은 조리법 등도 설사를 유발할 수 있다.

설사가 있는 노인은 대부분 구토, 복부통증, 잦은 배변 등을 호소한다. 잦은 배변은 항문을 자극하기 때문에 항문과 엉덩이 피부자극이나 통증을 수반하는 것이 보통이다. 또 설사는 과도한 수분과 전해질 손실을 유발하기 쉬운데, 이는 노인이 수분량 결핍 위험성이 높기 때문에 중요한 문제이다. 특히 급성설사는 열, 복통, 정신혼돈을 동반하면서 빠른 속도로 탈수를 진행시키므로 간호사는 민감하게 대처해야 한다.

간호진단

설사(diarrhea)

간호목표/기대되는 결과

설사로 진단받은 노인의 간호목표는 ① 규칙적인 대변양상이 나타난다; ② 정상적인 배변기능을 향상시킬 수 있는 행동을 설명한다; ③ 규칙적인 배변습관을 위해 행동을 수정한다 등이다.

간호중재

다음은 병원이나 시설에서 행할 수 있는 간호중재이다.

① 배설양상과 관련 요인들을 사정한다.

노인에서 설사를 일으키는 요인은 다양하므로 대변의 성질과 횟수를 주의깊게 관찰한다. 설사와 관련되어 보이는 요인들뿐 아니라 발병시기를 사정한다. 예를 들어 매 식사, 경장영양, 약물복용 후마다 묽은 대변을 보는 경우는 중요한 증상으로 즉시 보고한다. 통증이나 복통(cramping), 열, 변이 배출될 것 같은 긴박감(force of expulsion)을 호소하는 경우도 검사가 필요하다. 묽은 대변이 직장에서 스며나오는 듯할 때는 분변매복을 의심할 수 있다.

② **적당량의 수분섭취를 유지한다.**

설사는 신체 내 수분손실을 유발하므로 탈수를 예방하기 위해 수분공급이 필요하다. 설사가 심각하거나 만성화되면 단순한 수분 불균형뿐 아니라 전해질 불균형도 발생할 수 있다. 가능한 한 구강으로 수분이 제공되어야 하며, 전해질 성분이 풍부한 주스, 게토레이, 국물이 물보다 더 좋다. 섬유질 성분이 많거나 카페인, 우유 등은 설사를 유발할 수 있으므로 피한다. 또한 문제의 원인이 감염된 음식이라고 생각되면 노인을 토하게 한 뒤 음료수를 제공하는 것이 바람직하다. 수분의 구강섭취가 불가능한 경우 정맥주사를 통해서 공급한다. 피부탄력성 감소, 체위성 저혈압, 빈맥, 검사수치의 변화 등 탈수증상이 나타나는지 주의깊게 관찰한다.

③ **피부 통합성을 유지한다.**

설사는 피부에 매우 자극적이어서 빠르게 피부를 손상시킬 수 있으므로 노인이 설사를 한 후에는 항문 주위를 물로 깨끗이 씻고, 연고나 로션을 발라준다. 피부가 과도하게 자극되었거나 통증이 있으면 공기건조나 열전등 조사 후 좌욕을 하면 치료에 도움이 된다. 침구류는 항상 깨끗하고 건조하게 유지한다.

④ **관찰사항을 즉시 의사에게 보고하고 설사를 감소시킬 수 있는 처방을 준수한다.**

노인에게 설사는 심각한 문제이다. 여러 가지 원인이 있을 수 있으므로 의사에게 즉시 보고하여 문제의 원인을 찾는다. 의사는 수분유지뿐 아니라 장운동을 감소시키는 약을 처방하는데, 이러한 약들을 복용해야 하는 시기는 보통 설사횟수와 관련이 있다. 따라서 간호사는 노인이 처방에 따라서 약을 정확하게 복용하도록 한다.

설사가 계속되면 설사의 원인이 기생충인지 세균성인지를 확인하기 위해 변검체를 수집하는 것이 필요하며, 검체수집시에는 장갑을 끼거나 손을 잘 씻는 등 주의가 필요하다.

다음은 가정에서 행할 수 있는 간호중재이다.

① **설사가 있으면 병원에 가는 것이 중요하다는 사실을 알려준다.**

대부분의 노인이 설사로 심한 탈수상태가 되고 난 후 의료기관을 찾는다. 간호사는 설사가 심하고 하루 이상 계속되면 병원에 가야 한다는 사실을 강조한다. 복통, 열과 같은 기타 증상이 있는 경우도 병원에 즉시 가야 한다. 처방된 약물이나 비처방 약물도 설사를 일으킬 수 있으므로 현재 복용하고 있는 약물에 관해 병원 방문시 모두 말하는 것이 필요하다.

② **박테리아성 설사를 예방하기 위해서 음식준비와 보관이 중요하다는 사실을 설명한다.**

많은 경우 식품의 불량한 보관과 조리가 감염성 설사의 원인이 될 수 있다. 따라서 간호사는 모든 식료품, 육류 및 조리된 음식은 구입 직후나 식사 직후에 냉장고에 보관해야 한다는 사실을 강조한다.

③ 기타 시설에서 이용할 수 있는 중재를 가정에서도 이용할 수 있다.

(4) 변실금(bowel incontinence)

변실금이란 항문에서 대변이 나오는 현상을 조절할 수 없는 경우를 뜻하며, 이는 배변욕구를 인지하지 못하거나 괄약근을 조절할 수 없기 때문이다. 뇌졸중, 알츠하이머 병, 다른 기질적 뇌증후군, 약으로 인한 정신상태의 변화 등 신경계나 인지장애가 있는 노인에서 발생하기 쉬우며, 직장탈출과 치질 등도 이 문제의 주요 요인이다. 노인이 배변욕구는 인지할 수 있으나 신체적으로 조절할 수 없는 경우도 있으며, 이와 같은 실변은 매우 당황스러운 일이기 때문에 사회적 위축을 야기할 수도 있다. 그러므로 간호사는 그 원인을 사정하고 이에 따른 간호계획을 수립해야 한다.

간호진단

변실금(bowel incontinence)

간호목표/기대되는 결과

변실금으로 진단받은 노인의 간호목표는 ① 규칙적인 대변양상이 나타난다; ② 정상적인 배변기능을 향상시킬 수 있는 행동을 설명한다; ③ 규칙적인 배변습관을 위해 행동을 수정한다 등이다.

간호중재

다음은 병원이나 시설에서 행할 수 있는 간호중재이다.

① 배변양상과 관련 요인을 사정한다.

변실금의 사정시에 3~4일 동안 섭취한 식사일지와 변실금 시간을 포함한다. 배변훈련 프로그램을 세우기 위해 배변습관을 아는 것은 매우 중요하다. 이상적인 장운동은 아침식사 후에 발생하지만 노인에 따라 다를 수 있다. 배설하는 시간이 일정하면 간호사는 변실금을 예방할 수 있도록 적당한 시간에 화장실에 가도록 도와준다. 식사일지를 분석해서 불필요하게 하제효과를 내는 식품이 있다면 피하도록 한다.

② 규칙적인 배변습관을 갖도록 한다.

변실금이 있는 노인의 배설을 돕는 보다 좋은 방법은 정상적이고 규칙적인 배변습관을 갖도록 적당한 배변훈련을 시작하는 것이다. 즉 배변양상이 파악되면 배변을 위한 가장 좋은 시간을 정해서 그 시간에 항상 화장실에 가도록 한다. 화장실에 가는 시간을 정할 때는 노인의 일과와 외출약속을 고려한다. 배변훈련이 잘 될 때 기저귀를 착용할 수 있으며, 이때는 피부문제가 발생하지 않도록 철저한 관리가 요구된다.

③ 변비를 예방하거나 감소시킨다.

변비가 있는 경우 실금을 예방하기는 어렵다.

④ 적당한 보조기구(aids)나 의복(garments)을 입는다.

규칙적으로 화장실에 가는 등의 배변훈련 프로그램이 변실금을 예방하는 데 최선이지만, 이 방법이 성공적이지 못할 경우 특별한 패드나 옷을 준비해서 침대나 옷을 더럽히는 일로 당황하는 일이 없도록 한다.

⑤ 변실금 직후 깨끗한 피부상태를 유지한다.

변실금은 피부손상을 유발하기 쉬우며, 더러워진 침구류나 옷은 피부손상을 감소시키기 위해 가능한 한 빨리 교체한다. 변실금은 노인의 자존심을 손상시켜, 간호사의 부정적인 말 또는 행동에 민감해지므로 주의를 기울인다.

2) 배뇨장애(Alterations in urinary elimination)

(1) 요정체(urinary retention)

요정체는 방광이 완전히 요배출을 하지 못해 요가 방광에 비정상적으로 축적되어 있는 상태이다. 정상적으로는 방광에 50ml 미만의 요가 남아 있으나, 요정체가 있는 경우에는 보통 수백 ml의 요가 남아 있는 경우가 흔하다. 노인에서 방광벽 근육의 약화, 수분 흡수량의 감소, 전립선 팽창, 회음부의 외상, 신경계 손상, 약물복용, 불안 등이 요정체를 유발할 수 있다.

요정체는 방광이 가득찬 느낌, 불편감, 압통감, 안절부절 못함, 발한 등의 증상이 나타난다. 또한 요정체가 있는 경우 완전한 배뇨불능이 되거나 소량(25~50ml)의 소변을 잦은 간격으로 보는데, 이를 과용량성 정체(retention with overflow)라고 한다. 심각한 경우 방광팽만을 유발하며, 이는 치골부위(symphysis pubis)를 시진하거나 촉진하여 확인할 수 있다. 요정체는 원인에 따른 치료가 필요하다. 요정체가 회음부 외상이나 불안에 의한 것이면 비침습적인 약물복용이나 좌욕으로 요를 효과적으로 배설하도록 자극할 수 있다. 전립선 팽창과 같은 폐색으로 인한 요정체는 과도한 방광팽만으로 심각한 방광손상이 생길 수 있으므로 예방적 도뇨(catheterization)나 수술이 필요하다.

(2) 요실금(urinary incontinence)

요실금은 불수적으로 소변배설을 하는 상태로 사회적 · 위생적으로 문제가 되며, 외적으로

표 13-3. 요실금의 가역적인 원인들

D	- 섬망(Delirium)
I	- 감염(Infections)
A	- 위축성 질염(Atrophic vaginitis)
P	- 심리적 요인들(우울, 정신신체 장애)(Psychologic causes(depression, psychosomatic))
P	- 약물(Pharmaceutical agents)
E	- 내분비 장애(특히 당뇨)(Endocrine conditions(particularly diabetes mellitus))
R	- 제한된 가동성(환경적 장애요인 포함)(Restricted mobility(including environmental barriers))
S	- 분변매복(Stool impaction)

나타나는 증상이다. 노인에서 요실금은 중요한 문제이며 지역사회 노인의 30%, 시설노인의 50% 정도가 요실금 문제가 있는 것으로 추정된다(표 13-3).

노인의 요실금은 의학적 · 정서적 · 사회적 · 경제적으로 중요한 문제다. 요실금은 피부를 자극하거나 손상시킬 수 있고 욕창을 유발할 수 있다. 죄책감이나 좌절감을 일으킬 수 있고, 사회적으로 고립시키며, 값비싼 속옷이 필요하기 때문에 비용이 많이 들고, 별도의 세탁비용 지출이 필요하며, 시설이라면 간호비용이 더 필요하다.

노화에 따른 정상적인 신체적 변화와 노년기의 흔한 질병들이 요실금을 야기하거나 요실금 발생에 기여할 수 있다. 실금은 특성에 따라 긴박성(urge), 복압긴장성(stress), 과용량성(overflow), 기능적(functional), 완전(total) 요실금으로 구분할 수 있다.

① **복압긴장성 요실금**(stress incontinence)

복압긴장성 요실금은 운동이나, 무거운 것을 들어올리거나, 웃을 때, 기침할 때 혹은 재채기 할 때와 같이 복압을 증가시키는 행위에 의해 소량의 소변이 갑자기 나오는 것이다. 방광이 가득 차서 약해진 배뇨괄약근을 압박하면 실금현상이 발생한다. 보통 여성들에서 흔하며, 출산이나 노화에 따른 회음부 근육의 약화에 의해 주로 발생한다.

② **긴박성 요실금**(urge incontinence)

긴박성 요실금은 배뇨충동을 지각함에도 불구하고 화장실에 도착할 때까지 소변을 참을 능력이 없는 것이다. 파킨슨씨 병, 다발성 경화증, 뇌졸중, 치매 등과 같이 방광에 미치는 신경전도에 영향을 받는 노인에서 흔히 발생한다. 또한 하부요관의 감염, 농축요, 커피나 알코올 등과 같은 자극제 등으로 인한 과도한 방광자극으로도 발생한다. 위축성 요도염, 자궁탈출, 분변매복, 전립선 확대 또한 요실금 현상을 촉진할 가능성이 있다. 질병이 없는 건강한 노인도 가끔 긴박성 실금현상을 경험할 수 있다.

긴박성 요실금은 노화에 따른 생리적 변화에 영향을 크게 받는다. 노화에 따라 방광의 크기가 줄어들어 흔히 200ml 이하의 소량을 보유할 수 있으며 더 자주 요를 보게 된다. 과도한 수분섭취나 이뇨제 사용의 증가는 소변량을 증가시켜 빈뇨를 더욱 자극한다. 또한 대부분의 노인들은 **배뇨근 경련**(detrusor spasms)이라고 불리는 방광근육의 불수의적 경련을 경험하며, 이 경련은 방광이 소량의 소변을 보유하고 있을 때도 방광을 비우고 싶은 긴박감을 유발한다. 배뇨욕구가 빈번하고 긴박하다면 긴박성 요실금이다.

긴박성 요실금은 유치도뇨관을 제거한 후에도 나타날 수 있다. 이는 도뇨관 삽입 동안 방광용적이 감소되었기 때문이다. 빈뇨, 긴급뇨, 실금은 방광근육이 보다 많은 요량을 조절하기 위해 점진적으로 신전될 수 있는 잠금장치 조절훈련(incremental clamping) 없이 갑자기 도뇨관을 제거했을 때 발생하기 쉽다.

노인에서는 흔히 복압긴장성 요실금과 긴박성 요실금이 혼합되어 나타나기도 한다.

③ **과용량성 요실금**(overflow incontinence)

과용량성 요실금은 배뇨충동이나 다량의 배뇨 없이 주기적이거나 계속적으로 소량의 소변을 누출하는 것이다. 과용량성 요실금은 신경증으로 방광근육 긴장도를 상실했거나 다뇨증이 있는 당뇨환자에서 흔한 문제이다. 과용량성 요실금은 또한 양성전립선 비후가 있는 노인에서도 흔하다. 전립선이 비대해지면 소변의 흐름을 제한하게 되어 방광에서 완전히 소변을 제거할 수 없게 되며, 이런 경우도 과용량성 요실금을 야기시킨다. 자궁탈(prolapsed uterus), 방광류(cystocele), 직장류(rectocele) 등으로 방광출구가 막힌 여성에서도 비슷한 증상이 나타날 수 있다. 다발성 경화증, 천골척수신경이 손상을 입은 경우에도 과용량성 요실금이 발생하기 쉽다.

④ **기능적 요실금**(functional incontinence)

기능적 요실금은 정상적인 요도와 방광기능이 있는 노인에서 나타난다. 화장실을 인식하지 못하거나 지퍼 사용하기, 속옷 내리기, 목욕탕까지 걸어가기, 변기로 이동하기 또는 도움을 구하는 것과 같은 단순한 과제를 수행하지 못하면 기능적 요실금이 발생할 수 있다. 환경적 요인들도 기능적 요실금 발생에 기여하거나 이 문제를 증가시킬 수 있다. 기능적 요실금은 화장실이 부족한 상황이거나, 변기의 위치나 높이가 사용하기에 적절치 못하거나, 도움을 줄 간호사가 없을 때, 신체적으로 활동을 제한받는 환자의 경우에 발생하기 쉽다. 인지장애나 활동제한, 방광근육의 긴장도를 변화시키고 소변량을 증가시키는 약물(표 13-4)은 기능적 요실금을 발생시킬 수 있다.

⑤ **완전 요실금**(total incontinence)

완전 요실금은 완전한 소변조절의 부재로 계속적으로 소량의 소변이 누출되거나 다량의 소변이 주기적으로 배출되는 것이다. 이는 신경계 변화, 방광근육 경련, 방광이나 괄약근에 영향을 미치는 외상이나 질병에 의해 발생한다.

표 13-4. 배뇨에 영향을 주는 약물들

- 이뇨제(Diuretics) - 소변생산 속도를 증가시켜 방광에 소변이 빨리 가득차게 함.
- 항콜린제제(Anticholinergics) - 방광벽 근육의 정상적인 수축활동을 방해함.
- 진정제와 수면제(Sedatives and hypnotics) - 배뇨욕구 인지와 각성을 방해함.
- 마취제(Narcotics) - 방광벽 근육의 수축활동을 방해함; 방광의 감각 둔화
- α-adrenergic agonists - 내괄약근 긴장도 증가
- α-adrenergic antagonists - 내괄약근 긴장도 감소
- 칼슘-채널 차단제(Calcium-channel blockers) - 방광벽 근육의 긴장도 감소

한편 한 가지 이상의 다양한 형태로 요실금이 나타나기도 하는데 이를 **혼합성 요실금**(mixed incontinence)이라고 한다. 예를 들면 대부분 노인이 긴급하게 배뇨욕구를 느끼며, 동시에 신체기능의 약화와 환경적 제한으로 빠르게 반응할 수 없는 것도 문제가 된다. 요실금은 지속적으로 진행중인 증상일 수 있고, 어쩌다 한번 나타날 수도 있다. 따라서 주의깊은 병력 및 의학적 검진을 통해서 요실금의 유형과 원인을 파악한 다음, 적절한 치료와 간호를 받을 수 있도록 해야 한다.

간호과정

배뇨의 사정

배뇨의 간호사정은 첫째, 요실금 잠재성이나 노폐물 배설과 항상성 유지에 영향을 주는 위험요인(표 13-5), 둘째, 사회적으로 적절한 배뇨에 영향을 주는 장해물, 셋째, 배뇨장애의 징후와 증상, 넷째, 배뇨장애에 대한 두려움과 태도, 다섯째, 실금의 정신사회적 문제의 확인을 목적으로 한다. 간호사는 노인과의 면접을 통해 대부분의 정보를 얻을 수 있다. 또한 검사결과, 행동적 단서 및 환경적 영향의 관찰을 통해 객관적 자료를 얻을 수 있다.

배뇨는 특정한 사회적 기대관계 속에서 수행되는 기능이기 때문에 이 문제에 대한 논의는 사람의 태도나 감정에 영향을 받을 수 있다. 간호사들은 대개 배뇨에 대해 쉽게 논의하도록 훈련되었지만, 노인이 성이 다르거나, 나이차이가 있거나, 청각손상과 같은 의사소통 장애가 있다면 이런 대화에 대해 불편함을 느낄 수 있다.

배뇨와 관련된 용어는 노인과의 면접에 더 큰 어려움을 준다. 사회적 환경에서는 배뇨를 직접적으로 말하는 대신 '화장실', '뒷간' 등의 말들이 쓰인다. 이런 사회인식 때문에 배뇨에 관한 면접시에는 노인의 당혹감을 최소화할 수 있도록 가장 이해하기 쉬운 용어를 사용해야 한다. 만약 청각손상이 있는 노인이라면 일상 사회적 언어에서 잘 사용하지 않는 '배뇨'라는 용어는 이해하기 어려울 것이다. 또한 '화장실 사용' 같은 말은 배뇨를 지정하지 않기

표 13-5. 노인의 배뇨문제와 관련된 위험요인들

- 배뇨욕구를 감지하는 능력을 저하시키거나 괄약근 조절능력을 저하시키는 신경계 이상
- 내분비 장애
- 배설을 방해하는 구조적 변화(전립선 비대나 종양)
- 활동성 감소(특히 침대에 누워 있는 경우)
- 적절하지 못한 수분섭취나 과다섭취
- 인지장애(알츠하이머 병, 치매)

때문에, 특히 배뇨와 배변을 구별하기 위한 질문이 필요할 때는 좋지 않다. 따라서 간호사는 인지장애나 청각손상이 있는 노인에게는 가장 이해하기 쉬운 용어로 질문해야 한다.

요실금과 관련된 용어는 실금이 다양한 문화에서 다양한 의미를 가지고 있으므로 주의해야 한다. 따라서 실금을 언급하는 것보다는 "소변 참기가 어렵습니까?"라고 말하는 것이 더 좋으며, 노인이 편안하게 이해할 수 있는 말(예: '실수', '방광이 약하다', '소변문제')을 찾아 사용하는 것이 좋다.

요실금에 관한 태도와 우울, 사회적 위축 등과 같은 정신사회적 장애는 대개 면접시 질문에 대한 반응의 평가에 의해 간접적으로 파악할 수 있다. 만약 실금과 함께 우울과 사회적 위축이 발생했다면 이는 실금으로 인해 노인의 자존감이 손상되었다는 좋은 단서가 된다. 표 13-6은 배뇨와 관련된 면접시 질문을 요약한 것이다.

행동단서와 환경관찰

실금에 대한 편견과 사회적 오명 때문에 노인은 배뇨와 관련된 문제가 있다는 사실을 숨길 수도 있다. 배뇨양상에 대한 포괄적인 사정을 위해서 간호사는 면접정보에 배뇨와 관련된 행동관찰을 부가시켜야 한다. 장기보호시설에서는 간호사가 실금에 대한 행동특성을 관찰한 기회가 많다. 또한 가정에서는 노인의 가족간호자가 배뇨양상에 관한 행동특성을 관찰하고 가치있는 정보를 제공해 줄 수 있다.

가정에서 적절한 배뇨를 방해할 수 있는 장해물에 대해 사정한다. 계단, 긴 현관, 불충분한 조명과 어지럽혀진 환경이 있거나, 어떤 기능적 손상이 있거나, 보행기와 같은 보조기구를 사용하는 것은 화장실 가는 데 필요한 시간을 증가시키는 조건이 된다. 표 13-7은 노인에서 관찰해야 할 행동특성과 사회적으로 적절한 배뇨에 영향을 주는 환경적 요인이다.

검사자료

요분석과 혈액 화학검사 자료는 배뇨사정에 중요한 정보를 준다. 혈액 화학수치는 신기능을 사정하는 데 도움을 준다; eletrolytes, creatine, creatine clearance, nonprotein nitrogen

표 13-6. 배뇨사정 지침

배뇨에 영향을 주는 위험요인 사정시 질문
• (남성) 전립선이나 방광문제로 수술을 받은 적이 있습니까? • (남성) 전립선에 문제가 있다고 들은 적이 있거나 문제가 있다고 생각하십니까? • (여성) 자녀가 있습니까? 분만할 때 어떤 문제가 있었습니까? • (여성) 골반, 방광, 자궁이상으로 수술을 받은 적이 있습니까? • 소변 볼 때 통증, 작열감이나 불편이 있습니까? • 어떤 약을 복용하고 계십니까? • 비뇨기계 감염경험이 있습니까? • (여성) 질 부위 감염경험이 있습니까? • 만성질병을 가지고 있습니까? • 장에 문제가 있습니까? • 하루에 물이나 음료수를 얼마나 마십니까?(알코올과 카페인 함유 음료수의 소비량과 섭취시간에 대해 자세히 물어본다.) • 보행불편이나 균형잡기에 어려운 점이 있습니까? • 상점, 식당이나 백화점에 있을 때 공공 화장실을 찾는 데 곤란한 적이 있습니까?
배뇨기능 장애의 징후와 증상 사정시 질문
• 화장실에 가는 동안 소변을 참기 어려웠던 적이 있었습니까? 혹은 화장실에 가고 싶다는 생각이 든 후 얼마나 오래 소변을 참을 수 있습니까? • 기침, 웃음이나 갑작스런 움직임이 있을 때 소변이 새어 나옵니까? • 밤에 소변을 보기 위해 깨어납니까?(만약 그렇다면 이 증상과 다른 이유로 잠이 깬 후에 화장실에 가는 습관 사이를 구별한다.) • 소변을 본 후 방광을 완전히 비우지 않았다고 느낍니까? • 방광이 완전히 비워졌다고 느끼기 위해 힘을 주어야 합니까? • (남성) 소변을 볼 때 소변 보는 것을 시작하거나 지속시키는 데 어떤 어려움이 있습니까?
실금이 있을 때의 면접시 질문
• 언제 실금이 시작되었습니까? • 문제해결을 위해 무엇을 했습니까?(마시는 물의 양을 제한했습니까? 예방적인 방법으로 방광을 자주 비웠습니까?) • 문제를 더 나쁘게 하거나 더 좋게 만드는 특별한 관련 원인이 있습니까? • 실금이 항상 일어납니까? 혹은 특정한 시간에 일어납니까? • 소변 볼 때 통증이 있습니까? • (여성) 골반부위에 압력을 느낍니까?
두려움, 태도, 정신사회적 문제의 사정을 위한 질문
• 이 문제에 대해 의사에게 말하거나 도움을 구한 적이 있습니까? • 화장실 가까이에 머물러야 하는 필요 때문에 행동에 어떤 변화를 주었습니까? • 소변을 참기 어렵기 때문에 특정한 장소에 가는 것을 피합니까?

표 13-7. 행동특성과 환경영향 사정 지침

행 동 특 성
• 노인이 1회용이나 재생용 패드를 사용하는가? • 옷이나 가구(특히 소파)에서 소변냄새가 나는가? • 노인의 사회적 행동이 특히 백화점과 식당과 같은 공공장소에서 위축되는가?
환 경 영 향
• 노인의 밤과 낮의 활동과 관련하여 화장실을 어디에 배치해야 하는가? • 노인이 밤이나 낮 동안에 화장실에 가기 위해 계단을 사용해야 하는가? • 화장실에 손잡이나 그밖의 보조기구가 있는가? • 노인이 화장실에 가는 횟수를 줄이기 위해서 소변기나 그밖의 보조기구를 사용하는가? • 얼마나 많은 사람들이 한 화장실을 사용하는가? • 프라이버시가 보장되는가?

(NPN), blood urea nitrogen(BUN). 요분석에 이용되는 표본은 중간요를 채취해야 한다. 요비중의 정상 상한선은 80세 때 1.024로 감소하고, 경증 단백뇨는 젊은 사람보다 노인에서 더 흔하다(Garner, 1989). 이 두 가지 변화 외의 요검사 결과는 일반성인의 정상범위 내에 있어야 한다.

간호진단

배뇨양상의 변화

요실금: 완전(total), 복압긴장성(stress), 긴박성(urge), 기능적(functional), 과용량성(overflow)

요정체(urinary retention)

간호목표/기대되는 결과

배뇨장애로 진단받은 노인의 간호목표는 ① 요실금이나 요정체의 감소가 나타난다; ② 적당한 장소에서 적절한 시간에 배뇨한다; ③ 요실금이나 요정체를 감소시킬 수 있는 방법을 규명한다; ④ 배뇨문제를 감소시키거나 예방할 수 있는 규칙적인 일과를 세운다 등이다.

다음은 병원이나 시설에서 행할 수 있는 간호중재이다.

① 위험요인 및 배설양상을 사정한다.

② 수분섭취 양상을 사정한다.

수분섭취는 요배설에 직접적인 영향을 미친다. 요배설에 이상이 있는 대부분의 노인은 물을 적게 마심으로써 문제를 해결하려고 하는데, 이는 문제를 더 악화시킬 수 있다. 수분제한의 결과로 농축뇨가 되면 이것이 방광수축을 초래하여 실금을 유발할 수 있다. 간호사는 노인에게 적절한 수분섭취가 필요함을 설명할 때, 노인은 탈수가 생기더라도 갈증감각이 둔해진다는 점을 알려준다. 그러므로 만약 노인이 갈증이 날 때만 물을 마신다면 수분섭취는 부족하게 된다. 따라서 오전 일찍 하루에 필요로 하는 수분의 대부분을 섭취하도록 권장하고, 수면시 요실금 현상이 나타나지 않도록 하기 위해 오후 7시 이후에는 섭취를 감소시키도록 한다. 알코올이나 카페인 같은 방광을 자극하는 음료의 섭취는 삼가하도록 한다.

표 13-8은 배뇨에 대한 오해를 바로잡고 적절한 배뇨상태를 유지하기 위한 교육내용들을 요약한 것이다.

③ 괄약근 긴장도를 증진시킬 수 있는 방법을 교육한다.

골반저 근육운동은 괄약근 강화에 효과적이다. 이 운동은 1950년대 중반에 미국의 산부인과 의사 A. H. Kegel에 의해 산후 치료방법으로 처음 제시되어 실금조절에 효과가 있음이 확인되었다. 골반저 근육운동에 관해 교육할 때 가장 중요한 점은 치골미골근(pubococcygeal

표 13-8. 배뇨와 관련된 교육내용

요실금에 대한 오해의 교정
• 실금은 불가피한 노화변화가 아니다. • 노화변화에 의해 요의의 지각과 방광을 비우고 싶은 욕구 사이의 간격이 짧게 되고, 화장실가는 횟수가 증가되며, 밤에 화장실에 가고 싶어서 두 번 정도 깨는 것은 정상이다. • 노화변화로 인한 문제를 최소화할 수 있는 방법이 있다. • 야간뇨, 긴급뇨, 빈뇨는 반드시 실금을 가져오지 않는다. • 요실금이 발생하는 경우 치료 가능한 요인을 찾을 수 있는 경우가 많다. • 배뇨를 수의적으로 조절하려면 방광충만이 있을 때 배뇨하고 싶다는 신호를 느끼는 것이 필요하다. • 한 시간이나 두 시간 미만 간격으로 방광을 자주 비우는 것은 실금을 해결하는 것이 아니라 문제를 증대시키게 되는 것이다. • 부적절한 수분섭취로 고농축된 소변은 방광을 불수의적으로 수축시켜 실금을 가져올 수 있다.
건강증진 행위
• 취침 전 두 시간을 제외하고 매일 10잔(1,500~2,000cc)의 물을 마신다. • 적절한 수분섭취의 지표를 갈증정도에 의존하지 않는다; 갈증이 나지 않아도 물을 마신다. • 특히 취침 전에 알코올이나 카페인이 함유된 음료수를 과다섭취하는 것을 피한다. • 최적 상태의 배변을 장려한다. • 에어로빅이나 땀을 내는 운동을 하기 전과 하는 동안에는 15분마다 한두 잔의 물을 마신다.

muscle)을 정확히 확인하는 것이다. 치골미골근의 확인은 말로 교육할 수도 있고, 바이오피드백(biofeedback) 혹은 perineometer를 사용하여 교육할 수도 있는데, 이 기구는 질 안에 넣어 수축강도를 측정하는 풍선같이 생긴 기구를 말한다. 일단 치골미골근이 확인되면 여성은 근육을 수축하고 이완하는 연습을 해서 점차적으로 수축 지속능력을 증가시킨다. 효과는 매우 느리게 나타나고, 완전한 효과는 3~6개월 동안 규칙적인 운동 후에야 나타난다는 것을 강조하는 것이 중요하다. 완전한 효과에 도달한 후에라도 매일매일 운동을 계속 유지해야 한다. 표 13-9는 이 운동의 교육에 포함되어야 할 점을 요약한 것이다.

④ 환경개선

- 배뇨하기 보다 쉽게 의복을 수정한다.
  단추대신 접착 테이프로 여밀 수 있는 찍찍이(velcro) 옷 또는 고무줄 바지를 착용하여 좀더 빨리 옷을 벗을 수 있도록 하여 기능적 문제들이 덜 발생하도록 한다.
- 실금이 1차적으로 요의의 지각과 적절한 시간 내에 화장실에 도착하는 능력의 문제로 생겼을 때는 환경의 개선이 가장 간단하고 효과적인 중재가 될 수 있다. 공공장소처럼 환경이 낯선 경우 노인은 우선 배뇨욕구가 긴박해지기 전에 화장실의 위치와 구조를 알아놓아야 한다. 가정이나 노인시설에서는 방에 변기를 준비하여 프라이버시를 보장하는 것이 효과적인 중재가 될 것이다. 표 13-10은 시각이나 기동성 손상과 같은 기능적 제한으로 실금이 있을 때 실금을 완화시키기 위해 고려되어야 할 환경개선 방법을 나열한 것이다. 그림 13-1은 실금조절을 완화하기 위해 간호사가 고려하고 개선하는 데 도움을 줄 수 있는 목록표(checklist)의 예이다.

표 13-9. 골반저 근육운동의 교육

목적: 골반저 근육을 강화시켜 불수의적 소변손실을 예방

횟수: 기본적으로 매일 최소한 10번씩 4회 수축: 이상적으로는 매일 100회 이상(25번씩 4~6회)

체위: 눕거나 앉거나 선다.

방법: 1단계-소변흐름을 멈추는 근육수축으로 치골미골근을 확인한다. 또 다른 방법은 질의 위쪽 3/4 정도 질벽을 따라 손가락을 넣고 질벽을 꽉 죄어 괄약근의 수축을 느껴본다(Biofeedback, perineometer를 치골미골근을 확인하는 데 도움을 주기 위해 사용할 수 있다).

2단계-이 근육을 단단히 하고 넷을 셀 동안 유지한다. 다리, 엉덩이나 배의 근육은 단단하게 하지 않는다.

3단계-근육을 이완한다.

4단계-수축을 반복하고 열을 셀 때가지 수축길이를 점차 증가시킨다.

※ 1단계부터 하루에 총 50~150회씩 반복한다.

표 13-10. 실금을 예방하는 환경 중재

화장실을 눈에 잘 띄게 한다.
• 변기와 주변을 대비되는 색으로 사용한다. • 화장실 안과 주변에 적절한 조명을 하되 눈이 부시지 않게 한다. • 침실과 화장실 사이의 통로에 야간조명을 사용한다.
화장실가는 능력을 증진시킨다.
• 앉거나 누운 뒤 도움없이 일어설 수 있도록 설계된 의자나 침대를 사용하도록 한다. • 현관에서 화장실까지 난간을 설치한다.
화장실 사용능력을 증진시키기 위한 개선방법
• 화장실에 앉고 서는 것을 돕고 남자들이 화장실에서 서서 균형을 유지하도록 손잡이를 적절한 곳에 만든다. • 하지의 기능적 손상을 보상하기 위해 변기 높이를 올리거나 변기 위에 놓는 의자를 사용한다. • 노인이 상지운동에 제한이 있다면 허리에 고무줄을 넣거나 찍찍이(velcro)를 부착하여 쉽게 입고 벗을 수 있도록 한다.

⑤ 투약

약물은 실금조절과 질염, 비뇨기계 감염과 같은 문제를 치료하기 위해 쓰일 수 있다. 약물을 처방할 때 간호사는 기대효과뿐 아니라 잠재적 부작용에 대해서도 잘 알아야 한다. 실금조절에는 자율신경계 약물들이 가장 자주 쓰인다. 실금치료에 사용되는 약물의 작용과 적응증이 표 13-11에 요약되어 있다.

⑥ 수술

방광류(cystocele)와 같은 구조적 기형이 원인일 때는 다양한 수술방법이 요실금 조절에 사용된다. 예를 들어 방광고정수술(bladder suspension)은 복압긴장성 실금치료에 사용된다. 방광 고정수술의 목적은 요도를 원래 위치에 놓아 골반저 근육이 보다 효과적으로 요도를 조절할 수 있게 하는 것이다. 괄약근 조절의 손상으로 요실금이 생길 때는 인공괄약근을 이식함으로써 성공적으로 치료될 수 있다. 만약 실금이 전립선 비대 때문이라면 수술은 성공적인 중재방법이다.

⑦ 비실금 훈련(continence training)

비실금 훈련에 대한 접근은 동기가 높고 인지적으로 문제가 없는 노인 자신이 하는 방법과 인지적으로 손상된 노인을 위한 프로그램으로 나눌 수 있다. 전자는 목적이 배뇨의 수의적 조절의 회복인 반면, 후자는 실금예방이 목적이다. 자기감독 실금훈련은 단독으로 혹은 바이오피드백이나 투약과 결합하여 긴박성 실금에 매우 성공적이지만, 만약 방광용적이 150ml

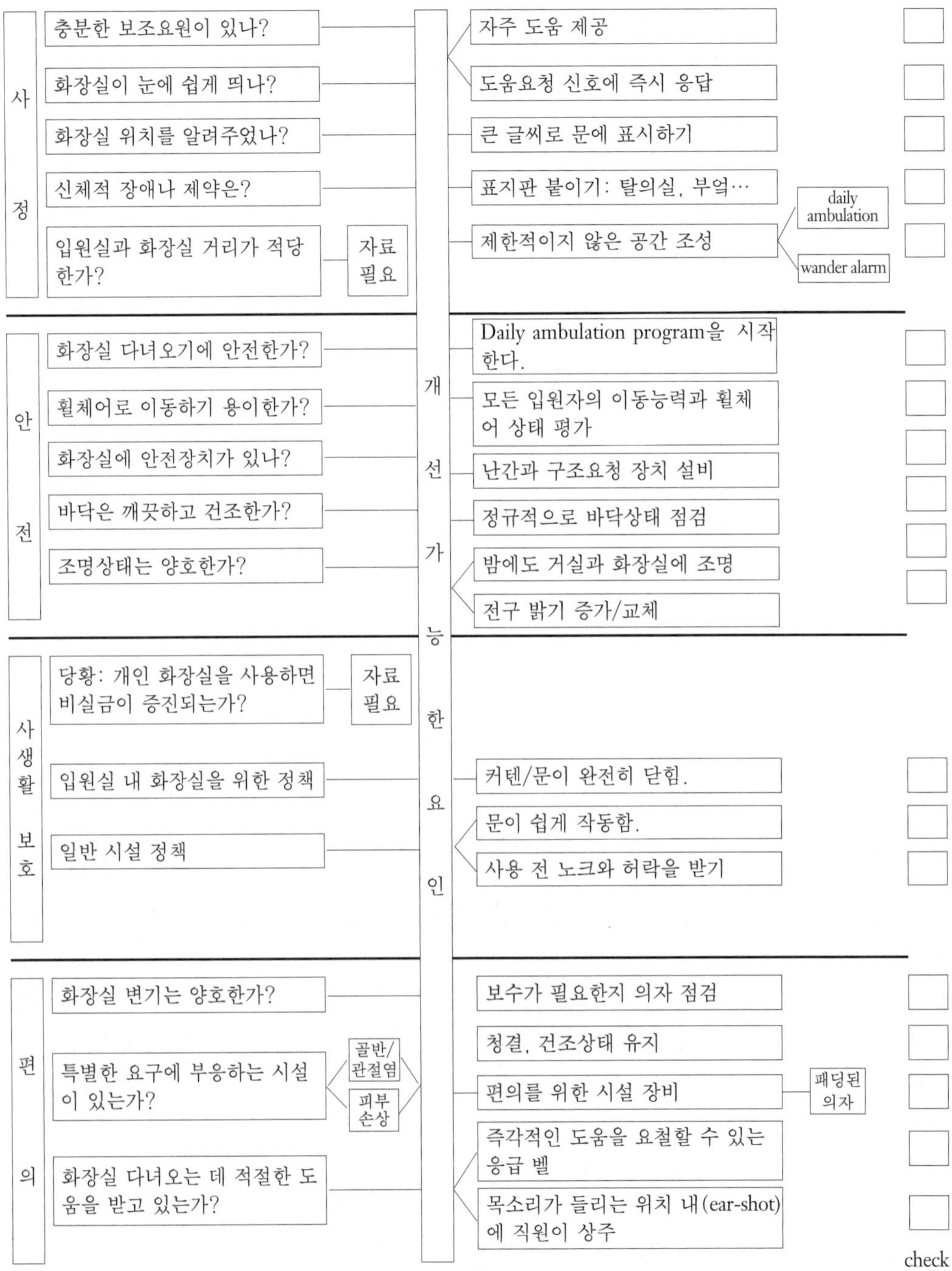

자료: Courtesy of Proctor & Gamble, Clincinnati, Ohio.

그림 13-1. 실금조절을 높이는 환경

표 13-11. 요실금 조절에 쓰이는 약물

약 물	작 용	적응증
Phenylpropanolamine Ephedrine	α-adrenergic 수용체를 자극해서 방광출구 저항을 증가시킨다.	복압긴장성 실금
Propantheline Oxybutynin Imipramine Belladonna	조절되지 않는 방광수축을 막는 항콜린성 및 경련성 작용	긴박성, 신경성 실금
Bethanecol Phenoxybenzamine	방광수축을 자극하는 콜린성 작용 내괄약근을 이완하는 α-adrenergic 차단작용	과용량성 실금이 있는 만성 요정체 과용량성 실금
Propranolol	방광출구 저항 증가	복압긴장성

표 13-12. 비실금 훈련프로그램에 사용되는 용어

자기감독	간호자감독
방광배뇨연습 효과(bladder drill) 방광훈련(bladder training) 방광재훈련(bladder retraining) 방광운동(bladder exercise) 방광정체훈련(bladder retention exercise)	계획된 화장실 사용(scheduled toileting) 정기적인 화장실 사용(routine toileting) 습관훈련(habit training) 습관재훈련(habit retraining)

미만이면 성공적인 결과를 기대하기 어렵다. 간호자감독 프로그램은 습관 훈련방법을 단독으로 혹은 행동수정과 결합하여 사용한다. 이 접근은 경험관리라고도 불린다. 비실금 훈련을 위한 방법에 사용되는 다양한 용어가 표 13-12에 요약되었다.

자기감독이나 간호자감독, 비실금 훈련프로그램의 필수요소는 동기화, 비실금과 실금양상의 사정, 매일 2,000cc 이상의 규칙적인 수분섭취, 적절한 장소에서 지정된 배뇨와 계속적인 감독이 포함된다. 일상적인 배뇨양상을 확인한 후 노인이 긴박감이 있어도 참고 충동에 즉시 반응하지 않음으로써 배뇨를 연기하도록 격려한다. 자기감독 방법과 간호자감독 방법의 목적은 배뇨 사이에 2~4시간의 비실금 기간을 유지하는 것이다. 이 간격은 반드시 같지 않을 수 있고 밤에는 대개 더 길어질 것이다. 간호자감독 방법에서는 간호자가 배뇨시간을 지정하거나 융통성 있게 할 수 있다. 간호자는 옷이 젖지 않고 적절한 간격의 배뇨를 보상하는 행동수정 방식을 사용하고, 실금이 발생했을 때 부정적 강화기법을 사용할 수 있다. 표 13-13에 비실금 훈련프로그램의 단계를 요약하였다.

표 13-13. 비실금 훈련프로그램의 단계

목적: 2~4시간 간격으로 수의적 배뇨조절 달성

방법: 1단계-일상적인 배뇨양상을 확인하고, 실금시간과 수분섭취에 관한 정보를 기록한다. 처음 며칠 동안은 한 시간 간격으로 다음 정보를 기록하는 일기를 쓴다; 옷이 말랐는지 젖었는지와 소변량, 배뇨장소, 수분섭취, 배뇨욕구의 지각과 인식

2단계-배뇨일기로부터 얻은 정보를 사용하여 보통 실금이 일어나는 시간 전에 방광을 비우도록 계획을 세운다.

3단계-계획된 시간에 최적의 배뇨를 위해 필요한 기구나 도움을 제공한다.

4단계-하루에 2,000~3,000ml의 마실 물을 제공한다.
하루중 오전에 많은 양을 섭취하고, 취침 전 약 2시간 동안은 수분섭취를 중지한다.

5단계-간격이 2~4시간이 될 때까지 배뇨 사이의 시간을 점차 늘려 나간다.

⑧ 바이오피드백(biofeedback)

바이오피드백은 긴박성이나 복압긴장성 실금의 중재로 단독으로 혹은 다른 치료양식과 결합하여 사용될 수 있다. 이 치료시에는 배뇨에 관련된 근육조절에 대해 대상자들을 교육하고 동기화시키는 데 perineometer와 같은 기구를 사용할 수도 있다.

⑨ 실금관리

실금이 완화되거나 조절될 수 없을 때는 유치도뇨, 외부도뇨, 간헐적 도뇨, 소변기와 같은 소변받는 기구, 일회용과 재생용 위생기구 등을 포함한 다양한 기구와 장치를 이용해서 관리할 수 있다(그림 13-2, 13-3, 13-4). 배뇨기구들은 이득이 될 뿐 아니라 때로 해가 될 수도 있기 때문에 표 13-14에서 제시된 요인들을 주의깊게 고려한 후에 사용되어야 한다. 예를 들어 기저귀가 실금을 조절하는 데 사용되면 간호자에게는 편리할 수 있다. 그러나 노인에게 피부문제와 자존감 저하 등 부정적인 영향을 끼칠 수 있다. 실금을 조절하기 위한 보조기구는 다른 실금완화법이 시도된 후에 또는 간호자의 요구가 노인의 요구에 선행되어질 때에만 선택되어져야 한다.

다음은 가정에서 행할 수 있는 간호중재다.

① 규칙적인 배뇨양상을 갖도록 격려한다.

아침에 깨어서, 식후, 집을 나서기 전, 장시간 활동을 시작하기 전, 운동 전, 잠자기 전에 배뇨습관을 형성함으로써 요실금 위험을 감소시킬 수 있다.

② 요실금이 발생하면 좋은 개인위생과 피부상태 유지의 중요성을 강조한다.

불량한 개인위생은 피부자극과 손상의 위험을 증가할 뿐 아니라 비뇨기 감염의 위험을 증가시킨다. 더럽혀진 옷은 즉시 갈아입도록 하고, 화장실에 다녀온 후에는 손을 깨끗이 씻도

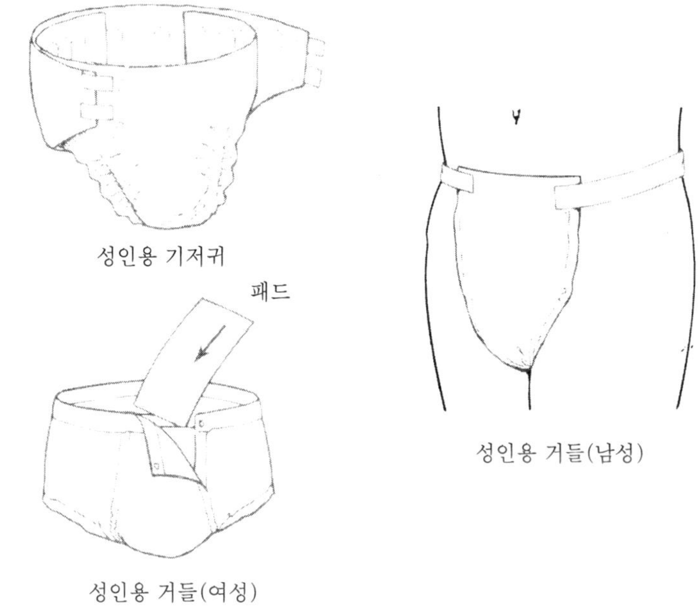

자료: Gray M. (1992). *Genitourinary Disorders*. St. Louis: Mosby.

그림 13-2. 일회용 기저귀 및 재활용 거들

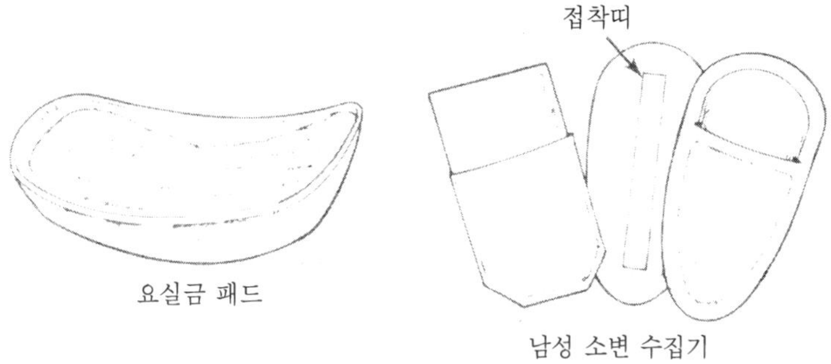

자료: Gray M. (1992). *Genitourinary Disorders*. St. Louis: Mosby.

그림 13-3. 일회용 실금패드

록 한다. 여성의 경우에는 배뇨 후 앞에서 뒤로 화장지를 사용하여 씻는 방법을 훈련하고 익히도록 한다.

③ 의사와 상담을 격려한다.

간호사는 노인이 자신의 문제점과 걱정거리에 대해서 의사에게 솔직히 말하여 진단을 통

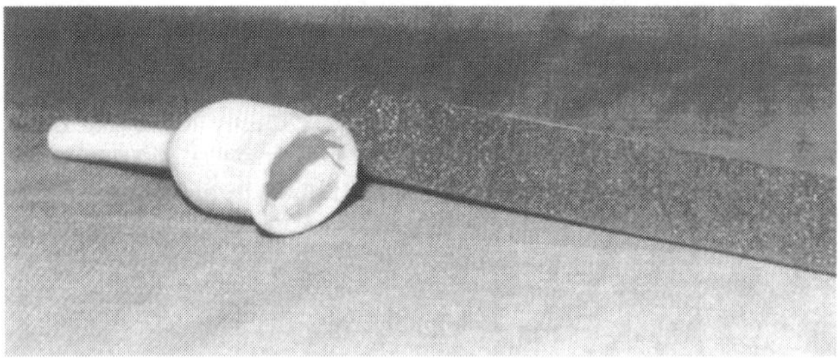

콘돔카테터

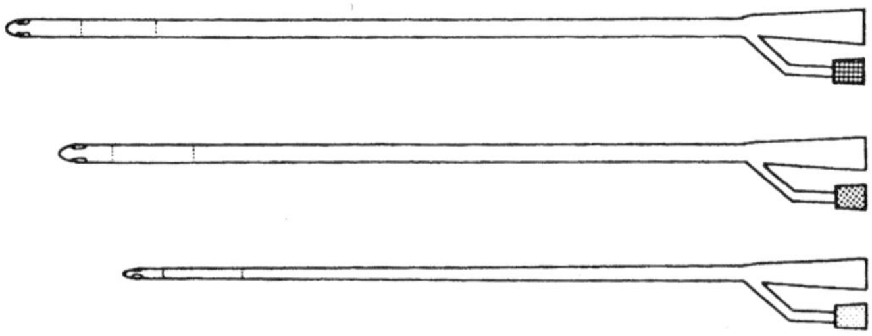

유치도뇨관

자료: Castillo, H. M. (1992). *The Nurse Assistant in Long-Term Care: A Rehabilitative Approach*. St. Louis: Mosby.
Hoeman, S. P. (1990). *Rehabilitation/Restorative Care in the Community*. St. Louis: Mosby.

그림 13-4. 콘돔카테터와 유치도뇨관

표 13-14. 실금 보조기구 사용시 고려할 점

선택시 고려할 점
• 일회용과 재생용 상품의 처음 사용과 장기간 사용시 드는 비용은 얼마인가? • 가정에서 간호받는 경우 간호자의 요구와 능력은 어느 정도인가?(배뇨와 관련된 일을 간호자가 관리할 수 있는가?) • 다양한 보조기구의 2차적인 이점은 무엇인가?(예: 유치도뇨가 사용된다면 가정방문 간호사 비용도 보험에서 지불될 수 있는가?) • 가정에서 실금이 관리될 수 없다면 그 결과는 무엇인가?(예: 노인을 입원시킬 것인가?)
기구와 관련된 교육
• 이동식 변기는 일상생활장소와 배뇨장소 사이의 거리를 감소시키는 데 유용하다. • 이동식 변기를 사용하는 경우에 스크린 등 프라이버시를 보장하고 사회적 수용도를 높이는 방법을 고안한다. • 일반 가구형태와 비슷하게 디자인된 변기를 사용하면 좋다. • 침실에서는 의자 위에 소변기를 놓고 사용하고, 사용하지 않을 때는 치운다.

표 13-15. 배설에 관한 간호사례 연구

간호사례 연구: 배설(Elimination)
김씨는 A양로원에 거주하는 85세 할머니이다. 그녀는 경미한 골관절염이 있으며, 돌아다니기를 좋아하고 만들기를 즐긴다. 그녀는 워커를 이용할 수 있으며, 골관절염 통증이 심하면 아세타미노펜과 코데인 3알을 복용한다. 그녀는 친구들과 함께 식사하며, 육류와 흰밥, 과자는 좋아하지만 과일과 야채는 거의 먹지 않으며, 매일 약 1,200ml의 물을 마신다. 그녀는 2~3일마다 배변하고 있다고 말했으며, 변은 딱딱하고 건조하다고 보고하였다. 간호진단 변비(constipation) 주요 특성 • 2~3일 간격의 장운동 • 배설시 긴장감을 호소함. • 딱딱하고 건조한 대변 • 배변이 정상 이하의 빈도 간호목표/기대되는 결과 김씨는 1~2일 간격의 규칙적인 장습관을 갖는다; 배변에 어려움이 없다; 규칙적인 배설을 증진시키기 위해 식이습관을 변화시킨다. 간호중재 1. 배변횟수, 양, 굳기 및 필요한 노력 등 배설양상을 사정한다. 2. 배설에 적당한 음료섭취의 중요성과 효과를 설명한다. 3. 김씨가 좋아하는 음료수를 포함하여 하루에 2,000ml 이상의 음료수 섭취를 증가시키는 계획을 세운다. 4. 잡곡이나 현미빵, 과일 및 야채섭취를 격려한다. 5. 통증조절을 위한 코데인제제의 의존성을 감소시킬 수 있는 대체법을 논의한다. 6. 신체활동 증가를 격려한다. 평가 김씨는 음료섭취가 1,800ml/일로 증가되었으며, 아침식사로 현미밥을 먹고 점심과 저녁에 과일이나 야채를 섭취하였다고 보고하였다. 규칙적이고 부드러운 배변을 격일로 하고, "배변시 과도한 긴장 없이 보다 편안함을 느낀다"라고 말하였다.

해서 적절한 치료를 시작할 수 있도록 한다. 배뇨와 관련된 모든 관찰사항을 개인기록지에 잘 기록해 두었다가 의사에게 알린다.

④ 배뇨장애 해결을 위한 이행을 격려한다.

요정체나 실금문제는 보통 치료에 대해 즉시 효과가 나타나지 않는다. 효과가 나타나기까지 몇 주, 몇 달 동안 치료해야 할 경우도 있다. 장기간 치료해야 하는 경우 노인은 간호계획에 잘 협조하지 않을 수도 있다. 약물복용, 운동, 의사의 추천항목을 실천하는 일 등에 대해서 격려가 필요하다.

⑤ 요실금에 대처할 수 있는 여러 가지 방법에 대해 알려준다.

노인들은 공개적으로 자신이 난처한 상황에 처하기보다 고립되는 방향을 선택하기 쉽다. 대처전략을 세우는 것(예: 요실금용 의복, 가게나 극장에서 화장실 위치 확인)이 이러한 현상을 예방하는 데 도움이 된다.

요약

정상적인 신체기능 중 방광이나 장 배설기능은 필수적인 요소다. 배설물들이 신체 내부에서 효과적으로 제거되지 않는다면 심각한 문제를 야기시킨다. 배설물을 효과적으로 제거하는 기능은 노화와 함께 약화되며, 특히 배설 처리과정을 조절할 능력에 이상이 생길 경우 문제가 더욱 심각해질 수 있다. 배설과 관련한 문제들은 노인들에게는 매우 심각한 문제이므로, 간호사는 노인이 배설기능 장애에 잘 대처할 수 있도록 한다.

참고문헌

송미순, 하양숙(1995). 『노인간호학』. 서울: 서울대학교출판부.

Abyad, A. & Mourad, F. (1996). Constipaion: Common sense care of the older patient. *Geriatrics* 51: 28.

Agency for Health Care Policy and Research (1996). Urinary incontinence: 80% of cases can be improved AHCPR says. *Geriatrics* 51: 18.

Avorn, J. et al. (1994). Reduction of bacteriuria and pyuric after ingestion of cranberry juice. *JAMA* 271: 751.

Catanzaro, J. (1996). Managing incontinence: An update. *RN* 59: 38.

Constipation in the elderly, Medical Sciences Bulletin Web site (1994). http://pharminfo.com/pubs/msb/constip.html.

Ditsler, J. (1995). Trends in improved continence management. *Nursing Homes* 45: 28.

Dodson, A. L. (1997). AHCPR's urinary incontinence caregiver guide. *Nursing Homes* 46: 28.

Faller, N. (1994). Is your facility continence friendly? *Nursing Homes* 43: 23.

Gallo, M. L., Fallon, P. J., & Staskin, D. R. (1997). Urinary incontinence: Steps to evaluation, diagnosis and treatment. *Nurse Practitioner* 22: 21.

Garner, B. C. (1989). Guide to change lab values in elders. *Geriatric Nursing*, 10(3), 144-145.

Greer, D. S. Web site (1997). Incontinence in elderly, http://biomedcs.biomed.brown.edu/RI Medicine/AugArt.html.

Hittner, P. (1996). The fear of incontinence. *Better Homes and Gardens*, November.

How one Alzheimer's unit achieved almost complete continence (1997). *Brown University Long-Term Care Quality Letter* 9: 1.

Jeter, K. F. & Lutz, J. B. (1996). Skin care in the frail, elderly, dependent, incontinent patient. *Adv in Wound Care* 9: 29.

Managing acute and chronic urinary incontinence (1996). *Am Fam Physician* 54: 1661.

Mold, J. W. (1996). Pharmacotherapy of urinary incontinence. *Am Fam Physician* 54: 673.

Mor, V. (1996). Incontinence severity ratings questioned. *Brown University Long-Term Care Quality*

Letter 8: 8.

National institute on Aging Web site (1995). Age page: constipation, http://www.agepage.com/constapn.html.

National institute on Aging Web site (1997). Age page: incontinence in older adults, http://www.agepage.com/incontin.html.

Noelker, L. S. (1987). Incontinence in elderly cared for by family. *The Gerontologist* 27(2), 194-200.

O'keefe, E. A. et al. (1995). Bowel disorders impair functional status and quality of life in the elderly: A population based study. *J Gerontol* 50: M184.

On cranberry juice and urinary tract infections (1994). *Tufts University Diet & Nutrition Letter* 12: 1.

Ouslander, J. G. (1996). Geriatric urinary incontinence. *Generations* 20: 33.

Ouslander, J.G. (1981). Urinary incontinence in the elderly. *The Western Journal of Medicine* 135, 482-491.

Phillips, P. A, Phil, D., & Rolls, B. J. et al. (1984). Reduced thirst after water deprivation in healthy elderly men. *The New England Journal of Medicine* 311(12), 753-759.

Reiff, T. (1987). Water loss in aging and its clinical signficance. *Geriatrics* 42(6), 53-62.

Resnick, N. M. (1996). An 89-year-old woman with urinary incontinence. *JAMA* 276: 1832.

Resnick, N. M. (1995). Urinary incontinence. *Lancet* 346: 94.

Resnick, N. M. & Gillyatt, P. (1995). Staying dry. *Harvard Health Letter* 21: 3.

Simons, J. (1985). Does incontinence affect your client's self-concept? *Journal of Gerontological Nursing*, 11(6), 37-41.

Strange, C. J. (1997). Incontinence can be controlled. *FDA Consumer* 31: 28.

Taylor, K. & Henderson, J. (1986). Effects of biofeedback and urinary stress incontinence in older women. *Journal of Gerontological Nursing* 12(9), 25-30.

제14장 운동과 활동

학습목표

1. 정상적인 운동과 활동 유형을 설명할 수 있다.
2. 노화에 따른 운동과 활동 양상의 변화를 나열할 수 있다.
3. 질병이 운동과 활동에 미치는 영향을 규명할 수 있다.
4. 운동과 활동능력의 변화를 사정하는 방법을 설명할 수 있다.
5. 노인에서 운동과 활동 관련 문제를 일으킬 수 있는 고위험 요인들을 나열할 수 있다.
6. 운동과 활동 관련 간호진단을 나열할 수 있다.
7. 운동과 활동 관련 문제가 있는 노인에게 적절한 간호중재를 설명할 수 있다.
8. 간호에서 보호(custodical focus)와 재활(rehabilitative focus)의 차이를 설명할 수 있다.

1. 정상적인 활동유형

운동-활동 유형(exercise-activity health pattern)은 운동(exercise), 활동(activity), 여가(leisure) 및 오락(recreation)과 관련된 행동을 말한다. 일반적으로 활동(activity)의 개념도 이 유형 속에 포함되므로 간호사는 이와 관련된 광범위한 행동유형이 존재함을 알아야 한다. 활동이란 에너지를 소비하는 모든 행동을 의미한다. 젊었을 때 신체적으로 활동적이지 않은 사람은 노인이 되어서도 활동적이지 않기 쉽다. 그러므로 노년기에 계속 활동적일 수 있기 위해서는 인생의 초반부에 건강한 활동과 운동 유형을 습득하여 습관적 행동으로 삼는 것이 좋다.

신체활동은 관절의 유연성이나 근육의 긴장상태를 정상적으로 유지하는 데 필수적이다. 기동성 문제를 예방하는 것이 문제가 발생한 후에 극복하기 위해 노력하는 것보다 쉽다. 간호사는 노인이 가능한 한 적극적이고 독립적일 수 있도록 지지해 주어야 한다.

신체활동은 신경계, 근골격계, 심혈관계와 호흡기계 등의 생리적 과정의 복잡한 상호작용이 필요하다. 이러한 체계들의 협동작용에 문제가 생기면 신체활동 능력에 변화가 생긴다. 신경계는 신체의 조정체계로서 가장 중요하다. 뇌에서는 신체 각 부분의 불수의적인 활동, 즉 대사작용, 호흡작용, 체온조절과 같은 기능을 조절한다. 뇌의 고위 조절중추는 지각과 인지를 담당한다. 수의적인 활동을 수행하기 전에 그러한 행동의 필요성을 인식할 수 있어야 하며, 필요성이 인식되면 그 행동을 수행할 수 있는 능력과 욕구가 필요하다.

또한 뇌는 신체의 운동조절 중추이며 신체 각 부분의 말초신경과 소통한다. 생리적 노화현상이나 질병 관련 변화는 뇌에서 근골격계로의 신경자극 전달을 방해하여 활동장애를 유발할 수 있다. 근골격계는 뇌로부터의 메시지에 반응할 수 있어야 한다. 노인에서 근육 및 뼈의 정상적이거나 병리적인 변화는 정상활동에 영향을 미친다. 신경계나 근골격계가 손상되지 않은 경우에도 심혈관계나 호흡기계의 문제는 활동유형을 변화시킬 수 있다. 심근을 포함한 근육은 적절한 기능을 위해 산소와 영양분의 충분한 공급이 필요하다.

2. 활동과 노화

노화의 진행에 따라 활동을 수행하거나 견디어 내는 능력에 변화가 발생하며, 이 능력은 개별차가 크다. 일반적으로 젊었을 때 보다 활동적인 사람일수록 노인이 되어서도 활동적이다.

대부분의 노인에서 처음 감지되는 변화는 활동속도나 비율의 감소이다. 따라서 과거에는 빨리 끝냈던 일들을 노인이 되면 보다 오래 걸려서 완수한다. 즉 노인은 옷입기, 장보기 및 다른 단순한 일상활동을 하는 데 시간이 오래 걸린다고 호소하는데, 이는 신경자극 전달장애가 아니라 신경전달 속도가 둔화되었기 때문이다.

근육 크기의 변화는 근력이 필요한 활동을 방해한다. 따라서 노인이 가구를 옮기거나 장바구니를 드는 일, 눈을 치우는 일, 진공청소기를 사용하는 일과 같은 활동은 점차로 어려워진다.

관절 유연성의 저하는 일상생활활동을 수행하는 데 문제가 된다. 선반에 있는 물건을 내리거나 옷을 입는 일, 신을 신으려고 몸을 구부리는 일, 심지어 설거지를 할 때에도 발과 등이 견디기 힘들어진다.

민첩성(agility)은 재빨리 부드럽게 움직일 수 있는 능력으로 노화에 따라 감소한다. 따라서 노인은 사다리를 오르거나, 걸으면서 위험을 재빨리 피하는 행동을 하기가 어렵다.

기민함(dexterity)은 정교한 제작기술을 수행할 수 있는 능력으로 노화에 따라 둔화된다. 전반적인(gross) 운동기술이 정교한(fine) 운동기술보다 오래 유지된다. 그러나 젊었을 때부터 완벽하게 수행할 수 있었던 일들, 즉 악기를 다루는 일이나 재봉틀질 같이 일생을 통해 지속적으로 사용해 온 기술은 계속 유지할 수 있다.

기력(stamina)의 감퇴는 노인에서 전형적인 현상으로 주로 신체조직에 산소공급이 감소되기 때문이다. 산소 교환율의 감소는 폐와 흉강의 신전성(elasticity)의 상실로 발생하며, 산소 유용성의 감소는 활동중 잦은 휴식 또는 활동수행 속도의 둔화를 유발할 수 있다.

노화에 따라 여러 가지 활동의 협응도 감소한다. 운전과 같이 많은 자극을 동시에 지각해야 하고 빠른 신체적 반응을 요구하는 활동이 흔히 영향을 받는다. 시력이나 청력의 손상, 기력의 저하, 반응시간 지연, 협응의 저하는 노인이 안전하게 (운전과 같이) 복잡한 활동을 수행할 수 없게 한다.

이러한 변화가 시간을 두고 점차적으로 나타나기 때문에 대부분의 노인은 대처하거나 보상할 수 있는 방법을 학습한다. 활동을 단순화시킨다거나, 속도를 조절하거나, 대체활동을 찾는다든지 하는 여러 가지 전략을 사용하여 노인은 변화에 적응할 수 있는 능력을 기를 수 있다.

3. 질병과정이 활동에 미치는 영향

정상적인 노화로 인한 변화 이외에도 노인은 결정적으로 신체에 영향을 미치는 건강문제가 생겨 활동장애를 경험하게 된다. 알츠하이머 병, 기질적 뇌증후군 및 뇌졸중은 뇌의 사고기능과 운동능력에 영향을 미친다. 이와 같은 질병의 중등도가 심한 경우 움직이거나 먹기, 옷입기, 목욕하기 및 화장실가기 등과 같은 가장 기본적인 활동욕구도 인식하지 못하게 된다. 비록 활동의 필요성을 인식한다고 해도 운동신경에 변화가 생겨 욕구를 만족시킬 수 없다.

두부손상, 감염, 퇴행성 질환, 파킨슨씨 병, 약물중독과 같은 신경계 손상은 정상적인 신경전달에 영향을 미친다. 이러한 질병을 앓고 있는 노인은 필요를 인식하고 활동을 수행하고자 해도 신경계가 활동을 수행할 수 있도록 근육에 적절한 메시지를 전달하지 못하기 때문에 적절히 활동할 수 없다.

근골격계 질병이나 손상은 활동을 수행하는 능력에 영향을 미친다. 골절은 손상받은 신체 부위나 의존적인 부위의 국소적이거나 광범위한 활동제한을 유발한다. 골절 자체가 활동성에 제한을 주기도 하지만, 치료 또한 제한을 심화시킨다. 외과적 복원수술 후에도 골반골절을 입은 노인은 상처치유가 이루어질 때까지 하지에 체중부하 같은 활동은 하지 못한다. 상처치유가 이루어지는 동안 예방적 간호중재가 이루어지지 않으면 관절 운동성이나 근력이 손상받을 수 있다.

관절염이나 통풍은 통증 때문에 활동을 제한한다. 심한 경우 불편감을 감소시키기 위해 아픈 관절의 이용을 피하기도 한다. 불행히도 활동의 제한은 관절 가동성의 제한과 근력상실을 유도하여 활동능력을 감소시킬 수 있다. 노화에 따른 관절퇴행, 특히 무릎과 엉덩이 같은 체중을 지탱하는 관절이 약화된 경우 심하게 활동에 제한을 받게 된다.

노인에서 흔히 볼 수 있는 발 관련 질병, 즉 건막류(bunions), 추상발가락(hammertoes), 굳은 살(calluses)은 보행에 영향을 미친다. 특히 신발이 잘 맞지 않는 경우 문제는 심각해진다.

신체조직으로의 산소분산에 영향을 미치는 질병은 활동 및 운동 수행능력에 중요한 영향을 미친다. 이 질병은 폐에서 원활한 가스의 교환을 방해하는 천식(asthma), 기흉(emphysema), 기관지염(bronchitis), 폐렴(pneumonia)과 같은 호흡기계 질병과, 신체조직과 심근으로의 산소의 적절한 관류를 방해하는 심근경색(myocardial infarction), 울혈성 심질환(congestive heart failure), 심정지(heart block), 동맥경화증(arteriosclerosis), 고혈압(hypertension) 등이다. 부적절한 산소화는 심혈관계와 호흡기계에 부가적인 스트레스를 주며, 감소된 산소량을 보상하기 위해 맥박과 호흡이 증가한다. 최소한의 활동에도 저산소증으로 인해 피로감을 느끼며, 활동시 통증이 나타나기도 한다. 가장 흔한 증상은 심근이 충분한 산소를 공급받지 못할 때 나타나는 협심증(angina)과, 하지에 산소결핍이 있을 때 나타나는 간헐적 파행증(intermittent claudication)이다. 초기에는 이러한 증상이 활동시에만 나타나지만, 산소결핍이 심한 경우 휴식시에도 나타난다. 심각한 산소결핍은 심정지나 호흡정지를 유발할 수 있다.

이러한 증상을 보상하기 위해 노인은 자동적으로 활동을 제한한다. 옷을 갈아입는 일도 너무나 힘들어 집안(housebound)에만 있게 되며, 심각한 에너지 고갈은 먹거나 기본적인 개인위생을 수행할 수도 없는 상태에 이르게 할 수 있다.

영양불량도 활동수행능력을 제한하는 요인이 된다. 부적절한 영양섭취는 근위축을 초래하며, 근조직 생성에 필요한 단백질과 근육을 움직이게 할 적절한 포도당 공급 및 헤모글로빈을 형성할 적절한 철 결핍을 유발한다. 불충분한 철분섭취는 빈혈을 초래하며, 이는 조직에서 이용할 수 있는 산소를 감소시켜 활동수행능력을 감소시킨다.

생리적인 원인뿐 아니라 심각한 비통감, 분노, 우울증과 같은 정서적 장애도 정상적인 활동을 감소시킬 수 있다. 정서적으로 혼돈된 노인은 자신의 에너지를 모두 내부로 집중시켜 신체활동에 필요한 에너지를 이끌어 낼 능력이나 의지가 없다. 이런 경우에는 신체기능의 상실을 예방하기 위해서 지속적으로 신체의 사용이 필요하다는 것을 상기시키는 것이 중요하다.

4. 간호과정

1) 운동장애(Impaired physical mobility)

대부분 노인들이 신체활동 수행에 변화를 경험한다. 이러한 변화는 노화에 따른 자연적인 현상일 수도 있고 병리적인 변화일 수도 있다.

(1) 사정

- 관절의 완전 정상 가동범위가 보이는가?
- 근수축이나 변형이 있는가?
- 관절에 통증이나 압통감이 있는가?
- 관절통을 악화시키는 특별한 동작이 있는가?
- 불편감을 완화시키는 것은 무엇인가?
- 팔과 다리의 근긴장도는 어떤가?
- 신체 양쪽의 근력이 동일한가?
- 근압통감(muscle tenderness)이 있는가?
- 노인이 와상상태(bedridden), 휠체어에서 생활하는 상태(wheelchair-bound) 또는 이상(ambulation)이 가능한 상태인가?
- 보행이 가능한 경우 걸음걸이 양상은 어떤가?(안정되었나? 질질 끄는가? 운동실조증(ataxic)인가? 느린가, 빠른가?)
- 걸을 때 발을 들어올릴 수 있는가? 아니면 질질 끄는가?
- 걸을 때 자세는 곧바른가?
- 몸의 양쪽 부분이 균형을 이루면서 걷는가?
- 어떻게 균형을 유지하는가?
- 걸을 때 어떤 신발을 신는가?
- 걷는 데 방해가 되는 발문제가 있는가?(예: 건막류(bunions), 굳은 살(calluses))
- 불편을 느끼지 않고 얼마나 멀리 걸을 수 있는가?
- 보행하는 데 보조기구(지팡이나 보행기)가 필요한가?

- 보조기구를 적절히 사용하는 방법에 대하여 아는가?
- 보조기구를 이용하는 데 편안하고 자신있어 보이는가?
- 보행하는 데 다른 사람의 도움이 필요한가?
- 걷지 못한다면 노인의 활동수준은 어느 정도인가?
- 휠체어를 사용하는가?
- 휠체어를 스스로 작동할 수 있는가?
- 수동적인 근관절가동범위운동(range-of-motion)을 받는가?
- 환경이 노인에게 안전한가?

표 14-1은 노인에서 운동장애 관련 위험요인들이다.

(2) 간호진단

운동장애(impaired physical mobility)

(3) 간호목표/기대되는 결과

운동장애가 있는 노인에서 간호목표는 ① 근력과 가동성을 유지시켜 주는 신체활동에 참여한다; ② 정상적인 해부학적 자세와 모든 관절의 기능을 유지한다; ③ 관절구축(joint contractures)과 족저굴곡(foot drop)이 발생하지 않는다; ④ 보조기구를 사용하여 근력과 운동을 유지하거나 증가된다.

(4) 간호중재

다음은 병원이나 시설에서 행할 수 있는 간호중재이다.

① 처방된 활동수준을 파악한다.

노인의 전체적인 신체상태를 기본으로 의사는 활동수준을 결정한다. 노인이 가능한 한 활

표 14-1. 노인에서 운동장애 관련 위험요인들

- 근지구력이나 근력을 감소시키는 임상적 상태로 인한 신체활동 내구성의 저하
- 통증
- 신경근육계나 근골격계 이상
- 인지손상(치매나 알츠하이머 병)
- 극심한 불안이나 우울
- 침상안정이 처방됨.
- 제한적인 보조기구들(억제대, 석고붕대, 부목, 고정기)

동적인 것은 좋지만 처방된 활동수준을 넘지 않도록 주의한다. 특히 간호사가 골절이나 관절 전치환술과 관련된 체중부하 제한을 알고 있는 것은 중요하다.

② **근력과 관절 가동성을 지속적으로 사정한다.**

노인의 근력과 관절 가동성은 항상 일정하지 않다. 날씨와 같은 단순한 변화에도 쉽게 변할 수 있으며 건강상태 변화의 조기 신호일 수도 있다. 간호사는 낙상을 경험했거나 쇠약한 노인의 가동성에 특별한 주의를 기울여야 한다. 편측 약화나 심한 통증과 같은 심각한 변화는 즉시 의사에게 보고한다.

③ **매일의 간호내용에 신체적 가동성을 증진시키는 활동을 포함한다.**

목욕을 하면서 동시에 수동적 근관절가동범위운동을 할 수 있다. 옷입기, 식사하기, 치장하기, 화장실가기 및 다른 일상생활활동은 능동적인 운동이 될 수 있다. 일상생활활동의 최소한의 참여만으로도 신체적 가동성을 증가시킬 수 있다. 목욕을 하면서, 머리를 빗으면서, 양치질을 하면서 행해지는 어떠한 운동이든지 관절과 근육을 사용하게 되므로 도움이 된다.

④ **좋은 신체선열과 잦은 체위변경을 실시한다.**

와상상태의 노인은 관절 가동성 상실의 위험이 크다. 불량한 신체선열은 근육을 피로하게 하여 구축을 증가시킨다. 엉덩이, 무릎, 발의 굴곡경축(flexion contractures)은 보다 강한 굴근(flexor muscle)이 지배적일 때 발생한다. 이러한 구축으로 영구히 바르게 서거나 걸을 수 있는 능력을 상실할 수 있다. 이를 예방하기 위해서는 좋은 신체선열과 체위가 중요하다. 체위유지에 사용되는 보조기구(예: 베개, trochanter rolls, 발 지지대)는 적절한 신체선열을 유지하는 데 도움이 된다.

⑤ **신체운동을 제한하는 불필요한 억제대를 피한다.**

조끼억제대, 휠체어 식탁, 페달, 안전막대 등은 신체운동을 제한하는 억제대이다. 전통적으로 이들은 낙상으로 인한 손상을 보호하기 위해 사용되어 왔다. 그러나 이러한 보조기구로부터 보호를 받는 노인은 관절이나 근육의 근력과 기능을 상실해서 보다 더 손상의 위험이 증가된다. 부목이나 다른 보조기구들이 관절운동을 제한하지 않는지 확인해 본다.

⑥ **근력과 관절 가동성을 유지하기 위해 적합한 운동-활동 계획을 세울 때 물리치료사와 상담한다.**

물리치료사는 노인에게 도움이 될 수 있는 운동을 제안해 줄 수 있다. 그러한 운동을 간호계획의 일부로서 매일의 일과에 포함한다(그림 14-1). 수동적 관절가동범위운동은 관절 유연성 유지에 도움이 되지만 근력유지에는 도움이 되지 않는다. 부동상태의 노인은 하루에 최소한 두 번씩 수동적 관절가동범위운동을 실시해야 한다. 능동적 관절가동범위운동은 관절 유연성과 근 긴장도에 도움이 된다. 반신마비 노인에게 신체부위 중 더 강한 부위를 이용하여 보다 약한 부분을 운동시키는 방법을 교육할 수 있다. 리듬은 운동을 격려시키기 때문에

누워서 하는 운동

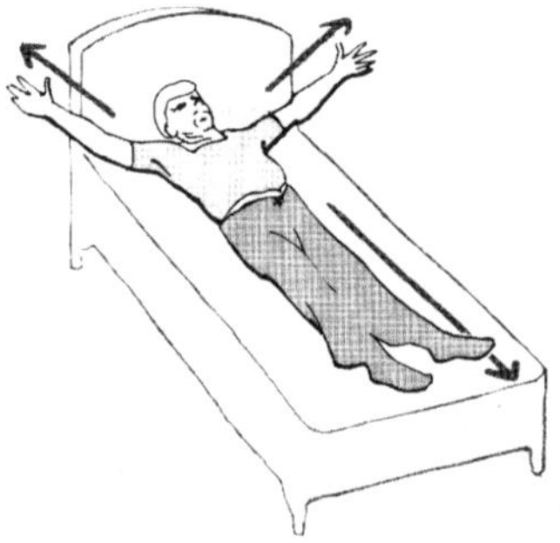

팔과 다리를 쭉 편다; 심호흡을 한다.

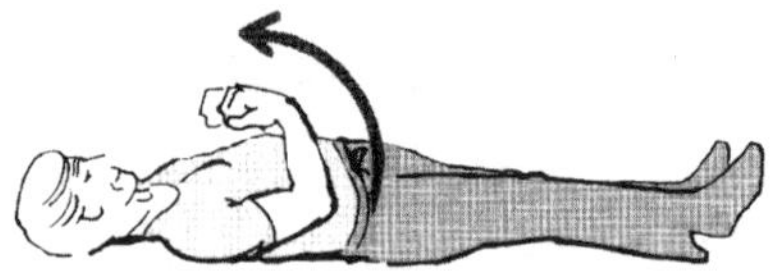

팔을 몸통에 붙이고, '알통이 생기도록(making a muscle)' 힘을 주며 팔꿈치를 구부린다.

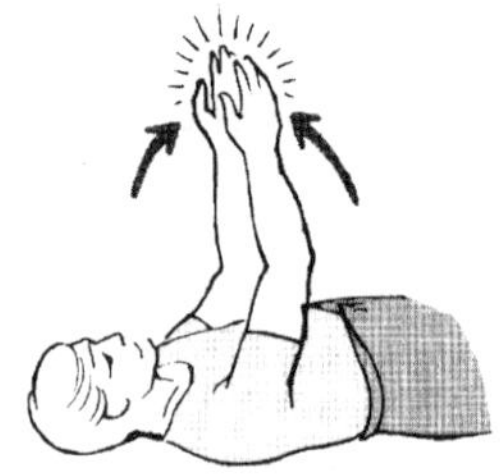

머리 바로 위에서 손바닥을 마주친다.

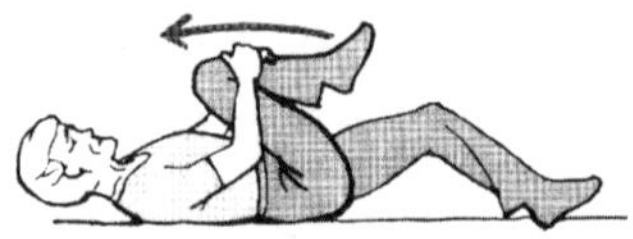

양손으로 무릎을 잡고 가슴까지 끌어올린다.

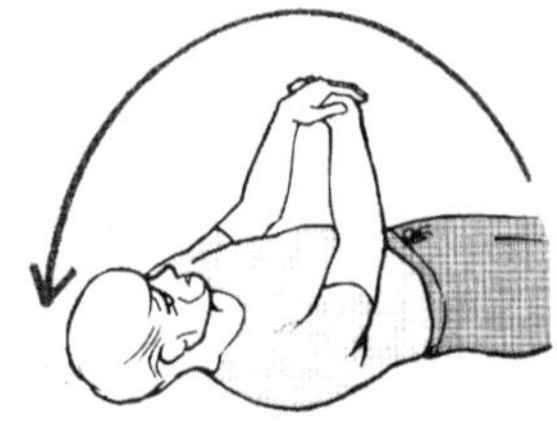

배 위에 손을 포갠다; 팔이 머리 위를 지나도록 올린다.

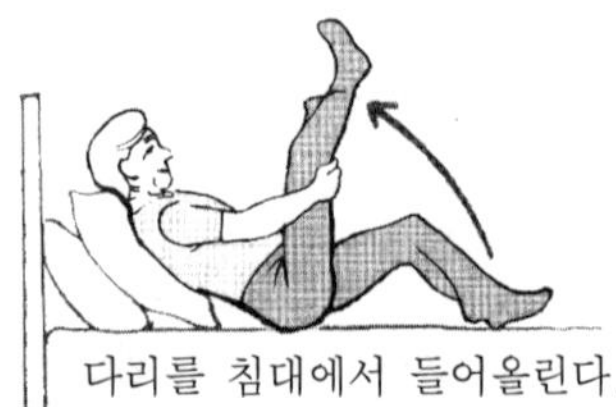

다리를 침대에서 들어올린다. 무릎을 구부리지 않고서 한다. 필요하면 팔을 사용하도록 한다.

앉아서 하는 운동

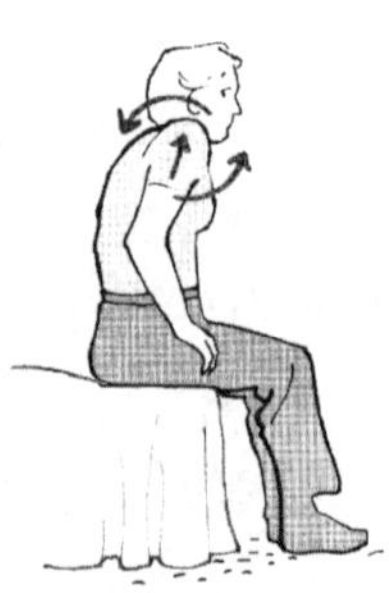

어깨를 앞으로 뒤로 원운동시킨다. 귀까지 닿을 정도로 가능한 한 크게 움직인다.

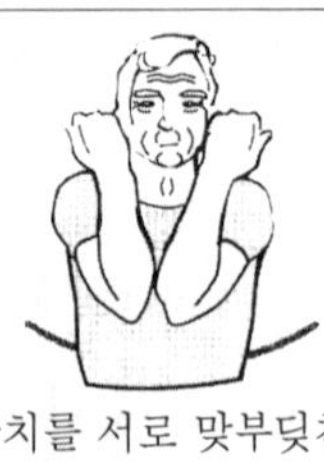

팔꿈치를 서로 맞부딪친다.

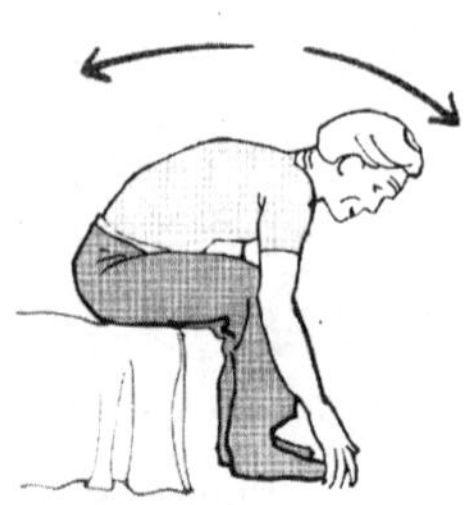

앞으로 구부려 팔을 아래로 떨어뜨린다; 손이 바닥에 닿도록 한다.

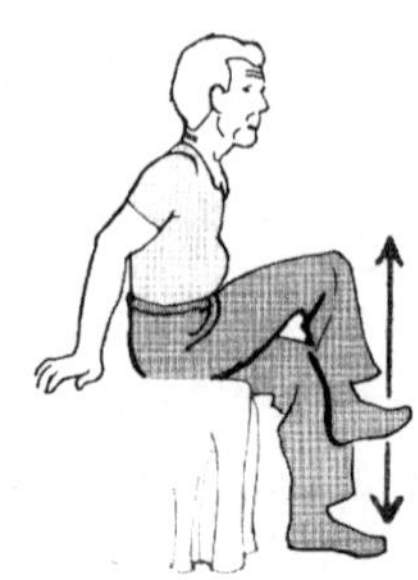

앉아서, 걷는 것처럼 무릎을 위아래로 들어 올렸다 내렸다 한다. 오른발이 바닥에 닿을 때마다 숫자를 센다. 무릎을 높이 든다.

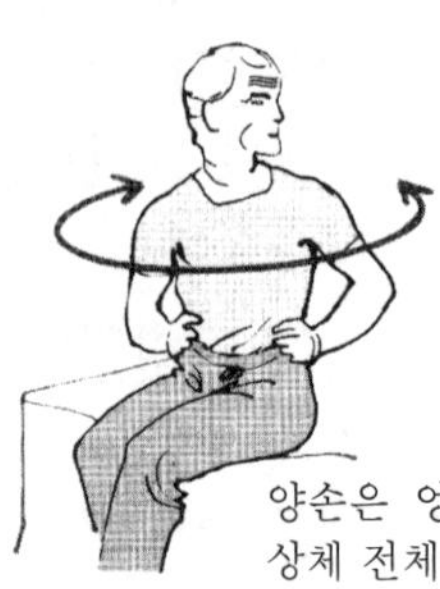

양손은 엉덩이에 붙인 채 상체 전체를 돌린다.

자료: Johnson-Paulson, J. E. & Kosher, R. (1985). *Geriatr Nurs* 322.

그림 14-1. 눕거나, 앉거나, 일어서서, 걸으면서 할 수 있는 여러 가지 운동

일어서서 하는 운동

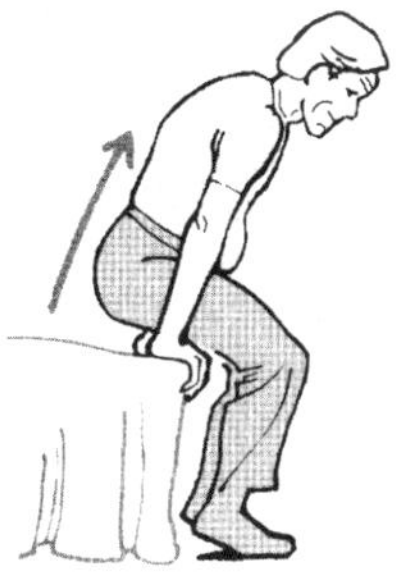

팔을 침대에 딛고 일어선다; 현기증이 나면 앉았다가 다시 시작한다.

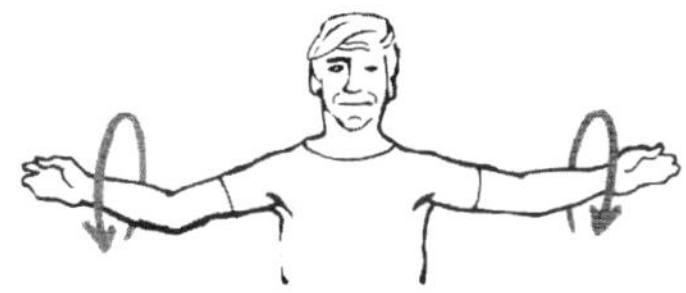

양팔을 뻗고 원운동을 시킨다.

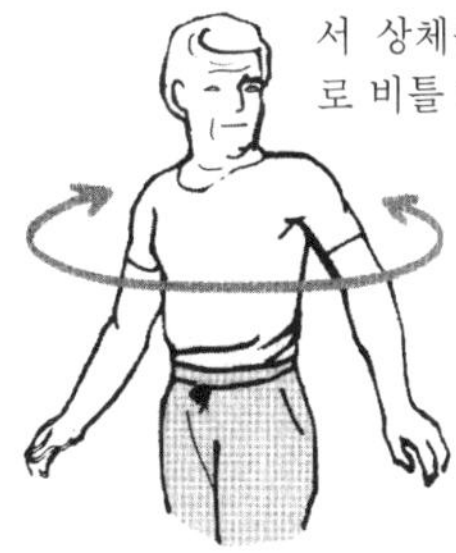

발을 땅에 딛고 팔을 흔들면서 상체를 비튼다; 오른쪽으로 비틀 때마다 숫자를 센다.

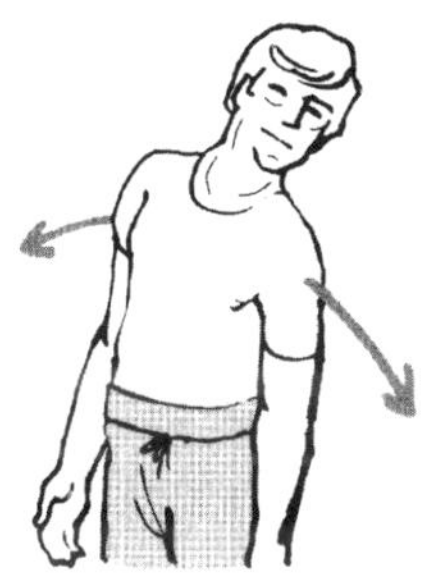

양팔을 몸통에 붙이고 가능한 한 멀리 허리를 오른쪽으로 구부리고, 다시 왼쪽으로 구부린다.

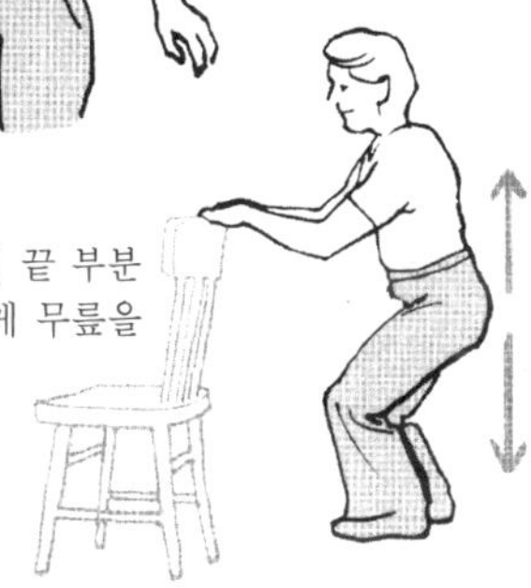

침대나 의자의 끝 부분을 잡고 가볍게 무릎을 구부린다.

걸으면서 하는 운동

걷기는 좋은 운동이다. 근 긴장도와 관절 유연성을 돕고, 심장이나 순환계에도 좋다. 매일 20분, 주당 3회씩 걸으면 조깅하는 것처럼 심장에 좋다. 그러나 조깅과 같은 효과를 얻으려면 조깅보다 오래 걸어야 한다. 오랜 시간 동안 빨리 걸을 수 없는 사람은 근육이 피로할 때까지 걸으면 근육의 건강상태를 유지하는 데 유익하다.

운동이 과다하다는 징조가 나타나면 멈추도록 하고, 아래와 같은 증상이 있으면 병원에 가도록 한다.

- 심하게 숨이 가빠짐.
- 가슴 통증
- 심각한 관절통
- 현기증이나 기절할 것 같은 느낌

걷기 운동을 할 때 자신이 걸을 수 있을 만큼만 걷도록 한다. 대화를 하면서 걸으면 좋다. 대화를 할 수 없으면 속도를 낮추도록 한다.

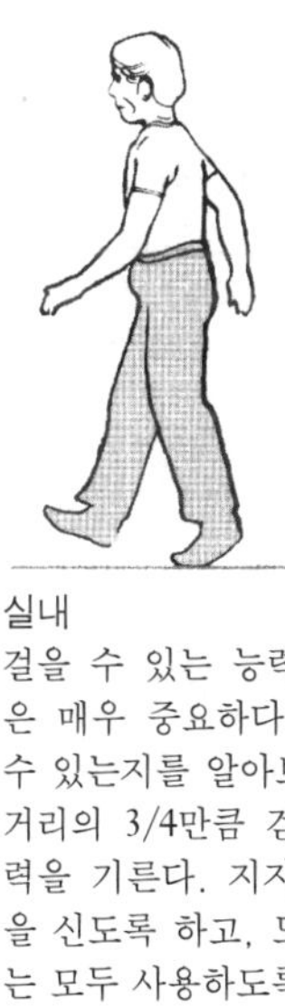

실내

걸을 수 있는 능력을 유지하는 것은 매우 중요하다. 얼마만큼 걸을 수 있는지를 알아보려면 매일 정한 거리의 3/4만큼 걷도록 하여 지구력을 기른다. 지지력이 좋은 신발을 신도록 하고, 도움이 되는 장비는 모두 사용하도록 한다.

실외

조깅화 같은 부드럽고 지지력이 좋은 신발을 신도록 한다. 걸을 때 발끝을 멀리 차면서, 뒷꿈치를 바닥에 닿으면서 걷는다. 가볍게 팔을 흔들어 준다. 10분 동안씩 걷기 시작하여 20분, 30분으로 늘려 가도록 한다.

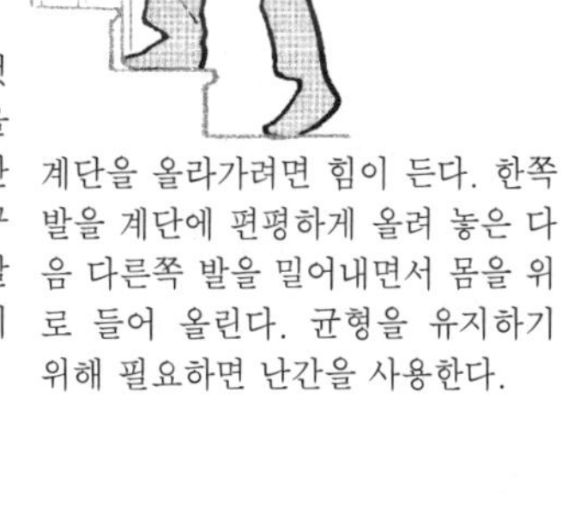

계단을 올라가려면 힘이 든다. 한쪽 발을 계단에 편평하게 올려 놓은 다음 다른쪽 발을 밀어내면서 몸을 위로 들어 올린다. 균형을 유지하기 위해 필요하면 난간을 사용한다.

그림 14-1. 계 속

흔히 운동시 음악을 들려주면 효과적이다. 팔, 배, 엉덩이 근육을 긴장시키고 이완시키는 동작을 반복하는 운동인 등장성 운동(isometric exercise)은 복근, 둔부근 및 대퇴사두근의 근력을 유지하는 데 도움이 되지만, 관절에는 영향을 주지 않는다. 등척성 운동(isotonic exercise)은 trapeze를 이용하여 신체를 침상에서 들어올리는 것, 발 받침대에 저항하여 압력을 주는 것, 힘을 주며 엉덩이를 매트리스에서 일으키는 동작을 포함하여 근력, 근 긴장도, 관절 가동성 향상에 도움이 된다. 심장질환이 있는 노인에서 등장성과 등척성 운동은 심혈관계 자극이 될 수 있으므로 주의를 요한다. 즉 혈압을 상승시키고 발살바법(valsava maneuver)을 이용하게 되어 심장 과부하나 심정지를 유발할 수 있다. 이 문제를 예방하기 위해 노인은 운동하는 동안 구강호흡을 하도록 지도되어야 한다.

⑦ 활동하기에 적합한 복장과 신발을 착용했는지 확인한다.

운동을 하기에 적합한 옷과 신발을 고르도록 한다. 의복은 몸을 편하게 하고 환경에 적합한 것이 좋다. 슬리퍼는 걸을 때보다는 휴식을 취할 때 신기에 적당하다. 가능한 한 항상 신발을 신고 있도록 한다. 신발은 발에 잘 맞고 잘 지지해 주는 것을 신어야 낙상의 확률이 적다. 발문제가 있는 경우 특별히 고안된 신발이 필요하다. 특히 발을 자유롭게 들어올릴 수 없는 경우와 같은 보행장애는 낙상의 위험이 높다. 여성노인들, 특히 척추후만증(kyphosis)이 있는 경우 굽이 낮은 신을 신어 걸을 때 균형을 잃지 않도록 한다.

⑧ 최대한의 신체적 노력이 기대될 때 진통제의 최대 효과를 볼 수 있도록 적절한 시간에 투약한다.

통증은 신체 가동성을 감소시키는 흔한 이유이다. 간호사는 통증을 악화시키거나 완화시키는 특별한 활동을 알고 있어야 한다. 통증은 피로를 증가시킨다. 따라서 지나치게 피곤하지 않도록 활동을 조절해야 한다. 항염제나 진통제는 신체활동 시간에 맞추어 가능한 한 편안할 수 있는 시간에 투약한다.

⑨ 보조기구를 정확하게 사용하는 방법에 대해 잘 알고 있는지 확인하고, 실제로 활동에 활용하고 있는지에 대해서도 확인하도록 한다. 필요한 경우 적절한 사용법을 설명한다.

휠체어나 보행 보조기, 지팡이와 같은 보조기구가 필요한 경우 간호사는 노인이 올바른 사용법을 알고 있는지 확인해야 한다. 특히 계단을 오를 때 어떻게 보행 보조기(walker)를 사용하는지, 걸을 때 손에 지팡이를 올바르게 잡았는지 확인한다. 앉아 있을 경우 휠체어 바퀴에 잠금장치를 잊지 않도록 하여 낙상에 주의한다. 보조기구들은 사용하기 쉽게 항상 가까운 곳에 둔다. 신체의 한쪽 부분이 약한 노인의 경우 보조기구가 강한 쪽 신체부위에 위치하도록 한다. 대부분의 노인이 이와 같은 보조기구 사용을 꺼려하는데, 이는 귀찮기 때문이기도 하고, 건강하지 못하다는 사실을 항상 상기시키는 물건이기 때문이다. 간호사는 노인에게 이러한 보조기구가 안전을 위해서 매우 중요하다는 사실을 지속적으로 강조할 필요가 있다.

⑩ 휠체어에 앉아 생활하는(wheelchair-bound) 노인에게는 가능한 한 팔이나 발을 사용하도록 격려한다.

걸을 수 없는 경우라도 팔로 휠체어 바퀴를 돌리거나 다리나 발을 사용하여 의자를 앞으로 나아가게 하는 활동을 할 수 있다.

⑪ 보행시 적절한 도움을 제공한다.

보행용 벨트(gait belts)를 착용하거나 한두 명의 보조자의 동행은 안전과 안정감에 도움이 된다. 노인에서 균형감의 상실은 낙상의 위험을 높일 수 있다. 불안정한 노인을 보조할 때 보행용 벨트를 이용할 수 있다. 보행용 벨트를 노인의 중력중심 가까이에 착용하면 간호제공자가 미묘한 균형변화를 쉽게 감지할 수 있어 문제를 예상할 수 있다. 벨트가 너무 느슨하면 갈비뼈 아래로 미끄러져 손상을 유발할 수 있으므로 주의한다. 바지나 옷에 일반적인 벨트(regular belt)를 부착시켜서 사용하기도 하는데, 이것은 일반적으로 너무 좁고 보행용 벨트처럼 안전하게 조여 주지 않기 때문에 주의한다. 노인을 부축하려고 팔을 붙잡는 것은 노인이 넘어지려 할 때 간호제공자가 어깨탈골이나 다른 심각한 손상을 유발할 수 있으므로 주의한다.

다음은 가정에서 행할 수 있는 간호중재이다.

① 규칙적인 활동과 운동의 이점을 교육하거나 강화한다.

표 14-2는 노인에서 운동의 이점을 요약한 것이다. 앉아 있기만(sendentary) 하는 노인에게 이러한 정보를 상기시켜 주거나 운동수행을 격려하는 것이 필요하다. 또 하나의 중요한 사실은 중정도 이상의 신체적 활동은 사망률 감소와 관련있다는 것이다. 신체적 활동은 심혈관계의 개선, 직장암의 위험 감소, 비인슐린 의존형 당뇨에서 혈당조절 효과, 정상근력과 관절기능의 유지, 낙상위험의 감소, 비만 발생률의 저하 등을 포함하는 많은 생리적인 효과가 있다. 또한 활동은 우울증 감소, 기분향상 및 안녕감 증진과 같은 심리적인 이점도 있다.

② 가정에서 운동을 방해하는 장해물이나 상황을 사정한다.

가정에서 운동에 방해가 되거나 낙상의 위험을 높이는 어떤 상황이 존재하면 환경을 수정하여 사고나 손상을 예방할 수 있다.

표 14-2. 노인에서 운동의 이점

• 독립심 유지	• 심혈관 상태 개선
• 활동성 유지	• 근골격 기능 향상 및 유지
• 우울증 예방 및 감소	• 비만예방
• 수면증진	• 스트레스 감소
• 자존감 증진	• 사회적 망(social network)의 확장
• 식욕증진	• 삶의 질 향상

③ 처방된 활동수준에 맞는 적절한 규칙적인 신체활동 계획표를 세우도록 돕는다.

만성적인 질병을 앓고 있거나 앉아서 생활하는 생활양식을 가진 노인은 운동프로그램을 시작하기 전에 반드시 의사와 상담하도록 한다. 알맞은 수준의 운동계획이 수립되면 서서히 시작하도록 하여 충분한 시간을 갖고 최적의 수준을 찾도록 한다. 운동이 매일 일과 중 하나가 되도록 계획을 세우는 것은 중요하다. 1주일에 3회, 20~30분 정도 소요되는 운동을 정하는 것이 좋다. 오전에 운동하면 가장 좋으나 오후나 초저녁도 괜찮으며, 무엇보다도 노인의 에너지 상태가 가장 좋은 시간에 운동을 하는 것이 바람직하다. 식후 2시간 동안은 소화하기 위해 혈액이 위장관에 공급되므로 식사 직후에는 강도 높은 신체활동을 하지 않도록 한다. 걷기는 노인에서 가장 좋은 운동이며 수영과 자전거 타기도 좋다. 노인정이나 지방자치단체에서 제공하는 에어로빅 같은 프로그램은 운동 이외에 사회적 관계의 기회를 제공한다. 다른 사람들과 함께 운동하게 되면 동기부여에 좋고 보람을 느끼며 기분도 좋아진다.

④ 준비운동과 마무리 운동의 중요성을 설명해 준다.

운동을 시작하기 전에 5분 동안 준비운동을 하도록 한다. 관절을 유연하게 하고 근육도 서서히 늘려주는 간단한 운동이 좋다. 운동 후에 마무리 운동이 중요하다는 사실도 잊지 않도록 한다. 서서히 5분 동안 운동(준비운동과 비슷하게)해 주면 근육에서 체순환으로 혈액이 귀환하는 데 도움이 된다.

⑤ 환경에 적합한 옷차림과 안전을 위한 적절한 신발의 중요성을 설명한다.

운동계획을 세울 때는 날씨가 너무 뜨겁거나, 춥거나, 습기가 많거나, 공해가 심하거나 하는 환경을 고려한다. 더운 날에는 아침 일찍 운동하거나 기온이 내려간 저녁 무렵에 하는 것이 좋다. 공해가 심해서 오존경계령이 내린 경우는 실외운동을 최소화하는 것이 바람직하다. 더운 날에는 옷을 가볍게 입고 통풍이 잘 되도록 느슨한 옷을 입도록 한다. 매우 추운 날에는 실내운동이 좋다. 매우 추운 날에 특히 심장이나 호흡계 질환이 있는 노인은 스트레스를 받을 수 있으므로 외출시 보온에 주의한다.

⑥ 병원방문이 필요한 증상이나 징후를 검토한다.

활동 도중에 발생하는 새롭거나 특별한 통증, 쇠약감 및 기대되지 않은 증상이 있으면 즉시 의사에게 보고해야 한다.

⑦ 시설에서 사용하고 있는 중재방법을 활용하도록 한다.

2) 활동 지속성 장애(Activity intolerance)

활동 지속성 장애는 노인이 필요하거나 바람직한 일상생활활동을 수행하기 위한 생리적 및 심리적 에너지가 불충분한 상태를 의미한다. 활동 지속성 장애는 앉아서만 생활하는 노인에서 흔한 문제이다.

(1) 활동 내구성 사정

- 숨이 가빠지고 피곤하거나 쇠약감을 호소하는가?
- 숨이 가빠지거나 피곤한 증상이 나타날 때까지 얼마나 활동할 수 있는가?
- 정상적이거나 정규적인 활동 참여가 감소하였는가?
- 활동에 대한 흥미가 줄어들었다고 호소하는가?
- 맥박과 혈압은?
- 활동시 활력징후가 정상범위 내에 있는가?
- 체위성 저혈압이 있는가?
- 충분한 영양섭취를 하고 있는가?

표 14-3은 노인에서 활동 지속성 장애 관련 위험요인들이다.

(2) 간호진단

활동 지속성 장애(activity intolerance)

(3) 간호목표/기대되는 결과

활동 지속성 장애가 있는 노인의 간호목표는 ① 활동 내구력을 증진시키는 활동을 한다; ② 활동 지속성 장애에 기여하는 요인을 규명한다 등이다.

(4) 간호중재

다음은 병원이나 시설에서 행할 수 있는 간호중재이다.

① 활동 지속성 장애에 기여하는 요인을 규명한다.

사람들은 여러 가지 이유로 신체활동을 중단한다. 따라서 문제의 원인에 따라 간호 접근방

표 14-3. 노인에서 활동 지속성 장애 관련 위험요인들

- 앉아서 생활함(sedentary lifestyle).
- 자존감, 자긍심, 독립심 감소
- 전반적인 쇠약감, 부동, 침상안정으로 제한됨.
- 산소화(oxygenation)와 관련된 문제
- 인지장애(알츠하이머 병, 치매)
- 영양불량

법도 달라져야 한다. 예를 들어 배우자가 사망하여 우울한 노인이 활동에 참여하지 않고 있는 경우와, 심장에 이상이 생겨서 더 이상 신체적인 활동을 하는 것이 무리인 노인의 경우는 크게 다르다. 어떤 노인은 활동수준의 저하에 명백한 이유가 없다. 간호사는 효과적인 간호계획을 수립하기 위해 개인의 특별한 근심과 문제를 알아야 한다.

② 필수적이거나 바람직한 활동에 대한 노인의 관점을 파악한다.

간호사가 중요하다고 생각하는 활동과 노인이 가치있게 여기는 활동은 다를 수 있다. 그러므로 활동계획과 실천에 대해 노인과 논의해야 한다. 노인이 중요하다고 생각하는 목표나 활동은 동기부여가 보다 잘 된다.

③ 보다 쉬운 활동에서 보다 어려운 활동으로 진행할 수 있도록 계획을 세운다.

가장 적게 힘이 드는 활동에서 시작하여 보다 많은 신체적 노력이 요구되는 활동을 계획한다. 저강도의 활동도 견디기 힘든 노인에게 너무 빠르고 과중한 활동은 쇠진, 실패감과 동기상실을 유발할 수 있으므로 서서히 진행시킬 필요가 있다. 일단 경한 활동을 견디어 내면 다음에 보다 신체적으로 힘든 활동을 시도하기가 수월해진다.

④ 휴식과 활동을 번갈아 가면서 활동을 조절하도록 격려한다.

단시간 내에 많은 활동을 하려고 시도하는 것은 노인에서 흔한 활동 지속성 장애의 원인이 된다. 대부분의 노인은 활동기와 휴식기를 포함하는 활동계획표가 효과적이다. 노인 스스로 활동속도를 조절함으로써 보다 잘 수행할 수 있고 보다 좋은 느낌을 가질 수 있다.

⑤ 활동시 생리적 반응을 사정하기 위해 활력징후를 모니터한다.

노인에서 활력징후는 활동 내구력의 좋은 지침이다. 움직일 수 없거나 의자에 앉아서 생활하는 노인의 활동증가는 활력징후의 중요한 변화를 나타낸다. 빈맥은 활동 프로그램 시작시 흔히 발생하는데, 이와 같은 심박수의 상승이 나타나면 정상화되는 데 성인보다 시간이 오래 걸린다. 혈압의 변화 특히 체위성 저혈압은 노인의 안전에 위험요인이다. 앉아서 생활하는 노인이나 장기 침상안정 노인은 체위변경시 어지러움증이나 현기증을 경험할 수 있으며, 주의하지 않으면 낙상을 초래할 수 있다. 서서히 자세를 바꾸도록 하고, 자세 변경시마다 조금 안정하여 혈압을 조정한 후에 다시 움직이면 낙상이나 손상을 예방할 수 있다.

⑥ 에너지를 보존하는 방법을 가르친다.

활동의 단순한 수정은 노인이 에너지를 보존하는 데 도움이 된다. 즉 서서 옷을 갈아입는 것보다 앉아서 옷을 갈아입는 편이 힘이 덜 들며, 찍찍이(velcro)나 지퍼가 달린 옷이 조그만 단추나 복잡한 잠금장치가 부착된 옷보다 힘이 덜 든다. 또한 끈이 달린 신발보다 끈이 없는 신이 에너지 소모가 적다. 최대한의 활동을 최소한의 노력으로 수행할 수 있도록 환경을 수정하는 데 작업치료사가 도움을 될 수 있다.

⑦ 노인과 가족에게 스트레스 완화법을 가르친다.

심리적 및 생리적 스트레스는 신체에 부담을 주고, 노인에서 활동 내구력을 저하시킨다.

다음은 가정에서 행할 수 있는 간호중재이다.

① 에너지 소비를 줄이고 안전을 증진시키는 방향으로 환경을 수정한다.

자주 사용하는 물건들은 가까운 곳에 두도록 한다. 텔레비전, 오디오, 스탠드를 조절할 수 있는 조정기를 준비하는 것이 좋다. 가구들도 쉽게 휴식을 취할 수 있도록 배치한다. 주변 환경의 안전여부를 항상 살핀다.

② 힘이 많이 드는 활동을 보조할 수 있는 가족이나 지역사회 자원을 파악한다.

노인이 청소나 요리, 빨래와 같이 에너지 소비가 큰 활동을 할 때 가족들이 돕도록 격려한다. 이것이 가능하지 않다면 무료식사배달과 같은 서비스단체를 이용할 수 있도록 주선한다.

③ 시설에서 사용하고 있는 간호중재를 활용하도록 한다.

3) 산소화와 관련된 문제(Problems related to oxygenation)

신체조직이나 기관들이 기능하기 위해서는 충분한 양의 산소가 필요하다. 호흡기계와 심혈관계는 신체의 산소요구에 부합하기 위해 협조한다. 따라서 어느 한 체계의 부적절한 기능은 다양한 생리적 변화를 유발한다.

노화된 심장과 폐는 일반적으로 정상적인 활동수준의 욕구를 충족시킬 수 있다. 그러나 정서적 또는 신체적 스트레스가 있을 경우 신체의 생리적 요구에 대처할 수 없게 된다.

(1) 조직 산소화의 사정

- 피곤함을 심하게 느끼는가?
- 피로를 유발하는 활동은 어느 수준인가?
- 노인이 오심, 구토, 식욕감퇴를 호소하는가?
- 호흡곤란을 호소하는가? 밤 동안과 같이 하루중 특별한 시기에 증상이 더 심한가?
- 가슴통증을 호소하는가?
- 빈맥이 나타나는가?
- 호흡수는 얼마인가?
- 숨쉴 때 힘들이지 않고 조용히 쉬는가? 그렇지 않으면, 정확히 기술하라.
- 숨쉴 때 가슴이 균일하게 팽창하는가? 숨을 깊게 쉬는가, 얕게 쉬는가?
- 노인이 숨쉬기 보다 편한 자세를 유지하는가?
- 기침을 하는가?

- 생산성 기침(productive cough)을 하는가?
- 가래의 양상은 어떤가?
- 대체적인 산소공급 지시가 있는가?
- 공기오염에 노출된 과거력이 있는가?
- 흡연자인가?
- 청색증이 나타나는가? 피부가 차갑고 습한가? 발한은?
- 피부가 만지면 차가운가?
- 경정맥(jugular vein)이 확장되었는가?
- 말초맥박이 촉지되는가? 신체 양쪽의 맥박이 동일한가?
- 손톱 밑의 피부와 색깔은 어떤가?
- 모세혈관충만시간(capillary refill time)은 어떤가?
- 발과 하지에 정상 양의 털이 있는가?
- 보행시 다리에 통증이 있는가?
- 통증이 심한가? 쉬면 완화되는가?
- 손발이 차갑다고 호소하는가?
- 말초부종이 있는가?
- 정상적인 수분섭취에도 소변 배출량이 적은가?
- 갑자기 체중이 5kg 이상 늘었는가?
- 혼돈증상이 나타나는가?
- 불안이나 집중할 수 없다거나 불면증을 호소하는가?
- 관련있는 임상적 수치(예: 헤모글로빈, 헤마토크릿, 심장효소, 전해질)가 변화하였는가?
- 심전도상 변화가 있는가?
- 흉부방사선 사진에 심장의 확대 및 울혈 증상이 나타나는가?

표 14-4는 노인에서 감소된 심박출량 관련 위험요인들이다.

표 14-4. 노인에서 감소된 심박출량 관련 위험요인들

• 혈관의 동맥경화성 변화
• 울혈성 심부전
• 심근경색
• 만성 폐색성 폐질환
• 불안 및 통증을 포함한 심리적 · 생리적 스트레스 증가
• 중증 빈혈(severe anemia)

(2) 간호진단

심박출량 감소(decreased cardiac output)

가스교환 장애(impaired gas exchange)

비효율적 기도청결(ineffective airway clearance)

비효율적 호흡양상(ineffective breathing pattern)

(3) 간호목표/기대되는 결과

가스교환 장애가 있는 노인에서 간호목표는 ① 기도의 개방성을 유지한다; ② 효과적인 호흡양상이 나타난다; ③ 호흡곤란, 협심증, 청색증이 나타나지 않는다; ④ 활동 내구력의 증가가 나타난다; ⑤ 신체적 및 심리적 스트레스 감소법을 규명한다; ⑥ 향상된 심기능 증상이 나타난다(안정된 활력징후, 적절한 소변량, 적절한 조직관류) 등이다.

(4) 간호중재

다음은 병원이나 시설에서 수행할 수 있는 간호중재이다.

① 활동 전, 중, 후에 호흡과 맥박을 사정한다.

활력징후는 활동 내구력의 좋은 지침이다. 빈맥은 감소된 심박출량의 흔한 증상이다. 즉 감소된 혈량을 보상하기 위해 심박수는 보다 더 빨라진다. 이와 같이 증가된 심박수는 심근에 스트레스를 증가시키고 문제를 보다 심각하게 만든다. 노인에서 일단 심박수가 상승하면 정상적인 박동률을 회복하는 데 젊은이보다 시간이 더 오래 걸린다. 지속적으로 빈맥이 나타나거나 정상상태로 회복하는 데 너무 오랜 시간이 소요된다면 심장에 심각한 이상이 생긴 것이다. 신체의 산소 요구량을 충족시키기 위해 심박수가 증가하면 호흡수도 증가한다. 심각한 심장장애로 폐에 수분이 고이게 되면 산소화가 방해받고, 더 나아가 심장에 스트레스가 부가된다.

② 임상검사치, 방사선 사진, 기타 진단결과를 모니터한다.

헤마토크릿과 동맥혈 가스분석은 혈액의 산소전달 능력에 관한 정보를 제공한다. 심장효소분석 결과(예: 크레아티닌 포스포키나아제(creatinine phophokinase)와 락테이트 디하이드로게나아제(lactate dehydrogenase) 상승)는 심근경색으로 인한 심장손상을 의미한다. 특히 노인이 이뇨제를 복용하는 경우에는 전해질 수치가 상승한다. 흉부방사선 사진은 폐울혈 여부를 밝혀주는데, 이는 폐부종이나 호흡기도 감염을 의미한다. 심전도와 같은 진단검사는 다른 증상이 명확하게 나타나기 전에 심장의 병리적 변화를 보여준다.

③ 부가적인 근육사용을 포함한 호흡노력을 관찰한다.

호흡곤란 노인은 호흡시 힘들어 보인다. 복부와 어깨의 부가적인 근육의 이용은 정상적인 호흡보다 힘이 든다는 것을 의미한다.

④ 모세혈관충만시간(capillary refill time)의 점검과 청색증 관찰을 통해 산소화를 평가한다.

하지로의 혈액흐름의 감소로 피부는 차갑고 습해지며, 모세혈관충만시간이 느려지고, 청색증이 발생한다. 이러한 증상은 대개 입술과 손톱 끝부분에서 관찰된다. 모세혈관충만시간의 지연은 하지로의 혈액공급이 제한받는다는 것을 의미한다.

⑤ 특히 하지에서 말초맥박을 사정한다.

말초맥박 사정을 통해 충분히 산소를 공급받지 못하고 있는 부위를 알 수 있다. 하지는 노화로 인한 동맥경화적 변화 때문에 가장 위험하다. 불충분한 산소공급은 허혈과 괴사를 초래한다. 경미한 허혈은 하지의 탈모를 유발하고, 심한 경우 울혈성 궤양과 발의 괴사를 야기하여 흔히 절단이 필요하게 된다.

⑥ 가슴을 가장 크게 확장시킬 수 있는 자세를 취하도록 하고, 잦은 체위변경을 격려한다.

노화로 인한 변화는 흉강의 크기를 감소시킨다. 산소 교환량을 최대화하려면 가능한 한 똑바로 서거나 앉아야 한다. 와상노인은 폐 안의 호흡 분비물의 정체와 울혈을 예방하기 위해 자주 체위를 변경해야 한다.

⑦ 분비물은 청결히 관리하고 효과적인 기침을 교육한다.

노인은 근력과 근 긴장도가 약화되기 때문에 효과적인 기침이 어렵다. 기관지에서 분비되는 노폐물을 제대로 배출해 내지 못하면 기관지 감염을 유발할 위험이 있다. 너무 쇠약해져서 기관지 분비물을 제거할 수 없다면 흡인해야 한다. 흡인시 과도한 호흡기도 자극은 분비물 생산을 증가시킬 수 있으므로 주의한다.

⑧ 심혈관과 호흡기계 기능을 증진시킬 수 있는 약물을 투여한다.

강심제(cardiotonics)와 같은 약물이 심박출력을 강화하기 위해 처방될 수 있다. 진해제(mucolytics), 기관지 확장제(bronchodilators), 거담제(expectorants)와 같은 약들도 호흡 분비물을 제거하는 기능을 향상시키기 위해 복용할 수 있다. 간호사는 특히 활력징후를 주의깊게 모니터하면서 약물 부작용을 관찰한다.

⑨ 지시된 대체산소(supplemental oxygen)를 공급한다.

대체산소의 공급은 이용 가능한 산소량을 증가시켜 숨쉬기를 훨씬 수월하게 한다. 고농도의 산소는 호흡노력을 감소시킬 수 있기 때문에 일반적으로 저농도가 이용된다. 대체산소 공급시 가장 많이 사용되는 장비는 비강관(nasal cannula)이다. 비강관으로 산소공급시 코에 막힘이 없는지 먼저 살피고, 플라스틱 튜브가 지나는 부위의 피부가 상하지 않도록 주의한다. 산소를 공급할 때 안전을 위해서 금연표지판의 부착과 같은 안전 주의사항이 중요하다.

⑩ 환기를 증진시키기 위해 폐활량계(spirometers)를 사용한다.

호흡노력을 증진시키기 위해 강화 폐활량계(incentive spirometer)가 사용될 수 있으며, 노인에게 사용방법에 대해 설명한다. 이러한 장비들은 불쾌감을 줄 수 있으며, 일반적으로 노인은 사용을 꺼려한다. 간호사는 지속적으로 이 장비들의 중요성을 강화하고 규칙적인 간격으로 사용할 것을 격려한다.

⑪ 통증유무, 위치, 지속기간을 사정한다.

활동중 통증이 발생하면 통증의 위치, 강도, 한 부위에 제한되는지, 다른 부위로 방사되는지 등을 사정해야 한다. 활동중에 발생하는지, 활동 후에 발생하는지를 아는 것은 매우 중요하다. 가슴부위에서 시작되는 협심증 통증은 관상동맥이 협착되었거나 증가된 산소요구 때문에 심근의 산소결핍시 발생한다. 보통 왼쪽 상단부위 가슴에서 시작하여 왼쪽 팔부위로 진행된다. 턱에서 통증을 느끼는 경우도 있다. Nitroglycerin과 같은 관상동맥혈관확장제(coronary vasodilators)를 사용하여 혈액흐름을 개선시키고 통증을 완화시킬 수 있다.

간헐적 파행증(intermittent claudication)은 경련이나 땅김, 쑤심과 같은 통증의 특별한 유형이다. 이 통증은 발이나 종아리에서 흔히 발생하지만, 대퇴나 엉덩이로 진행될 수 있다. 활동중에 발생하고 휴식을 취하면 사라지는 것이 보통이다. 이 증상은 다리조직에 산소공급이 충분치 않다는 신호로 허혈의 결과이다. 많은 경우에 매일 60분 동안 걷고, 통증이 생기면 쉬었다가 다시 걷는 운동이 권장되고 있다. 혈관수축(예: 흡연)을 유발하는 행동은 금해야 한다. 냉(cold)은 상황을 악화시킬 수 있으므로 차가운 환경도 피한다.

⑫ 진정제와 통증완화제를 주의깊게 투약한다.

대부분의 진정제와 진통제는 호흡수나 깊이에 영향을 미친다. 따라서 이러한 약을 복용하기 전에 호흡의 깊이와 속도에 대한 사정을 통해 안전성 여부를 확인해야 하며, 투약 후에도 다시 호흡을 사정하는 것이 필요하다.

⑬ 고요하고 평화로운 환경을 유지하고 정서적 지지를 제공한다.

스트레스는 신체에 산소요구를 부가시킨다. 고요하고 평화로운 환경은 스트레스 영향을 감소시킬 수 있다. 문을 닫고 조용한 음악을 틀어주거나 노인의 근심거리에 대해 주의깊게 경청해 주는 것도 스트레스를 감소시키는 데 매우 이롭다.

⑭ 스트레스 감소방법에 대해 설명한다.

비약물적인 중재, 즉 명상(meditation)이나 심상법(guided imagery), 바이오피드백(biofeedback), 이완요법(relaxation technique)을 사용하여 스트레스를 조절할 수 있다. 이러한 기법들을 노인이 활용할 수 있다면 노인은 스스로 자신의 행동을 조절할 수 있게 된다.

⑮ 의학적 제한 내에서 좋은 영양과 수분섭취를 격려한다.

적절한 수분섭취는 호흡 분비물을 액화상태로 만들어 주어 객담배출이 수월해진다. 울혈성 심부전이나 다른 질병이 있는 노인은 수분정체가 있을 수 있으므로 주의깊은 수분공급과 수분과다 증상의 관찰이 중요하다. 좋은 영양 특히 철분의 적절한 섭취는 적당한 헤모글로빈의 생성에 필수적이며, 이는 산소전달에 필요하다.

다음은 가정에서 행할 수 있는 간호중재다.

① 산소공급 장치를 안전하게 사용하는 방법에 대해 설명한다.

노인과 가족들이 장비 작동법을 확실히 알고 있는지 확인한다. 산소공급이 필요하면 가족들이 안전수칙을 준수하면서 올바르게 장비를 사용할 수 있도록 가르쳐 준다. 금연이나 화기를 멀리해야 한다는 사실이 중요하다는 사실도 가르친다. 충분한 양의 산소가 공급되고 있는지 확인하는 방법과 장비사용과 관련해서 의문사항이 생겼을 때 도움을 요청하는 방법에 대해서도 교육한다(표 14-5).

산소 농축기를 사용하고 있는 가정에서 정전은 문제가 된다. 따라서 비상시에 산소탱크를 사용할 수 있도록 여분의 탱크를 준비해 두는 것이 바람직하다. 전력회사에 미리 연락해 두어서 필요할 때 재빨리 전력이 공급될 수 있도록 조치해 두는 것도 도움이 된다.

② 가능한 합병증의 증상과 징후 및 합병증 발생시 대처방법에 대해 설명한다.

노인과 가족들이 합병증을 의미하는 증상과 징후를 알고 있어야 한다. 담당의사나 응급실 전화번호를 항상 보이는 곳에 두어 즉시 구조를 요청할 수 있도록 한다.

③ 시설에 이미 마련되어 있는 간호중재를 활용하도록 한다.

표 14-5. 가정산소시스템

기본 용도	장 점	단 점
압축 가스실린더 (compressed gas cylinders) 운동이나 수면시와 같이 간헐적 치료	100% 산소, 비교적 싼 가격, 보관시 손실이 없음, 비교적 이동 편이, 15L/min 공급	부피가 크고 눈에 잘 띄지 않음. 계속 사용하려면 자주 다시 채워져야 함.
액화 산소시스템 (liquid oxygen systemd) 활동적인 노인을 위한 많은 양의 산소 공급	100% 산소, 이동 편리, 가정용 재충전 용기 사용, 6L/min 공급	주마다 재충전 필요, 미사용시 증발함. 셀 경우 연결부위가 얼어붙을 가능성 있음.
농축기 (concentrators) 활동범위가 제한적인 환자에게 적당량의 산소 공급	월별 고정비용, 공급자의 용기 간섭 최소, 주탱크에 재충전되지 않음, 4~5L/min 공급	사용량 증가하면 산소농도 저하 (보통 85~90% 사용 후), 전원 공급 필요, 전기료 증가, 기동성이 필요한 장비 부속품이 필요함(보통 가스실린더).

자료: Dettenmeier P. A. (1992). *Pulmonary Nursing Care*. St. Louis: Mosby.

4) 자기간호결핍(Self-care deficits)

자기간호결핍은 가장 기본적인 일상생활활동(목욕하기, 옷입기, 단장하기, 식사하기, 화장실가기)을 수행할 능력을 부분적으로 또는 완전히 상실한 경우를 의미한다. 고령 또는 질병의 발병은 대부분에서 어느 정도의 자기간호 문제를 유발한다. 자기간호와 관련된 문제는 노인의 자존감과 통제력에 영향을 미친다. 간호사는 노인의 개별적인 자기간호 문제를 파악하여 적절한 간호중재를 계획해야 하며, 이러한 중재는 노인이 자신의 능력을 최대한 발휘할 수 있는 방향으로 수립되어야 한다.

(1) 자기간호결핍의 사정

- 혼자서 식사할 수 있는가? 아니면, 어느 정도의 도움이 필요한가? (0~4)
  0 = 완전 독립
  1 = 보조장비나 도구 필요
  2 = 도움, 감독이나 다른 사람으로부터의 지지가 필요함.
  3 = 보조장비와 다른 사람의 도움이 필요
  4 = 완전 의존
- 화장실에 혼자서 다녀올 수 있는가? 아니면, 어느 정도의 도움의 필요한가? (0~4)
- 혼자서 목욕을 할 수 있는가? 아니면, 어느 정도의 도움이 필요한가? (0~4)
- 혼자서 옷을 입을 수 있는가? 아니면, 어느 정도의 도움이 필요한가? (0~4)

표 14-6은 노인에서 자기간호결핍 관련 위험요인들이다.

(2) 간호진단

자기간호결핍; 식사하기(feeding self-care deficit)

표 14-6. 노인에서 자기간호결핍 관련 위험요인들

- 호흡기계나 심혈관계의 변화에 따른 근력과 지구력의 감소
- 질병이나 노화에 따른 신경근육계나 근골격계의 기능 변화
- 통증
- 인지 · 지각 장애(알츠하이머 병, 치매)
- 극심한 불안이나 우울
- 운동장애

자기간호결핍; 목욕하기/개인위생(bathing/hygiene self-care deficit)
자기간호결핍; 옷입기/몸치장하기(dressing/grooming self-care deficit)
자기간호결핍; 화장실가기(toileting self-care deficit)

(3) 간호목표/기대되는 결과

자기간호결핍이 있는 노인의 간호목표는 ① 제한범위 내에서 가능한 최고 수준의 자기간호를 수행한다; ② 보조기구나 기법을 이용한다; ③ 자기간호 능력과 관련하여 자존감이 증진되었음을 말한다; ④ 도움을 제공해 줄 수 있는 이용 가능한 자원을 규명한다 등이다.

(4) 간호중재

다음은 병원이나 시설에서 행할 수 있는 간호중재이다.

① 노화, 질병과정, 투약, 인지 및 지각의 변화 등과 같은 자기간호결핍에 기여하거나 원인이 되는 요인을 사정한다.

노인의 개별적인 욕구를 규명하지 못하면 간호계획은 의미가 없어진다. 가장 적절한 간호계획을 세우기 위해서는 노인의 기력과 한계에 대한 충분한 사정이 필요하다.

② 문제규명과 간호계획 수립에 노인을 참여시킨다.

자기간호결핍의 극복을 위해서는 노인의 참여와 협조가 필요하다. 이와 같은 협조를 구하기 위해서는 대상자를 전 간호과정에 포함시키는 것이 가장 효과적이다.

③ 활동을 완수할 때까지 충분한 시간을 준다.

나이가 들면 건강하고 활동적인 사람이라도 과제를 완수하는 데 젊은이보다 많은 시간이 필요하다. 자기간호결핍이 있는 노인은 건강한 노인보다 더 많은 시간이 필요하다. 많은 시설에서 노인이 자기간호활동을 스스로 충분히 할 수 있는데도 시간이 너무 오래 걸리기 때문에 이와 같은 활동을 스스로 하도록 허용하지 않는다. 이러한 관행은 재활의 개념에 위배되며, 따라서 간호사는 시간이 보다 많이 소요되더라도 노인이 자기간호를 수행할 수 있도록 격려하고 지지해야 한다.

④ 가능한 최상의 기능수준을 향해 나아갈 수 있도록 단계적으로 계획을 세우고, 긍정적인 변화를 강화할 수 있는 긍정적인 회환(feedback)을 준다.

자기간호 능력을 향상시키는 계획은 노인이 성공을 거둘 수 있도록 단계별로 구조화되어야 한다. 너무 많은 기대를 하면 좌절하고 포기할 수 있다. 따라서 작은 일을 성공적으로 수행하는 경험을 쌓는 것이 보다 좋다. 예를 들어 스스로 개인위생을 할 수 없는 경우에는 성공적으로 얼굴을 씻는 것이 주요한 과업이 될 수 있다. 이러한 성공을 간과하지 말고 "세수를 아주 잘했어요"라고 말해 줌으로써 할 수 있다는 자신감을 강화시키도록 한다. 자신의 개선 정도를 확인할 수 있는 간단한 목록이 도움이 될 수 있다. 긍정적인 태도를 강화시키면서 부정적인 태도를 최소화하는 것은 목표성취에 대한 강한 동기를 부여해 주는 가장 좋은 방법이다.

⑤ 노인에게 가장 도움이 될 수 있는 대안적인 방법과 장비를 파악하기 위해 작업치료사와 물리치료사와 상담한다.

어떤 노인의 경우 활동의 수정을 통해(예: 서 있는 대신 앉아서 수행하기) 자기간호활동을 수행할 수 있다. 의복이나 식기를 변형시킴으로써 노인의 독립적인 자기간호활동을 도와줄 수 있다.

⑥ 노인의 특수한 욕구에 알맞게 고안된 보조장비의 구비 등과 같이 환경을 수정한다.

특수 수저, 손잡이 바 등과 같은 특별한 보조장비의 필요성이 파악되면 간호사는 이와 같은 도구의 이용 가능성을 확인해야 한다.

다음은 가정에서 행할 수 있는 간호중재이다.

① 자기간호를 제공해 줄 수 있는 가족이나 중요한 타인의 능력을 사정한다.

많은 완전 의존적인 노인이 가정에서 생활하고 있으며, 간호사의 정규적인 방문에도 불구하고 간호의 대부분의 책임은 배우자나 다른 가족간호자에게 있다. 이들은 노인환자 간호에 대해 거의 또는 전혀 훈련되지 않았으며, 그들 역시 노약자인 경우가 흔하다. 간호사는 가정간호로 발생하는 위험요인을 사정해야 한다. 만일 간호요구가 가족간호자의 능력을 초과할 경우, 간호사는 다른 사회복지 서비스나 시설 또는 다른 가족구성원과 접촉해야 한다.

② 손잡이 난간(grip rails), 목욕의자(bath chair), 변기받침대(toilet riser) 등 환경의 수정요구와 안전을 파악하기 위해 가정환경을 사정한다.

자기간호결핍 수준에 따라 가정환경의 수정이 요구된다. 최소한의 자기간호결핍이 있는 노인은 적절한 기능을 위한 몇 개의 보조장비만이 필요하다. 한편 심각한 자기간호결핍의 경우는 보다 많은 환경적 수정이 요구된다.

③ 필요한 장비를 구하는 데 도움을 줄 수 있는 지역사회 자원을 파악한다.

특수 보조장비는 매우 비싸고 설치하는 데도 특별한 기술이 필요한다. 대부분 지역사회 내에 필요한 도움을 받을 수 있는 단체나 자원봉사 그룹이 있다.

④ 가족이나 중요한 타인에게 가능한 한 노인이 스스로 많은 일을 하게 하는 것이 중요함을 알려준다.

가족들은 흔히 너무 많은 도움을 제공하고 노인이 스스로 어떤 일을 할 수 있다는 것을 기대하지 않는데, 이는 노인의 기능적 능력의 상실을 촉진할 수 있다. 간호사는 가능한 한 노인 스스로 수행하는 것이 중요하다는 사실을 가족들에게 설명해 주어야 한다. 이것이 가족간호자가 사랑하는 노인을 위해 할 수 있는 최선임을 강조하여 노인이 고려되지 않거나 무시되지 않도록 한다.

⑤ 가족간호자와 휴식기 간호(resipite care)와 다른 대안에 대해 논의한다.

가정에서 오랫동안 간호를 한 사람은 그 자신도 위험에 처하게 된다. 가정간호는 흔히 가족간호자를 쇠진하게 한다. 간호사는 가족간호자가 자신의 건강과 정신적 안녕감을 유지할 수 있도록 휴식기 간호의 여러 형태에 대해 논의한다.

⑥ 병원이나 시설에 입원을 준비할 수 있도록 가족을 도와준다.

노인이 완전히 의존적이면 가족이나 배우자는 대안적인 방법을 고려할 것이다. 이는 재정적으로나 정서적으로 매우 어려운 문제이다. 간호사는 가족을 도울 수 있는 사회복지시설과 접촉하거나 안내를 제공할 수 있다.

⑦ 시설에 마련되어 있는 간호중재를 활용하도록 한다.

5) 여가활동 부족(Diversional activity deficit)

여가활동은 노인의 생활에 중요한 역할을 한다. 여가활동은 시간을 유용하게 사용할 수 있고, 특히 노인은 의미있는 일을 할 때 창조력을 분출시킬 수 있다.

(1) 여가활동 참여의 사정

- 즐기는 활동은 무엇인가?
- 얼마나 자주 활동에 참여하는가?
- 혼자 있기를 좋아하는가, 사회적 활동을 좋아하는가?
- 혼자서 보내는 시간은 얼마나 되는가?
- 다른 사람과 교제하는가? 누구? 얼마나 자주?
- 그러한 교제의 성질은 어떤 것인가?
- 좋아하는 활동을 즐길 경제적 여유가 있는가?
- 하고자 하는 활동을 할 수 있는가? 특히 교통수단이 필요한가?
- 감각이나 인지의 변화가 흥미를 방해하는가?
- 신체적 변화가 흥미를 방해하는가?
- 지루하다고 낮잠을 자는가? 얼마나 자주?
- 심리상태는 어떠한가?(예: 우울한가?)

표 14-7은 노인에서 여가활동 관련 위험요인들이다.

표 14-7. 노인에서 여가활동 관련 위험요인들

- 가동성 제한
- 활동에 제한을 주는 환경
- 불안, 우울, 비통감
- 재정자원과 교통수단의 제한
- 인지 또는 지각장애

(2) 간호진단

여가활동 부족(diversional activity deficit)

(3) 간호목표/기대되는 결과

여가활동 부족이 있는 노인에서 간호목표는 ① 흥미있는 활동을 규명한다; ② 여가활동 참여에 관심을 표현한다; ③ 선택한 여가활동에 참여한다; ④ 활동에 참여하면서 사회적으로 수용할 만한 행동을 한다 등이다.

(4) 간호중재

다음은 병원이나 시설에서 행할 수 있는 간호중재이다.

① 과거와 현재의 취미나 활동, 관심분야에 대해 사정한다.

건강한 노년을 준비하는 가장 좋은 방법은 젊었을 때 가능한 한 많은 취미를 갖는 것이다. 젊어서 다양한 취미활동을 개발한 사람은 노년에 그렇지 않은 사람보다 훨씬 적응을 잘 한다. 꾸준히 활동을 유지해 온 노인은 하루를 보람있게 보내는 반면, 할 일이 없고 지루하다고 불평하는 노인도 있다. 이처럼 흥미와 여가의 부족은 시간이 더 느리게 가는 듯 보이게 하고, 사회적 고립과 우울을 초래할 수 있다.

② 여가활동 선택과 계획에 노인을 포함시킨다.

노인은 가장 의미있다고 생각하는 활동을 선택할 권리가 있다. 목적 의식적인 활동을 하면 자존감을 유지하는 데 도움이 된다. 시설에 있는 노인은 질병이 있거나 쇠약해져서 여가활동의 기회가 거의 없다. 간호사는 노인이 젊었을 때 즐겼던 활동을 파악하여 적극적으로 취미를 유지할 수 있도록 도울 수 있다.

③ 활자가 크게 인쇄된 책이나 녹음테이프와 같은 적절한 읽을거리를 제공한다.

많은 노인이 책읽기를 좋아하지만 시력의 변화 때문에 읽을 수 없다. 시력장애가 있는 노인에게 활자가 크게 인쇄된 책이나 좋아하는 책을 녹음테이프를 이용하여 읽게 하면 도움이 된다.

④ 할 수 없는 활동보다 할 수 있는 것에 초점을 둔다.

긍정적인 태도는 보다 많은 성공을 유도한다. 더 이상 할 수 없는 활동을 강조하면 노인은 흔히 우울해진다. 긍정적인 성과에 관심을 집중시키면 좀더 긍정적인 자세를 가질 수 있다.

⑤ 음악모임, 토의그룹, 작업치료, 활동치료나 종교적 활동과 같은 활동을 제안한다.

많은 노인이 특별한 활동에 참여하기 위해 시설을 떠날 수 없다. 또한 신체적 · 경제적 변화는 정상적인 여가활동을 방해한다. 입원하거나 주거장소가 바뀌면 여러 가지 제한이 생기고 불편도 따른다. 간호사는 노인이 사교활동이나 여가활동을 계속해 나갈 수 있도록 도움을 제공해야 한다. 작업치료사나 활동치료사가 활동을 제안하고 새로운 기술을 학습하는 데 도움을 줄 수 있다. 예를 들어 신체적인 변화로 더 이상 뜨개질이 하기 어렵다면 무릎에 깔아놓고 천을 짜는 일은 할 수 있을 것이다. 음악치료도 좋은 여가활동 중 하나로 비언어적으로 감정을 표현할 수 있도록 돕는다. 운동할 때 음악을 같이 듣게 되면 리듬이 활동을 증진시킨다.

⑥ 비슷한 취미를 가진 사람끼리 교제하도록 격려한다.

같은 취미를 가진 사람끼리는 서로 같이 시간을 보낼 수 있도록 격려한다.

⑦ 개인적 관심사에 관심을 보여주는 사람과 함께 시간을 보내도록 한다.

사람은 각자 특별하다는 느낌을 가질 필요가 있다. 간호사가 잠시라도 노인과 시간을 같이 보내는 것은 노인을 보다 잘 알고 보다 많은 개인적 반응을 가능하게 해 준다. 최근에 완성한 수예작품을 칭찬하거나 텔레비전 내용을 물어보면서 관심과 애정을 표현하도록 한다.

⑧ 자극과 흥미를 증가시킬 수 있도록 환경을 바꾼다(예: 활동계획, 월별 주제 게시판, 취미 주제에 대한 전단지).

자극이 부족하면 흥미를 잃게 되고 유리되기 쉽다. 흥미와 사회적 접촉을 유지시켜 줄 수 있는 도구의 사용은 노인이 명료함과 관심을 유지하는 데 도움이 된다.

⑨ 책을 읽어주거나 게임을 하거나 같이 이야기를 나누어 줄 자원봉사자 목록을 작성한다.

⑩ 잘 보이는 곳에 노인의 활동결과를 전시하여 모두 알 수 있도록 한다.

⑪ 위축된 노인의 흥미를 자극하기 위해 애완동물 치료(pet therapy)와 같은 새로운 활동을 계획한다.

동물과 함께 함으로써 얻는 유익한 점들에 대한 많은 연구결과가 나오고 있다. 애완동물을 기르고 있는 노인은 더 건강하고 더 오래 살며, 시설에 있는 노인도 — 심지어 사람과 접촉이 거의 없는 사람도 — 애완동물이 보여주는 스스럼없는 사랑에는 반응한다.

⑫ 여가활동 전이나 도중에 요구되는 신체적 요구를 확인한다. 화장실가기, 간식 먹기, 이동시 도움을 받을 수 있음을 알려주어 안심시킨다.

신체장애가 있는 대부분의 노인은 두려움 때문에 자기 방이나 병동을 떠나기를 꺼려한다. 적당한 시기에 화장실에 갈 수 없어 난처한 일이 생기지 않을까 두려워하거나, 장소를 옮길 때나 신체적 도움이 필요할 때 도와줄 사람이 없을지도 모른다는 두려움을 갖기도 한다. 간호사는 활동 전이나 도중에 적절한 도움을 받고 있는지 확인한다. 병동을 떠나기 전에 화장실에 다녀오도록 하고, 활동중에도 규칙적 간격으로 화장실에 다녀오도록 한다. 여가활동이라도 에너지 소모가 많으므로 처방된 식이요법이 허락하는 범위 내에서 간식을 제공한다.

다음음 가정에서 행할 수 있는 간호중재다.

① 노인센터, 도서관, 박물관, 자원봉사활동을 포함하여 노인을 위한 지역사회 자원에 대한 정보를 제공한다.

② 바람직한 활동을 위한 교통수단을 제공해 줄 수 있는 지역사회 자원을 파악한다.

교통수단의 부족은 노인에서 사회적 고립과 활동에 참여할 수 없게 하는 흔한 이유이다. 특별 버스나 승합차를 제공하여 최소한의 요금으로 노인이 장보러 가거나 활동에 참여하도록 돕는 지역사회가 많이 있다. 간호사는 노인이 이러한 서비스를 알 수 있도록 하고, 도움을 요청할 수 있도록 정보를 제공한다.

③ 시간을 유용하게 보내도록 대안을 알아본다.

많은 노인이 할 수 없는 일에만 초점을 맞추고 할 수 있는 일에는 신경을 쓰지 않는다. 간호사는 노인이 할 수 있는 활동이나 취미활동을 찾는 데 도움을 줄 수 있다.

④ 새롭고 의미있는 활동에 참여하도록 격려한다.

노인의 여가활동 시도는 격려되어야 한다. 많은 노인이 새로운 활동에 흥미를 갖고 참여하고 싶지만 나이 때문에 시도하기를 두려워한다. 노인은 그의 미숙함이 조롱받거나 다른 사람들에게 받아들여지지 않을까 두려워한다. 사전에 관심있는 활동에 친밀감을 가질 수 있도록 정보를 제공하며 막연한 두려움을 감소시킬 수 있다.

⑤ 시설에서 사용되고 있는 간호중재를 활용하도록 한다.

5. 재활(Rehabilitation)

태도는 기대에 영향을 주고 기대는 계획에 영향을 준다. 간호사가 노인에게 많은 것을 기대하지 않으면 큰 성과를 얻을 수 없을 것이고, 기대를 높게 잡으면 높은 성과가 가능할 것이다.

간호사의 노인과 노화에 대한 태도는 간호계획 수립에 중요한 영향을 끼친다. 노인에 대한 낮은 기대는 낮은 수준 또는 보호차원의 간호계획에 중점을 두게 한다. 높은 기대는 높은 수준이나 재활에 초점을 유발한다.

1) 부정적 태도-통제 혹은 보호 중심(Negative attitudes-the controlling or custodial focus)

노화에 대해 부정적인 관점을 가진 간호사는 노화를 퇴행(deterioration)과 상실(loss)의 과정으로 본다. 부정적인 관점으로 볼 때 노인은 무력하고, 수동적이며, 의존적이고, 간호와 관련된 결정을 내릴 수 없는 존재로 보여진다. 또한 이러한 관점을 가진 간호사는 일반적으로 노인은 개선의 여지가 거의 없다고 본다. 이것은 매우 적은 비율의 노인에서는 진실일 수 있으나 일반적으로 적용될 수 있는 것은 아니다.

간호사가 노인은 자신의 욕구를 모르고 발생한 일에 관심이 없다는 선입견을 가지면 간호계획을 세울 때 노인을 참여시키는 것이 중요하거나 필요하다고 생각하지 않는다. 일단 간호사가 노인이 개선의 가능성이 거의 없다고 짐작하거나 예상하면 기대도 낮다. 노화와 노인에 대한 부정적인 태도는 우선순위를 신체적 퇴행과정을 늦추는 것에 두게 한다. 기능의 유지를 지지할 뿐 기능의 향상이나 개선은 기대하거나 격려하지 않는다. 따라서 간호목표는 현재의 기능이나 상태를 유지하는 것으로 제한될 수 있다.

현상유지가 목표가 되면 간호계획은 생리적 문제와 안전으로 흔히 제한된다. Maslow에 의하면 일반적으로 간호중재가 가장 낮은 수준의 욕구를 해결하려는 방향으로 설정된다. 따라서 간호사는 노인을 청결하고 단정한 상태로 유지하고, 식사를 제공하며, 기본적인 배설욕구를 해결해 준다. 시설을 깨끗하고 상당히 편안하게 유지하며, 투약과 치료도 수행한다. 그러나 안정감, 사랑, 소속감 같은 고차원적 욕구는 최소화되거나 무시된다.

그 다음에 간호사는 간호과정의 모든 면을 통제하면서 노인에게 최선을 결정하는 데 전적인 책임을 진다. 간호계획은 간호사는 적극적이고 노인은 수동적일 것을 요구한다. 바로 이러한 점 때문에 이 유형의 간호계획은 노인에게 무력감, 기능상실과 간호사와 다른 간호제공자에게의 의존성을 심화시킨다.

기능상실이 매우 심각하여 현실을 인식하지 못하거나 정상적으로 기능할 수 없는 경우에는 모든 욕구가 간호사나 다른 간호제공자에 의해 예측되고 제공된다. 그러나 이런 결정은 성급하게 내려져서는 안 되며, 무력해 보이는 많은 노인들이 실제로는 보다 많은 능력과 간호사가 확신하는 것보다 많은 잠재력을 가지고 있을 수 있다는 점에 주의해야 한다.

노인 스스로의 부정적인 태도도 기능저하를 유발할 수 있다. 노인은 무기력하고 새로운 것을 시도하는 것을 두려워할 수 있다. 간호사가 이런 부정적인 느낌을 강화하면 긍정적인 효과는 나타나지 않을 것이다. 개선의 가능성은 있으나 단지 보호적 차원의 간호만 받는 노인은 보다 나아지기 위한 분투의지와 능력이 상실될 것이다.

2) 긍정적 태도-재활 중심(Positive attitudes-the rehabilitative focus)

간호사가 노화에 대해 긍정적인 태도를 갖고 노인이 능력 있으며 간호에 참여할 의지가 있다고 느끼면 결과는 상당히 달라진다. 이러한 간호사는 노인이 정상적인 노화의 생리적 변화나 질병의 영향을 받고 있으므로 보다 많은 간호계획이 필요하다고 인식한다. 노화에 대해 긍정적인 태도를 가진 간호사는 노인의 잠재력이 대부분 활용되지 않고 무시된다는 것을 알고 있다. 또한 대부분의 노인이 자신의 삶에 대한 통제력을 보유하기를 원한다는 것도 알고 있다. 재활간호는 노인의 실재적 · 잠재적 문제 모두에 초점을 둔다. 또한 재활초점은 문제가 발생할 때까지 기다리지 않는다. 단순히 문제에 반응하는 차원이 아니라, 문제를 예방하는 차원의 간호계획을 수립하여 사전에 대처하는 접근방법을 사용한다.

재활중심 간호계획을 세우기 위해서 간호사는 ① 노인은 그의 한계를 능가하는 내적인 가치를 가졌으며, ② 자신의 간호계획에 대해 정보를 제공받고 그에 따라 결정을 내릴 권리가 있고, ③ 기능상실이나 불구가 노인뿐 아니라 가족이나 중요한 타인에게도 심각한 영향을 끼치며, ④ 노인과 그 가족 및 중요한 타인이 건강팀의 중요한 구성원으로 가능한 한 의사결정에 중요한 역할을 할 수 있음을 인식하고 수용해야 한다.

재활간호의 장기목표는 노인이 최상의 신체적 · 심리적 및 영적 건강을 성취하고 유지하는 것을 돕는 것이다. 재활에 초점을 맞춘 계획을 세울 때에 간호사는 ① 신체적 불구에 따른 합병증을 예방하고 최상의 기능을 보유하며 생활양상의 변화에 적응할 수 있도록 돕고, ② 신체적 변화나 질병이 기능과 생활만족도의 변화나 장애에 미치는 영향을 최소화하며, ③ 가능한 최상의 독립수준을 유지하는 데 초점을 두고, ④ 건강에 도움이 되는 생활양식에 적응하고 안위욕구를 충족시키며, ⑤ 변화에 적응할 능력을 지지하고, ⑥ 노인이 자신의 삶에 통제력을 유지하고 재정립하도록 도우며, ⑦ 노인의 독립성 유지 능력을 제한하는 사회적 요인의 영향을 최소화한다. 이러한 원칙에 따라 간호사는 간호사의 가치가 아니라 노인의 가치에 기초하여 우선순위를 결정하고 협조한다. 현실적으로 도움이 되려면 노인과 함께 계획을 수립하는 것이 중요하다. 그 다음에 노인이 목표를 성취하는 데 가장 도움이 되는 간호중재를 선택하고 계획에 대해 같이 논의한다.

재활중심의 간호계획을 세울 때 간호사는 노인이 최상의 신체적 · 정신적 · 사회심리적 및

표 14-8. 신체장애자를 위한 점검목록 사정

'접근 가능(accessible)' 이란 '접근할 수 있는 조건' 이란 뜻이다. 신체장애자에게 이 용어는 단지 접근 가능이란 뜻이 아니라 사용 가능이란 뜻이다. 다음 질문사항들은 목적지에 접근할 수 있는지 여부를 미리 판단할 수 있도록 돕는 것들이다. 각자 자신에 대해 질문해 보도록 한다.

식당

- 장애자용 자동차 주차장소가 지정되어 있는가?
- 주차장소와 출입문 사이에 계단이나 휘어진 곳이 있는가? 있다면, 몇 개나 있는가?
- 출입문까지 계단으로 되어 있는가? 그렇다면, 계단 수는?
- 출입문이 지면높이와 다르다면 다른 출입문이 있는가?(예: 진입로, 지상에 달린 측문) 또는 들어갈 수 있는 다른 방법이 있는가?(예: 경비요원이 도와주는가?)
- 들어가는 입구와 내부통로가 최소한 100cm 이상 넓은가?(전기 휠체어가 지나가려면 약 150cm 필요)
- 공공화장실을 사용할 수 있는가? 화장실까지 계단이 없고, 넓이가 100(150)cm이며, 칸 넓이와 손잡이 막대(grab bar)가 적당한가?
- 출입구에 문은 몇 개인가? 화장실 문은? 문이 연속으로 달렸다면, 문 사이 공간은 얼마 정도인가?
- 점자 메뉴판이 있는가? 뷔페홀에서 모임이나 행사에 참여하고 있다면, 그런 시설이 있는지 문의한다.

호텔/모텔

위 '식당' 에서의 질문을 다한 후에 다음 질문을 한다.

- 호텔/모텔 식당이나 라운지, 바, 선물가게, 회의장소 등으로 가는 계단이 있는가?
- 엘리베이터 문이 최소한 100(150)cm 이상 넓게 열리는가?
- 엘리베이터 안은 얼마나 큰가?
- 엘리베이터 작동 단추는 낮게 장치되어 있는가?
- 점자 작동단추가 있는가?
- 공중전화가 낮게 설치된 것이 있는가?
- 장애자용 특별실이 있는가? 있다면, 몇 개? 예약할 수 있는가?
  장애자용 특별실이 없다면 다음 사항을 질문한다:
- 문에서 호텔방까지 가는 통로의 넓이가 최소한 100(150)cm 이상인가?
- 방문으로 들어가는 문에 계단이 있는가? 목욕실에 문이 있는가?
- 목욕실 문은 최소한 100(150)cm 이상인가?
- 화장실 문이 앞뒤로 열리는 문인가? 샤워실의 넓이와 길이는?
- 화장실과 욕조, 샤워실에 손잡이 막대(grab bar)가 있는가?
- 손으로 잡고 사용할 수 있는 샤워기가 있는가?
- 화장실 싱크대 밑에 휠체어가 들어가는가?(최소한 100cm 이상 공간 필요)
- 확성기가 달린 전화기가 있는가?
- 전신타자기(teletypewriter)나 teletypedisplay reservation system이 있는가?
- 안내견이 입실할 수 있는가?

질문사항이 많으므로 시간이 허락하는 대로 작성하도록 한다.
접근 가능성에 대한 인식을 유포하고, 다른 사람들도 장애자의 필요에 부응하는 요소가 무엇인지 알 수 있도록 하기 위해서 이 검사목록을 여행사 직원이나 다른 사람과 공유하도록 한다.

자료: *Sacred Heart Rehabilitation Hospital*. Milwaukee, Wis.

표 14-9. 노인의 활동과 운동에 대한 간호사례 연구

간호사례 연구: 운동-활동(Exercise-Activity)

김씨는 양로원에 거주하는 73세 할머니이다. 그녀는 3년 전에 파킨슨씨 병을 진단받았으며 양팔에 양측성 진전이 있다. 그녀는 걸을 수는 있으나, 경직되고 굴곡된 자세로 매우 느리게 걷는다. 그녀의 조정력과 균형은 좋지 않다. 그녀는 거실을 걷다가 가끔 낙상한 적이 있다. 그녀는 "나는 너무 쉽게 피곤해지고 항상 뼈와 근육이 아프다. 최근에는 손가락과 발가락이 저린다"라고 진술하였다. 의사는 근력과 유연성의 유지를 위해 1주일에 3회의 물리치료를 처방하였다. 그녀는 최근까지 도자기 제작에 참여하였으며 "이제는 그 일이 나에게 너무 어렵다"라고 진술하였다.

간호진단

운동장애(impaired physical mobility)

주요 특성

- 조정과 균형 장애
- 근육강직
- 자세변화
- 느려진 동작
- 진전

간호목표/기대되는 결과

김씨는 가능한 최고 수준의 가동성을 유지하고 운동과 활동에 참여한다.

간호중재

1. 하루에 2회, 수동적 관절가동범위운동을 제공한다.
2. 김씨가 가능한 한 능동적 관절가동범위운동을 수행하도록 격려한다.
3. 일상생활활동 참여를 격려한다.
4. 식사와 옷입기를 위한 보조장치에 대해 작업치료사와 상담한다.
5. 운동이 간호단위에서 매일 정규화될 수 있도록 물리치료사와 운동프로그램을 논의한다.
6. 김씨가 보행벨트와 같은 보조기의 도움을 받아 이동하도록 계획한다.
7. 경직된 근육에 마사지를 제공한다.
8. 근육이완을 위해 매일 또는 격일로 통목욕을 계획한다.
9. 계획표에 준하여 적절한 휴식기간을 제공한다.
10. 음악치료나 다른 이완활동에 계속적인 참여를 격려한다.
11. 성공에 긍정적인 격려를 제공한다.

평가

김씨는 아직 양쪽 팔에 경미한 진전이 나타났고, 느리지만 전보다 경직이 완화되었다. 최근 2주 동안 낙상은 보고되지 않았다. 그녀는 "나는 치료를 받고 운동을 함으로써 보다 강해진 것을 느낀다. 오늘은 스스로 옷입기를 했다"라고 진술하였다.

영적 기능을 성취할 수 있도록 간호중재를 구성하고 다양한 영역의 조정자로서 기능해야 한다. 간호사는 다양한 분야의 전문가들, 즉 의사, 약사, 영양사, 물리치료사, 작업치료사, 언어치료사, 활동치료사, 치과의사, 발 전문의, 목사, 사회복지사 등으로부터 정보를 얻어야 한다. 재가노인은 주변 환경의 영향과 이용 가능한 지역사회 서비스를 고려한다.

이러한 전문가들과 노인 및 가족 모두가 간호계획을 수립에 필요한 '막료(staffing)'에 포함되어야 한다. 간호계획 수립시 정기적인 검토도 계획하여 수정이 필요한 부분에 대해서 결정하도록 한다. 모든 참여자가 정보를 공유하고 자유롭게 의견을 교환하도록 한다. 간호중재 내용을 자세하게 발표하여 모든 관계자들이 각자의 역할에 대해 분명하게 이해하도록 한다. 노인이 그 간호계획에 대해 수정이나 변경시킬 권한이 있음을 잊지 않도록 한다.

재활간호는 시설에서 제공되는 간호에 국한되는 것이 아니다. 능력있는 성인과 간호사는 신체장애자가 재화나 서비스를 얻고자 할 때 주변에 얼마나 많은 장애가 있는지 잘 알지 못한다. 표 14-8은 장애자의 시선을 통해 세상을 평가하는 좋은 방법을 제공해 준다. 간호사는 노인도 가정이나 지역사회에서 높은 수준의 기능을 유지할 수 있는 능력과 요구를 가지고 있다고 믿고, 사회활동가가 되어 다른 사람들도 장애자의 욕구를 인식할 수 있도록 일해야 한다.

요약

운동이나 활동을 하기 위해서는 근골격계, 호흡기계, 심혈관계, 신경계의 효과적인 상호작용이 필요하다. 노화나 질병의 발생으로 인해 이러한 기관들의 기능이 저하되면서 일반적으로 노인의 활동수준이 감소한다. 활동 및 운동과 관련된 문제들은 생활양상의 변화를 초래한다. 주의깊은 사정과 적절한 간호중재의 즉각적인 시도는 노인이 가능한 한 최고 수준의 기능을 획득하고 유지하는 데 도움이 될 것이다.

참고문헌

Administration on Aging Web site (1995). Don't take it easy-exercise: National Institute on Aging Age Page, www.aoa.dhhs.gov/agepages/exercise.html.

Allison, M. & Keller, C. (1997). Physical activity in the elderly: Benefits and intervention stategies. *Nurse Pract* 22:53.

Brechtelsbauer, D. A. (1994). Managing rheumatologic disease in nursing home patients. *Postgrad Med* 96: 91.

Brown, E. W. (1996). New hope for old exercisers. *Medical Update* 19: 2.

Buckwalter, J. A. (1997). Decreased mobility in the elderly: The exercise antidote. *Physician Sports Med* 25: 126.

Campbell, A. J. & Buchner, D. M. (1997). Unstable disability and fluctuations of failty. *Age Aging* 26: 315.

CIGNA Health Care of Colorado Web site (1997). Aging, exercise and depression: Separating myths from realities, http://www.coolware.com/health/joel/exercise.html.

Exercise can benefit physically restrained (1996). *Brown University Long-Term Care Quality Letter* 8: 6.

Exercise promotes health - and slows aging - in the elderly (1997). *Brown University Long-Term Care Quality Letter* 9: 1.

Fiatarone, M. A., O'Brien, K., & Rich, B. (1996). Exercise: Rx for a healthier old age. *Patient Care* 30: 145.

Fiatarone, M. A. & Garnett, L. R. (1996). Keep on keeping on. *Harvard Health Letter* 22: 4.

Fontane, P. E. (1996). Exercise, fitness and feeling well. *American Behavioral Scientist* 39: 288.

Henry, L. (1997). Feel young and look young again. *Muscle Fitness* 58: 182.

Murgueytio, A. M. & Barney, K. F. (1996). Bathroom independence. *Independent Living Provider* 11: 24.

Physical activity and health (1997). A report of the Surgeon General, http://www.cdc.gov/nccdphp/sgr/chapcon.html.

Potera, C. (1997). Choosing the best exercise for seniors. *Physician Spots Med* 25: 21.

Potera, C. (1994). Helping frail, older adults build strength. *Physician Sports Med* 22: 36.

Roberts, B. L. & Palmer, R. (1996). Cardiac response of elderly adults to normal activities and aerobic walking. *Clin Nurs Res* 5: 105.

Sowden, A. et al. (1996). Preventing falls and subsequent injury in older people. *Effective Health Care* 2: 4.

Tempkin, T., Tempkin, A., & Goodman, H. (1995). Geriatric rehabilitation. *Nurse Pract Forum* 6: 173.

Weight training restores mobility in rail elderly (1994). *Executive Health's Good Health Report* 30: 6.

Williams, B. D. et al. (1994). Activities of daily living and costs in nursing homes. *Health Care Financing Rev* 14:117.

Yusef, H. R. et al. (1996). Leisure-time physical activity among older adults: United States, 1990. *Arch Intern Med* 156: 1321.

제15장 수면과 휴식

학습목표

1. 정상적인 수면과 휴식 양상에 대해서 기술할 수 있다.
2. 노화에 따라서 수면과 휴식의 양상이 어떻게 변화하는지 기술할 수 있다.
3. 질병이 수면에 미치는 영향에 대해서 기술할 수 있다.
4. 수면과 휴식 양상의 변화를 평가할 수 있는 방법에 대해서 기술할 수 있다.
5. 노인에서 수면장애가 나타나기 쉬운 위험군을 구별할 수 있다.
6. 수면이나 휴식장애와 관련된 간호진단을 알 수 있다.
7. 수면장애를 갖고 있는 노인에게 적절한 간호중재를 기술할 수 있다.

1. 수면-휴식 양상

수면-휴식 양상(sleep-rest health pattern)은 24시간에 걸친 수면(sleep)과 휴식(rest), 이완(relaxation)의 양상을 의미한다. 또한 수면이나 휴식을 촉진시키는 인지(perception), 관례(rituals), 보조적인 방법 등도 포함된다.

인간이 잠을 자는 원인은 명확히 알려지지는 않았으나, 잠을 자지 않으면 정상적인 활동을 할 수 없다는 것은 분명하다. 수면은 신체가 다시 활력을 찾고 일상생활에서 받는 스트레스를 견뎌낼 수 있는 시간을 제공한다. 적절한 수면이 이루어지지 않으면 건강과 행동에 영향을 미칠 수 있다. 잠을 못 자게 하거나 불면증이 있는 사람을 대상으로 한 연구에 의하면, 충분한 수면을 취하지 못한 사람은 입맛이 없어지고 피로를 느끼며, 주의를 요하는 작업능력이 감소하며, 교통사고나 집안에서의 사고, 낙상 등이 증가하고, 쉽게 흥분하게 되며, 정서적으로 불안정하고 집중력과 판단력이 떨어지는 것으로 나타났다.

많은 노인들이 이러한 수면장애를 경험한다. 미국에서는 독립적으로 생활하는 노인의 절반 정도와 시설에 수용되어 있는 노인의 3분의 2 정도가 수면장애를 갖고 있는 것으로 추산되고 있다. 노인들은 수면과 관련된 문제로 심하게 고통을 받을 수 있으며, 의사를 찾고 간호사에게 불평하기도 한다. 이러한 수면장애는 노화에 따른 정상적인 변화일 수도 있지만, 급성 혹은 만성질환 때문에 심해질 수 있다. 따라서 간호사는 정상적인 수면양상을 이해하고, 노인에서 흔한 수면양상의 변화와 수면장애 질환을 진단하여 적절하고 효과적인 계획을 수립하여 중재할 수 있어야 한다.

1) 정상적인 수면과 휴식

수면(sleep)과 각성(wakefulness)은 일정 시간 간격으로 예측할 수 있는 주기를 가지고 반복되는데, 대부분의 경우 **24시간을 주기로 반복**된다. 이런 주기는 태양이 뜨고 지는 주기와 일치하는데, 이를 일중 변동(circardian, 라틴어로 '일일 동안' 이란 의미) 리듬 혹은 주간(diural, 라틴어로 '매일' 이란 의미) 리듬이라 한다. 이러한 주기 내에서 각 개인은 자신만의 **수면-각성 양상**을 갖는다.

자는 시간이나 깨는 시간은 사람에 따라서 편차가 매우 심하다. 어떤 사람은 밤 10시에 자서 새벽 6시에 깨고, 어떤 사람은 밤 12시에 자서 아침 8시에 일어난다. 이러한 수면-각성 양상은 업무가 바뀌거나 다른 시간대의 지역으로 **이동하거나 질병, 정서적 스트레스, 약물** 등 다양한 원인에 의해 방해를 받게 된다. 수면시간도 사람에 따라서 매우 다양하다. 어떤 사람은 6시간밖에 자지 않고도 정상적인 생활이 가능하지만, 9시간 이상 잠을 자거나 쉬어야 정상적인 생활이 가능한 사람도 있다. 일반적으로 20~60세 사이 성인의 평균 수면시간은 7.5시간이다.

수면은 **중추신경계**에 의해서 **조절**된다. 각성은 신경전달물질(neuro-transmitter) 중에 노르에피네프린(norepinephrine)에 의해 조절되는 것으로 알려져 있다. 수면은 뇌간(brainstem)의 세로토닌(serotonin) 분비에 의해 조절된다. 수면중에 의식이 없는 상태가 항상 똑같지는 않아서 수면중에도 깊은 잠에 빠질 때와 얕은 잠에 빠질 때가 주기적으로 반복된다. 잠이 들기 전에 대부분의 성인은 10분 내지 30분 정도 이완되고 졸린 시기를 경험한다. 잠이 들게 되면 1시간에서 2시간마다 반복되는 **4~6회의 수면주기**(sleep cycle)가 이어지게 된다. 각 수면주

표 15-1. 수면주기별 특성

Stage 1 (non-REM sleep)	Stage 2 (non-REM sleep)	Stage 3 (non-REM sleep)	Stage 4 (non-REM sleep)
• 얕은 수면기 • 3~4분간 지속 • 활력징후와 대사의 점진적 감소로 시작되는 생리적 활동의 감소 • 소음 등의 감각적 자극에 의해 쉽게 깰 수 있음.	• Sound sleep 단계 • 10~20분간 지속 • 이완의 진행 • 여전히 각성은 쉬움. • 신체기능은 느려짐.	• 깊은 수면의 시작기 • 15~30분간 지속 • 깨기가 쉽지 않고, 거의 움직이지 않음. • 근육의 완전 이완 • 활력징후는 감소하나 규칙적임.	• 깊은 수면기 • 15~30분간 지속 • 깨우기가 매우 어려움. • 신체의 휴식 및 재충전 • 활력징후는 깨어 있을 때보다 상당히 감소함. • 수면중 걸어다니거나 야뇨증 등이 가능
Stage 5(REM sleep) • 생생하며, 꿈을 꾸는 시기 • 수면이 시작된 후 매 50~90분 간격으로 되풀이 됨. • 눈동자의 빠른 움직임, 심박동 및 호흡수와 혈압의 변화 • 근육강도 상실 • 깨우기가 가장 어려움. • 매 주기마다 지속시간은 길어지며 평균 20분 정도임.			

자료: Potter, P. A. & Perry, A. G. (1995). *Basic Nursing: Theory and Practice* (3ed.). St. Louis: Mosby.

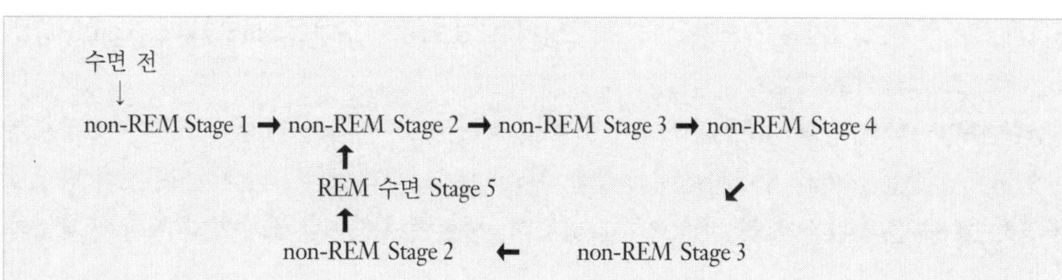

자료: Potter, P. A. & Perry, A. G. (1995). *Basic Nursing: Theory and Practice* (3ed.). St. Louis: Mosby.

그림 15-1. 성인의 수면주기

기는 네 번의 **non-REM**(rapid eye movement) **수면시기**(stage)와 한 번의 **REM 수면시기**로 구성된다(그림 15-1, 표 15-1). 수면이 계속될수록 REM 시기는 늘어나고 non-REM 시기는 짧아진다. 수면이 방해받게 되면 non-REM 수면의 stage 1로 다시 돌아가 새로운 수면주기를 시작하게 된다.

2) 수면과 노화(Sleep and aging)

노화가 진행함에 따라 수면양상도 변화한다. 나이가 증가하면서 **수면양상이 변화**하기 때문에 노인이라는 그 자체도 불면증이나 수면장애의 위험요소라고 할 수 있다. 일반적으로 노인들은 덜 깊게 자고, 보다 자주 깨며, 아침에 보다 일찍 일어난다. 나이에 따른 수면의 변화는 다양한데, 이를 자세히 살펴보면 다음과 같다.

첫째, 노인은 **침대에 누워 있는 시간**(time in bed)**이 성인보다 길다.** 일반적으로 노인은 수면을 취하려는 시도 없이도 밤 동안에 침대에 있는 시간이 많고, 실제로 잠을 자지 못하면서도 수면을 취하려고 침대에 있는 시간이 많으며, 낮 동안에 잠시 쉬거나 낮잠을 자기 위하여 침대에 있는 시간도 길다. 즉 나이가 들수록 침대에서 보내는 시간은 많아지지만 **실제로 잠을 자는 시간은 줄어**든다고 할 수 있다. 둘째, 노인은 **총 수면시간이 조금 감소**한 것으로 나타났지만, 나이에 따른 총 수면시간의 변화는 증 · 감으로 다양하다. 노인의 수면량에 대한 연구에서 낮잠을 포함하였을 때 일일 평균 수면기간은 6.5~7.5시간이며, 수면 및 휴식의 평균기간은 10~12시간인 것으로 나타났다. 셋째, 일반적으로 남녀 모두 나이가 증가하면 모든 수면의 형태 동안 **각성 역치가 거의 선형으로 감소**하는 것으로 보고되었다. 넷째, **REM 수면의 절대적인 총량**은 나이가 증가함에 따라서 약간 **감소**하는 것으로 알려져 있지만, 상대적인 총량은 아주 고령이 될 때까지는 지속되는 것으로 알려져 있다. 다섯째, **non-REM 수면 1기**는 증가하고, **2기**는 **감소**하는 것으로 알려져 있으며, **3, 4기인 slow wave sleep**도 **감소**하는 것으로 보고되고 있다.

한편 수면양상의 성별 차이에 대한 연구에 의하면, 60~80세의 건강한 노인을 대상으로 한 연구에서 **성은 노인의 수면형태에 영향**을 주는 것으로 나타났다. 즉 **여성노인보다 남성노인이 3단계 수면의 감소**가 큰 것으로 나타났는데, 남성에서 3, 4단계 수면의 현저한 감소와 짧지만 더 잦은 빈도의 REM 수면을 발견한 연구들도 있었다. 그러나 이런 연구와는 대조적으로, 주관적인 표현에 의하면 여성은 남성보다 더 잠들기가 어렵고 아침에 피곤감을 호소하는 것으로 나타났다.

위와 같은 수면양상의 변화와 함께 노인의 수면에서 나타나는 중요한 생리는 **노화에 따른 수면 관련 조절과정(호흡조절, 순환조절, 온도조절)**으로 연령증가에 따른 구조적 변화로 인한 다양한 **수면상태의 양적 · 질적인 변화**가 수면의 생리에 영향을 미칠 수 있다. 따라서 나이에 따른 일주기 리듬의 변화, 신경내분비 리듬의 변화 등 노인의 수면과 인과적으로 연결된 구조적 변화를 파악하는 것은 정상적 노화과정과 병태 생리적 변화로 인한 수면장애를 구분하는 선행조건이므로 노인의 수면장애 해결에 매우 중요하다고 할 수 있다.

3) 수면장애(Sleep disorders)

가장 흔한 수면장애는 불면증(insomnia)이다. 불면증이란 쉽게 잠들지 못하고 잠에서 쉽게 깨며 충분한 수면을 취하지 못하는 상태를 말한다. 불면증 그 자체가 질환은 아니며 다른 질환에 동반되는 증상인 경우가 많다. 불면증은 수면주기 중 영향을 받는 부분에 따라서 몇 가지로 나뉘는데 ① 수면시작 장애(sleep initiation problem), ② 수면지속 장애(sleep maintenance problem), ③ 수면종료 장애(terminal insomnia problem) — 일찍 잠에서 깨는 수면장애 — 등으로 나뉜다. 불면증의 종류를 구분하는 것은 원인이 되는 기저질환을 발견하고 적절하게 치료할 수 있는 기초가 된다.

불면증은 내과적 질환이나 정신과적 문제, 약물 또는 행동이나 주변 환경 요인들의 영향을 많이 받는다. 통증이나 호흡곤란을 유발하는 질환이나, 소변 · 대변을 자주 보는 질환을 갖고 있는 환자는 자다가 자주 깨게 된다. 불면증을 유발하는 흔한 내과적 질환들에는 관절염(arthritis), 활액낭염(bursitis), 위식도 역류(gastroesophageal reflux), 만성 폐쇄성 폐질환(chronic obstruc-tive pulmonary disease), 울혈성 심부전(congestive heart failure), 수면 무호흡증(sleep apnea), 전립선 질환(prostate problems), 방광염(cystitis) 등이 있다. 하지불안 증후군(restless leg syndrome, 다리를 움직이는 것을 억제할 수 없음)이나 야간성 근경련(nocturnal

표 15-2. 수면증진에 사용될 수 있는 약물

분 류	예	주의사항
Sedative/hypnotics	Zolpidem tartrate	아침에 두통, 졸림, 어지러움 등을 야기할 수 있음.
Benzodiazepines	Flurazepam Diazepam Triazolam Lorazepam	낮 동안의 진정, 노인에서 단기간의 기억장애, 낙상 위험성 증가 등을 유발할 수 있음. 노인시설에서 억제대를 착용하고 있거나 수면 무호흡증이 있는 사람에게는 투여할 수 없음.
Antihistamines	Diphehydramine	초조, 혼돈, 체위성 저혈압, 소변정체, 부정맥 등을 초래할 수 있어서 노인에게는 적합하지 않음.
Antidepressants	Amitriptyline Desipramine Nortriptyline Trazodone	소변정체, 변비, 체위성 저혈압, 혼돈 등의 가능성; 심장 부정맥, 피로, 오심, 광선 민감성 등의 위험 증가
기 타	Chloral hydrate	다른 진정제와의 심각한 상호작용 가능, 위장관계 독성

표 15-3. 수면장애를 유발하는 약물

• 카페인	• Theophylline	• Alcohol
• Pseudophedrine	• Corticosteroids	• Thyroxine
• Diuretics	• Neuroleptics	• Antidepressants
• Antihistamines	• Benzodiazepines	

표 15-4. 노인의 수면-휴식 문제와 관련된 위험요인들

• 통증	• 만성 호흡기, 순환기 건강문제	• 잦은 배뇨
• 불안, 우울, 섬망	• 수면을 방해하는 약물	• 좌식생활
• 과다한 환경적 자극	• 과다한 카페인, 알코올, 흡연	

myoclonus, 갑자기 반복적으로 다리를 움직이거나 발로 차는 증상)과 같은 야간운동 장애(nocturnal movement disorders)도 노인들의 불면증을 유발할 수 있다.

불안(anxiety) 때문에 잠을 잘 못 이루거나 자는 중간에 깨는 경우도 있다. **우울증**(depression)이 있는 노인은 일찍 깨거나 아니면 낮에 졸려 하기도 한다. **치매**(dementia)환자는 수면주기에 이상이 생겨 밤에 자지 않고 이리저리 돌아다니는 경우도 있다. 이런 경우 처방받았거나 약국에서 상용약으로 구입한 약물들이 노인의 수면증진에 도움이 될 수 있다(표 15-2). 그러나 반대로 **약물**에 의해서 수면장애가 생기는 경우도 있다(표 15-3). 어떤 약물은 잠을 잘 못 이루게 하기도 하고, 자더라도 쉽게 잠에서 깨게 하며, 지나치게 졸리게 만들 수도 있다.

신체활동을 적게 하거나 **밤 늦게 음식을 먹고 운동을** 하거나 또는 **흡연이나 알코올, 카페인의 섭취, 불규칙하게 잠자리에 드는 것** 등의 행동들도 수면장애를 일으킬 수 있다. 심한 소음, 조명, 움직임, 주위를 혼란스럽게 만드는 주변 환경 등도 수면장애를 일으킬 수 있다. 노인에서 수면이나 휴식과 관련된 문제들의 위험인자는 표 15-4와 같다.

일시적인 불면증은 모든 연령층에서 나타날 수 있는데, 이러한 급성 불면증을 적절하게 치료하지 않으면 만성화될 수 있다. **만성적인 불면증은 낮의 졸리움**(daytime sleepiness)을 유발하고, **불안정한 상태**(irritability)를 야기하며, 집중력을 떨어뜨리고, 이 외에도 수면장애에 의한 여러 문제들을 일으킨다. 노인의 경우 낮의 졸리움은 수면장애에 의한 증상이 아니라 노화에 의한 정상적인 변화로 잘못 인식되어 별다른 주의를 기울이지 않는 경우가 종종 있다.

2. 간호과정 — 수면양상의 장애

노인의 수면양상을 평가할 때는 **객관적인 자료**와 **주관적인 자료**를 같이 사용해야 한다. 밤에 눈을 감고 있다고 해서 그 노인이 자고 있다고 생각하면 안 된다. 간호사는 노인의 활동이 감소하거나 피로한 기색이 보이는지 등을 자세하게 살펴야 하고, 그런 경우에는 잠이나 휴식이 부족하지는 않은지 물어보아야 한다.

(1) 수면-휴식의 간호사정

- 밤에 자고 나면 편히 쉰 것 같이 느껴지는가?
- 보통 언제 잠자리에 들고 언제 일어나는가?
- 자는 시간을 본인이 결정하는가, 아니면 다른 사람에 의해서 결정되는가?
- 밤 동안 연속해서 잠을 자는가, 아니면 중간에 자꾸 깨는가?
- 옆에서 노인을 보살피는 사람이나 같이 자는 사람이 노인이 자면서 숨을 고르게 쉬지 않거나 코를 많이 골거나 비정상적인 움직임을 보인다고 말하지는 않는가?
- 무엇 때문에 중간에 잠에서 깨는가? 통증이나 소음 또는 다른 원인이 있는가?
- 잠이 잘 오지 않는가?
- 새벽에 일찍 잠에서 깨는가?
- 낮잠을 자는가?
- 활동을 하는 중간에 잠이 든 적이 있는가?
- 노인의 행동에 변화가 있는가? 불안정하거나(irritable) 지남력이 없어지거나(disoriented) 기면상태(lethargic)를 보이는가?
- 피곤해 보이는가?
- 하품을 하거나 눈 밑에 어두운 반원이 보이는가?
- 피로감을 호소하는가? 언제 그러한가?

(2) 간호진단

수면양상 장애(sleep pattern disturbance)

(3) 간호목표/기대되는 효과

수면양상 장애로 진단 받은 노인의 간호목표는 ① 노화와 관련된 수면의 변화에 대한 이해를 말한다; ② 수면을 향상시킬 중재법을 말한다; ③ 자고 일어났을 때 충분한 휴식을 취했다는 느낌과 개운하다고 말한다 등이다.

(4) 간호중재

다음은 병원이나 시설에서 행할 수 있는 간호중재이다.

① **수면을 방해하는 원인을 찾는다.**

간호사는 수면을 방해하는 원인을 찾아서 적절한 조치를 취해야 한다. 다양한 내적 혹은 외적 요소들이 수면을 방해한다. 급성 혹은 만성 통증 때문에 잠에서 깨거나 잠을 못 이룰 수 있다. 그렇다면 통증의 원인을 찾아서 가능한 한 환자를 편하게 해줄 수 있도록 해야 한다. 내과적 질환이나 이를 치료하기 위한 약물이 수면장애를 일으킬 수 있다. 심혈관계 질환이 있는 노인은 REM 수면 동안에 흉부통증으로 잠에서 깰 수 있다. 소화기 궤양이 있는 환자는 REM 수면 동안에 위산의 분비가 많아져서 통증이 심해지고 이로 인해서 잠에서 깰 수 있다. 만성 폐쇄성 호흡기 질환을 앓고 있는 노인은 수면중 눕는 자세 때문에 호흡곤란이 심해질 수 있고, 이로 인해서 숨이 차고 불안감이 커져 잠에서 깰 수 있다. 불안이나 우울증이 있는 경우 새벽에 일찍 잠에서 깨고 다시 잠을 못 이룰 수도 있다. 고혈압 약은 종종 수면양상을 변화시킨다. 조명이나 소음, 온도변화 같은 주위 환경 요소도 고려를 해야 한다.

② 적절한 수면을 위해서 **간호계획을 조절**한다.

간호나 내과적 치료가 수면을 방해할 수도 있다. 투약을 하거나 드레싱을 교환하거나 배뇨나 배변을 시키는 일 등이 수면을 방해할 수도 있다. 간호사가 투약시간이나 치료시간을 전적으로 통제할 수는 없으나, 가능하면 **수면에 방해가 되지 않도록 조절**해야 한다. 예를 들면 이뇨제를 취침시간 직전에 투여하면 밤새 소변을 보기 위해서 제대로 잘 수 없을 것이다. 이런 경우 이뇨제를 아침 일찍 투여하면 이러한 일을 예방할 수 있다. 환자에게 꼭 필요한 것이 아니라면 밤에 처치를 시행하는 것은 피한다. 어떤 치료나 투약에 대해서는 '깨어 있는 동안' 이라고 지정한 처방이 행해지고 있으며, 이는 처방에 대한 해석에 혼동이 오는 것을 피하기 위함이다. 수면을 방해하면서까지 어떤 치료나 투약을 하는 것이 환자에게 이로운지를 잘 판단해야 한다.

③ 병원이나 요양원의 지침이 아니라 **환자의 상황이나 희망에 따라서 취침시간이나 기상시간을 결정**한다.

취침시간이나 기상시간을 일정하게 하는 것이 좋지만, 이것은 전적으로 노인이 결정하도록 해야 한다. 노인이 병원이나 요양원에 입소한다고 해서 평생 동안 이루어진 취침시간이나 기상시간에 변화가 올 수는 없다. 병원이나 시설에서도 노인이 자기가 원하는 시간에 잠자리에 들고 일어나도록 해야 한다. 많은 노인들이 침대에 누워 있어도 잠이 잘 오지 않는 것을 경험하며, 이들은 깬 채로 침대에 누워 있으면서 잠이 오지 않는 것에 대해 점차 불안감을 느끼게 된다. 이러한 불안감은 오히려 잠이 오는 것을 방해하게 된다. 만약 침대에 누워서 20분이나 30분이 지나도 잠이 오지 않는다면 일어나서 조용히 텔레비전을 시청하거나 독서나 음악을 듣도록 권하는 것이 좋다. 다른 사람을 방해하지 않고 이러한 활동을 할 수 있는 라운지 같은 장소가 필수적이다. 피곤함을 느끼면 다시 침대로 돌아가도록 한다. 이런 과정 속에서 침대는 잠을 자는 곳이라는 인식이 무의식 속에 생기게 된다.

④ 잠들기 전에 습관적으로 행하는 의식이나 관례를 할 수 있도록 해 준다.

많은 노인들은 잠이 잘 오게 하기 위해서 잠들기 전에 행하는 습관이나 관례 같은 것을 갖고 있다. 이런 것들은 개인에 따라서 매우 다양하며, 어떤 사람은 자기 직전에 씻기도 하고 특수한 베개를 사용해야 잠이 잘 온다고 생각하기도 하며, 기도를 하는 경우도 있다. 간호사는 이러한 것에 대해서 노인과 이야기하고 간호계획에 포함시켜 수행할 수 있도록 해야 한다.

⑤ 잠이 잘 오는 환경을 조성해 준다.

환자를 관찰하거나 필요한 치료를 하는 경우 옆 사람을 깨우지 않게 가능한 한 최소한의 조명을 사용하고 소리가 나지 않도록 조심한다. 정기적인 회진시간을 정해서 잠에서 깨더라도 매일 밤 같은 시각에 깨도록 계획을 세운다. 잠을 잘 못 자는 환자는 가능하면 소음이 적은 곳에서 잠을 잘 수 있도록 배려한다. 낮에는 의식하지 못하는 것들이 밤에는 수면을 방해할 수 있는데, 예를 들면 간호사실 주변에서 대화하는 소리나 방송소리 같은 것들이다. 안전을 위한 최소한의 조명은 필요하지만 수면을 방해할 정도여서는 안 되며, 이러한 조명을 차단하기 위해서 커튼을 치거나 문을 닫는 것이 좋다. 어떤 사람은 희미한 조명이 있어야만 잠이 오고 어떤 사람은 완전히 어두워야 잠을 잘 수 있다. 혈액순환의 변화로 많은 노인들은 밤에 담뇨를 필요로 하는 경우가 있는데, 이때 담뇨는 따듯하고 무겁지 않은 것이 좋다.

⑥ 수면을 촉진시키기 위한 환경을 제공한다.

편안한 잠자리는 수면을 촉진시킨다. 침대는 청결해야 하며 눅눅하지 않고 주름이 없어야 한다. 요나 이불은 편안함을 느낄 수 있게 탄탄하게 하거나 적당하게 느슨해야 한다. 잠옷은 조이는 것을 피하고 본인이 좋아하는 타입으로 입게 한다. 구강을 청결하게 하도록 권장하거나 청결하게 해 준다. 자기 전에 소변을 보도록 하여 자다가 소변을 보기 위하여 일어나는 일을 피할 수 있도록 한다. 야뇨(nocutria)가 있는 경우 대개 잠자리에 들고 나서 몇 시간 이내에 일어난다. 침대에서 소변을 보아서 옷이 젖은 경우는 이것 자체가 수면을 방해하기 때문에 노인을 깨워서 새 옷으로 갈아 입히면 다시 잠이 들 수 있다.

⑦ 의사의 지시에 따라서 수면을 도와줄 수 있는 약(신경안정제 또는 수면제)을 투여한다.

수면을 도와줄 수 있는 약을 투여한 경우 간호사는 원하는 효과가 나타나는지 혹은 부작용이 나타나는지를 살펴보아야 한다. 수면을 유발하는 많은 약제가 체위성 저혈압(orthostatic hypotension)을 유발할 수 있기 때문에 어지러움(dizziness)이 생기는지 확인해야 하며, 움직일 때는 천천히 움직이도록 하고, 걸을 때는 넘어져서 다치는 것을 예방하기 위하여 부축하는 것이 좋다.

약물은 **최후의 방법**으로 사용해야 한다. 수면제나 신경안정제 중 많은 약들이 몽롱한 상태를 유발하여 오히려 불면증을 악화시킬 수도 있다. 이러한 약들은 정상적인 수면을 변화시켜 오히려 수면을 방해할 수 있다. 작용시간이 긴 약물은 오랫동안 체내에 남아 있어 혼돈이나 지남력의 상실, 낮의 졸리움 등을 유발할 수 있다. 특히 호흡에 영향을 주는 약물을 노인에게 사용하는 경우에는 매우 조심해야 한다. 이런 경우에는 반감기가 짧은 약을 저용량으로 투여하는 것이 바람직하다.

⑧ 수면에 도움이 되는 **영양분**을 **공급**한다.

잠자리에 들기 전에 **가벼운 스낵**이나 **음료**를 제공하는 것은 흔히 권장되는 사항이다. 그러나 커피 같은 카페인 함유 음료는 수면을 방해할 수 있으므로 피해야 한다. 카페인을 제거한 커피나 **허브 차**, **우유** 같은 것이 좋다. 우유에는 수면을 촉진하는 트립토판(tryptophan)이 들어 있다. 배가 부를 정도로 먹는 것은 몸에 부담을 주므로 잠자기 직전에는 피하는 것이 좋다. 알코올 음료를 자기 전에 먹는 것도 좋지 않은데, 이는 정상적인 수면주기를 방해하고 배뇨욕구를 자극하여 잠에서 깰 수 있기 때문이다.

⑨ 걱정거리 같은 것을 들어줌으로써 **정서적 안정감**을 갖도록 한다.

불안이나 우울증은 수면을 방해한다. 잠자리에서 수분 정도 조용하게 대화를 나누는 것은 낮에 있었던 걱정거리를 해소시켜 수면을 도와줄 수 있다. 어떤 경우에는 **이완훈련**(relaxation training)이나 **스트레스 관리법**(stress management technique)이 도움을 주는 경우도 있다.

⑩ **낮에 피로를 느끼는 정도**나 **낮잠을 자는 양상**을 관찰한다.

지나치게 낮잠을 많이 자거나 몸이 피로해지면 밤에 잠을 자기 어렵게 된다. 간호사는 수면에 영향을 주는 낮의 행동들을 평가해야 한다. 만약 낮잠을 많이 자면 그 이유를 찾아야 한다. 따분함 때문이라면 재미를 느낄 수 있는 다른 활동을 할 수 있도록 해 준다. 만약 낮의 활동 때문에 지나치게 피곤함을 느끼는 경우는 휴식시간을 좀더 많이 갖도록 해 준다.

다음은 가정에서 행할 수 있는 간호중재이다.

① 수면이나 휴식양상을 알아보기 위하여 수면**일지**를 **활용**한다.

수면장애를 호소하는 많은 노인들이 자신들이 낮에 무엇을 하고 지내는지 알지 못하는 경우가 많다. **낮잠**, **취침시간**, **깨어 있는 시간 동안 한 일**, **기상시간** 등을 기록하게 하면 간혹 중요한 정보를 얻을 수 있다. 만약 혼자서 이를 기록할 수 없는 경우에는 가족이나 주위 사람이 대신 기록해 주도록 한다. 수면장애와 연관성이 있다고 생각되는 모든 것들(통증이나 야간빈뇨 등)을 기록하도록 한다.

② **낮 동안의 적절한 활동과 운동**의 중요성을 설명한다.

적절한 활동과 운동은 수면을 취하는 데 도움을 준다. 그러나 잠자리에 들기 2시간 이내에 과도한 활동을 하는 것은 피하는 것이 좋다. 왜냐하면 이러한 활동이 체온을 상승시켜 수면을 방해할 수 있기 때문이다.

③ 휴식과 수면을 취하기에 **적절한 환경**을 만들 수 있도록 도와준다.

간호사는 집안의 환경이 휴식이나 수면에 적절한지 확인해야 한다. **적절한 침대**와 **침구**가 있는지 확인한다. **방의 온도**가 적절한지 확인한다. 이웃이나 차가 지나다니는 소음이 문제가

표 15-5. 수면장애 노인의 간호사례 연구

간호사례 연구: 수면장애 노인
김 할머니는 83세로 양로원에 거주하고 있다. 할머니의 방은 간호사실 가까이에 위치하였다. 간호사들은 종종 할머니가 밤 동안에 자지 못하고 서성이는 모습을 관찰하였다. 할머니는 아침식사 시간에도 일어나지 못하고 "나는 너무 피곤해"라고 이야기한다. 할머니는 낮잠을 자주 자며 "너무 시끄러워서 잘 수 없어. 그래서 너무 불편해"라고 불평하기도 한다.

간호진단

수면양상 장애

관련 자료

- 밤 동안에 잠을 이루지 못하고 서성이는 모습이 관찰됨.
- 낮잠
- 피로호소

목표/기대되는 효과

김 할머니는 충분히 휴식을 취한 것 같다고 말한다.

간호중재

1. 김 할머니의 수면을 방해하는 요소를 확인한다.
2. 수면을 도와줄 수 있는 방법이 있는지 김 할머니에게 질문한다.
3. 가능하다면 할머니의 방을 바꾸어 줄 수 있는지 고려한다.
4. 소음을 최소화하도록 방문을 닫아 준다.
5. 낮잠을 자지 않도록 한다.
6. 낮 동안의 신체적 활동을 격려한다.
7. 저녁식사 후에 카페인 섭취를 금하도록 한다.
8. 이완요법을 교육한다.

평가

김 할머니는 "나는 내 새 방이 너무 좋아요. 너무 조용해서 밤에 잠자는 데 아무 문제가 없어요. 밤 동안에 잘 자니까 낮에는 바깥까지 나가서 산책도 하게 되고 … 너무 좋아요"라고 말했다. 김 할머니는 낮잠이 줄었으며, 밤 동안에 숙면하는 시간도 늘었다.

된다면 이를 해결할 방법에 대해서 의논한다.

④ 야간빈뇨가 문제라면 밤에 음료를 마시는 것을 피하게 한다.

만약 야간빈뇨 때문에 자다가 중간에 깨는 일이 있다면 자기 1~2시간 전에는 음료섭취를 삼가는 것이 좋다. 그러나 낮 동안에는 충분히 수분을 섭취하도록 권장되어야 한다.

⑤ 이완운동이나 연상법(creative visualization), 자기최면(self-hypnosis) 등 **이완요법**(relaxation technique)의 사용을 권장한다.

이완(relaxation)에 의해 수면을 증진시키는 기법들이 많이 개발되어 있다. 이러한 이완요법을 설명한 오디오 테이프나 책들이 많이 나와 있다. 이런 방법들은 노인의 수면을 도울 수 있고 약물에 의한 부작용 등의 문제들이 없다는 장점이 있다.

⑥ 필요에 따라 병원이나 시설에서 행해지는 적절한 치료법을 사용한다.

수면양상 장애에 대한 간호사례 연구는 표 15-5와 같다.

요약

수면과 관련된 변화는 많은 노인들에서 중요한 문제 중의 하나이다. 수면장애는 노화에 따른 정상적인 변화일 수도 있지만 질병의 한 증상일 수도 있으므로 수면과 관련된 문제를 가볍게 여겨서는 안 된다. 수면에 대하여 철저하게 사정하여 적절한 중재를 제공함으로써 노인이 일상생활에 필요한 충분한 휴식과 수면을 취할 수 있게 도와주어야 한다.

참고문헌

Becker, P. M., Jamieson, A. O., & Brown, W. D. (1993). Insomnia. Use of a decision tree to assess and treat. *Postgrad Med*, 93, 66.

Brown Univesity New Bureau Web Site (1996-1997). Hospital noise disrupts sleep for patients in the critical care setting, www.brown.edu/Administration/News-Bureau/96-063.html.

Gillin, J. C. & Byerley, W. F. (1990). Drug therapy: The diagnosis and management of insomnia. *N Engl L Med*, 322, 239.

Hauri, P. J. & Esther, M. S.(1990). Insomnia. *Mayo Clin Proc*, 65, 869.

Knott, L. Web site (1996). Insomnia a serious problems in the elderly, www.docnet.org.uk/germed/apr96/insomnia.html.

Mayo Foundation for Medical Education and Research Web site (1997). Sleep disorders in the elderly, www.mayo.edu/geriatircs-rst/Sleep-html.

National Institute on Aging Age Page Web site (1990). A good night's sleep, www.mhsource.com/hy/age-sleep.html.

US Department of Health and Human Services (1994). The dangers of sleeping pills. *Aging*, 336-7.

단원 IV

사회심리적 간호문제

第16장 인지 · 지각 장애

학습목표

1. 노년기 인지기능 장애의 유형을 설명할 수 있다.
2. 치매와 섬망을 구분하여 설명할 수 있다.
3. 노년기 인지기능 장애의 원인을 설명할 수 있다.
4. 치매의 증상을 설명할 수 있다.
5. 치매로 인한 행동장애의 종류와 간호과정을 설명할 수 있다.

1. 인지기능에 관련된 용어

인지기능 장애에 관련된 용어는 매우 다양하게 사용되고 있다. 그런데 인지기능과 관련된 용어들은 잘못 이해되거나 편견이 개입되어 사용되는 것이 많다. 알츠하이머 병과 같이 사회적 편견이 들어 있거나 자아개념을 위협하는 용어도 있다. 또 노망이라는 용어에는 인지장애가 병리적인 것이 아니라 정상 노화과정에 나타나는 것이라는 잘못된 인식이 내재되어 있다. 일반인들은 인지장애를 말할 때 혼돈, 치매, 노망, 알츠하이머 병, 중풍, 기억력 장애, 기질적 뇌증후군, 동맥경화 등의 용어를 섞어서 사용하는 것을 볼 수 있다. 그러므로 간호사는 여러 용어의 의미를 잘 이해하고, 노인이나 그 가족에게 가장 받아들이기 쉬운 용어를 선택하여 사용해야 할 것이다.

1) 노망(Senility)

인지장애를 지칭할 때 가장 흔히 사용하는 말은 노망이라는 용어이다. 영어로 senility라는 말은 본래 늙었다는 의미만 있었으나, 이것이 지난 20년간 노년기의 정신적 · 신체적인 변화(주로 부정적인)를 의미하게 되었다(Miller, 1990). 이 말은 노년기에 모두 다 기능장애가 온다는 의미를 담고 있다. 그러나 실제로 심한 인지장애는 질병에 의해 발생하며, 65세 이상 노인의 1%, 85세 이상 노인의 20%에 발생하므로 모든 노인이 인지장애를 겪는 것은 아니다(Katzman, 1988).

2) 뇌동맥 경화증과 기질적 뇌증후군

1900년대에 와서 뇌동맥 경화증은 인지장애 노인에게 흔히 사용되는 용어가 되었다. 이것은 주로 인지장애의 원인적 요소를 지칭하는 것으로, 노망이라는 말보다는 편견이 적으나 원인적 요소는 피할 수 없고 병리적인 것이라도 노화의 결과로 오는 것으로 생각하는 용어이다.

1950년대에는 기질적 뇌증후군(Organic Brain Syndrome, OBS)이 인지장애가 있는 노인에게 흔히 사용되는 용어였다. 이것은 병리적 상태가 신경계에 영향을 주었다는 것을 강조하고 있는 용어라 할 수 있다. 기질적 뇌증후군이란 용어를 사용하면서 급성과 만성 기질적 뇌증후군을 구분하여 사용하게 되었다. 급성 뇌증후군은 섬망(delirium)이라고도 불리는데, 이것은 원인이 되었던 신체문제를 치료하면 인지장애가 회복되는 경우를 말한다. 만성 기질적 뇌증후군은 비가역적 뇌손상의 결과로 생각되며, 주로 혈관장애와 연관되어 생각된다. 이 용어에는 인지장애가 모든 노인에게 오는 것은 아니라는 의미가 포함되어 있는 것이 이전 용어들보다 진전된 측면이다. 1960년대에 뇌부검 자료들을 기초로 연구한 결과 인지장애에 대한 지식이 축적되기 시작하였다. 이전에는 만성 기질적 뇌증후군이나 치료 불가능한 혈관질환으로 인지장애가 생긴다고 생각했으나, 실제로는 많은 인지장애의 원인이 치료 가능한 뇌병변에 의한 것이라는 것을 발견하였다. 섬망에는 여러 가지 원인을 찾을 수 있으며(표 16-1), 신체적 질병이나 약품사용(표 16-2), 환경변화, 마취 등에 의해 유발될 수 있는데, 원인 요인이 제거되면 회복되는 점이 치매와 구분된다. 섬망과 치매는 감별진단이 어려운 경우가 많지만, 주의하여 관찰하면 차이점을 발견할 수 있다(표 16-3).

1980년대에 연구가 더 진행된 후에는 이전에 만성 기질적 뇌증후군으로 진단된 노인 중 15~25%가 오진으로 밝혀져, 실제로 이들이 치료 가능한 질환에 의해 인지장애가 생긴 것을 알게 되었다(Miller, 1990).

표 16-1. 섬망을 유발하는 신체건강 문제

문 제	예
중추신경계 질환 악성 종양	1차성 뇌 악성 종양, 대사성 종양 - 기관지암, 유방암
뇌혈관 질환	동맥경화, 뇌경색, 지주막하 출혈, 일과성 허혈증, 고혈압성 뇌질환, 맥관염(낭창), 뇌동맥염, 범발성 혈관내 응고(DIC)
감염	신경매독, 뇌농양, 결핵, 뇌막염(바이러스성, 박테리아성, 진균성), 패혈성 색전(아급성 박테리아성 심내막염)
뇌손상	만성 경막하혈종, 경막외혈종, 뇌좌상, 뇌진탕
발작	원인불명 간질, 사고 후 병변, 전기발작 치료
심혈관 질환 심박출량 저하 저혈압	선천성 심장병, 심부정맥, 대동맥협착, 심근경색증 직립성 저혈압, 혈관미주신경성 실신, 혈액량 감소증
대사장애 저산소혈증	호흡부전, 빈혈, 일산화탄소 중독
전해질 불균형	신장질환, 부신질환, 당뇨병, 이뇨제 사용, 부종상태, SIADH, 탈수, 기아
산독증	당뇨병, 신장질환, 폐질환, 만성설사
알칼리혈증	부신피질 기능항진증, 폐질환, 심인성 과호흡
간질환	급성 간부전, 간경화, 만성 간문맥병변
요독증	만성 사구체염, 만성 신우신염, 급성 신부전, 요관폐색
내분비 장애	갑상선 기능저하증, 갑상선 중독증, '원인불명' 갑상선 기능항진증, 저혈당, 고혈당, 부갑상선 기능저하증, 부신피질 기능저하증, 부신피질 기능항진증
영양결핍	저비타민혈증-티아민, 니코틴산, 비타민 B_{12}, 엽산결핍, 철결핍
기타 손상	화상, 수술, 다발성 상해, 골절(지방색전)
감각결핍	백내장, 녹내장, 어둠('일몰 증후군')
외인성 독물	약물, 알코올, 위축증후군, 중금속, 석유, 곤충, 살충제, 일산화탄소 중독
체온조절 장애	저체온 사고, 일사병, 열성 질환

표 16-2. 노인의 섬망을 유발하는 약품

문 제	약 품	흔히 보는 예
심혈관 질환	Antiarrhythmics Antihypertensives Cardiac glycosides Coronary vasodilators	Procainamide, propranolol, quinidine Clonidine, methyldopa, reserpine Digitals Nitrates
위장관 질환	Antidiarrheals Antinauseants Antispasmodics	Atropine, belladonna, homatropine, hyoscyamine, scopolamine Cyclizine, hamatropine-barbiturate, preparations, phenothiazines Methanthelene, propantheline
골근육 질환	Anti-inflammatory agents Muscle relaxants	Corticosteroids, indomethacin, phenylbutazone, salicylates Carisoprodol, diazepam
신경정신 질환	Anticonvulsants Antiparkinsonism agents Hypnotics and sedatives Psychotropics	Barbiturates, carbamazepine, diazepam, phenytoin Amantadine, benztropine, levodopa, trihexyphenidyl Barbiturates, belladonna alkaloids, bromides, chloral hydrate, ethchlovynol, glutethimide Benzodiazpines, hydroxyzines, lithium salts, meprobamate, inhibitors, neuroleptics, tricyclic, antidepressants
호흡면역 질환	Antihistamines Antitussives Decongestants and expectorants	Brompheniramine, chlorpheniramine, cyproheptadine, diphenhydramine, tripelennamine Opiates, synthetic narcotics Phenylephrine, phenylpropanolamine, potassium preparations
기 타	Analgesics Anesthetics Antidiabetic agents Antineoplastics Antituberculosis agents	Dextropropoxyphene, opiates, phenacetin, salicyates, synthetic narcotics Lidocaine, methohexital, methoxyflurance Insulin, oral hypoglycemics Corticosteroids, mitomycin procarbazine Isoniazid, rifampin

표 16-3. 섬망과 치매의 감별진단

양 상	섬 망	치 매
발병	급성, 보통 야간	점차적
유병기간	몇 시간에서 몇 주	몇 달에서 몇 년
경과	야간에 나빠짐.	안정된 상태
인지상태	언제나 문제 있음.	점차적으로 악화
각성상태	대개 저하되어 있으나, 다변적	정상
지남력	시간에 대한 지남력 저하	나빠지지만 작화증이 거의 없음.
기억력	최근 기억장애, 치매가 아니면 지식 측면은 정상	최근 및 장기 기억저하, 일반상식 수준의 저하
사고력	느리고, 꿈꾸는 것 같음.	추상적 사고저하
지각	가끔 지각착오, 특히 환각	잘못된 지각 점차 심화
수면	수면장애가 있으며, 주간에 졸림.	잠을 자다가 자주 깸.
신체질환이나 약품중독	대개 있음.	퇴행성 치매에는 대개 없음.

3) 치매(Dementia)

현재 인지기능 장애를 가장 적절히 표현하고 있는 용어는 치매라고 할 수 있다. 의학적 용어로 치매는 '명확하지 않은 기질적 원인으로 인한 지적 기능의 퇴행' 을 의미한다(Sharma & Gierl, 1988). 그러나 치매(dementia)는 '정신이 나가다(out of one's mind)' 의 의미가 있고 노망이란 말보다도 더욱 나쁜 의미로 쓰일 수도 있다. 그런데 치매란 용어에 함축된 두 가지 의미를 더 생각해 보면 첫째, 치매는 지적 기능의 장애가 있음을 의미하며 행동적인 특성은 포함되어 있지 않다는 것이다. 미국 정신의학회(American Psychiatric Association)에서 개정한 진단 및 통계지침서 제4판(Diagnostic and Statistical Manual, DSM-IV)(표 16-4)에 의하면, 지적 퇴행이란 기억력, 언어, 용어, 판단, 인지, 시력, 공간적 · 지각적 동작기술에도 장애가 있는 것을 말한다. 이러한 변화는 성격변화, 부적절한 정서, 심한 사회적 · 직업적 기능장애가 생기게 한다. 둘째, 치매는 증후군일 뿐 질병명이 아니므로 이 용어에는 여러 가지의 증상군이 포함될 수 있고 그 원인을 밝히기가 어렵다는 것이다. 알츠하이머형 치매(dementia of the Alzheimer's type)는 가장 흔한 진행성 치매의 원인으로 특수한 유형이며, 유발요인을 확실히 발견할 수 없는 경우이다. 현대 의료인들은 치매가 노인에게서 당연히 일어나는 것이 아니라 치료 가능한 어떤 요인에 의해 발생될 수 있다고 이해하고 있다. 그러나 어떤 의료인들은 아직도 노망과 알츠하이머 병을 같은 것으로 취급하는 경우가 있는데 이것은 시정되어야 할 일이다.

표 16-4. DSM-IV(미국정신의학회 진단분류 편람) 치매 진단분류

290	알츠하이머형 치매 *dementia of the Alzheimer's type*
	A. 다양한 인지기능 장애(다 포함)
	① 기억력 장애(새로운 지식학습이나 학습된 지식 회상의 장애)
	② 다음의 인지기능 장애 중의 하나 이상
	a. 실어증
	b. 실행증
	c. 실인증
	d. 집행기능의 장애
	B. 사회적 · 직업적 기능의 장애와 이전 기능의 심각한 저하
	C. 위의 인지기능 장애는 다음과 같은 질환에 의한 것이 아니다.
	a. 중추신경계 질환(예: 뇌종양, 뇌졸중, 경막하혈종, 파킨슨 병 등)
	b. 신체 전반적인 질환(예: 비타민 결핍, 신경매독, HIV 감염, 갑상선 기능저하증 등)
	c. 물질에 의한 상태
	D. 섬망상태는 제외
	E. 다른 제1축 장애 *axis 1 disorder*(예: 정신분열증, 주요 우울장애 등)에 의한 것이 아님.
290.4	혈관성 치매 *vascular dementia*
294.9	인간 면역결핍 바이러스 병에 의한 치매 *dementia due to HIV disease*
294.1	두부외상에 의한 치매 *dementia due to head trauma*
294.1	파킨슨 병에 의한 치매 *dementia due to Parkinson's disease*
294.1	헌팅턴 병에 의한 치매 *dementia due to Huntington's disease*
294.10	픽 병에 의한 치매 *dementia due to Pick's disease*
294.10	크로이츠펠트-야코브 병에 의한 치매 *dementia due to Creutzfeldt-Jakob disease*
294.1	기타 내과적 상태에 의한 치매 *dementia due to other general medical condition*

치매에 대한 이해가 증가하면서 연구자들은 치매의 증상이 나타날 때에도 어떤 경우에는 원인이 되는 질병을 치료하면 일부 혹은 완전히 치유가 가능한 경우를 발견하게 되었다. 그러므로 가성치매(pseudo dementia)란 치매와 비슷한 상황이긴 하나 불가역적 인지장애를 일으키지 않는 경우를 말한다. 치매에 대한 체계적 연구는 Kiloh(1961)에 의해 처음으로 시도되었는데, 그는 가성치매란 용어를 진성치매는 아니지만 '치매와 매우 가까운 상태'라고 정의하였다.

노인병학에서 가성치매는 인지적 장애가 있는 정신질병에만 사용되었다. 그러나 Libow 등(1973) 노인병 의사들은 신체적인 문제에 연관되어 나타나는 치매를 지칭하여 섬망과 같은 의미로 사용하고 있다. 최근에는 가성치매란 용어를 주로 우울에 적용하여 사용하는 경향이지만, 신체적 장애가 치매의 증상으로 위장되는 경우도 포함하고 있다(National Institute of Health, 1981). 최근에 다시 이 용어의 사용에 대해 논란이 되고 있으나, 간호계에서는 우울

이 치매로 나타나는 경우가 많으므로 계속 이 용어를 사용함으로써 간호사가 우울증의 발견에 관심을 가져야 한다는 주장도 있다(Whall, 1986)

2. 치매에 관련된 이론

지난 수세기 동안 의학자들은 노인의 인지장애에 대한 원인을 발견하기 위해 여러 가지 연구를 거듭해 왔다. 그러나 치매에 대해 어느 정도 설명이 가능하게 된 것은 불과 20년 정도밖에 되지 않는다. 특히 진행성 치매의 유형인 알츠하이머 병(Alzheimer's Disease, AD)에 대해서는 많은 연구가 진행되고 있다. 진행성 치매의 두 번째 중요한 원인인 다발성 경색성 치매(Multi Infarct Dementia, MID)에 관한 지식도 상당히 축적되고 있다.

1) 초기 이론

1800년대 유럽의 의사들은 노인의 뇌에서 노인성 반점(senile plaque)을 발견하고 이것이 노망 혹은 노인성 치매의 원인이라고 생각하였다. 그 후 1907년에 독일의 의사인 Alois Alzheimer가 50세 정도에 치매가 발병하여 55세에 사망한 여성의 뇌부검 조직에서 비슷한 변화를 발견하였다. 그는 이 병리적인 뇌 변화를 조로성 치매(presenile dementia)라 하는 비교적 드문 질환의 원인이라고 정신과 학술잡지에 기고하였다.

비슷한 시기에 의학자들은 노인의 신체혈관들이 탄력성을 잃고 경화된다는 것도 발견하였다. 이때 이들은 노년기의 정신질환의 원인은 뇌에 혈액을 공급하는 동맥의 경화 때문이라는 이론을 제시하였다. 이러한 지식과 뇌신경섬유의 노년기 변화에 대한 연구결과를 종합하여, Alzheimer와 의학자들은 조로성 치매는 신경병리적 상태에 의해 발생하는 데 반해, 노인성 치매(senile dementia)는 혈관병리에 의해 발생한다고 주장하게 되었다. 간단히 말하자면 인지장애가 65세 이전에 발생하면 알츠하이머 병이라 하고, 65세 이후에 발생하면 혈관경화성 치매라고 부른 것이다(Reisberg, 1987).

2) 최근 이론

조로성 치매와 노인성 치매를 연령으로 구분하는 방법은 1960년대까지 활용되었다. 그러나 연구결과 치매증상이 뇌의 혈관경화와 상관이 없다는 것이 많은 부검연구 결과 발견되면서 이전의 분류방법에 대한 의문이 제기되었다(Corsellis & Evans, 1966; Worm-Peterson &

Parkkenberg, 1968). 특히 Tomlinson, Blessed 및 Roth(1968)는 연구결과 최근에 일반적으로 지지되고 있는 이론, 즉 알츠하이머 병의 원인은 연령에 상관없이 신경병리적 변화에 의해 일어난다는 획기적인 발견을 보고하였다. 더구나 치매가 있는 사람의 뇌부검 결과를 비교한 연구를 통해 대부분의 치매노인에게서 알츠하이머성 병변이 주 원인인 것으로 밝혀졌다.

이러한 많은 연구결과 비가역성 치매의 원인은 다음과 같이 생각된다. 서양의 경우 치매 중 51%는 알츠하이머 질환에 의한 것이며, 15%는 뇌혈관의 다발성 경색에 의한 것이다. 또 25%는 알츠하이머와 뇌혈관 다발성 경색이 복합된 원인이라고 생각되며, 10%는 잘 알지 못하는 드문 원인으로 생각된다. 그러나 일본에서는 뇌혈관성 치매가 알츠하이머 병에 의한 치매보다 많은 것으로 보고되어 있고, 한국에서도 중풍의 발생이 많아 확실하지는 않지만 다발성 경색성 치매가 더 많을 가능성이 크다(노재규, 1994). 최근에는 동맥경화라는 용어가 치매와 같은 뜻으로 사용되지 않으며, 동맥경화에 의한 치매는 다발성 경색성 치매(Multi Infarct Dementia, MID)로 구분하여 부르는 것에 대개는 동의하고 있다. 치매는 동맥경화나 뇌의 만성 핍혈에 의한 것이 아니라 보다 정확히 뇌의 다발성 경색에 의해서 발생되기 때문에 다발성 경색성 치매란 용어의 사용이 일반화되어 있다.

3) 알츠하이머 병에 관한 최근 이론

지난 20년간 알츠하이머 병에 관한 지식이 급격히 증가되었고, 1990년대에는 알츠하이머 병에 대한 이해가 특히 가속화되었다. 그러므로 간호사들도 치매에 대한 지식발달에 계속 민감하게 대처해야 할 것이다.

(1) 알츠하이머 병에서 뇌변화

뇌신경섬유 농축체(neurofibrillary tangles)와 신경반점(neuritic plaque)은 Alzheimer가 알츠하이머 병에서 발견한 병리적 상태이고, 치매가 없는 노인은 이러한 병리현상이 없다고 생각하였으나 1960년대의 연구에서 정상 노인에서도 연령에 따라 어느 정도는 이러한 변화를 보인다는 것이 알려졌다. 그러므로 이제는 비치매노인과 치매노인의 차이는 이러한 병리적 변화의 정도와 분포형태의 차이라고 생각하고 있다. 따라서 이러한 신경섬유 농축체와 반점이 많이 발견되는 경우에만 알츠하이머로 진단하고 있다(Cohen & Eisorfer, 1986). 알츠하이머 병에서 나타나는 변화는 신경섬유 농축체와 신경반점 외에도 뇌의 세포수 감소와 퇴행이 나타나는데, 특히 뇌의 해마, 대뇌피질, 기저핵에 이러한 변화가 두드러진다. 신경의 파괴는 또한 사상하부와 뇌간에서도 나타난다. 알츠하이머 병에서 나타나는 인지장애와 행동변화는 뇌의 여러 부분의 손상으로 인한 것이다. 이러한 변화는 알츠하이머 병과 연결되어 있으나,

이것이 알츠하이머 병의 원인이라기보다는 아직 발견되지 않은 어떤 원인에 의해 나타나는 현상이라고 생각된다(Cohen & Eisdorfer, 1986). 그러나 아직도 뇌의 직접적인 외과적 검사 외에는 이러한 변화를 알 수 있는 방법이 없기 때문에 살아 있을 때 확진을 내리기는 어렵다.

(2) 알츠하이머 병의 원인

알츠하이머 병에 관련된 문헌 중 가장 많이 보고된 것은 알츠하이머가 있는 사람은 뇌에 알루미늄 수준이 정상보다 높다는 것이다(Crapper, Kishnan, & Dalton, 1973). 이러한 보고 때문에 많은 사람들이 알루미늄이 포함된 제산제 사용이나 알루미늄 식기 사용을 제한해야 한다고 생각하게 되었다. 그러나 지금까지의 연구로는 뇌의 알루미늄 수준이 그들이 섭취한 알루미늄의 양과 상관관계가 없으며, 직업상 알루미늄을 많이 만지는 사람들이 알츠하이머 병에 더 많이 노출되는 것은 아니라고 했다. 결론적으로 알루미늄 섭취가 알츠하이머 병의 원인이 아니라는 것이다(Hanson, 1987). 그러나 알루미늄에 관한 연구가 계속되고 있으므로 이 결론은 바뀔 가능성도 있다.

연구자들은 뇌의 신경전달물질, 특히 아세틸콜린에 관한 연구도 하고 있다. 알츠하이머 병에서 나타나는 신경전달물질의 변화로는 첫째, 콜린아세틸트랜스퍼라제(choline acetyltransferase)의 감소, 특히 신경섬유 농축체와 신경반점이 있는 곳에 이러한 현상이 심하다. 둘째, 신경섬유 농축체와 신경반점이 있는 곳에 아세틸콜린 생산이 50% 이상 감소된다. 셋째, 아세틸콜린에스터라제(acetylcholinesterase)의 감소가 나타나는데 이것은 주로 아세틸콜린이 분비된 후 다시 분해시키는 효소이다. 해마나 대뇌피질에서의 콜린아세틸트랜스퍼라제의 감소는 인지기능과 기억력 장애와 가장 연관이 많다. 이러한 연구결과에 의해 실험적 치료로 뇌에 콜린과 콜린 전구체를 레시틴(lecithin)과 같은 물질로 공급하려는 시도가 있었다. 그러나 이러한 시도는 별로 도움이 되지 못했고, 현재는 아세틸콜린의 저하를 예방하는 데 연구의 초점이 맞추어지고 있다.

알츠하이머 병의 유전적 영향에 대해서도 연구자들이 관심을 보이고 있다. 알츠하이머 병 중의 어떤 유형은 확실히 강한 유전적 연관이 있는 것으로 보인다. 이런 유형의 알츠하이머 병에서는 부모가 알츠하이머 병인 경우 노년기까지 생존하는 자녀의 50%가 이 병에 걸릴 확률이 있다. 특히 알츠하이머 병이 일찍 발병되는 경우도 유전적 경향이 크다는 것을 주장하는 연구자도 있으나, 이 주장은 일관성이 없다(Office of Technology Assessment Task Force, 1988). 특히 유전적 소인이 알츠하이머 병의 발병에 주는 영향의 크기에 대해서는 연구자들 사이에 이견이 많은 상태인데, 종단적인 장기 연구가 부족하여 이 질문도 해결되지 못하고 있다.

알츠하이머 병이 바이러스에 의한 것이 아닌가 의심하기 시작한 것은 Creutzfelt-Jakob 병과 같은 바이러스성 치매의 연구에 의한 것이다. 알츠하이머 병 중 어떤 유형은 바이러스 성으로 보이지만 확인된 것은 아니며, 현재까지는 알츠하이머 병 환자의 뇌에서 이미 알려진 바이러스 종류가 발견된 적이 없다(Katzman, 1988). 자가면역질환 이론도 연구중이지만 확실한 것이 없다. 가장 최근에 내려진 결론은 "알츠하이머 병은 어쩌면 원인이 다른 것에 의한 여러 질병을 같이 지칭하고 있는지도 모른다. 특히 질병의 증상, 진행속도, 유전성향, 발병연령 등에서 다른 질병들이 모여 있는지 모른다. 이것들이 한 가지 질병명으로 묶여 있다는 것은 아직 과학이 이것을 구분할 만큼 발전되지 않았다는 의미일 수도 있다(Office of Technology Assessment Task Force, 1988)"는 내용으로, 이는 현재까지의 알츠하이머 병의 연구상황을 잘 말해 주고 있다.

4) 다발성 경색성 치매에 관한 이론

혈관질환도 치매의 원인으로서 더 많은 연구가 진행되고 있다. 1970년 이후 치매증상은 동맥경화나 죽상경화에 의한 것이 아니라는 것이 밝혀졌다. 치매는 주로 뇌경색에 의한 것으로 문제가 있는 혈관에 의해 영양을 공급받는 뇌세포가 죽음으로써 생긴다. 치매는 뇌경색의 정도가 심화되어 뇌조직의 일정량 이상이 파괴될 때 나타나는 것으로 보인다.

뇌경색을 세 가지 유형으로 구분해 보면, ① 대뇌혈관의 차단으로 인한 뇌졸중, ② 작은 혈관들의 장애에 의한 소와경색(lacuna infarction), ③ 뇌의 가장 작은 혈관장애에 의한 미세경색(micro infarcts) 등이다. 그러므로 치매는 큰 뇌경색, 여러 개의 작은 경색, 수많은 미세경색 등으로 신경파괴가 있을 때 생기는 것이라 할 수 있다.

알츠하이머성 치매와 비교하여 다발성 경색성 치매(Multi Infarct Dementia, MID)는 ① 발병이 갑작스럽고, ② 계단과 같이 진행과 유지상태가 반복되며, ③ 이전에 심한 혈관질환, 고혈압, 뇌졸중의 병력이 있거나 위험요인이 있을 때 발생하기 쉽고, ④ 진단과정을 거쳐 뇌의 어떤 부분의 손상에 의한 것인지 추적이 가능하다는 차이점이 있다.

3. 치매의 위험요인

인지장애 노인에 관한 역학적 연구는 매우 많은데 그 중 중요한 결과로는 "이전에 치매로만 알려졌던 노인 중 10~20%는 가역적인 원인에 의한 치매로 보인다"는 것이다(Besdine, 1988). 노인이 한번에 한 가지 신체질환만 앓는 것이 아닌 것처럼, 치매에 관련된 것도 한 가지 원인에 의한 것이 아닐 가능성이 크다. 예를 들면 노인들은 흔히 AD, MID, 우울증, 신체적 장애를 복합적으로 가지고 있다. 치매노인 200명을 대상으로 한 연구에서 31%는 한 가지 이상의 원인을 가지고 있다고 보고하였다(Larson, 1985). 다른 연구에서는 치매와 우울과의 연관이 큰 것을 발견하였는데, 우울은 젊은 사람에게도 인지장애를 유발하는 것으로 알려져 있다. 그러므로 치매노인의 사정에 있어서 1차적 목표는 우울증, 신체적 질환 등의 치료 가능한 위험요인을 발견하도록 노력하는 것이다.

여기서는 노인의 생리적 질환으로 치매의 위험요인이 되는 질병 등에 대해 고찰하고, 약품 사용에 의한 것은 제7장 노인의 약물사용 부분에서 다루어지고 있으므로 참고하기 바란다.

인지적 장애의 가장 흔한 위험요인은 병리적 원인과 약품에 의한 생리적 장애이다. Larson 등(1985)에 의한 연구를 보면, 치매노인에게 치료 가능한 생리적 장애는 약품 부작용, 저갑상선 혈증, 대사장애 등이다. 연구결과에 의하면 인지기능을 일으킬 수 있는 요인은 100개 이상이 된다고 한다.

치매에 관한 지식은 매우 빨리 진보하고 있으므로 임상간호사가 이 지식의 습득에 소홀히 하지 않도록 노력을 기울여야 한다. 가장 잘못된 생각은 치매를 당연한 노화의 결과로 생각하는 것이다. 이런 잘못된 생각을 가지고 있다면 치료 가능한 요인을 찾지 못할 것이고, 인지적 장애의 진행을 방치하여 둘 것이다. 간호사들은 치매진단 과정에 1차적 책임은 없으나 노인들의 기능을 향상시켜야 할 책임을 가지고 있다. 그러므로 간호사는 '노인인데 뭐 뾰족한 방법이 있을까' 라는 생각에서 벗어나야 한다. 계속 이러한 태도를 갖는다면 치매 치료나 간호에 도움이 되는 역할을 하지 못할 것이다.

4. 치매로 인한 기능적 장애

인지장애에 의한 기능장애는 주로 알츠하이머 병(Alzheimer's Disease, AD)을 중심으로 논의하겠다. 왜냐하면 모든 치매가 AD에 의한 것은 아니지만 가장 중요한 원인이고, 또 AD에 관한 임상연구가 가장 활발하며, AD에 나타나는 기능적 문제들이 다른 유형의 치매에도 흔히 나타나기 때문이다.

1) 알츠하이머 병의 진행단계

Sjogren(cited in Office of Technology Assessment Task Force, 1988)에 의하면 AD의 진행단계는 ① 기억력 장애, ② 언어장애, 동작 · 목표물의 인식장애, ③ 마지막 단계로 실금, 기동성 장애와 언어사용 장애가 있다.

표 16-5. 알츠하이머 병의 단계 사정(Functional Assessment Staging Test, FAST)

단계	기능상태 변화	진 단
1	기능장애 없음.	정상 성인
2	물체이름과 장소를 잊어버림. 약속을 잊어버림.	정상 노년기 성인
3	복잡한 작업장애. 특히 어려운 사회적 관계나 직장문제 장애. 처음으로 타인이 문제를 인식하기 시작하나 본인은 강하게 부정	초기 알츠하이머 질환(early AD)이나 다른 질병
4	일상생활은 할 수 있음. 우울하고 어려운 일을 피하고, 부정이 강한 상태	경증(mild) 알츠하이머 병
5	인지장애가 확실. 시간 · 장소의 인식장애, 일상생활 · 의복선택 등에 장애가 생김. 독립하여 살 수 없음.	중등증(moderate) 알츠하이머 병
6	지남력 장애가 명확함. 인지장애가 있음. 성격과 감정장애. 불안, 안절부절, 섬망이 있음. 자기자신의 관리에 장애가 있고, 나중에는 대소변 실금이 있음.	중증(moderately severe) 알츠하이머 병
7	점차 모든 언어, 동작 소실이 생김. 모든 행위에 도움이 필요하게 됨.	최중증(severe) 알츠하이머 병

1982년에 Reisberg 등에 의해 더 자세한 AD 진행단계에 관한 이론이 발표되었다. 이 단계 구분법은 개량되어 AD의 기능적 사정단계(Functional Assessment Staging Test, FAST)로 명명되어 활용되고 있는데, 표 16-5는 이 7단계 사정도구를 보여 주고 있다. Reisberg 등은 이 기능은 순차적으로 손상이 오지만 마지막 2개 단계는 거의 동시에 나타난다고 하였다. 이러한 순차적 진행은 합병증이 없는 AD에만 적용 가능하고 다른 문제가 기능장애에 영향을 주는 경우에는 적용하지 못한다. Reisberg(1986)는 치매노인의 제7단계를 다시 6단계로 세분하여 ① 6개 이하의 단어사용 가능, ② 사용어휘가 1개 단어로 감소, ③ 기동능력의 상실, ④ 앉는 능력의 상실, ⑤ 웃는 능력의 상실, ⑥ 목 가누기의 상실 등의 단계로 나누었는데, 이것은 유아발달 단계와는 거꾸로 진행되는 것으로 보인다.

이 FAST 사정도구가 많이 사용되고 있으나, 노인에 따라 인지장애와 행동퇴행이 다르게 나타난다는 주장도 강하다(Cohen, Kenned, & Eisdorfer, 1984). 그러나 AD에서 진행성 인지퇴행은 지속적으로 진행된다. 인지장애가 증가되면서 감정적 · 행동적 변화가 나타난다. 인지장애의 진행시 AD환자의 행동은 환경과 다른 변인의 영향을 크게 받는다.

AD의 최후는 물론 죽음이다. AD환자의 기대여명은 같은 나이의 다른 노인에 비해 2분의

1 혹은 3분의 1 정도로 짧아진다. 한 연구에서 최초의 AD 발병시부터 사망까지 평균여명이 8.1년이고, 진단 후 사망시까지의 기간은 평균 3.4년이라고 한다(Barclay et al., 1985). AD환자의 실제 사망원인은 폐렴 또는 감염성 질환이 될 수 있으나, 미국에서 AD 진단이 있는 사람이 사망한 경우 모두 AD를 사망원인으로 본다면 AD는 전체 사망원인의 네 번째가 된다.

2) 알츠하이머 병에 대한 감정적 반응

AD 초기에 치매에 관련된 행동으로는 불안, 부정, 우울, 감정부족, 활동위축 등이 나타난다. 처음에는 같이 살거나 같이 일하고 밀접한 관계를 맺고 있는 사람만이 이러한 변화를 인식할 수 있다. 이런 행동이 발견될 때 흔히 우울이나 은퇴를 원인으로 생각하기 쉽다. 환자는 인지적 장애가 있다는 것은 부정하면서도 복잡한 일을 하지 않으려 한다. 예를 들면 인지적 장애가 원인라는 것을 인정하지 않고 은퇴해 버릴 수 있다. 만일 개인이 복잡한 정신신체 작업을 하지 않아도 되는 일에 종사한다면 초기에는 전혀 발견되지 않을 수도 있다. AD환자의 부정이 강하고 사회적 기술이 좋으면 일상생활에 심각한 장애가 올 때까지 인지장애를 숨길 수 있다. 그러나 인지장애가 진행되면 AD환자는 더 이상 문제를 감출 수 없게 되고, 덜 친한 사람들도 이상한 행동에 대해 의문을 가지게 된다.

Cohen, Kennedy, Eisberg(1984) 등은 AD환자의 6단계 감정반응을 제시하였다. 제1단계는 진단 전 단계인데, 무엇인가 크게 잘못되고 있다는 인식이 생긴다. 제2단계는 AD 진단이 되는 시기인데, 부정이 특징적이다. 제3단계는 AD환자와 가족의 부정 외에도 충격, 죄의식, 분노, 우울, 혼돈 등의 감정을 느끼게 되고, 이것에 대한 해결이 요구된다. 제4단계는 대처단계로, 이때에 환자와 가족은 앞으로의 계획을 생각하게 된다. 제5단계와 제6단계는 발병 후 장기간 생존자에게만 해당된다. 제5단계는 성숙기인데, 이것은 상실에 대해 수용하고 남은 기능을 유지하려는 노력하는 단계이다. 제6단계는 환자가 자신의 감정을 표현할 수 없는 단계이다. 환자는 어떤 환경자극에 반응하기는 하지만 능동적인 반응은 볼 수 없다(Cohen, Kennedy, & Eisberg, 1984).

3) 행동변화

AD환자는 감정변화가 나타날 뿐 아니라 인지장애로 인한 기능감소로 행동의 변화를 보이게 된다. 모든 환자에게 환상이나 공격적 행동이 나타나는 것은 아니다. 모든 AD환자에게 문제행동이 나타나는 것도 아니나, 어떤 환자는 관리문제가 생기는 행동을 보인다. 또 질병이 진행되면서 문제행동의 양상이 바뀌기도 한다. Cummings(1985)는 그의 연구를 통해서 중년기 AD나 MID 환자에게는 망상이 생기나, 나이가 더 많은 AD환자에게는 나타나지 않는다고 하였다. 또 피해망상은 치매의 중간단계에서 주로 생기고, 초기나 말기에서는 거의 나타나지 않는다(Swearer et al., 1988). 간호의 어려움은 대개 간호자에 의해 판단되기 때문에 간호자에 따라 느끼는 어려움의 정도는 차이가 크다. 가정에서 치매노인을 돌보는 경우 가족이 가장 어려워하는 것은 위축행동과 수동적 행동이라 하여 자기간호 부족에 의한 행동보다 더욱 큰 문제로 꼽았다(Greene et al., 1982). 환경에 따라 관리의 문제의 내용이 달라지는데, 정신병동과 같이 폐쇄환경인 경우 환자의 배회행동이 별로 문제되지 않으나, 가정에서는 문젯거리가 될 수 있다. 특히 밤중에 돌아다니는 행동은 배우자 혼자 간호하는 경우에 큰 문제이다.

Wragg와 Jeste(1988)에 의하면 치매에서 나타나는 증상의 비율은 피해망상 30%, 환시 19%, 환청 16% 등이다. 이들은 연구결과를 종합하여 치매환자의 40%가 질병과정의 어떤 시점에서 정신과적 증상을 나타낸다고 하였다. 특히 AD환자는 다른 유형의 치매보다 피해망상이 나타나는 비율이 더 크다고 하였다.

초조행동(agitation)은 흔히 나타나는 현상이다. 이것은 긴장, 혼동, 배회, 안절부절 못함, 수면장애, 같은 동작의 반복, 공격적 행동을 모두 포함하는 용어이다(Thomas, 1988). 때로 불안행동은 우울에서 나타나기도 한다. 이 외에도 분노, 울음, 소리지르기, 공격성 행동 등은 흔히 치매환자에게 나타나는 행동이다.

5. 간호자에게 미치는 영향

1980년대 이전에 간호자라는 용어는 거의 사용되지 않았으나, 최근 노년학 분야에서 간호자에 관련된 문제들을 많이 다루고 있다. 미국에서는 많은 노인시설이 있으나, 의존적 노인의 80~90%는 가정에서 가족이나 친구에 의해 간호되고 있다.

치매노인이 가정에서 간호받는 경우 간호자는 주로 중년기 여성이 된다. 그러므로 가족 중에서도 간호의 책임은 주로 여성이 맡게 된다. 1980년에 Zarit 등에 의해 간호자 부담(caregiver burden)이란 말이 처음 쓰이기 시작하였는데, 이것은 신체적 · 심리적 · 감각적 · 사회적 또는 경제적 문제를 포함하고, 특히 장애가 있는 노인을 돌보는 가족의 문제에 사용하였다.

간호자에게 생기는 어려움은 프라이버시의 침해, 사회적 접촉기회 감소, 소득감소, 가족갈등의 증가, 개인생활이나 여가시간이 부족, 알코올과 향정신성 약품 사용증가, 가족구성원의 변화(노인이 자녀 집으로 이주함) 등의 가족 거주유형의 변화, 간호자로서의 책임 때문에 직장일을 소홀히 하게 됨, 분노, 죄의식, 불안, 우울, 무력감, 만성 피로감, 감정적 피곤 등의 감정문제, 나쁜 건강상태 등을 들 수 있다(House Select Committee on Aging, 1978).

대부분의 연구가 간호자의 부담에 대한 것이지만 최근 문헌에는 간호자가 받는 긍정적 측면도 언급하고 있다. 즉 어려운 시기를 지내면서 가족간의 결속과 사랑이 증진된다는 점과, 가족들이 아픈 가족원에게 최선의 간호를 제공한다는 점에 긍지를 지니고 있다고 한다.

6. 사 정

인지장애가 있는 환자의 사정에는 가정방문을 포함한 여러 번의 사정이 필요할 수도 있다.

1) 사정분야

① 사정은 여러 분야를 포함해야 하는데, 의학적 자료, 신체검진, 기능사정, 심리사회적 및 정신상태에 관한 사정, 환경과 간호자의 영향 등이 그것이다.

② 가장 1차적인 사정의 목적은 인지장애의 치료 가능한 원인에 대한 종합적인 의학적 평가이다.

③ 사정시에는 가족, 간호자 등 환자의 질병진행에 대해 정보를 줄 수 있는 사람을 모두 포함한다.

④ 일생 동안의 성격, 대처, 성격특성 등에 대한 사정을 포함한다.

⑤ 가족원에게 인지장애가 일어나기 시작한 때의 변화에 대해 탐색적 질문을 시도한다.

2) 위험요인의 사정

① 모든 인지장애와 행동장애가 치매에 의해 유도된다고는 생각하지 말아야 한다.

② 신체적 장애, 기능장애, 약품효과, 우울, 환경, 사회심리적 영향 등을 사정한다.

③ 사정시에 감각장애를 가능한 보상해 주어 환자의 기능수행시 장애의 원인이 되지 않도록 한다.

3) 다학문적 팀 접근

모든 팀원들이 같이 사정하고, 사정결과에 대해 논의하며, 사정결과를 확인한다.

7. 중 재

치매환자를 간호해 본 사람은 누구나 알고 있듯이 치매환자의 간호중재는 개인별로 달라야 한다. 한 환자에게 좋은 중재가 다른 환자에게는 적절치 않은 경우도 있고, 어느 날은 적절하나 다음날에는 효과가 없는 경우도 있다. 간호목표와 중재는 환자가 있는 시설, 환경에 따라서도 물론 달라져야 한다. 예를 들어 병원에서 급성질환에 관련된 혼돈과 불안행동이 문제라면 중재는 행동변화를 일으키는 약품의 사용이 포함될 것이다. 그러므로 치매노인을 간호할 때의 중재계획의 성질은 창조적인 노인간호학의 도전이 요구되는 측면이다.

1) 환경수정과 의사소통 기술

치매환자의 간호에서 가장 중요한 두 가지 요소는 환경수정과 의사소통 기술의 활용이다. 치매환자에 관한 연구에서 환경자극과 기능적 행동수준은 서로 역의 관계가 있음이 발견되었다(Hall & Buckwalter, 1987). 즉 환경자극이 감소되면 기능이 증가되고, 환경자극이 증가되면 기능이 감소된다는 뜻이다. 또한 인지장애의 단계에 따라 환경이 달라져야 한다는 것도 알려졌다. Lawton(1980)의 환경순응 가설(environmental docility hypothesis)에 의하면 인지장애가 큰 사람일수록 환경이 행동에 영향을 크게 미칠 것이라고 주장한다. 초기에 환경수정에 관련된 중재는 단지 자극을 공급하고 지남력을 주기 위해 쓰는 중재방법이었다. 이들은 감각자극과 지남력 증강을 위한 힌트의 제공이 인지장애 노인을 도울 것이라고 생각하였다. 현실요법(reality orientation) 중재는 특히 양로원 등에서 널리 활용되었다. 이 기술에서는 개인이나 집단단위로 언어 · 비언어적으로 시간, 장소, 사람에 대한 안내를 반복적으로 제공한다.

그러나 최근에 이 방법의 효과에 대해 의문점이 제기되었다. 왜냐하면 환자가 울거나, 저항하거나, 생활만족도가 떨어지거나, 직원들의 사기가 떨어지는 등의 부정적 결과가 있었기 때문이다(Campos, 1984). Campos는 특히 이 방법을 양로원의 모든 노인에게 구분 없이 적용하는 경우에 문제가 생긴다고 주장하였다. 이 중재로 도움을 크게 받는 사람은 우울증이나 절망감에 관련된 인지장애가 있는 경우이다. 특히 심한 기억력 장애가 있는 사람도 주어진 정보를 계속 알고 있지 못한다. 그러므로 현실요법의 목표는 장기간 유지하는 정보가 아니라 현재의 환경에서 자기가 자신에 대한 인식을 높이고, 개인의 혼돈, 불안, 지남력 장애를 감소시키는 것이다. 다른 전략과 통합하여 사용할 경우 현실요법은 치매환자에게 간호중재법이 될 수 있다. 그러나 이 방법 역시 환자 개인에 따라 적절히 조정할 필요가 있다.

환경적 수정과 동시에 치매노인과의 의사소통 기술을 중재에 활용하는 것도 중요하다.

2) 장기 시설간호

치매노인을 위해 특수병동을 운영하는 양로원이 증가하고 있다. 이 특수단위 병동에서는 직원훈련, 개인적 접근, 환경수정 등이 중요한 요소가 된다. Cleary 등(1988)의 연구에 의하면 치매노인을 위한 자극이 감소된 특수병동을 운영한 결과 체중이 증가되고, 억제대 사용이 줄었으며, 불안행동과 공격적 행동도 감소되었다.

또한 이 연구에서 환자의 가족들의 만족이 증가되었고, 안전문제와 배회에 대한 걱정이 줄었으며, 직원들이 환자를 찾느라고 허비하는 시간도 감소된 것으로 나타났다. 이 외에도 초조행동이 있을 때 환경자극을 줄임으로써 불안행동을 감소시킨다는 간호연구들이 보고되어 있다(Hall, 1988; Hall & Buckwalter, 1987).

치매환자에게 사용할 수 있는 중재내용 지침

(1) 언어적 의사소통

- 치매가 있는 노인의 능력에 맞는 의사소통 방법을 시도한다(예: 용어선택, 속도 등).
- 어린이처럼 취급하고 대하는 것을 가급적 피한다.
- 중기 또는 후기 치매노인에게는 간단한 문장을 사용하고 한번에 한 가지 내용만을 말한다.
- 환자가 말을 이해하지 못하면 같은 말로 반복해 준다.
- 환자와 논쟁을 하지 않는다.
- 가능하면 긍정형의 문장을 사용한다.
- 환자가 판단을 할 수 있는 상태이면 선택할 수 있는 내용을 간단하고 확실하게 제시한다(예: 무엇을 잡수시겠습니까? 대신에 밥과 죽 중에 무엇을 잡수시겠습니까?).
- 환자가 표현하려는 느낌에 관심을 두고 환자의 말보다는 느낌에 반응하려고 노력한다.
- 환자가 적절히 대답할 수 없으리라 생각되는 말은 질문하지 않는다.

(2) 비언어적 의사소통

- 언어적 의사소통을 시도할 때 적절한 비언어적 방법을 병용한다(예: 세수했는지 물어볼 때 세수하는 시늉을 해 보인다).
- 환자의 관심을 끌고 간호자의 관심을 전달하기 위해 신체적 접촉도 사용한다.
- 환자와 눈을 맞추고 좋은 얼굴표정을 짓는다.
- 간호자 자신의 비언어적 의사소통에 주의를 기울인다. 비언어적 행동은 말하는 언어보

다 더 많은 의사를 전달할 수 있으며, 때로는 잘못 전달될 수도 있다.

- 환자가 표현하는 모든 비언어적 표현방법을 관찰하고, 특히 느낌의 표현에 주의한다.

(3) 환경적 중재

- 가능한 한 환자의 감각장애와 기능장애를 보완할 수 있는 환경을 조성한다.
- 시계, 달력이나 게시판 등을 이용하여 현실에 대한 지남력을 높이도록 노력한다(날짜, 장소, 모임 등).
- 화장실, 침실 등을 간단히 글로 표시하거나 그림으로 표시해 준다.
- 언어장애가 있으면 글씨를 사용하기보다 그림을 많이 활용한다.
- 환자가 잘 볼 수 있는 곳에 가까운 사람들의 사진을 붙여 준다. 액자유리는 반사가 없는 것을 활용한다.
- 중기나 후기 치매환자에게는 환자가 자주 보는 곳에 거울을 놓지 않는다.
- 바깥이 어두워지기 전에 실내등을 미리 켠다.
- 밤에도 환자방에는 작은 실내등을 계속 켜 놓는다.

(4) 안전유지를 위한 중재

- 환자가 어떤 형태든 신분증을 항상 지니고 있도록 한다(전화번호와 주소 포함).
- 환자가 사는 환경에 복잡한 물건이 없도록 한다.
- 약품, 세제, 독극물, 화학약품은 환자 손이 닿지 않는 곳에 보관한다.

(5) 환자의 일상생활을 독립적으로 하기 위한 중재

- 환자에게 좌절이 적으면서도 최대한의 독립성을 발휘할 수 있도록 매일 생활계획을 세운다.
- 환자의 매일 계획을 가능한 한 일정하게 유지한다. 그러나 환자의 기능수준이 변화하면 바뀌어야 함을 인식한다.
- 옷을 입어야 할 때는 입는 순서대로 꺼내어 늘어 놓는다.
- 환자가 몸치장에 도움이 필요하면 사실을 그대로 말하도록 한다. "목욕할 시간입니다"라는 말이 "목욕하는 데 도움이 필요하겠는데요"보다 이해가 쉽다.
- 몸치장에 사용할 물건(예: 칫솔, 빗, 비누)도 다른 물건과는 따로 순서대로 놓아 주어 쓰게 한다.
- 칫솔에는 치약을 묻혀서 놓아 준다.
- 환자가 화장실을 가능한 한 독립적으로 사용하도록 하고, 실금의 기회를 줄이도록 조절

한다.

- 환자가 다른 사람과 같이 식탁에서 식사하려 하지 않으면 영양스낵이나 손으로 들고 먹는 음식을 제공한다.

(6) 스트레스 역치가 낮아진 것에 대한 중재

- 상실을 보상할 수 있는 환경을 제공한다.
- 스트레스를 높일 수 있는 피로, 신체적 스트레스, 과도한 자극, 간호자나 환경 및 일상활동의 변화, 환자의 능력 이상을 요구하는 것과 같은 일을 피한다.
- 규칙적으로 같은 일상생활을 유지한다.
- 자주 휴식시간을 주어 피로를 회복하고 소모된 에너지를 보충하도록 한다.
- 안전에 위협이 되는 행동 외에는 무비판적인 태도로 대한다.
- 환자가 피로, 불안, 스트레스 등에 대한 표현이 있으면 스트레스원을 밝혀 제거해 주도록 노력한다.
- 음악이나 회상요법 등의 치료법도 활용한다.

8. 급성질환이 있는 치매노인

치매진단을 위해 병원에 입원하거나 다른 신체적 문제로 인해 입원하는 경우가 있는데 치매 관련 행동은 큰 간호문제가 될 수 있다. 이때 간호사들은 급성질환뿐 아니라 치매 관련 행동까지(대개 질병시 더 나빠짐) 중재해야 한다. 병원에 입원하면 환경이 달라지므로 대개의 경우 치매증상이 더 나빠진다. 더구나 병원환경에는 간호사가 조절할 수 없는 소음이 많아서 환자상태를 더욱 나쁘게 한다. 초기 중재에서 가장 중요한 것은 가정에서 온 환자라면 가족간호자를 간호계획과 중재에 포함시키는 것이다. 치매환자는 병원에서 가정에서와 다른 행동을 하게 되는데, 이때 어떤 중재가 효과적일지 가족의 도움을 받을 수 있다. 처음 입원 후 환자병력 수집시에 가족을 포함하면 많은 시간을 절약할 수 있다. 화장실 사용패턴이나 식사패턴에 대한 정보는 매우 도움이 될 것이다. 또 입원하고 있는 동안 가족이 원한다면 환자간호에 직접 참여하도록 할 수도 있을 것이다. 특히 입원 후 첫 2~3일간 가족이 같이 있다면 새 환경에 적응하는 데 도움이 될 것이다.

9. 지역사회 치매노인 간호

지역사회에 있는 치매노인의 간호에 있어서 전문간호사는 직접간호보다는 가족간호자에게 중재방법을 교육하고 역할모델을 제시하여 환자가 최고의 기능상태를 유지하게 함으로써 가족의 부담을 덜어 줄 수 있다. 지역사회에 치매노인 가족을 위한 교육 프로그램이나 지지집단이 형성되어 있다면 이런 것에 참여하는 것도 도움이 될 것이다. 우리 나라에도 치매협회, 치매가족협회 등이 있어서 가족이나 전문간호사에게도 많은 도움을 주고 있는데, 앞으로 이러한 조직이 더 활발하게 되면 가족들에게 큰 도움이 될 것이다.

10. 치매의 의학적 치료

치매가 있는 노인의 약품사용은 세 가지 측면에서 고려되어야 한다. 첫째, 부작용, 둘째, 치매의 1차적 치료방법으로서 약품사용, 셋째로 치매로 인해 나타나는 행동의 조정을 위한 약품사용 등이다. 그러나 알츠하이머 병을 치료하는 약품은 아직 발견되지 않고 있다. 현재 치매노인들의 행동치료를 위해 사용되는 약은 제7장을 참고하기 바란다.

▒ 요약

인지기능 장애는 고령노인의 증가와 함께 심각한 간호문제로 제기되고 있다. 노인 인지기능의 장애는 통합적으로 치매라 불리고 있는데, 최근 치매에 대한 이해가 증가되면서 원인에 대한 연구도 증가되고 있다. 치매의 원인은 크게 두 가지로 볼 수 있는데, 가장 흔한 알츠하이머 병에 의한 것이 50%를 차지하고, 다발성 뇌경색에 의한 것이 15% 정도이며, 나머지는 복합 원인으로 보고 있다.

치매가 있는 노인의 중재에는 간호자를 포함하는 것이 중요하며, 특히 가정에서 노인을 돌보고 있는 경우 이것의 중요성이 커진다. 본 장에서는 장기시설이나 병원, 가정에서 치매노인을 돌보는 데 필요한 간호중재 방법의 일반적인 원칙이 제시되었다. 노인간호사는 폭발적으로 증가하는 치매에 관련된 지식에 항상 관심을 가지고 이를 배우고 연구하여 간호에 활용하도록 노력하여야 할 것이다.

참고문헌

김춘미(2001). 「재가 치매노인을 돌보는 가족원의 대처과정」. 서울대학교 대학원 박사학위논문.

노재규(1994). 「뇌졸중과 치매」. 한국치매협회 창립대회 및 기념 심포지엄 초록집, 4-6.

대한노인정신의학회 편(1998). 『노인정신의학』.

유은정(2002). 「집단지지 프로그램이 치매환자 · 가족간호자에게 미치는 효과 연구」. 서울대학교 대학원 박사학위논문.

Barclay, L. L., Zemcov. A., Blass, J. P. et al. (1985). Survival in Alzheimer's disease and vascular dementias. *Neurology*, 35, 834-840.

Besdine, R. W. (1988). Dementia and delirium. In J. W. Rowe & R. W. Besdine (eds.). *Geriatric Medicine* (pp.375-401). Boston: Little, Brown.

Campos, R. G. (1984). Does reality orientation work? *Journal of Gerontological Nursing*, 10(2), 53-64.

Cleary, T. A., Clamon, C., Price, M., & Shullaw, G. (1988). A reduced stimulation unit: Effects on patients with Alzheimer's disease and related disorders. *The Gerontologist*, 28(4), 511-514.

Cohen, D., Kennedy, G., & Eisdorfer, C. (1984). Phases of change in the patient with Alzheimer's dementia. *Journal of the American Geriatrics Society*, 32(1), 11-15.

Crapper, D. R., Krishnan, S. S., & Dalton, A. J. (1973). Brain aluminum distribution in Alzheimer's disease and experimental neurofibrillary degeneration. *Science*, 180, 511-513.

Cummings, J. L. (1985). Organic delusions: Phenomenology, anatomical correlations, and review. *British Journal of Psychiatry*, 146, 184-197.

Greene, J. C., Smith, R., Gardiner, M. et al. (1982). Measuring behavioral disturbance of elderly demented patients in the community and its effects on relatives: A factor analytic study. *Age and Aging*, 11(2), 121-126.

Hall, G. R. (1988). Alterations in thought process. *Journal of Gerontological Nursing*, 14(3), 30-37.

Hall, G. R. & Buckwalter, K. C. (1987). Progressively lowered stress threshold: A conceptual model for care of adults with Alzheimer's disease. *Archives of Psychiatric Nursing*, 1(6), 399-406.

Hanson, M. (1987). Aluminum-fact or fiction? Information paper. Chicago: Alzheimer's Disease &

Related Disorders Association.

Katzman, R. (1988). Alzheimer's disease as an age-dependent disorder. *Research and the Ageing Population* (CIBA Foundation Symposium 134), 69-85. New York: John Wiley & Sons.

Kiloh, L. G. (1961). Pseudo-dementia. *Acta Psychiatry Scandinavia*, 37, 336-361.

Larson, E. B., Reifler, B. V., Sumi, S. M., Canfiels, C. G., & China, N. M. (1985). Diagnostic evaluation of 200 elderly outpatients with suspected dementia. *Journal of Gerontology*, 40(50), 536-543.

Lawton, M. P. (1980). *Environment and Aging*. Belmont, C. A.: Wadsworth.

Libow, L. E. (1973). Pseudo-senility: Acute and reversible organic brain syndromes. *Journal of the American Geriatrics Society*, 21, 112-120.

Miller, C. A. (1990). *Nursing Care of Older Adults*. Glenview, ILL: Scott, Foresman, Little Brown.

Office of Technology Assessment Task Force (1988). *Confronting Alzheimer's Disease and Other Dementias*. Philadelphia: J. B. Lippincott.

Reisberg, B. (1986). Dementia: A systematic approcah to identifying reversible causes. *Geriatrics*, 41(4), 30-46.

Reisberg, B. (1987). Senile dementia. In G. L. Maddox (ed.). *The Encyclopedia of Aging*, 594-600. New York: Springer.

Sharma, R. & Gierl, B. L. (1988). Dementia. In J. A. Flaherty, R. A. Channon, & J. M. Davis (eds.). *Psychiatry Diagnosis and Therapy*, 153-165. Norwal, CT: Appleton & Lange.

Swearer, J. M., Drachman, D. A., O'Donnell, B. F., & Mitchell, A. L. (1988). Troublesome and disruptive behaviors in dementia: Relationship to diagnosis and disease severity. *Journal of the American Geriatrics Society*, 36, 784-790.

Thomas, D. R. (1988). Assessment and management of agitation in the elderly. *Geriatrics*, 43(6), 45-53.

Whall, A. L. (1986). Identifying the characteristics of pseudodementia. *Journal of Gerontological Nursing*, 12(10), 34-35.

Worm-Peterson, J. & Pakkenberg, H. (1968). Atherosclerosis of cerebral arteries, pathological and clinical correlations. *Journal of Gerontology*, 23, 445.

Wragg, R. E. & Jeste, D. V. (1988). Neuroleptics and alternative treatments. *Psychiatric Clinics of North America*, 11(1), 195-213.

제17장 자기개념 장애

학습목표

1. 자기지각과 자기개념을 설명할 수 있다.
2. 노화에 따른 자기지각과 자기개념의 변화를 서술할 수 있다.
3. 질병과정이 자기지각과 자기개념에 미치는 영향을 설명할 수 있다.
4. 자기지각과 자기개념의 변화를 사정할 수 있다.
5. 자기지각과 자기개념과 문제가 있는 노인에게 간호과정을 적용할 수 있다.

1. 자기지각과 자기개념의 변화

노인의 자기개념(self concept)이 변화하면 공포와 불안이 증가하고, 자신의 삶에 대한 조절능력이 감소하여 자존감이 손상되며, 절망감이나 무력감을 경험하게 되어 우울해 질 수 있다. 이와 같은 우울증은 노인을 다른 사람으로부터 고립시키며 더욱 자존감을 감소시킬 수 있다.

2. 간호사정

- 두려움이나 근심을 표현하는가?
- 노인 스스로 두려움의 원인을 알고 있는가?
- 노인 자신의 생활에 대한 통제감 상실을 표현하는가?
- 최근에 중요한 상실을 경험했는가?
- 최근에 이사 또는 중요한 사람과 이별 경험이 있는가?
- 일반적인 외모나 자세는 어떠한가?
- 눈맞춤을 피하는가?
- 자신의 외모의 변화에 대한 생각을 표현하는가?
- 자신에 대해 부정적인가?
- 거울 보기를 피하는가? 또는 변화된 신체부위를 보는 것을 피하는가?
- 자신의 가치에 대한 질문을 하는가?
- 실패한 느낌을 표현하는가?
- 절망감이나 자포자기한 심정을 표현하는가?
- 대부분의 시간을 혼자 보내는가? 또는 다른 사람들과 관계를 맺는가?
- 간호사의 지시사항을 수동적으로 받아들이는가? 또는 자신이 결정을 내리고 싶다는 바람을 표현하는가?
- 분노, 노여움, 또는 요구하는 모습을 보이는가?
- 자율신경계의 자극 징후 — 맥박증가, 호흡수 증가, 혈압상승, 발한 — 가 있는가?
- 전형적인 감정변화 행동(손을 쥐어짬(hand wringing), 울음, 반복적 행동, 틱, 경련, 격노)이 나타나는가?
- 음성변화(예: 목소리 떨림)가 있는가?
- 두통을 호소하는가?
- 활동에 집중하고 기억하거나 결정하는 데 어려움이 있는가?
- 식사나 수면양상의 변화를 경험한 적이 있는가?
- 귀중한 소유물들을 다른 사람에게 주는가?
- 자신의 삶을 마치고 싶은 바람을 표현하는가?

노인의 변화된 자기지각과 자기개념과 관련된 위험요인들은 표 17-1과 같다.

표 17-1. 자기지각 및 자기개념 관련 위험요인

• 신체 외모의 변화(수술로 인한 신체 부분의 상실, 화상, 비만, 피부궤양, 화학요법, 말단비대증이나 쿠싱 질환과 같은 내분비계 이상)
• 신체조절 장애
• 중증의 상실(중요한 사람, 소유물, 사회적 역할, 재정상태)
• 최근 경험한 이주, 이사(특히 자신의 의지와 무관한 경우)
• 만성 통증

3. 간호진단

1) 신체상 장애(Body image disturbance)

(1) 원인 및 특성

신체상 장애를 경험한 사람은 손실된 부분을 만지거나 보는 것을 거부하는 경향이 있다. 심한 경우에 노인은 이러한 변화를 부정하고 어떤 문제도 발생하지 않은 것처럼 행동할 수 있다. 이러한 문제를 경험하는 사람들의 대부분은 그들 자신이 거부되거나 '다르다'는 것에 대한 두려움 때문에 문제에 대해 다른 사람과 허심탄회하게 이야기하지 않는다. 만약 노인이 신체상과 관련된 근심거리를 표현한다면, 자신에 대해 부정적으로 말하거나 더 이상 과거의 자신이 아닌 것처럼 혐오스럽게 말을 한다. 노인들은 신체기능에 몰두하게 되며 작은 변화에 대해서도 민감하게 반응한다. 신체상 변화를 경험하는 대부분의 노인들은 자가간호활동에 무관심하며, 재활계획에도 참여하지 않고, 자신의 무가치함과 무력감을 표현한다.

(2) 간호중재

다음의 중재들은 병원 또는 시설, 가정에서 적용할 수 있다.

① 노인 자신의 자기지각 정도를 사정한다.

신체상 장애가 심한 경우에도 노인은 스스로 변화에 대처할 수 있는 강점을 가질 수 있다. 따라서 간호사는 노인의 이와 같은 강점을 찾아내어 간호계획에 포함할 수 있어야 한다.

② 신뢰관계를 형성한다.

신체변화 또는 불구를 받아들이고 노력하는 노인들을 돕기 위해서는 간호사는 노인에게 신뢰감을 주어야 한다. 노인들이 자신의 느낌을 말로써 표현하기 위한 기회를 제공하며 근심거리를 이야기할 때 적극적으로 경청하는 것은 신뢰관계를 형성하는 데 도움을 준다.

③ 무비판적인 태도를 유지한다.

간호사는 간호제공시 반감을 갖거나 혐오하는 모습들을 보이지 않도록 특히 주의한다.

④ 노인이 상실한 신체부위를 보고 만지도록 격려한다.

노인들이 신체상의 변화부위(예: 장루, 절단부위)를 보는 데에는 시간과 격려가 필요하다. 노인들은 자신과 변화된 부위를 다른 것으로 분리하여 불구가 자신의 어느 한 부위일지라도 '그것'이라고 언급하기도 한다. 따라서 불구(장애)가 된 신체부위를 보고 만짐으로써 현실로 받아들일 수 있도록 도와야 한다.

⑤ 할 수 있는 능력에 초점을 맞춘다.

노인들이 무엇인가 할 수 있는 능력에 초점을 두는 것은 자존감을 증진시킨다.

⑥ 신체변화를 강조하지 않으면서 노인이 옷을 선택하고 입는 데 도움을 준다.

불구를 감출 수 있는 옷들은 신체상 유지에 매우 도움이 된다. 스웨터, 무릎덮개, 적절하게 맞는 옷들은 불구를 들어내지 않게 할 수 있다.

⑦ 단정하게 되었는지 확인한다.

얼룩진 옷은 신속히 바꿔 주고 얼굴과 손은 청결하게 유지한다. 단정하고 정돈된 머리모양, 화장한 모습 등은 노인의 외모에 대한 자신감을 증진시킨다.

⑧ 다른 의료전문가들과 함께 재활간호를 조정한다.

물리치료, 작업요법, 언어치료, 약물치료 영역들이 신체기능에 중요한 변화를 경험한 노인의 치료에 포함될 수 있다. 간호사는 여러 분야의 전문가들과의 협력을 통해 다양한 치료의 전체적 효과를 알아야 하며, 이와 같은 여러 전문가들의 활동이 같은 목적으로 운영되고 있는지 확인하고 간호계획 안에서 이러한 활동들을 조정해야 한다.

(3) 평가

신체상 장애가 있는 노인의 평가는 ① 신체 외모와 기능변화에 대한 근심을 말로 표현할 수 있다; ② 자신의 강점들을 인식하고 설명한다; ③ 실제 자신의 신체 외모 변화를 보고 이해한다; ④ 신체변화에 적응하기 위해서 생활양식을 바꾼다; ⑤ 치료에 참여하고 필요한 장비를 사용할 수 있다 등이다.

2) 자존감 저하(Self-esteem disturbance)

(1) 원인 및 특성

노인이 자존감을 상실할 위험요인은 다양하며, 자존감이 낮은 노인들은 다음과 같은 특징적인 행동을 보이는 경향이 있다. 자존감이 낮은 사람들은 머리를 축 늘어뜨리고 있고 슬픈 얼굴표정을 보이며 대부분이 눈맞춤을 피한다. 이들은 자신에 대해 "나한테 시간을 소비하지 말라" 또는 "나는 제대로 하는 것이 없어"라고 부정적인 느낌을 표현하고 낮은 자존감을 보인다. 이들의 말투는 슬픔, 상실, 우울, 걱정, 그리고 분노로 가득 차 있다. 또한 노인 자신의 삶에 대해 긍정적 경험보다 부정적인 경험에만 초점을 맞춘다. 자존감이 낮은 노인들은 개인위생과 몸치장도 매우 소홀하다. 그들은 수동적이며, 지나치게 의존적이고, 사회적 접촉을 피하려는 경향이 있다.

(2) 사정

자기지각, 자기개념의 사정부분 참조

(3) 간호중재

다음의 중재들은 병원 또는 시설, 가정에서 적용할 수 있다.

① 노인의 근심거리를 살펴본다.

② 노인들의 근심에 대응해 주고, 결정을 격려해 주며, 요구를 들어주고, 간호계획에 그들을 포함시켜 지적 · 정신적 · 도덕적 가치를 가진 존재로서 수용하도록 한다.

노인의 이야기를 잘 경청해 주고 응답하는 시간을 갖는 것은 수용하는 모습을 나타내는 가장 좋은 방법이다. 때때로 간호사는 '듣기' 만 하고 노인이 요구한 것과 다른 일을 수행하기도 한다. 만약 간호사가 노인 개인의 요구를 응해 줄 수 없을 경우에 노인이 이해할 수 있도록 이유를 설명한다.

③ 자기간호활동에 참여하도록 격려한다.

노인이 자기간호활동을 하면 자기가치감이 높아지거나 유지하게 된다. 자신의 얼굴을 스스로 씻고 식사하는 것 같은 사소한 행위조차도 노인 자신에 대한 통제감을 가질 수 있도록 도와줄 수 있다.

④ 회상할 기회를 제공한다.

때때로 '생애 회고(life review)' 라고 불리는 회상은 노인에 대한 중재로 중요하다. 간호사는 흔히 현재에 초점을 둔 접근을 하는 경향이 있다. 또한 '과거의 사건' 에 집중하는 것이 적절치 않다고 생각하거나 간호활동이 아니라고 생각하기 쉽다. 그러나 이러한 생각들은 노인의 정신건강과 자존감과 관련된 중요한 정보를 놓치게 할 수 있다.

모든 사람들 특히 노인은 그들의 존재가 중요하다는 것을 느낄 필요가 있다. 자기가치의 결여는 자포자기나 절망감으로까지 이어질 수 있다. 회상은 노인에게 이전에 있었던 문제들을 돌아보게 하고 과거의 성공들을 깨닫는 데 도움을 준다. 또한 회상은 갈등을 해결하고 현재나 미래에 대해 노인이 대처할 수 있도록 한다. 이처럼 삶에 대한 고찰은 옛날의 좋았던 시간을 그냥 보는 것이 아니라 한 사람의 삶이 가치와 칭찬할 만한 점이 있었다는 것을 알게 해 주는 과정이다. 즉 생애 회고는 현재를 살아가는 데 의욕을 갖게 하는 방법이며, 죽음을 준비하는 방법이다.

회상은 개별적으로 또는 집단으로 이루어질 수 있다. 혼자 회상을 하는 경우 노인은 흔히 자신에게 매우 비판적이며, 자신이 '올바른 선택을 하지 않은', 그리고 '올바르게 하지 않은' 모습에만 주목하기 쉽다. 그러나 다른 사람들과 함께 회상하면 삶 속에서 진정한 가치와 칭찬할 만한 점을 발견하게 된다. 집단(그룹)에서 서로 대화를 나눌 때 일대일 대화보다 감정이 덜 격렬해지는 경향이 있다. 또한 한 사람의 기억이 종종 집단 구성원들 사이에 비슷한 회상을 유발시키기도 한다. 어떤 한 가지 상황에 대해 다른 관점이 있다는 것을 알게 되면 노인이 자신과 다른 견해를 가진 사람들을 이해할 수 있도록 도움을 주기 쉽다.

집단회상시 한 집단 내에 5~8명 정도 참여하는 것이 효율적이다. 간호사는 개방적이고, 모든 참여자들에게 적극적으로 경청을 하는 태도를 유지하는 것이 필요하다. 다양한 장비들이 회상을 자극하는 데 사용된다. 옛날 사진, 옛날 영화, 잡지, 신문, 또는 노래 등이 대화를 시작하는 데 사용될 수 있다. 시를 쓰거나, 사진을 수집하거나, 콜라주(collage)를 만드는 것, 자서전 쓰기 등도 도움이 된다. "당신이 서울에 올라 오셨을 때에 관하여 말해 주십시오"와 같은 개방형 질문 또한 도움이 된다.

⑤ 회상모임시에 행복했던 시간에 대한 기억을 되살리기 위해 사진이나 물건들을 보거나 가족이 함께 참여하도록 격려한다.

가족들은 노인이 가족 구성원으로서 함께 한 기억을 공유할 수 있는 기회를 가지도록 노력해야 한다. 옛날 사진들을 다시 보는 것은 노인에게 기억을 촉진시키거나 성장한 아이들 또는 손자, 손녀들이 알지 못했던 자신의 모습을 보여줄 수 있도록 하는 데 도움을 준다. 또한 가족들로 하여금 그들의 부모님이 그들처럼 옛날에는 젊었었다는 것, 같이 춤을 추고 도전을 하며 살았다는 것을 깨닫게 하는 데 도움을 준다. 이러한 과정을 통해 서로 더욱 가까이 느끼고 가족의 연속성을 인식하게 할 수 있으며, 노인과 가족 사이에 대화가 어려웠던 감정들을 나눌 수 있는 기회를 제공한다.

⑥ 노인이 가족과 적극적으로 대화를 나눌 수 있도록 격려한다.

노인이 가족들에게 고마운 존재이고 사랑 받고 있다는 것을 듣는 것은 큰 의미를 갖는다. 흔히 가족들은 노인에게 이런 말을 하는 것을 어색해 하며 주저하거나 '알고' 있을 것이라고 가정해 버린다. 그러므로 간호사는 가족과 노인이 적극적이고 능동적으로 대화하도록 격려하고, 자신의 존재가치에 대해 노인이 확신할 수 있도록 도와야 한다.

(4) 평가

자존감 저하가 있는 대상자의 평가기준은 ① 개인의 강점을 설명할 수 있다; ② 감정, 근심거리를 표현할 수 있다; ③ 자신감을 증진시키기 위한 행동을 수행할 수 있다 등이다.

3) 두려움(Fear)

(1) 원인 및 특성

두려움은 매우 무서워하는 느낌이나 특별한 원인에 대한 염려다. 노인은 자신의 기능감소가 진행됨에 따라 점점 두려움을 느끼게 된다. 노인이 나타내는 두려움은 삶이나 일상생활의 붕괴, 범죄나 희생, 사랑하는 사람의 상실, 사망, 상해, 통증이나 괴로움, 독립심 상실, 재정적 빈곤, 고독 등이다. 노인들이 죽음을 가장 두려워하지 않는 것은 흥미로운 일이다. 오히려 노인들은 분명치 않은 것을 두려워하며, 대부분의 경우에 죽음을 두려움으로부터 해방하여 사랑하는 사람과 다시 만날 기회로서 바라본다.

두려움은 불안과 밀접한 관련성이 있다. 대개 두려움을 가진 사람들은 비록 두려움과 불안이 관련이 없더라도 불안을 경험한다. 두려움은 여러 가지 양상으로 표현된다. 어떤 경우는 무력감을 표현하기도 하고, 다른 사람과의 관계가 위축되거나 공격적인 반응을 하기도 한다. 두려움에 대한 공격적 반응은 흔히 분노로 오해될 수 있다. 두려움은 교감신경계를 자극하여 동공확대, 갈증, 떨림, 혈압상승, 맥박 및 호흡수 증가, 심계항진, 발한, 설사, 빈뇨 등과 같은 생리적 증상을 초래한다. 따라서 이러한 증상은 내분비계, 호흡기계, 심혈관계 및 신경계 질환이 있는 노인에서는 매우 위험한 문제가 될 수 있다.

(2) 사정

자기지각, 자기개념의 사정부분 참고

(3) 간호중재

① 노인이 두려움을 표현할 수 있는 기회를 제공한다.

두려움은 노인이 적극적으로 행동하는 것을 방해한다. 두려움을 찾아내는 것이 두려움을 다루는 첫번째 단계이다. 따라서 간호사는 노인에게 두려움을 표현할 수 있는 기회를 주어야 하며, 노인이 표현하는 두려움을 최소화하거나 부정하지 않도록 주의해야 한다. 무조건 안심시키기와 같은 방법은 노인에게 자신의 감정을 전혀 고려하지 않는다는 생각을 갖도록 할 수 있으므로 바람직하지 않다.

② 두려움을 유발하는 일반적인 원인을 제거하거나 감소시킨다.

노인에서 두려움의 대상은 다양하다. 흔히 추락에 대한 두려움이나 큰 소음에 대한 두려움이 일반적이다. 노인은 목욕시 수압을 이용한 장치를 이용하여 이동하게 된다. 추락은 매우 현실적인 두려움이다. 이러한 두려움은 적절한 도움을 통해 감소될 수 있다.

③ 모든 간호과정에 대해 설명한다.

간호사는 모든 간호활동에 대해 근거와 이유 및 무슨 일이 일어날 수 있는지, 어떤 도움을 받을 수 있는지에 대해 미리 설명해 주도록 한다. 이와 같은 설명이 두려움을 모두 없애지는 못하지만 줄여 줄 수 있다.

(4) 평가

두려움이 있는 노인에서 평가기준은 ① 특별한 두려움을 찾아낼 수 있다; ② 두려움이 있을 때 과거에 도움을 주었던 대처방법을 찾아내고 이것을 사용할 수 있다; ③ 두려움을 통제하는 데 도움을 주는 기법을 이용할 수 있다 등이다.

4) 불안(Anxiety)

(1) 원인 및 특성

불안은 모호하거나 규정되지 않은 위협을 일으키는 변하기 쉽고 어려운 감정이다. 불안은 경증, 중등증, 중증 정도로 구분할 수 있고, 심한 경우에는 공황(panic)까지 도달할 수 있으며, 급성 또는 만성화될 수 있다. 불안은 특히 노인에서 일반적인 문제로, 노인의 약 10% 정도에서 만성불안이 있으며 쇠약의 형태로 나타나기도 한다.

경미한 불안은 주의를 환기하여 건강관리 추구행위와 같은 긍정적인 행동을 동기화하기도 한다. 그러나 지속적으로 불안의 정도가 높은 경우 상황에 대한 지각을 방해하고, 불안으로 인한 자율신경계 증상은 여러 가지 생리적 증상들을 초래한다.

(2) 사정

자기지각, 자기개념의 사정부분 참조

(3) 간호중재

① 노인이 자신의 생각과 감정을 말로써 표현하도록 격려한다.

생각과 감정을 표현하면 자신의 불안 원인을 더 잘 인지할 수 있게 된다. 일단 원인이 규명되면 불안을 대처하는데 도움이 될 수 있는 전략을 세울 수 있다. 간호사는 노인이 분노나 짜증을 말로써 표현하도록 하고, 큰 소리로 울고 있을 때 마음을 가라앉히도록 해 준다.

② 조용한 환경을 제공하고 과도한 자극을 감소시킨다.

과도한 소음이나 활동은 흔히 불안을 가중시킨다. 최소한의 접촉과 자극이 있는 조용한 방이 노인들을 편안하게 하는 데 도움을 주며, 부드러운 접촉이나 따뜻한 대화도 도움이 된다. 커피와 같은 자극성 음료는 피하도록 한다.

③ 오락이나 기분전환을 하게 한다.

만약 개인이 즐거움을 찾을 수 있는 다른 활동에 열중하게 된다면 중등증의 불안은 줄어들 수 있다. 음악감상, 텔레비전 시청, 또는 공예작업 등의 조용한 활동들은 대부분 노인을 진정시킨다.

(4) 평가

불안한 노인에 대한 평가는 ① 불안하지 않다고 말한다; ② 불안을 유발하는 상황을 경험하지 않는다 등이다.

5) 절망감(Hopelessness)

(1) 원인 및 특성

절망감은 사람들이 문제를 해결할 수 없거나, 목표를 정할 수 없는 무능력을 느낄 때 나타내는 주관적인 상태이다. 그들은 자신이 무슨 일이 할 것인가에 대한 통제력이 주어져 있어도 선택을 할 수 없는 느낌을 가지게 된다. 절망적인 노인들은 문제에 대한 가능한 해결책을 보지 못하기 때문에 수동적이거나 무관심을 나타낸다. 또한 절망감이 있는 노인은 의존적이며 감정이 거의 없어 보인다. 절망감의 초기에는 자기파괴적 행동이 나타난다. 식사거부, 처방된 약물의 불이행 또는 의학적 치료과정에 대한 불이행 등이 절망감의 일반적 징후이다. 심각한 경우 절망감은 자살에 이를 수 있다. 노인의 자살률은 다른 연령층보다 높으며 점점 증가하고 있고, 특히 알코올을 남용하거나 진정제를 복용하고 있는 절망감이 있는 노인은 자살률이 평균보다 훨씬 높다. 따라서 절망감의 심한 징후가 보이는 노인들은 면밀한 관찰이 필요하다.

(2) 사정

자기지각, 자기개념의 사정부분 참고

(3) 간호중재

① 노인의 절망감의 원인을 규명한다.

표 17-2. 노인과 자살

• 의학적인 질환은 자살의 주요 원인이다.
• 사회적 고립, 심한 우울증, 그리고 자기파괴 행동이 있는 과거력은 자살의 위험성을 증가시킨다.
• 사랑하는 사람의 상실, 조절되지 않는 통증, 실직 등과 같은 주요 생활사건은 자살 위험성을 높인다.

표 17-3. 자살위험이 있는 노인의 간호

우울 징후 사정
• 식사나 수면양상의 변화
• 설명되지 않는 피로
• 무감동이나 즐거움의 상실
• 피로에 집중, 우유부단함.
• 가족이나 친구들로부터 사회적 위축
• 정상적인 활동이나 취미에 관심을 잃음.
• 외모에 무관심
• 명백한 이유없는 울음
기타 행동변화 사정
• 귀중한 소유물을 버림.
• 죽음이나 자살에 대해 이야기를 함.
• 알코올이나 약물소비의 증가
• 처방된 약물이나 식이의 불이행 또는 실패
관심 표명 및 전문가 연계
• 진지하게 자살의 실마리를 들어주며, 이런 실마리에 주의한다.
• 자살하고 싶은지에 대해 물어본다.
• 판단하거나 비판하지 않는다.
• 희망을 제공하고 변화를 추구하도록 도와준다.
• 안전한 환경을 증진한다.
• 자살예방을 위한 전문가나 단체로부터 도움을 구한다.

노인과 충분한 신뢰를 형성하기 위해서 시간을 함께 보내는 것이 필요하며, 직접적인 신체간호와 무관한 규칙적인 방문은 간호사가 그들에게 관심을 보이고 있다는 것을 나타내 준다. 노인이 자신의 느낌을 말로써 표현하도록 하는 것이 중요하다.

② 자기파괴 행동이나 자살에 대한 위험성을 사정한다.

노인 스스로 자신에게 상해를 입히거나 자살하고 싶어하는 것을 가끔 말로 표현한다면 이를 신중하게 받아들여야 한다. 최근에 중요한 것을 상실한 경우나 우울한 노인, 특히 독거노인의 자살률이 높다. 식사를 거부한다든지, 의학치료를 거절한다든지, 투약 불이행 등과 같은 소극적인 자살이 시도되기도 한다. 보다 적극적인 방법으로는 약물과용이나 총상, 목을 매는 등의 자살형태를 선택한다(표 17-2, 17-3)

(4) 평가

노인이 절망감에서 벗어나 일상활동을 할 수 있다.

6) 무력감(Powerlessness)

(1) 원인 및 특성

노인이 자신에게 일어나는 일을 통제할 수 없다고 느끼는 것이 무력감이다. 즉 신체기능이나 신체의 부분들에 대한 통제력을 상실할 때 나타나며, 신체 부분을 잃어버렸을 때도 유발된다. 일반적으로 무력감은 노인이 입원하거나 시설에 있을 때 노인의 위엄이나 자가통제력보다는 기관이나 과업의 효율성이 우선시되기 때문에 흔히 발생한다. 즉 간호사 또는 직원들이 직접 노인을 위해 해 주는 것이 노인이 스스로 하기 위해 기다리는 것보다 빠르고 쉽기 때문이다. 간호사가 노인에 대해 전적으로 책임을 지거나 일상생활활동을 대신 수행하는 것 등은 노인의 통제력 상실을 악화시켜 무력감을 증대시킨다.

시설에서 있는 노인의 생활은 통제적이며 제한적인 경향이 있다. 시설의 규칙이나 필수요건들은 흔히 노인의 요구보다 우선시된다. 따라서 질문이 없고 생활에 대한 통제권을 다른 사람들에게 주거나 포기하는 노인들은 흔히 '잘 하는' 적응자로 보여지는 반면에, 그들 스스로의 방식을 주장하고 요구하는 노인들은 '잘못 하는' 부적응자로 비춰진다. 자신의 삶에 대한 통제권을 쉽게 포기하는 노인들은 자신의 통제권을 유지하기 위해 논쟁하며 불평하는 사람들보다 더 자존감이 낮고, 절망감, 무력감, 사회적 고립감이 있기 쉽다.

(2) 사정

자기지각, 자기개념의 사정부분 참고

(3) 간호중재

다음의 중재들은 병원이나 시설 및 가정에서 수행할 수 있다.

① 가능하면 노인의 선택을 존중한다.

시설일지라도 노인에게 가능하면 선택권을 준다. 예를 들면 식사메뉴에 있는 항목들을 싫어하는 노인들을 위한 부가적인 항목(예: 김밥 등)을 포함하는 메뉴를 계획해야 한다. 또한 옷을 입기 전에 다양한 종류의 옷을 진열하여 개인이 원하는 것들을 선택하게 한다.

표 17-4. 자기지각과 자기개념에 대한 간호사례 연구

간호사례 연구: 자기지각과 자기개념-무력감
지씨 할머니는 최근까지 홀로 독립적으로 살아온 90세의 노인이다. 그녀는 고관절 골절로 고통받고 있다. 그녀의 가족 또한 늙었고 다른 지방에 살고 있기 때문에 그녀에게 필요한 계속적인 간호를 제공할 수 없다. 그래서 최근 지씨 할머니는 양로원에 입소하였다. 그녀는 매우 소극적이었고 자신의 감정, 돌봄, 음식에 대하여 전혀 표현을 하지 않았다. 그녀는 자신에 대해 질문을 받았을 때, "아무 문제 없어요. 간호사들이 무엇이든지 해 주니까요"라고 대답했다. 그녀는 혼자 방에 있는 것을 좋아했다.
간호진단 무력감(powerlessness)
특성 • 소극적인 행동 • 무감동적인 반응 • 통제력 상실에 대한 표현 • 간호활동에 참여하지 않음.
간호중재 1. 매일 10~15분 정도 방문하여 지씨 할머니가 자신의 감정이나 근심거리를 말로 표현할 수 있도록 한다. 2. 지씨 할머니의 개인공간을 존중해 준다. 3. 능동적으로 간호계획에 참여하고, 과정에 함께 참여하도록 격려한다. 또한 그녀가 선택한 것을 따르도록 한다. 4. 어떠한 변화가 필요하다는 것을 설명한다. 5. 손으로 부르는 사인을 정하고, 적절히 그 부름에 반응한다. 6. 그녀가 원하는 것을 적절히 충족시켜 준다. 7. 자기간호에 참여하도록 격려한다.
평가 지씨 할머니는 자신의 간호와 관련된 일은 결정하는 데 참여하고, 스스로 통제된 행동을 할 수 있다.

② 가능한 한 노인이 스스로 할 수 있도록 격려한다.

노인들이 자신을 스스로 돌보게 되면 삶에 대한 통제감을 보다 많이 느끼며, 이런 통제감은 존재감을 유지할 수 있도록 도움을 줄 수 있다.

③ 독립적인 활동을 증진하는 환경을 재구성한다.

간호사는 노인의 강점들과 한계를 고려해 환경을 평가해야 한다. 왜냐하면 환경에 있는 것이 노인의 통제영역 밖에 있으면 대부분의 노인들은 능력을 상실한다. 노인이 도움을 청하기 위해서 간호사를 부를 때는 간호사는 그 상황을 통제하게 된다. 필요하거나 원하는 물건들(예: 보행기)을 손에 가깝게 하는 등 환경을 수정하면 노인의 통제수준을 높일 수 있다.

④ 간호계획의 변경시 이유를 설명한다.

간호계획의 변경이 불가피해지면 반드시 노인에게 설명한다. 간호사는 계획의 변경이 필연적임을 이해할 수 있도록 설명하고, 환자가 선택할 권리가 있음을 알고 있음을 설명한다.

⑤ 과보호와 직접적인 행동은 피한다.

관심을 가지고 보살핀다는 명목하에 간호사나 돌봄제공자는 노인을 위해 너무 많은 것을 대신 해 주는 경향이 있다. 이런 경우 노인은 화가 나서 혼자 있게 내버려 달라고 하거나, 스스로 포기하고 간호자가 모든 것을 하도록 내버려 둔다. 최선의 방법은 간호자가 지지를 하고 안전한 환경에서 자신을 위해 가능한 한 많은 것을 수행할 수 있도록 노인을 격려하는 것이다. 상황이 위험하지 않는 한 간호사는 완벽하지 않더라고 노인이 할 수 있는 것은 배우게 하며, 도움이 필요한 상황이라고 요구할 때만 도움을 제공한다.

⑥ 노인이 거절할 수 있는 권리를 존중한다.

노인은 간호를 거절할 수 있는 권리가 있다. 노인이 식사, 간호, 투약을 거부할 때 간호사는 거절의 이유를 알아야 하고, 그 이유를 밝혔을 경우에는 반대하는 문제들을 없애거나 감소시키는 계획을 세워야 한다. 거절의 이유가 밝혀지지 않으면 어떠한 방법도 바람직하지 않다. 흔히 처치나 투약의 중요성에 대한 자세한 설명이나 방법의 변화, 투약시간의 변화 등과 같은 수정들이 노인을 변화시킬 수 있다. 또는 영양사, 의사 및 전문간호사와의 상담이 문제해결에 필요하다. 이와 같은 노력에도 불구하고 노인이 계속해서 간호를 거부할 때는 간호사를 거부하는 것으로 받아들여야 한다. 만일 노인이 인지기능의 손상으로 판단을 할 수 없다면 가족이 간호계획에 포함되어야 한다.

(4) 평가

무력감이 있는 노인의 평가기준은 ① 노인 자신이 통제할 수 있는 행동을 찾아낸다; ② 간호계획에 노인의 의견이 반영된다 등이다.

요약

노화와 함께 나타나는 변화와 질병에 의한 변화는 노인의 자기개념에 영향을 미친다. 노인의 자기개념은 개인의 가치관, 신념, 역할 및 인간관계의 영향을 받는다.

노인이 중요한 상실을 경험하면 자기개념에 위협을 받게 된다. 만일 이때 노인이 자기가치를 잘 유지하게 되면 문제가 발생하지 않는다. 그러나 자신이 가치가 없다고 느끼게 되면 불안, 공포, 무력감, 절망감 등이 나타날 수 있다. 간호사들은 노인들이 자기 자신을 어떻게 생각하고 있는지 주의를 기울일 필요가 있다. 간호사는 노인에게 문제가 발견되면 적절한 간호중재를 적용할 수 있어야 한다.

참고문헌

Carpenito, L. J.(1995). *Nursing Diagnosis: Application to Clinical Practice* (6ed.), Philadelphia: J. B. Lippincott.

Genevay, B. (1997). See me! Hear me! Know who I am! An experience of being assessed. *Generations* 21: 16.

Janelli, L. M. (1993). Are there body image diffrences between older men and women? *West J Nurs Res* 15: 327.

Porter, E. J.(1995). Non-equilibrium systems theory: Some applications for gerotological nursing pressure. *J Gerontol Nurs* 212: 24.

Wold, G. H. (1999). *Basic Geriatric Nursing*. St. Louis: Mosby.

제18장 노인 간호자의 부담감

학습목표

1. 노인 간호자의 부담감을 정의할 수 있다.
2. 노인 간호자가 경험하는 부담감에 영향을 미치는 요인을 열거할 수 있다.
3. 노인 간호자의 부담감을 경감시킬 수 있는 간호중재 방법을 기술할 수 있다.

의학의 발달과 생활수준의 향상 등으로 건강문제의 관리가 발전되어 평균수명이 연장되면서 노인인구가 증가되었고, 질병양상도 급성 전염성 질환에서 만성 퇴행성 질환으로 변화하여 만성질환자 노인의 건강증진과 간호에 대한 관심이 고조되고 있다. 만성질환 노인들은 급성질환과 달리 병원에서의 치료나 간호보다 퇴원 후 장기적인 치료 및 간호가 대부분을 차지하고 있기 때문에 환자의 건강회복과 안녕에 간호자가 매우 중요한 영향을 미치게 된다(박연환, 1999; 양영희, 1992; 이영신, 1993). 그러나 이러한 특성 때문에 노인을 돌보는 간호자들은 역할과다, 역할갈등, 환자를 돌보는 새로운 역할에 대한 정보부족으로 부담감을 느끼게 된다(장인순, 1995).

미국과 같이 시설간호가 발전된 나라에서도 시설에 있는 노인의 비율은 65세 전체 노인 중의 5%에 지나지 않고 나머지는 지역사회에 거주하는데, 이들을 돌보는 것은 많은 경우에 가족이다. 따라서 노인가족의 80%는 매일 노인을 돌봐야 하고 이 중 20%는 5년 이상 계속 노인을 돌봐야 한다. 이러한 현상은 우리 나라와 같이 노인인구가 급속히 증가하며 노인은 가족이 돌봐야 한다는 문화적인 가치관이나 노인을 돌보는 시설이 미비하여 거의 모든 노인 간호가 가족 내에서 이루어지는 상황에서는 더욱 문제가 될 수 있다. 1997년 통계에 의하면 우리 나라 65세 이상 노인의 0.32%만이 요양원이나 양로원에서 거주하는 것으로 나타나, 노인의 5% 정도가 요양원에 거주하는 미국과 비교하여 본다면 가족간호자의 어려움은 더 클 것으로 생각된다.

1. 노인 간호자의 부담감

간호자(caregiver)의 부담감은 노인이나 만성질환자와 같이 신체적 · 정신적 건강상의 이유로 타인의 돌봄을 필요로 하는 의존적인 가족구성원을 장기간 돌보는 사람들이 경험하는 **공통적인 인간의 반응**으로(Miller, 1987; Pearlin, Mullan, Semple, & Skaff, 1990), 장기간 돌봄 역할을 수행하게 되면 간호자들은 신체적 · 정신적 · 경제적 자원이 고갈된다(Brody, 1985; Townsend, Noelker, Deimling, & Bass, 1989). 따라서 부담감은 **당황감, 책임과다**와 같은 정서적 문제로부터 **일상생활의 파괴**와 같은 간호자의 삶의 변화까지 광범위하고 다양한 내용을 포함한다(Vitaliano, Young, & Russo, 1991). 또한 스트레스 상황에서 인간이 주관적으로 지각하는 문제로 **어려움, 곤경, 불운** 등과 유사한 것으로 이해되어 왔다(Printz-Fedderson, 1990). 구체적으로는 치매노인이나 마비환자의 가족들이 환자를 돌보면서 경험하는 **신체적 · 정신적 · 사회적 그리고 경제적으로 고통받고 있다고 지각한 정도**를 의미하였다(Zarit et al., 1980; George & Gwyther, 1986; O'neill & Ross, 1991). 예를 들어 알츠하이머 환자의 인지변화와 행동변화가 심해지면, 환자를 지속적으로 돌보며 감시해야 하는 것 때문에 가족원이 느끼게 되는 주관적인 지각이 부담감이다(Ory, William, & Emr, 1985; Novac & Guest, 1989).

한편 부담감은 돌봄 역할 수행에 따른 일련의 반응들로 이해될 수 있다(Given et al, 1992; Goldstein, Regnery, & Wellin, 1981; Schrlach, 1987). Sabin과 Allen은 역할이론에 근거하여 부담감을 만성질환자나 노인을 지속적으로 돌보는 상황에서 가족들이 경험하는 역할의 변화라고 설명하였다(Biddle, 1986). 같은 차원에서 부담감은 자녀가 돌봄에 참여하는 양으로도 정의될 수 있는데, 이때 자녀들은 노인 부모를 돌봐야 하는 부담으로 신체적 · 심리적으로 지치거나 개인적인 목표를 성취할 수 없는 것과 같은 역할갈등을 호소하게 된다.

종합하면 노인을 돌보는 간호자의 부담감은 **간호자가 돌봄 역할 수행에 따른 과도한 책임을 견디기 어려운 상태에서 경험하게 되는 주관적** 반응으로, 간호자의 **신체적 · 정서적 · 사회적** 그리고 **경제적인 문제**를 포함하고 있다. 이러한 부담감이 지나치게 커지면 간호자의 사기, 삶의 만족, 우울 같은 간호자의 심리사회적 상태나 신체적 · 정신적 건강에 좋지 않은 영향을 미칠 뿐 아니라, 노인환자의 회복 및 재활에도 차질이 생길 수 있다. 따라서 간호사들은 노인환자뿐 아니라 병약한 노인을 장기간 돌봐야 하는 간호자들이 지나친 부담으로 어려움을 겪지 않도록 도와줄 수 있는 간호중재를 제공해야 한다. 대개의 경우 노인을 돌보는 역할은 가족구성원이 담당하는 경우가 많다. 가족은 가족원간의 정서적 · 심리적 지지를 받을 수 있는 1차적 자원으로(이광규, 1989), 가족 중에 환자가 발생하면 가족이 돌보는 역할을 수행하는 것은 당연한 도덕적 의무로 생각되어졌다. 특히 전통적인 효사상과 유교원리가 지배적인 우리 나라에서는 아직까지 노인환자의 간호를 주로 노인인 배우자나 만성질환의 이환율이 높은 중년 이후의 자녀가 책임지는 경우가 많아, 이들이 자신의 건강을 유지하면서 노인을 돌볼 수 있도록 도와줄 수 있는 간호중재가 매우 필요하다.

2. 간호자의 부담감에 영향을 미치는 요인

노인을 돌보는 간호자들이 경험하는 부담감에 영향을 미치는 요인들을 파악하는 것은 부담감을 줄일 수 있는 간호중재 개발의 기초가 된다. 현재까지 파악되고 있는 부담감에 영향을 미치는 요인들은 노인 특성, 상황적 특성으로 구분할 수 있다.

1) 노인 특성

노인이 앓고 있는 **질병의 심각성**, **발병의 급작성** 등이 간호자의 부담감에 영향을 미칠 수 있다. 노인의 질병이 심각할수록 간호자들은 간호에 더 많은 부담을 느낄 것이며, 노인과 가족이 갑작스럽게 질병에 직면했을 때 더 큰 고통을 받을 것이다. 예를 들어 노인이 갑작스런 뇌졸중으로 좌측 편마비와 함께 요실금, 기억력 및 판단장애 등 일상생활 수행능력이 떨어지고 의존적이 되었다면, 이러한 노인을 돌봐야 하는 간호자는 더 많은 부담감을 경험하게 될 것이다. 질병 중에서는 심각한 성격변화를 동반할 수 있는 뇌졸중 환자나 기억력이나 인지기능에 문제가 생기는 치매환자의 간호자가 더 큰 부담감을 갖는 것으로 알려져 있다(Biegel et al, 1991). 따라서 간호사들이 이러한 특성을 갖고 있는 노인들을 간호할 때는 노인뿐 아니라 노인을 돌보는 간호자들의 신체적 · 정서적인 건강유지를 위해 필요한 간호를 제공해야 한다.

2) 상황적 특성

간호자의 인구학적 특성, 간호자의 심리적 요소, 노인과 간호자간의 관계의 질, 사회적 지지와 같은 상황적 특성은 부담감에 영향을 미칠 수 있다.

간호자의 인구학적 특성 중에서는 성별, 연령, 사회경제적 상태, 노인과 간호자간의 관계 등이 부담감에 영향을 미칠 수 있다. 첫째, 일반적으로 여성이 노인을 돌보는 1차적인 책임을 갖고 있는 경우가 많은데, 여성 간호자는 남성보다 더 높은 부담감을 호소한다(Biegel et al., 1991; Prunchno & Potashnik, 1989; Zarit, Todd, & Zarit, 1986; Gilhooly, 1984). 이는 여성의 수명이 남성보다 길고(Given & Given, 1991), 여성이 모든 가족의 간호제공과 돌봄의 역할에서 더 많은 책임을 맡고 있기 때문이라고 생각되고 있다(Biegel et al., 1991).

둘째, 노인을 돌보는 간호자는 대부분이 노인의 배우자(양영희, 1992; Prunchno & Potashnik, 1989; Zarit et al., 1986)인 경우가 많은데, 배우자는 배우자가 아닌 간호자(대개 자녀)보다 부담감이 심한 것으로 보고되고 있다(Biegel et al., 1991; Baillie, Norbeck, & Barnes, 1988).

셋째, 나이가 젊고(Montogomery, Gonyea, & Hooyman, 1985) 사회경제적 수준이 높은 간호자들이 더 큰 부담감을 경험하는 것으로 나타났지만, 그렇지 않은 경우도 있었다.

한편, 노인이 병들기 전 간호자의 정신건강 상태나 생활 스트레스원 등의 심리적 요소들도 간호자들의 부담감에 영향을 미칠 수 있고(Biegel et al., 1991), 노인과 가족간호자간의 관계의 질이 좋으면 부담감이 줄어들 수도 있다(박연환, 유수정, 송미순, 1999; 양영희, 1992). 이 외에도 간호자가 이용할 수 있는 사회적 지지도 간호자의 심리적 건강에 좋은 영향을 미쳐 부담감을 줄일 수 있다(Quayhagen & Quayhagen, 1988; 양영희, 1992).

따라서 간호사들은 노인을 간호할 때 노인의 특성뿐 아니라 노인과 노인을 돌보고 있는 간호자의 여러 상황적 특성 등을 종합적으로 사정 · 평가하여 부담감을 줄일 수 있는 방안을 다각도로 모색하여야 한다.

3. 부담감 경감을 위한 간호중재

간호자가 그들의 현 상황에 대처하고 적응하는 것을 돕고, 노인의 요구를 충족시킬 수 있는 능력을 향상시키며, 부담감을 예방하거나 감소시킬 수 있도록 고안된 간호중재는 크게 지지그룹 중재(support group intervention), 교육중재(educational intervention), 임상적 또는 서비스 중재(clinical or direct service intervention)로 분류할 수 있다(Biegel et al, 1991).

교육중재는 가족간호자가 노인들의 요구를 더 잘 충족시킬 수 있도록 **전문가가 정보와 기술을 제공**하는 것에 중점을 두는 집단중재이다. 교육중재는 다시 인지적 정보, 자기 향상, 행동관리 기술로 세분될 수 있다. 연구(Haley et al, 1987)에 의하면 교육은 치매노인을 돌보는 가족간호자의 부담감을 효과적으로 감소시켰다.

지지그룹 중재는 가족간호자에게 **정서적 지지, 정보적 지지, 대처기술 증진**을 제공하도록 계획된 집단중재로, 집단 구성원간의 느낌이나 경험의 공유, 대처전략에 강조를 두고 있으며(Biegel et al., 1991), 사회적 지지와 소집단 역동의 이론적 조망을 결합시킨 것이다(Bulechek & McCloskey, 1992). 지지집단을 통해 얻을 수 있는 사회적 지지는 애착(attachment), 사회적 통합(social integration), 돌봄의 기회(opportunity for nurturance), 가치의 인정(reassurance of worth), 신뢰할 만한 동맹의 느낌(sense of reliable alliance), 지침 획득(obtaining of guidance) 등으로 범주화할 수 있다. 한편 지지집단은 자조집단(self help group), 상호 보조집단(mutual aid group), 통합집단(integrity group), 정보-교육집단(education group) 등으로 세분화될 수 있는데, 일반적으로 장애상황이나 스트레스 경험과 관련된 주제를 다루고 있다(Bulechek & McCloskey, 1992). Green과 Monahan(1989)은 노인과 가족간호자를 대상으로 전문가가 주도하는 지지집단 프로그램을 적용하였는데, 지지집단에 참여한 후 가족간호자의 불안, 우울, 적대감, 부담감이 경감한 것으로 나타났다. 국내의 연구로 박연환(1999)은 뇌졸중 환자의 여성 배우자를 대상으로 2주 동안 총 8회의 집단적 지지간호 모임 간호중재를 제공한 결과 부담감이 경감하였고 안녕감이 상승하였다고 보고하였다.

임상적 또는 서비스 중재는 **상담/치료**(counseling/therapy), **휴식**(respite), **행동/인지자극**(behavioral/cognitive stimulation), **호스피스**(hospice), **낮병원**(day hospital), **일반적인 심리사회 중재**(general psychological intervention)와 같은 다양한 하부 중재양식을 포함하는 중재중심의 치료이다.

노인을 위한 요양휴식 서비스(respite care)는 가족들의 부양책임 경감(relief) 또는 휴식(time off)을 의미하는 것으로, 가족들이 이러한 서비스를 받는다면 장기간의 부양을 더 잘 수행할 수 있을 것이라는 가정하에 제공되는 서비스이다. **요양휴식 서비스**는 **재가휴식 서비스**(in-home respite), **주간보호사업**(day care service program), 그리고 **시설휴식 서비스**(institutional respite 또는 overnight respite)로 구분된다.

재가휴식 서비스는 가장 일반적으로 사용되는 형태로 방문간호사, 사회복지사, 가정방문 도우미들이 가정을 방문하여 환자의 간호를 도와주거나 가족간호자가 집 밖에서의 활동 등 자신을 위한 시간을 갖도록 환자와 함께 있어 주는 서비스이다. 이 서비스는 주로 환자의 건강상태가 중하거나 기능적인 문제를 가지고 있어서 환자를 이동시키기가 힘들거나 교통수단

표 18-1. 노인 간호자 부담감의 간호사례 연구

간호사례 연구: 노인 간호자 부담감
고혈압과 당뇨로 20여 년 동안 치료를 받던 70세의 김 할아버지는 어느날 아침 의식을 잃고 쓰러져 종합병원 응급실을 통해 입원하였다. 그는 고혈압으로 인한 뇌출혈로 진단받고 2달 동안 치료받은 후 퇴원하였다. 퇴원 후에도 좌측 편마비, 요실금, 실인증, 실어증 등으로 의식주 등 거의 모든 생활을 부인에게 의지하고 있다. 그러나 부인 역시 68세이며 당뇨와 합병증을 앓고 있어 할아버지를 혼자 책임지고 돌보는 것은 여러 가지 문제점을 갖고 있었다. 할머니는 할아버지 간호로 신체적으로 매우 피로하여 밤에 잠도 잘 못 자고, 식사도 제때 할 수 없었다. 할아버지 곁을 잠시도 비울 수 없기 때문에 할아버지가 쓰러진 후에는 잠깐 시장에 가기도 어려웠고, 이러한 생활이 계속되자 정서적으로도 매우 불안 · 초조한 상태가 되었다.
간호진단 장기간의 돌봄으로 인한 부담감
관련 자료 • 신체적 피로 호소 • 불면 • 개인적인 시간부족 • 역할과다 • 불안
목표/기대되는 효과 할머니의 신체적 · 정서적 · 사회적 부담감이 감소할 것이다.
간호중재 1. 할머니의 부담감에 영향을 미칠 수 있는 요소를 확인한다. 2. 할아버지 간호를 도와줄 수 있는 지지자원을 확인한다(가족, 사회적 지지) 3. 할머니에게 가장 적합한 간호중재 방안(지지그룹, 교육중재, 임상이나 직접적 서비스 중재)을 확인한다. 4. 선택한 간호중재(지지그룹)를 적용하고 효과를 평가한다.
평가 보건소에서 시행중인 뇌졸중 환자 가족모임에 참여하게 된 할머니는 자신감을 갖고 할아버지 간호를 시행하게 되었으며, 1주일에 2일 동안은 자녀들이 할아버지 간호를 분담하여 주어 할머니만의 개인적인 시간활용도 하게 되었다. 또한 모임을 통해 알게 된 사람들로부터 여러 가지 정보도 얻고, 속마음을 터 놓을 수 있는 친구도 사귀게 되었다. 할머니는 "처음에는 너무 막막했지만 이젠 어떻게 해야 할지 알 것 같다"고 웃으며 말하게 되었다.

이 편리하지 않을 때 일시적으로 사용되고 있다(Schmall, 1996).

시설휴식 서비스는 노인을 일정 기간 동안 시설에 입소시키는 것으로 단기보호사업이라고도 한다. 치매나 뇌졸중 노인 등 병약한 노인을 돌보는 가족들이 질병, 휴가, 출장 등으로 일정 기간 노인을 돌볼 수 없을 때 가족을 대신하여 노인을 양로원, 복지시설 또는 병원에서 단기간 일시적으로 보호해 주는 것이다(Schmall, 1996). 2001년 자료에 의하면 우리 나라의 31개 시설에서 단기보호사업을 제공하고 있는데(김진선, 이은현, 2001), 이러한 시설에는 휴식 서비스를 위한 침상수가 제한되어 있어서 접근이 어렵다는 단점이 있다(Zarit et al, 1998).

주간보호사업은 낮 동안 치매나 뇌졸중 등 장애가 있는 노인들을 복지시설, 보건소 또는 병원 등에서 돌봐주면서 대상자들을 감독하고 구조화된 프로그램을 제공해 주는 것이다. 노인들은 주간보호시설에서 제공하는 프로그램에 참여하면서 신체적 · 사회적 · 심리적 재활을 유도할 수 있고, 그 동안 가족들은 휴식을 취하거나 직장생활 등 사회생활을 할 수 있다(김진선, 이은현, 2001; Conrad, Hughes, & Wand, 1992).

요약

노화와 만성질환으로 인하여 타인에게 의존적인 노인을 장기간 돌보는 간호자가 경험하는 부담감은 간호자가 돌봄 역할 수행에 따른 과도한 책임을 견디기 어려운 상태에서 경험하게 되는 주관적 반응으로, 간호자의 신체적 · 정서적 · 사회적 그리고 경제적인 문제를 포함하고 있다. 부담감에 영향을 미치는 요인에는 노인환자의 특성인 질병의 심각성, 발병의 급작성, 질병으로 인한 노인의 변화 등과, 돌보는 상황적 특성인 인구학적 특성, 가족간호자의 심리적 요소, 노인과 가족간호자간의 관계의 질, 그리고 사회적 지지 등이 포함된다. 부담감을 경감시킬 수 있는 중재방법은 지지그룹 중재, 교육중재, 임상적 또는 서비스 중재 등으로 분류할 수 있는데, 우리 나라의 사회문화적 상황에 적합한 효율적인 프로그램 개발이 필요하다.

참고문헌

김영자, 이평숙(1999). 「치매노인을 돌보는 가족의 부담감과 우울반응에 관한 연구」. 『간호학회지』, 29(4), 766-779.

김진선, 이은현(2001). 「치매노인과 부양자를 위한 휴식서비스의 효과에 대한 고찰」. 『간호학회지』, 31(6), 1077-1087.

박연환(1999). 「집단적 지지 간호중재 프로그램이 뇌졸중 환자 배우자의 부담감과 안녕감에 미치는 효과」. 서울대학교 대학원 박사학위논문.

박연환, 유수정, 송미순(1999). 「뇌졸중 환자를 돌보는 가족간호자의 부담감과 집단적 지지 간호중재 프로그램에 대한 요구조사」. 『성인간호학회지』, 11(1), 119-134.

양영희(1992). 「만성 입원환자를 돌보는 가족원의 역할 스트레스와 건강에 관한 이론적 구조모형」. 서울대학교 대학원 박사학위논문.

이관희(1986). 「뇌손상 환자의 상태와 가족의 부담감 및 우울정도와의 관계 연구」. 연세대학교 대학원 석사학위논문.

이광규(1989). 『한국가족의 구조 분석』. 서울: 일지사.

이영신(1993). 「만성 입원환자 가족원의 부담감」. 서울대학교 대학원 석사학위논문.

장인순(1995). 「일부 농촌지역 노인 만성질환자 가족의 부담감에 관한 연구」. 서울대학교 보건대학원 석사학위논문.

Albert, S. M. (1991). Cognition of caregiving tasks: Multidimensional scaling of the caregiver task domain. *Gerontologist*, 31, 762-734

Albert, S. M. (1992). Psychometric investigation of a belief system: Caregiving to the chronically ill parent. *Social Science and Medicine*, 35, 699-709.

Baillie, V., Norbeck, J. S., & Barnes, L. E. A. (1988). Stress, social support and psychological distress of family caregivers of the elderly. *Nursing Research*, 37(4), 217-222.

Biddle, B. J. (1986). Recent development in role theory. *Annual Review of Sociology*, 12, 67-92

Biegel, D. E., Sales, E., & Schulz, R. (1991). *Family Caregiving in Chronic Illness*. Newbury Park, London, New Delhi: Sage Publications.

Brody, E. M. (1985). Parent care as normative family stress. *Gerontologist*, 25, 19-29.

Bulechek, G. M. & McCloskey, J. C. (1992). *Nursing Intervention — Essentials Nursing Treatments.* W. B. Saunders Company.

Bull, M. J. (1990). Factors influencing family caregiver burden and health. *The Gerontologist*, 21, 471-480.

Cicirelli, V. G. (1981). *Helping Elderly Parent: The Role of Adult Children*. Boston: Auburn House.

Conrad, K. J., Hughes, S. L., & Wand, S. (1992) Program factors that influence utilization of adult day care. *Health Service Research*, 27(4), 481-503.

Gilhooly, M. L. M. (1986). Senile dementia: Factors associated with caregiver's preference for institutional care. *British Journal of Medical Psychology*, 59, 165-171.

Given, B. A. & Given, C. W. (1991). Family caregiving for the elderly. In J. J. Fitzpatrick, R. L. Taunton, & A. K. Jacox (eds.). *Annual Review of Nursing Research*. New York: NY Springer.

George, L. K. & Gwyther, L. P. (1986). Caregiving well being: A multidimensional examination of family caregivers of demented adults. *Gerontologist*, 26(3), 253-259.

Greene, V. L. & Monahan, D. J. (1987). The effect of a support and education program on stress and burden among family caregivers to frail elderly persons. *The Gerontologist*, 29(4), 472-477.

Given, C. W., Given, B., Stommel, M., Collins, C., King, S., & Franklin, S. (1992). The Caregiver Reaction Assessment (CRA) for caregivers to persons with chronic physical and mental impairments. *Research in Nursing & Health*, 15, 271-263

Goldstein, V., Regnery, G., & Wellin, E. (1981). Caretaker role fatigue. *Nursing Outlook*, 29, 24-30.

Haley, W. E., Levine, E. G., Brown, S. L., & Bartolucci, A. A. (1987). Stress, appraisal, coping and social support as predictors of adaptational outcome among dementia caregivers. *Psychology and Aging*, 2, 323-330.

Macera, C. A., Eaker, E., Jannareon, R., Davis, D., & Stoskof, C. (1993). A measure of perceived burden among caregivres. *Evaluation and the Health Professional*, 16, 204-211.

Miller, B. (1987). Gender and control among spouses of the cognitively impaired: A research note. *The Gerontologist*, 27, 447-453.

Montgomery, R. J. V., Gonyea, J. G., & Hooyman, N. R. (1985). Caregiving and the experience of subjective and objective burden. *Family Relations*, 34, 19-26.

Montgomery, R., Stull, D., & Borgatta, E. (1985). Measurement and the analysis of burden. *Research on Aging*, 7, 137-152.

Novac, M. N. & Guest, C. (1989). Application of a multidimensional caregiver burden inventory. *The Gerontologist*, 29(6), 798-803.

O'Neil, G. & Ross, M. M. (1991). Burdern of care: An important concept for nurses. *Health Care for Women International*, 12, 111-121.

Ory, M. G., Willians, T. F., & Emr M. (1985). Families informal supports and Alzheimer's disease: Current research and future agendas. *Research on Aging*, 7, 623-644.

Pearlin, L. I., Mullan, J. T., Semple, S. J., & Skaff, M. M. (1990). Caregiving and the stress process: An overview of concepts and their measures. *The Gerontologist*, 30(5), 583-594.

Poulshock, S. W. & Deimling, G. T. (1984). Families caring for elders in residence: Issues in the measurement of burden. *Journal of Gerontology*, 39, 230-239.

Printz-Feddersen, V. (1990). Group process effect on caregiver burden. *Journal of Neuroscience Nursing*, 22(3), 164-168.

Pruchno, R. A. & Potashnik, S. L. (1989). Caregiving spouses: Physical and mental health in perspective. *Journal of American Geriatrics Society*, 37, 697-705.

Quayhagen, M. P. & Quayhagen, M. (1988). Alzheimer's stress: Coping with the caregiving role. *The Gerontologist*, 28(3), 391-396.

Robinson, B. C. (1983). Validation of a caregier strain index. *Journal of Gerontologist*, 38, 344-348.

Scharlach, A. E. (1987). Role strain in mother-daughter relationship's in later life. *The Gerontologist*, 27(5), 627-631.

Townsend, A., Noelker, L., Deimling, G., & Bass, D. (1989). Longitudinal impact of interhousehold caregiving on adult childern's mental health. *Psychology of Aging*, 4, 393-401.

Vitaliano, P. P., Young, H. M., & Russo, J. (1991). Burden: A review of measures used among caregivers of individuals with dementia. *The Gerontologist*, 31, 67-75.

Zarit, S. H., Reever, K., & Bach-Peterson, J. (1980). Relatives of the impaired elderly. Correlates of feelings of burden. *The Gerontologist*, 20, 649-655.

Zarit, S. H., Todd, P. A., & Zarit, J. M. (1986). Subjective burden of husbands and wives as caregivers: A longitudinal study. *The Gerontologist*, 26(3), 260-266.

Zarit, S. H., Stephens, M. A., Townsend, A., & Greene, R. (1998). Stress reduction for family caregivers: Effects of adult day care use. *J Gerontol*, 53(5), 267-277.

제19장 스트레스와 대처

학습목표

1. 스트레스와 대처 개념에 대해 설명할 수 있다.
2 스트레스의 신체적 · 정서적 및 행동 증상을 알 수 있다.
3. 스트레스를 감소시키는 방법에 대해 논의한다.
4. 노화가 스트레스와 대처에 미치는 영향을 설명할 수 있다.
5. 스트레스와 관련하여 가장 취약한 노인들을 규명한다.
6. 스트레스와 우울에 대처하는 방법을 논의한다.
7. 스트레스 관련 문제에 대한 간호진단을 내릴 수 있다.
8. 스트레스와 대처 관련 문제점들을 예방하거나 감소하기 위한 간호중재법을 이해한다.

1. 정상적인 스트레스와 대처

살아가면서 스트레스는 항상 있기 마련이므로 스트레스를 느끼는 것은 지극히 정상적이다. 인생을 전환시키는 중대한 일을 겪거나 위협을 느낄 때마다 사람들은 스트레스를 받는다. **스트레스원**(stressors)으로는 추위나 더위, 소음, 외상과 같은 신체를 위협하는 외적 요소(external physical threats)와, 생각이나 감정과 같은 내적 · 심리적 위협(internal or psychological threats), 그리고 직장 내에서 받는 압력이나 사회적 관계 변화로 느끼는 사회적 위협

(social threats)이 있다. 일반적으로 스트레스는 이런 요인들이 혼합되어서 발생한다. 스트레스원이 많을수록 개인은 보다 높은 정도의 스트레스에 직면하는데, 변화나 위협이 긍정적이든 부정적이든 간에 스트레스가 발생한다.

인간은 살면서 계속 극복해야 하는 여러 가지 일들을 겪는다. 시험을 치른다든지 연설을 해야 하는 것 등과 같은 사소하고 일시적인 요인들은 잠시 동안의 경미한 스트레스를 유발한다. 한편, 배우자의 죽음이나 심각한 부상, 출산, 결혼과 같은 중대한 일들은 상당 시간 계속되는 스트레스를 발생시킨다. 높은 수준의 스트레스를 경험하면 탈진하고 불안해 하며 나약해진다.

스트레스를 주는 요소는 사람마다 다르고 그에 따라 스트레스를 느끼는 정도도 서로 다르다. 개인의 인지가 스트레스원이 되느냐 아니냐를 결정하는 데 중대한 역할을 한다. 예를 들어 근육통은 보통 스트레스가 되지만 훈련의 강도가 심한 운동선수에게는 전혀 아니다. 대중 앞에서 연설하는 것이 대부분 사람들에게는 스트레스이지만, 정치인에게는 아니다.

노인이 겪는 여러 가지 사회적 · 심리적 스트레스의 양을 측정하려는 측정기준이 개발되었다(표 19-1). 이 측정기준으로 보면 여러 가지 사건들은 관련된 스트레스의 비율적 양에 기초한다. 이러한 측정기준은 특정한 사건에 대해 느끼는 스트레스의 강도를 측정하고자 할 때 일반적인 안내자료로 사용된다. 스트레스는 축적되며 여러 가지 사소한 스트레스원들이 복합적으로 발생하면 하나의 중요한 스트레스원과 같은 효과가 있다. 한번에 보다 많은 스트레스를 겪을수록 육체적 · 인지적 행동변화를 야기시킬 가능성이 더 높다.

스트레스 사건에 직면했을 때 예상되는 생리적 반응이 신체에 곧 나타난다. 즉 항상성(homeostasis)을 유지하고, 위협에 대처하려는 방향으로 신체 스스로를 준비시킨다. Seley는 이와 같이 스트레스에 대한 신체의 공통적인 반응을 일반적응증후군(general adaptation syndrome)으로 명명하였다. 이 이론에 의하면 스트레스는 일련의 생리적 반응을 일어나게 하는 자율신경계의 교감(sympathetic) 및 부교감(parasympathetic) 신경을 활성화시켜 생리적 반응을 유발한다.

흔히 도전-도피반응(fightor-flight response)으로 불리는 일반적인 경고반응이 일어난다. 이 단계에서 위협을 극복할 의도로 생리적 변화가 발생하고, 예상된 범주 내에서 여러 가지 반응이 일어난다. 이러한 생리적 반응이 효과를 거두면 신체는 정상적인 기능을 회복하면서 저항의 단계로 접어든다. 생리적 반응이 효과를 거두지 못한 경우 신체는 에너지를 고갈시키게 되어 탈진단계(exhaustion stage)에 접어든다. 가장 심각한 경우는 이러한 탈진이 죽음을 초래하는 때이다.

표 19-1. Stoke/Gordon의 스트레스 척도

순위	사건 또는 자극	점수	순위	사건 또는 자극	점수
1	(불의의) 자녀의 사망	100	13	법적으로 무능함을 판정받음.	84
2	시력감소	99	13	인생의 목적 상실/무가치	84
2	손자의 사망	99	14	정신능력의 감소	84
3	(불의의) 배우자 사망	97	15	오랫동안 소중이 여기던 소유물의 포기	82
4	기동력 상실	96	16	생활비로 저축을 이용	80
4	(예상된) 자녀의 사망	96	17	가족구성원의 행동의 변화	79
5	집안에 강도가 들 위험	93	18	친척이나 친구와의 동거	78
5	지속적이거나 재발되는 통증이나 불편감	93	19	배설에 대한 염려	77
6	가까운 친척의 질병이나 상해	92	19	공공장소에서 아픔	77
7	(예상된) 배우자 사망	90	20	남은 시간이 적다는 느낌	76
7	아이들 또는 다른 가족과 함께 이사	90	20	운전면허증을 포기하거나 상실함.	76
7	요양기관으로 이사	90	20	수면습관의 변화	76
8	(중하거나 경미한) 교통사고	89	21	대중교통 이용의 어려움	75
8	지팡이, 휠체어, 워커나 보청기가 필요하게 됨.	89	23	미래의 불확실성	73
			25	배우자나 자신의 운전에 대한 두려움	71
8	자기간호 능력의 변화	89	27	요청되는 문서작성에 대한 염려	69
10	외로움 또는 고독	87	27	애완동물의 죽음	69
11	예상치 못한 빚	86	29	이정표적 나이(milestone year)에 도달함.	67
11	(예기치 않은) 입원	86	32	탁월한 개인적 성취	64
12	청력감소	85	33	은퇴	63
13	학대에 대한 불안	84	35	성적 활동의 변화	59

1) 스트레스의 신체적 증상

(1) 심혈관 증상(cardiovascular signs)

사람들은 흔히 스트레스를 받으면 가슴이 두근거리거나 뛴다고 말한다. 스트레스로 교감신경계가 자극을 받아 심박수가 증가하고, 매 수축시 박출하는 혈류량도 증가하기 때문이다. 이런 변화는 보다 많은 양의 피와 산소를 신체조직에 공급하여 신체를 방어체제로 대비시키기 위함이다. 말초혈관은 혈액이 뇌와 심장에까지 도달하도록 수축한다. 따라서 혈압이 증가하게 되며, 손과 발이 차갑게 느껴지게 된다. 근육이 더 많은 에너지를 소비할 것에 대비하여 혈당량도 증가한다.

(2) 호흡기 증상(respiratory signs)

스트레스로 산소교환을 증가시키는 동안 호흡률이 증가하고 기관지는 확장된다. 심각한 스트레스하에서는 호흡이 너무 빨라져서 과다호흡(hyperventilation)을 유발할 수 있다. 과다호흡, 사지의 저림, 현기증, 졸도, 심각한 산-염기 불균형으로 경련이 일어날 수도 있다.

(3) 근골격계 증상(musculoskeletal signs)

스트레스는 목과 등, 머리 근육의 긴장을 증가시킨다. 긴장성 두통(tension headaches), 이갈기(teeth grinding), 요통(backaches) 등이 가장 일반적으로 나타나는 증상이다.

(4) 위장관 증상(gastrointestinal signs)

스트레스로 연동운동(peristalsis)이 약해지고, 소화효소 생산이 저하된다. 그 결과 식욕이 떨어지고, 오심, 복부팽만, 구토가 발생한다. 속쓰림을 호소하거나 위궤양, 십이지장 궤양으로까지 발전하는 경우도 있다. 연동운동이 약해지면 보통 내장기관에 가스가 과다하게 쌓이게 되고 변비를 일으키거나 설사도 흔히 나타난다.

(5) 비뇨기 증상(urinary signs)

자율신경 자극은 소변 생산량을 감소시키고, 빈뇨를 악화시킨다.

(6) 인지적 변화(cognitive changes)

생리적 변화 이외에도 스트레스는 사고유형, 느낌이나 행동에 영향을 미친다. 경미한 스트레스는 정신을 긴장시킬 수 있다. 경미한 스트레스를 받으면 사소한 부분까지 신경을 쓸 수 있고 공부나 문제를 푸는 일 등을 더 잘 할 수 있다. 그러나 스트레스 정도가 심해지면 그러한 능력은 급격히 떨어진다. 스트레스를 심하게 받고 있는 사람은 분명한 일도 놓치기 쉽고, 기본 사항도 잊어버리기 쉬우며, 문제해결 능력도 크게 저하된다. 스트레스를 받고 있는 경우 **시각 고착화**(tunnel vision)가 생길 가능성이 높아서 문제의 한 가지 측면만을 보게 되고 다른 중요한 일들을 무시하게 된다. 이러한 증상을 보이는 사람은 비이성적 · 충동적으로 행동하고, 잘못된 선택을 하기 쉽다. 어떤 경우에는 전혀 결정을 내리지 못하는 수도 있다. 스트레스가 심지어 뇌의 생리적 변화를 유발하며 기억력을 상쇄하는 효과를 일으킨다는 연구보고도 있다.

(7) 정서적 변화(emotional changes)

심한 스트레스는 피로, 긴장, 불안을 야기한다. 불길한 일이 예감되거나 뭔가가 잘못되었다고 느끼는 일이 가끔 있다. 정신이 산만해져 있고, 초조해 하며, 기분변화가 심하고, 화를 내는 등의 증상을 보인다.

노인에서 나타나는 가장 심각한 문제인 우울증은 흔히 간과되는데, 이는 노화에 따른 여러 가지 신체적 · 사회적 변화와 맞물려서 발생하기 때문에 조기진단이 어렵기 때문이다. 우울증이란 흔히 사람들이 겪는 '기분이 가라앉는' 것 이상으로 자존심의 저하, 정신운동 기능의 지연, 사회적 관계의 위축, 자살충동, 외로움 같은 기분의 변화로 특징지어지는 병적인 상태이다. 우울증은 노인에서 가장 흔한 정신장애로 죽음에 몰두하는 특징이 있으므로, 자살은 우울증에 빠진 대상자의 간호에서 가장 관심을 기울여야 할 부분이다. 자살률은 다른 어느 연령층보다 노인층에서 높으며, 남자의 자살률은 연령이 10년 증가할 때마다 증가하고 있다. 우울증은 신체 전반에 걸쳐 증상이 나타나는데, 생리적 · 정서적 · 인지적 변화를 야기한다. 노인은 우울증 때문에 자신이 '정신에 이상이 있는' 사람으로 취급받는 것을 몹시 불쾌해 한다. 왜냐하면 노인들은 '정신적 이상'에 대해 도움을 요청하는 것이 혼자서 스스로 극복해야 하는 일을 하지 못하고 있다는 징조로 느끼기 때문이다.

우울증은 노화에 따라 자연적으로 나타나는 증상이 아니다. 일생 동안 스트레스를 주는 요소를 해결하면서 살아온 노인은 효과적인 대처방법과 여러 가지 문제해결 방법을 가지고 있다. 우울증은 노인이 생리적 스트레스를 받을 때 가장 일반적으로 나타난다. 또한 노인이 자신의 상황을 조절할 능력을 잃을지도 모른다는 생각, 가족의 지지가 부족하다는 생각, 심각하고 다양한 스트레스원(stressor)들로 압도되어 자신의 스트레스 대처능력이 그에 미치지 못할 것이라는 생각을 가지고 있을 때 나타난다(표 19-2, 19-3)

표 19-2. 우울증의 증상

- 식욕과 체중변화
- 수면장애
- 운동 불안정이나 퇴행(motor agitation or retardation)
- 피로감과 에너지 손실
- 기분저하, 초조한 기분
- 일상활동에 흥미나 즐거움 상실
- 무가치성, 자기비하나 지나친 죄의식
- 자살에 대한 생각이나 시도
- 생각하거나 집중하기 어려움.

자료: American Psychiatric Association (1994). DSM-IV - *Diagnostic and Statistical Manual of Mental Disorders* (4eds.). Washington D.C.

표 19-3. 우울증의 치료목표

• 우울증상을 감소시킴.
• 재발위험을 줄임.
• 생활의 질을 향상시킴.
• 의학적 건강상태를 호전시킴.

(8) **행동변화**(behavioral changes)

사람들은 여러 가지 방법으로 스트레스에 대처한다. 어떤 사람은 스트레스 수준을 높일 수 있는 관계나 과업을 회피하는 한편, 스트레스원들을 봉쇄하기 위해서 더 많은 일을 하려고 하는 사람도 있다.

스트레스를 받고 있는 사람의 생각, 말과 행동은 분산되어 있어서 부적절하다. 걷거나, 콧노래를 부르거나, 손가락으로 두들긴다든지, 열쇠를 흔든다든지, 발을 구르는 등의 행동을 한다. 또는 기분이 언짢아져 소리를 지르거나, 예고없이 공격적인 행동을 하기도 한다.

2) 스트레스와 질병

스트레스와 질병은 서로 밀접한 관계가 있다. 정신적 · 신체적 질병 모두 스트레스를 주며 또한 스트레스가 정신적 · 신체적 질병을 악화시킨다. 스트레스는 무언가를 배우거나, 기능을 수행하거나, 간호계획에 협조하는 데도 나쁜 영향을 미친다. 스트레스원을 줄이거나 스트레스 수준을 감소시키면 질병예방뿐 아니라 현재 질병에 대한 대처능력이 증가된다.

스트레스 대처능력은 개인에 따라 다르다. 일상적인 스트레스원에 효과적으로 대처하는 방법을 배우지 못한 사람은 스트레스 강도가 심해지면 효과적으로 대처하지 못해서 신체적 · 정신적으로 질병에 걸릴 위험이 높다. 좋은 대처전략을 배운 사람은 스트레스 수준이 높아져도 적절한 기능을 유지할 수 있다. 다양한 대처기전과 방어기전이 스트레스에 대처하기 위한 수단으로 이용된다(표 19-4).

3) 스트레스 감소와 대처전략

스트레스 대처방법은 기본적으로 문제중심 전략과 정서중심 전략으로 분류할 수 있다. 문제중심 전략은 스트레스를 주는 사건이나 위협요소를 제거, 변화시키려고 시도하는 대처방법이다. 정서중심 전략은 스트레스를 주는 사건이나 위협에 반응하는 개인의 태도를 변화시키려고 시도하는 방법이다. 어떤 유형의 방법을 적용할 것인가는 개인이 느끼는 문제의 심각

표 19-4. 일반적인 대처 또는 방어기전

- 억압(Repression)-무의식적으로 공포를 일으키는 생각이나 경험을 제거함.
- 부인(Denial)-분명한 고통스러운 객관적 사실을 의식적으로 거부함.
- 합리화(Rationalization)-수용할 수 없는 생각이나 감정에 대해 수용할 만한 이유를 만들어냄.
- 이론화(Intellectualization)-마음을 언짢게 하는 생각이나 감정을 회피하기 위해 일반화시킴.
- 전이(Displacement)-상황이나 사람에 대한 감정을 다른 사람에게 전이시킴.
- 억제(Suppression)-스트레스를 주는 상황에 대해 생각하지 않음.
- 투사(Projection)-자신의 감정을 다른 사람 탓으로 여김.
- 승화(Sublimation)-부정적 에너지를 사회적으로 용납될 수 있는 행동으로 해소함.
- 대체(Substitution)-바쁘게 활동하여 스트레스원에 대해 생각할 여유를 주지 않음.

성 정도와 원하는 결과를 얻을 수 있다는 자신감에 달려 있다.

스트레스에 대처하기 위해서 문제해결 방법을 활용하고자 한다면 어떻게 적용하는지 배울 필요가 있다. 작고 사소한 스트레스원에 대처하는 데 이 방법을 사용하는 방법을 배우면 심각한 스트레스원이 발생했을 경우 잘 대처해 나갈 수 있다. 신체적인 활동은 스트레스 해소에 도움이 된다. 운동을 하면 스트레스와 관련된 호르몬 수치가 낮아져 신체 항상성(homeostasis)을 회복하는 데 도움이 된다. 특별한 신체적 활동을 선택할 때는 즐겁게 기꺼이 참여할 수 있는 운동을 고르도록 한다. 또한 이완도 스트레스 완화 및 해소에 도움이 된다. 가장 일반적으로 사용되는 이완방법으로는 점진적 근이완법(progressive relaxation), 명상(meditation), 심상(image), 바이오피드백(biofeedback), 자기최면(self-hypnosis) 등이 있다. 이러한 기법에 더해서 가족이나 친구의 지지를 받는 것도 도움이 된다. 스트레스가 되는 문제에 대해 대화를 나누면 문제해결을 촉진시킬 수 있다. 스트레스 정도가 너무 심하여 이러한 방법으로 해결되지 않는다면 상담자, 목사, 간호사 등 전문가의 도움을 받도록 한다.

2. 노화에 따른 스트레스와 대처

노년기는 심각한 위기가 자주 일어나는 기간이다. 노인에서 많은 부정적인 인생의 사건들이 스트레스를 유발한다. 대부분 노인이 겪는 스트레스원들은 상실과 관련되어 있다. 배우자나 자녀, 가정, 시력, 운전면허 등을 상실하는 사건들로 노인은 인생의 목적을 잃어버리게 되고, 그러한 사건에 대처할 능력에도 심한 타격을 받는다. 심한 스트레스를 주는 사건이 빈번히 발생하면, 특히 신체적 질병으로 생리적 스트레스를 받고 있는 노인들에게는 부담이 된다.

스트레스에 대처하는 노인의 능력은 개인차가 크다. 일반적으로 건전한 대처방법을 습득하여 살아오면서 잘 활용한 경우는 노인이 되어서도 그 방법을 계속 활용하여 잘 대처하는 반면, 젊었을 때 스트레스에 대처하는 방법을 잘 배우지 못한 경우에는 노인이 되어서도 계속 문제에 봉착하게 된다. 노인은 자신들이 변화시킬 수 없는 상황이 발생하면 감정적으로 멀리 떨어져서 관조하기 쉽다. 또한 그러한 통제 불능의 상황을 조절하기 위해 영적인 혹은 철학적인 신념을 더욱 강화시켜 나가기도 한다.

간호과정

1) 비효율적 대처

(1) 스트레스 내성(tolerance)과 대처 사정

- 긴장, 스트레스, 좌절, 우울증에 대해 대상자가 말한 적이 있는가?
- 식이습관의 변화를 호소하는가?
- 배뇨나 배변양상의 변화를 호소하는가?
- 수면습관이 변하였는가?
- 결정을 내리거나 문제를 해결하는 데 어려움을 겪는가?
- 흥분되어 있고 공격적이며 화가 나 있거나 불친절하게 보이는가?
- 우울해 보이거나 의기소침해 보이는가?
- 과도한 흡연과 음주를 하는가?
- 질병이나 사고의 빈도가 증가되었는가?

표 19-5는 노인에서 스트레스 및 대처 관련 문제의 위험요인들이다.

(2) 간호진단

비효율적인 대처(ineffective individual coping)는 문제를 해결할 수 없거나 스트레스에 적응할 수 없을 때 발생한다. 비효과적으로 대처하면 불안이나 분노, 우울증을 느낀다고 자주 말

표 19-5. 노인에서 스트레스 및 대처 관련 위험요인들

- 최근의 사회적 · 신체적 · 정서적 및 경제적 상실
- 신체적 질병
- 중대한 삶의 변화

표 19-6. 노인에서 알코올 관련 문제

- 지역사회 노인에서 알코올 관련 문제의 발생률은 1~6%의 범위이다.
  의학적 문제로 입원한 경우는 7~22%이며, 정신병동에 입원하는 경우는 28~44%까지 증가한다
- 노인에서 알코올 문제는 간과되기 쉬운데, 증상이 치매나 다른 의학적 문제로 오인되기 쉽기 때문이다. 예를 들면 소화장애는 알코올 소비보다 항염제의 복용과 관련된 것으로 판단되기 쉽다.
- 노인이 알코올을 섭취하면 간질환, 치매, 말초신경증, 불면증, 영양실조, 요실금, 우울증, 부적절한 자기간호, 약물반응 등을 유발할 수 있다. 알코올 섭취는 낙상, 골반골절과 다른 사고의 위험을 증가시킨다.
- 남성노인은 경제적 문제에 대처하기 위해 알코올을 이용하는 반면에, 여성노인은 친척의 죽음이나 상실에 대처하기 위해 알코올을 이용한다.

하고, '더 이상 못 견디겠다'라는 말을 사용하는 것을 듣게 된다. 스트레스로 인한 식욕부진, 구토, 배뇨와 배변양상의 변화, 수면장애 등의 신체기능의 변화에 대해서 호소한다. 대처문제를 가진 노인은 흔히 불안해 보이고, 이런 불안은 매우 간단한 결정이나 문제해결 및 자기간호활동 능력을 방해할 수 있다. 심한 경우 노인은 화가 나 있고, 적대적으로 보이거나 타인과의 접촉을 피할 수 있다. 혼자서 사는 노인의 경우 스트레스에 대처하기 위한 노력으로 담배, 알코올이나 약물을 남용하기도 한다(표 19-6).

(3) 간호목표/기대되는 결과

비효율적 대처를 보이는 노인에서 간호목표는 ① 스트레스에 대한 느낌을 말할 수 있다; ② 개인적 역량과 효과적인 대처방법을 규명한다; ③ 의사결정에 참여할 수 있다 등이다.

(4) 간호중재

다음은 병원이나 시설에서 행할 수 있는 간호중재이다.

① 안정적이고 신뢰로운 관계를 발전시키기 위해 간호의 계속성을 유지한다.

노인이 자신의 근심거리를 이야기하기 위해서는 간호사와 신뢰관계가 형성되어야 한다. 이 신뢰관계는 간호사가 지속적으로 일관성을 유지할 때 가장 잘 형성된다. 간호계획은 개별적이어야 하며, 스트레스를 줄이기 위해 이 계획은 계속성을 유지해야 한다.

② 노인이 자신의 감정을 이야기하도록 격려한다.

노인이 자신의 근심거리를 이야기하는 것은 문제를 해결할 수 있는 기회를 제공해 준다. 단지 느낌을 말하는 것만으로도 흔히 스트레스를 감소시켜 걱정스러운 생각으로부터 벗어날 수 있다. 간호사는 노인을 평가하지 않도록 주의해야 하며, 노인이 공포, 분노, 적대감과 슬픔을 포함한 감정을 충분히 표현할 수 있도록 격려해야 한다.

③ 노인에게 적절한 영양, 휴식 및 통증완화를 제공한다.

굶주리고 피곤하거나 통증이 있는 경우 다른 스트레스에 대처하기가 어렵다. 간호사는 이러한 기본적인 신체적 스트레스가 최소화될 수 있도록 간호계획을 세워야 한다.

④ 노인의 개인적 능력과 이전의 성공적인 대처전략을 사정한다.

대부분의 노인은 전 생애 동안 다양한 대처전략을 이용해 왔다. 따라서 만성적인 정신질환이 없는 경우 노인은 보다 성공적으로 대처전략을 관리할 수 있다.

⑤ 다양한 스트레스 감소 전략들을 설명한다.

노인의 스트레스를 감소시키는 데 다양한 방법들이 이용될 수 있다.

점진적 근이완법(progressive relaxation)은 노인이 이용할 수 있는 간단한 방법이다. 이완을 배우기 위해 노인은 우선 근 긴장과 이완의 차이를 알아야 한다. 일단 이 차이를 알게 되면 발 끝부터 시작하여 근육을 번갈아 가며 긴장하고 이완시키는 것을 배워야 한다. 이러한 방법을 신체 전체가 이완될 때까지 시행한다. 이 방법은 빠르고 효과적이다.

자기최면(self-hypnosis)은 노인을 '넋을 잃은(trance-like) 듯한 상태'에 실제로 있는 것처럼 하여 이완을 유도한다. 이 방법은 다른 이완방법에 비해 보다 복잡하고 배우기 어렵다. 상업적인 테이프가 자기최면을 배우는 데 활용될 수 있다.

심상(imaging)은 노인에게 가장 이완을 줄 수 있는 조용하고 평화로운 환경을 생각하도록 가르친다. 노인은 상당히 자세하게 그 환경을 상상하도록 노력하여 시각화해야 하고, 그 환경으로부터 즐거움을 얻을 수 있어야 한다. 그 다음에 노인은 이 환경에서 이완되고 즐거운 경험을 상상할 수 있다.

명상(meditation)은 상당히 어렵지만 매우 도움이 되는 이완술이다. 효과적으로 명상하는 것을 배우기 위해서는 시간과 노력이 요구된다. 명상하기 위해서 노인은 외적 자극을 몰아내고 평온한 내적 사고에 몰두해야 한다. 이 내적 몰두를 얻기 위해서 대부분의 명상가들은 반복하는 단어나 소리와 같은 주문(mantra)를 이용한다. 명상을 잘 하기 위해서 노인에게 조용한 환경을 제공하고 안위와 이완을 증진시킬 수 있는 자세를 취하게 한다.

⑥ 노인이 활동에 참여할 수 있도록 격려한다.

신체적인 다양한 활동은 과도한 신경질적인 에너지를 건설적인 방법에 집중시킴으로써 스트레스를 완화시켜 주지만, 스트레스가 있는 노인은 활동을 하고 싶어하지 않는다. 이런 경우 노인을 격려해야 하지만, 강제적인 참여는 스트레스를 증가시키므로 주의한다.

⑦ 정신건강 전문가, 성직자, 전문 상담인과 상담한다.

노인들이 스트레스에 대처하는 여러 가지 방법이 있지만, 심각한 경우에는 그러한 방법으로 충분치 않을 수 있으므로 전문가와 상담하도록 하는 것이 현명하다.

⑧ 자아상(self-image)를 증진시킨다.

의복, 화장, 일상적 활동은 자아상을 위하여 필요한 것들이다. 간호사는 의복을 청결하고 적절하게 입도록 격려할 필요가 있다. 친절한 평가와 도움을 주는 말들은 자신의 외모가 좋다는 느낌을 갖게 한다.

다음은 가정에서 행할 수 있는 간호중재다.

① 가족이 노인을 정서적으로 지지하도록 격려한다.

가족은 노인과 함께 시간을 보내면서 대화를 통하여 정서적인 지지를 제공할 수 있다. 가족이 스트레스원이라면 가능한 한 가족과 만나지 않는 것이 스트레스를 감소하는 방법이며, 친구나 목사, 기타 다른 사람으로부터 정서적 도움을 받도록 한다.

② 노인과 가족을 지지해 줄 수 있는 지역사회 자원을 파악한다.

많은 노인과 가족이 그들 스스로 대처하는 데 어려움을 경험할 수 있다. 대부분의 지역사회에는 정신건강 클리닉이나 스트레스 발생시 도움을 줄 수 있는 노인구조기관(senior help citizen help)이 있다.

③ 시설에 이미 마련되어 있는 중재방법을 활용한다.

2) 환경변화 부적응 증후군

환경변화 부적응 증후군(relocation stress syndrome)이란 환경이 다른 새로운 곳으로 이사하였을 때 발생하는 심리적 · 생리적 스트레스를 말한다. 환경변화 부적응(relocation stress)은 노인이 흔히 겪는 스트레스로 이사유형에 따라 달리 나타난다.

- 혼자서 살다가 가족과 함께 살게 됨.
- 단독주택에서 아파트와 같은 공동 주거공간으로 이사
- 다른 도시로 이사
- 장기요양시설에 입소
- 병원에 입원 후 요양시설에 입소
- 병원이나 요양시설의 병동에서 같은 시설 내의 다른 병동으로 옮겨짐.
- 병원이나 요양시설 내에서 방을 옮김.

주거장소가 변하면 노인은 상실감과 두려움, 염려로 스트레스를 더 받게 된다. 즉 독립성을 상실하였다는 사실과, 자신의 소유물과 이웃, 친구를 잃어버리게 된 점, 미래에 대한 두려움과 염려로 스트레스가 가중된다.

환경변화 부적응 증후군을 겪는 노인은 정서적 · 신체적 측면뿐만 아니라 행동에서도 스트레스 증상을 보인다. 새로 거처를 옮긴 노인은 대부분 무력감(powerlessness)과 무기력함(helplessness), 안전하지 못하다는 느낌을 갖는다. 슬픔이나 분노, 염려, 불안, 외로움, 우울함, 혼란스러움과 같은 느낌을 표현하기 쉽다. 이러한 감정에 대처하기 위해서 노인은 여러 가지 다양한 행동을 한다. 즉 관심을 요구하거나 필요사항을 많이 주문하면서 상황을 계속 조절하려고 시도하기도 한다. 또는 자신이 직접 할 수 있는데도 간호사에게 더 의지하기도 한다. 화를 내거나 적대감을 표현하거나 간호사나 동거하는 사람들, 심지어 가족과도 접촉을 하지 않기도 한다. 이러한 행동은 새로운 환경에 대한 신뢰감의 결여나 무력감의 결과이다.

이와 같은 행동변화 외에 거처를 옮긴 지 얼마 되지 않은 노인은 신체적 스트레스 증상을 보인다. 일반적으로 식습관의 변화, 체중감소, 소화기능의 변화 및 수면습관 및 배설양상의 변화가 나타난다.

(1) 간호진단

환경변화 부적응 증후군(relocation stress syndrome)

(2) 간호목표/기대되는 결과

환경변화 부적응 증후군 노인의 간호목표는 ① 이사나 거처를 옮겨야 하는 이유를 알 수 있다; ② 새로운 환경에서 의사결정력과 통제력을 유지하기 위한 방법을 규명한다; ③ 새로운 거처에 대한 걱정을 말할 수 있다; ④ 이러한 변화에 대한 대처방법을 규명한다 등이다.

(3) 간호중재

다음은 병원이나 시설에서 행할 수 있는 간호중재이다.

① 이사나 변화에 대한 느낌이나 두려움, 염려에 대해 이야기하도록 격려한다.

노인이 느끼고 있는 것을 솔직하게 표현하도록 하여 자연스럽게 문제해결 과정을 시도한다. 노인은 이사에 반대했을 때 일반적으로 분노하며, 이는 정상적이고 건강한 반응으로 수용되어야 한다.

② 이사나 변화의 이유에 대해 이야기한다.

간호사나 가족들은 솔직하게 거처를 옮겨야 하는 이유에 대해 말해야 한다. 모든 의문사항에 대해서 가능한 한 정직하게 대답해 주도록 한다. 좋지 않은 상황을 숨기려고 한다면 신뢰를 잃을 뿐 아니라 노인을 더욱 화나게 할 수 있다.

③ 노인을 간호계획에 포함시킨다.

가능하면 간호계획을 세울 때 노인도 적극적으로 참여할 수 있도록 권유한다. 그럼으로써 자신의 인생에 영향을 미치는 어떤 것을 결정하는 데 어느 정도 영향력을 행사할 여지를 줄 수 있다. 가능한 선택사항을 제시한 후 기호에 맞는 결정을 할 수 있도록 하여 노인의 의견과 결정을 존중해 준다.

④ 이사나 변화에 대해 긍정적인 태도를 갖도록 격려한다.

거처를 옮김으로써 얻게 되는 혜택에 대해 알려주고, 부정적인 언급이나 개인적 사항에 대한 표현은 피하도록 한다.

⑤ 신뢰감을 증진시킬 수 있도록 간호의 계속성을 유지한다.

노인이 이사하면 간호를 제공하는 사람들을 최소화하도록 하고, 일관된 자세로 간호하도록 한다. 또한 노인의 기호를 존중하고, 요구사항이 있으면 즉시 응답해 준다. 그럼으로써 신뢰를 형성할 수 있고, 예기치 못한 갑작스런 변화로 갖게 되는 스트레스를 줄일 수 있다.

⑥ 친숙한 물건이나 개인 소지품을 사용하도록 권한다.

공간이 허락하는 한 개인 소지품을 가지고 올 수 있도록 한다. 개인 소지품은 소속감을 높여 주고, 친숙한 물건들을 보면서 새로운 환경에도 친밀감을 가질 수 있다. 개인 소지품들은 손쉽게 닿을 수 있는 곳에 배치한다. 노인은 자신의 소지품을 자신의 일부분으로 생각하는 경향이 있으므로 조심스럽고 정성스럽게 다루어야 한다. 새로운 환경으로의 이사로 노인은 혼돈되고 심지어 지남력이 상실되기도 한다. 달력이나 시계, 스탠드와 개인 소지품들이 새로운 환경에 보다 수월하게 적응할 수 있도록 도와줄 수 있다.

다음은 가정에서 행할 수 있는 간호중재이다.

① 이사계획과 의사결정에 노인을 참여시킨다.

노인이 자신의 인생에 영향을 미치는 결정에 포함되는 일은 매우 중요하다. 큰 변화가 필요하다면(예: 주거지를 옮김), 대상노인과 가족들(사회복지사가 있다면 참여)이 가능한 한 함께 결정을 내리도록 한다. 왜 주거지를 옮겨야 하는지, 선택할 수 있는 대안은 어떠한 것이 있는지에 모두 숙지하도록 한다. 여러 가지 선택사항 중에서 고를 수 있다면 노인의 의사를 존중하도록 한다. 이는 노인의 무력감이나 스트레스를 감소시켜 준다.

② 두려움이나 염려가 당연히 생길 것으로 예상하고 이사하기에 충분한 시간을 배려한다.

간호사는 노인과 가족들이 거처를 옮길 준비를 돕는다. 응급상황으로 주변 환경에 변화가 생기는 경우라면 대비할 수 없을 것이다. 그러나 대부분의 경우에 노인이 변화에 대비할 충분한 시간을 갖고 변화의 필요성을 수용하도록 준비기간을 활용하도록 한다. 또한 개인 소지품을 정리하고, 원하는 곳에 보관하거나 정리할 시간으로 사용할 수 있다. 거처를 옮기기 전에 미리 이사할 장소를 방문하여 구조와 사람들과도 친밀감을 쌓을 수 있는 기회를 제공한다.

③ 시설에 미리 마련되어 있는 중재방법을 활용하도록 한다.

표 19-7. 스트레스-대처의 간호사례 연구

간호사례 연구: 스트레스-대처(Stress-Coping)

81세의 박 할머니는 최근 J시의 요양시설로 옮겼다. 그녀는 슬퍼 보였고, 대부분 그녀의 방에서 창밖을 쳐다보면서 혼자 보냈다. 그녀는 "나를 왜 이곳에 데려다 놓았을까요? 나는 전에 살던 곳에서 행복했고 죽을 때까지 그곳에 있기를 원했어요"라고 반복적으로 이야기했다. 그녀는 직원들에게 많은 요구를 했으며 여러 가지를 물었다. 그녀는 다른 사람들이 너무 가깝게 있어서 낯선 환경에서 잠을 잘 수 없다고 호소했다. 그녀는 심장질환, 고혈압을 포함한 여러 가지 건강문제가 있었다. 최근까지 그녀는 자신의 아파트에서 독립적으로 살았으며, 병원 방문이나 쇼핑에 최소한의 도움이 필요하였다. 최근에 기억력 감퇴가 심해지자 그녀의 자녀들은 그녀의 안전과 안녕에 대한 염려로 요양시설로의 이주에 동의하였다. 그들은 자신들의 집에서 가깝고 비용이 적절하며 즉시 입소가 가능한 시설을 찾아서 박 할머니와 상의 없이 아파트를 전세내 주었다. 그들은 박 할머니의 최소한의 개인 소지품을 챙겼으며, 나머지는 팔거나 다른 가족에게 나눠 주었다.

간호진단: 환경변화 부적응 증후군(relocation stress syndrome)

주요 특징
- 슬픈 감정
- 불안
- 이사에 대한 근심을 토로함.
- 의존성의 증가
- 요구(demand)가 증가하고 욕구(needs)를 표현함.
- 수면양상의 변화

목표/기대되는 결과

박 할머니는 이사의 이유를 이해하고, 새로운 환경에 대한 근심거리를 규명하며, 대처방법을 말할 수 있다.

간호중재
1. 박 할머니가 이사에 대한 감정을 토로하도록 격려한다.
2. 가족들의 행동에 대한 분노나 실망감을 표현하도록 한다.
3. 박 할머니가 가족에게 자신의 감정을 표현하도록 격려한다.
4. 이사의 필요성을 설명한다.
5. 간호계획과 의사결정에 박 할머니를 포함시킨다.
6. 신뢰감을 형성할 수 있도록 일관성 있는 간호계획을 유지한다.
7. 변화에 대한 긍정적인 태도를 격려한다.
8. 사회활동에 참여할 기회를 제공한다.
9. 가족에게 보다 가치있는 개인 소지품을 가져올 수 있도록 격려한다.
10. 긍정적인 가족관계를 형성할 수 있도록 사회복지사 또는 성직자에게 상담한다

평가

박 할머니 가족은 가족사진, 좋아하는 베게, 무릎덮개 등을 가지고 왔다. 또한 침대에서 들을 수 있는 특수한 이어폰이 부착된 작은 컬러 텔레비전을 사가지고 왔다. 박 할머니는 "나는 아직 이곳에 있는 것이 좋지 않다. 그러나 나의 가족이 이곳이 내게 최선이라고 생각하는 것을 안다. 그들은 보다 더 나아지기 위해 노력하고 있다"라고 말했다.

요약

스트레스원은 인생 전반에 걸쳐 변화하지만 스트레스는 전 연령에 걸쳐 영향을 미친다. 노인의 주요한 스트레스원은 상실과 관련되어 있다. 능력의 상실, 사랑하는 사람의 상실, 가정의 상실 및 여러 가지 다른 상실들은 노인에게 스트레스이며, 신체적 및 정서적 상태에 영향을 준다. 스트레스는 또한 행동변화를 유발한다. 노인은 스트레스를 처리할 수 있는 다양한 대처기전을 이용한다. 간호사는 대처전략의 효과에 관심을 갖고, 스트레스를 줄이고 긍정적인 대처기전을 지지할 수 있는 간호중재를 제공한다.

참고문헌

송미순, 하양숙(1995). 『노인간호학』. 서울: 서울대학교출판부.

Aldwin, C. M. et al. (1996). Age differences in stress, coping, and appraisal: Finding from the normative age study. *J Gerontol* 51: 179.

Allekian, C. I. (1973). Intrusions of territory and personal space. *Nursing Research*, 23(3), 236-241.

Allen, M. D. (1980). Drug therapy in the elderly. *American Journal of Nursing*, 80(8), 1474-1475.

Barnhouse, A. H., Bruhler, C. J., & Harkulich, J. T. (1992). Relocation stress syndrome. *Nurs Diagn* 3: 166.

Blazer, D. (1982). *Depression in Late Life*. St. Louis: Mosby.

Brugler, C. J., Titus, M., & Nypaver, J. M. (1993). Relocation stress syndrome: A patient and staff approach. *J Nurs Admin* 23: 45.

Busse, E. W. & Pfeiffer, E. (eds.) (1969). *Behavior and Adaptation in Late Life*. Boston: Little, Brown.

Butler, R. N. & Lewis, M. I. (1982). *Aging and Mental Health* (3ed.) 74-75. St. Louis: Mosby.

Carp, F. M. (1975). Life style and location within the city. *The Gerontologist*, 15, 27-34.

Donlon, B. C. (1994). Clinical out look: Behavioral slowing-how nurses can help patients to adapt. *J Gerontol Nurs* 20: 46.

Falk, M. A. (1971). Psychosocial aspects of aging. *Illinois Medical Journal*, 140, 447-479.

Fomi, P. J. (1978). Alcohol and elderly. In R. C. Kayane (ed.). *Durgs and the Elderly*, 75-83. Los Angeles: University of Southern California, Ethel Percy Andrus Gerontology Center.

Gingerich, B. S. & Ondeck, D. A. (1994). Aging. *J Home Health Care Nurs* 6: 1.

Giorella, E. C. (1980). Give the older person space. *American Journal of Nursing*, 80(5), 898-899.

Goldman, R. (1997). Mind over matter: Anti-stress tips for anti-aging. *Total Health*, 19.

Gramlich, E. P.(1978). Recognition and management of grief in elderly patients. In M. Brown (ed.). *Readings in Gerontology*. St. Louis: Mosby.

Gregg, D. (1952). Anxiety-A factor in nursing care. *American Journal of Nursing*, 52(11), 1363-1365.

Jenike M.A. Web site (1995). Neuropsychiatric assessment and treatment of geriatric depression, www.mhsource.com/edu/psytimes/p950529.html.

Johnson, T. E., Lithgow, G. J., & Mulrakami, S. (1996). Hypothesis: Interventions that increase the response to stress offer the potential for effective life prolongation and increased health. *J Gerontol* 51: 392.

Johnson, F. L. P. (1979). Response to territorial intrusion by nursing home residents. *Advances in Nursing Ence*, 1, 21-34.

Kurlowicz, L. H. (19994). Depression in hospitalized medically ill elders: Evolution of the concept. *Arch Psychiatr Nurs* 8: 124.

Manion, P. S. & Rantz, M. J. (1995). Relocation stress syndrome: A comprehensive plan for long-term care admissions. *Geriatr Nurs* 16: 108.

McDougall, G. J. (1993). Older adults' metamemory: Coping, depression, and self-efficacy. *Appl Nurs Res* 6: 28.

Moneyham, L. & Scott, C. B. (1995). Anticipatory coping in the elderly. *J Gerontol Nurs* 21: 23.

National Institute on Aging Age Page Web site (1992). Depression: A serious but treatable illness, www. mhsource.com/hy/agedep.html.

Linn, M. & Gurel. L. (1969). Initial reactions to nursing home placement. *Journal of American Geriatrics Society*, 17, 219-222.

Nypaver, J. M., Titus, M., & Brugle, C. J. (1996). Patient transfer to rehabilitation: Just another move? *Rehabil Nurs* 21: 94.

Pearlin, L. I. & Skaff, M. M. (1996). Stress and the life course: A paradigmatic alliance. *Gerontologist* 36: 239.

Pfeiffer (eds.). *Behavior and Adaptation in late Life*. Boston: Little, Brown.

Pelizza, J. J. (1979). Suicide in the elderly: Can it be prevented? *Long Term Care and Health Service Administration*, 3, 85-91.

Rossen, E. K. & Buschmann, M. T. (1995). Mental illness in late life: The neurobiology of depression. *Arch Psychiar Nurs* 9: 130.

Solomon, R. (1996). Coping with stress: A physicians guide to mental health in aging. *Geriatrics* 51: 46.

Solomon, R. (1994). Successful aging: How to help your older patients cope with change. *Geriatrics* 29: 41.

Thomas, E. G. (1979). Application of stress factors in gerontologic nursing. *Nursing Clinics of North America*, 14, 607-620.

Valente, S. M. (1994). Recognizing depression in elderly patients. *Am J Nurs* 94: 18.

Wang, W. L., Anderson, F. R., & Mentes, J. C. (1995). Home healthcare nurses knowledge and attitudes toward suicide. *Home Health Care Nurse* 13: 64.

Woodward, W. & Thobaben, M. (1994). Helping the elderly cope with mental changes. *J Home Health Care Pract* 6: 15.

제 20장 노화와 성

학습목표

1. 노화와 함께 어떻게 성(性)이 변화하는지 설명할 수 있다.
2. 성기능과 관련한 질환의 영향을 토의할 수 있다.
3. 성기능을 사정하는 방법을 설명할 수 있다.
4. 성과 관련된 문제를 경험할 가능성이 높은 노인을 발견할 수 있다.
5. 성과 관련한 문제에 간호과정을 적용할 수 있다.

성은 생활의 한 부분이며, 나이를 먹는다고 해서 성에 대한 욕구가 없어지지 않는다. 일반적으로 노인에게 성적 욕구가 없는 것처럼 생각하는 경향이 있지만, 이것은 사실과는 다르다. 젊은 시절에 활발한 성생활을 한 사람은 나이가 들어도 그러한 경향을 보인다고 한다. 따라서 많은 노인들이 만족스런 성생활을 계속한다.

대부분의 여성은 50세 이전에 출산을 거의 끝내지만, 의학적 연구에 의하면 출산은 50세 이상에서도 가능하다고 한다. 50대 후반에, 심지어 63세의 나이에도 건강한 아이를 출산한 사실이 보고된 적이 있다. 노령에서의 출산에 대한 윤리와 이성적인 문제에 의문을 가질 수 있으나, 이러한 일은 현실적으로 나타날 수 있는 문제이다. 남성들은 의학적인 도움 없이도 60대, 70대에도 아버지가 될 수 있다. 흔히 발생하는 일은 아니지만 80대, 90대에 아버지가 되는 일도 실제로 일어난다. 연령이 증가함에 따라서 생식능력이 감소하고, 성행위의 빈도와

형태가 변화하는 것은 사실이다. 그러나 성적인 애착관계에 대한 욕구는 연령이 증가한다고 해서 없어지지 않는다.

성적인 접촉, 사랑, 성교는 활동적인 노인에서는 중요한 생활의 한 부분으로 남아 있다. 성적인 사고와 감정은 정상적인 것이다. 연구결과에 의하면, 60세 이상 부부의 40% 가량이 적어도 일주일에 한 번 성관계를 가지며, 이들 부부의 절반 가량이 더 자주 성관계를 가진다. 80세 이상 노인의 성적 흥미와 행동에 관한 한 연구결과에 의하면, 상당한 비율의 노인(남성노인의 63%, 여성노인의 30%)이 성생활을 계속한다고 한다.

건강상태의 변화, 배우자의 죽음, 노화와 관련한 신체적 변화는 모두 노인의 성생활에 영향을 미친다. 여성노인의 경우 호르몬 수준의 저하와 관련된 변화들이 나타나게 된다. 에스트로겐 생산량이 줄어들면서 질 조직이 더욱 얇아지고 탄력이 없어지며 분비물과 윤활액의 양이 줄어든다. 이런 변화들 때문에 성관계시 통증을 느끼거나 불편감을 느낄 수 있다. 이런 문제는 호르몬 대체요법과 인공적인 윤활액의 사용으로 최소화할 수 있다. 에스트로겐 대체요법은 골다공증의 위험을 감소시키고, 폐경기 이후 여성에서의 심질환 위험을 줄여주는 부가적인 이점이 있다. 성적인 반응에 걸리는 시간은 나이가 들수록 길어지지만, 오르가즘을 성취하는 능력은 일생 동안 계속 유지된다.

남성노인은 청년보다 성적 자극에 늦게 반응하게 된다. 그들은 발기하는 데에 더 많은 시간을 필요로 하며, 발기 정도는 젊은 시절보다 약하다. 젊은 시절에 비해 오르가즘에 이르는 시간이 더 많이 걸리며, 지속시간이 짧아진다. 약한 사정을 하며 방출되는 정액의 양도 적어진다. 오르가즘 후에는 곧바로 발기가 소실된다. 오르가즘 사이의 시간이 일반적으로 더 길어지고, 오르가즘이 성관계시에 항상 일어나는 것은 아니다.

파트너 중의 한 사람 또는 두 사람이 노년기에 질병이 생긴다면 성기능 감퇴의 원인이 될 것이다. 질병은 정상적인 성기능을 방해하는데, 이것은 질병치료를 위해 사용하는 약물이 원인인 경우가 많다. 예를 들면 당뇨병은 남성에게 성교불능을 가져올 수 있는데, 이는 노인뿐 아니라 젊은이에게도 영향을 미친다. 당뇨병 관리가 잘 되었는데도 성기능이 회복되지 못한다면 당뇨병이 있는 남성의 발기를 돕기 위해 여러 가지 기구와 도움을 이용할 수 있다. 비아그라와 같은 새로운 약물은 성교불능으로 고통받는 사람들에게 희망을 줄 수 있다. 관절염으로 인한 관절통은 성행위에 방해가 될 수 있다. 또한 관절통증을 줄여 주는 항염증 약물이 성욕을 감소시킬 수 있다. 심질환은 정상적인 성행위에 방해를 주는 것으로 추정되며, 이것은 두려움에 그치는 것이 아니라 실제적인 위험이 될 수 있다. 성관계로 인해 죽음에 이르는 일은 적지만, 심장마비를 경험했던 노인은 반드시 의사와 이 문제를 상담하여야 한다. 뇌졸중이 있다고 성행위를 피할 필요는 없다. 체위변경이나 보조기구의 사용이 마비나 체력약화 등으로 인해 필요한 경우가 있지만, 성행위가 또 다른 뇌졸중을 유발하지는 않는 것 같다.

자궁적출술이나 유방절제술이 성기능을 변화시키지는 않지만, 신체기관을 상실한 여성 자신은 부족한 여성이라는 느낌을 가지거나 다른 사람이 그렇게 볼 것이라는 두려움을 느낄 수 있다. 이런 문제가 있는 여성들에게는 상담이 필요하기도 하다. 전립선 절제술은 최근 새로운 기술이 개발되어, 과거에 흔한 수술 후 합병증이던 신경손상이 유발되지 않기 때문에 발기에 문제를 일으키지는 않는다.

알코올과 약물은 노인의 성기능에 영향을 미친다. 과도한 알코올 섭취는 여성에게는 오르가즘을 지연시키고, 남성에게는 발기능력의 감소를 가져온다. 강심제(digitalis), 이뇨제, 항고혈압제, 정온제(tranquilizer), 항우울제는 남성과 여성 모두에게 성생활의 문제를 일으킬 수 있다. 약물의 조절이나 용량조절은 그 문제를 해결하는 데 도움을 줄 수 있다. 흥미로운 것은 파킨슨 병 치료제가 성욕을 증가시킨다고 알려졌는데, 그렇다고 성행위 능력도 증가되는 것은 아니다.

노인에서의 성행위 감소의 가장 일반적인 원인은 섹스 파트너의 죽음이다. 독신 여성노인은 독신 남성노인보다 훨씬 많은 문제를 경험한다. 통계에 따르면, 65세 이상의 독신여성이 같은 연령의 독신남성보다 4 대 1의 비율로 더 많다. 85세가 되면 여성 100명에 남성 39명 꼴이다. 독신 여성노인은 사회적인 규범에 의해서도 제한을 받는다. 현재의 노인들이 자라나던 시기에는 언제든 남성이 먼저 접근하는 것으로 인식되었기 때문이다. 이 규범에 익숙한 많은 여성노인은 남성에게 관심을 표현하기를 꺼리고, 성적 관심을 가리고 지낸다. 또 흔히 남성을 추구하는 것은 사회적으로 적절하다고 생각하지 않는다.

대부분의 노인은 섹스를 결혼의 범주 안에서만 생각한다. 노인 남녀의 결혼은 여러 가지 반응을 초래하는데, 특히 노인의 가족으로부터 많은 반응을 볼 수 있다. 일부 가족들은 노인의 애정, 노년기의 의미를 인정하고 수용하고 있다. 또 다른 사람들은 노년기의 결혼을 수용하지 못한다. 자녀들은 종종 부모의 결혼은 돌아가신 부모를 모욕하는 것이라고 두려워한다. 또 재혼하면 부모가 자녀에게 베푸는 사랑과 자신들의 상속에 변화를 일으킬 것으로 생각한다. 그러나 노인이 자신을 위해 어떤 것이 최선의 것인지를 결정하는 것은 노인 자신의 권리가 되어야 한다.

성은 어떤 연령대에서든 터놓고 말하기 어려운 영역이다. 젊은이들은 흔히 노인의 성행위를 비정상적이거나 모욕적인 것으로 믿기 때문에 노인의 성행위에 대해 부정적으로 생각한다. 심지어는 건강간호 전문가조차 노인의 성적 요구를 언급하는 것을 불편하게 여긴다. 이러한 상황은 노인이 그들 자신의 성에 대해 이야기하는 것을 더 어렵게 만든다. 젊은이들이 어떻게 생각할지 하는 것에 대한 두려움, 수치심, 당황스러움 때문에 노인들은 그들의 성적 관심과 성행위(심지어는 건강간호 전문가에게도)를 숨기게 된다. 의사, 간호사, 그리고 노인을 간호하는 사람들은 반드시 노인들의 성에 대한 가치와 태도에 무비판적으로 대응해야 한다. 간호제공자는 성의 문제에 대해 들어 줄 의도가 있음을 알려 주고 이야기할 적절한 시간을 허락하는 것이 필요하다.

다른 문제점을 말할 때에도 노인의 성생활에 대해 배려하면서 말해야 한다. 50세 이상의 인구 중 10%가 AIDS에 감염되었음에도 불구하고, 성적으로 감염되는 질환을 말할 때에 노인인 경우를 고려하지 않는 경향이 있다. 노인은 위험이 낮다고 생각하기 때문에 노인의 HIV는 일반적으로 간과된다.

건강간호 제공자들은 노인의 성적 요구를 인식하고 레즈비언과 동성애 노인들의 관심사를 인식하는 데도 신중해야만 한다.

재가노인은 일반적으로 방해 없이 그들의 성생활을 할 수 있는 사생활이 있다. 그들은 그들이 선택하는 곳 어디에서든 접촉하고, 포옹하고, 성생활을 할 수 있다. 하지만 부부 중 한 명 또는 두 명 모두 시설에 들어가게 되면 이들 사이에 성적인 표현이 어렵게 된다. 부부가 같은 기관에 거주하더라도 정기적인 의학적 · 간호학적 돌봄이 필요한 노인이면 충분한 사생활을 갖기 어려울 수 있다.

과거에는 노인이 성적 애정표현을 하는 것을 꺼려했다. 다행스럽게도 건강간호 제공자들의 인식수준이 높아지면서 그 태도가 변화하고 있다.

1) 간호과정 — 성기능 부전

(1) 성욕과 생식기계의 사정

- 생식기로부터 분비물이 있는가?
- 노인이 성적으로 왕성하다면 성생활과 관련된 어려움이나 불편함은 없는가?
- 성생활에 방해가 될 만한 질환이나 장애가 있는가?
- 노인의 성생활에 방해가 될 수 있는 약물을 복용하고 있는가?
- 노인이 원하는 성생활은 어느 수준인가?

(2) 간호진단

성기능 부전(sexual dysfunction)

(3) 간호목표/기대되는 결과

성기능 부전이 있는 노인을 위한 간호목표는 ① 성적 정체성에 관한 감정을 말로 표현한다; ② 성욕과 관련된 문제를 토의한다; ③ 노화와 질환이 성기능에 미치는 영향을 설명한다 등이다.

표 20-1. 노인의 성기능 부전과 관련된 위험요인

• 섹스 파트너의 죽음
• 신체적 문제
• 시설 거주
• 신체적 질환이나 치료약물의 영향

(4) 간호중재

다음은 병원이나 시설, 가정에서 이행할 수 있는 간호중재이다.

① 문제를 말로 표현하도록 한다.

많은 노인들은 성에 관한 것을 다른 사람, 특히 젊은 사람에게 말하는 것을 불편해 한다. 노인의 사생활을 과도하게 알려고 파고들지 말고, 성욕 등 노인이 가지고 있을지도 모르는 문제들을 함께 토의하고자 하는 의도가 있음을 알려준다. 간호사는 충분한 시간을 할애하고 이러한 토의를 위한 장소를 따로 마련하여야만 한다.

② 사생활을 보장한다.

데이트를 하고자 하는 노인은 간호진으로부터 방해받지 않고 그것을 할 수 있는 기회를 가져야 한다. 데이트를 위한 개인적인 장소도 이용할 수 있어야 한다. 간호시설에 거주하는 노인에게는 그들이 원한다면 배우자가 방문할 수 있는 기회를 주어야 한다. 이런 방문 동안의 사생활은 매우 조심스럽게 존중되어야만 한다.

③ 인지장애 노인의 성적 존엄성을 보호한다.

인지장애가 있는 개인은 성적으로 부적절한 행동을 보일 수 있다(예: 대중 속에서 옷을 벗고, 자위행위를 하고, 간호진에게 부적절한 성적 구애를 한다). 대중 속에서 옷을 입지 않는 것은 옷의 종류를 조정함으로써 줄일 수 있다. 남성의 경우 허리가 고무줄로 된 바지는 지퍼가 있는 바지로 바꾸면 좋다. 여성은 치마 대신에 단추가 없거나 뒤로 트인 상의와 바지는 자기노출을 줄일 수 있다. 자위행위는 흔하며, 비정상적인 것이 아니다. 노인의 주의를 다른 것으로 돌리게 하면 대중 앞에서의 자위행위를 줄일 수 있다. 만약 노인의 주의를 돌리는 데에 실패하면 노인의 방에서의 사생활이 보장되어야 한다. 자위행위를 막기 위해서 억압해서는 안 된다. 만약 인지장애가 있는 노인이 부적절한 성적 구애를 한다면, 간호사는 일시적으로 간호를 중단할 수도 있다. 인지장애가 있는 노인은 그들의 행동이 잘못되었다는 것을 알지 못한다. 간호사는 노인의 행동에 너무 과민하게 반응하지 말고 조심스럽게 행동해야 한다. 왜냐하면 간호사의 과민반응은 폭력이나 욕설 등의 결과를 초래할 수 있기 때문이다.

표 20-2. 노인의 성-생식에 관한 간호사례 연구

간호사례 연구: 성-생식(Sexuality-Reproduction)

김씨 할아버지는 89세이며, 고혈압과 당뇨병의 병력이 있다. 부인 이씨는 87세이며, 심각한 골 관절염과 울혈성 심부전이 있다. 두 사람은 요양원에 거주하고 있다. 그들은 67년간 결혼생활을 하고 있다. 장소의 제약으로 그들은 각각 다른 방으로 배정받았다. 김씨 할아버지는 부인 이씨의 침대 옆에서 그녀의 손을 잡고 얘기를 하며 많은 시간을 보낸다. 두 사람은 더 친밀하게 접촉하고 싶다고 자주 말하곤 한다. 그들은 "여기서 좀더 사생활이 있어야 해요"라고 말한다.

간호진단
변화된 성 패턴(altered sexuality patterns)

특성
- 사생활의 부족
- 의미있는 중요한 사람과 별거
- 노화와 질환의 진행과 관련한 신체기능의 변화

목표/결과
김씨 부부는 성적 표현을 위한 그들의 요구를 만족시키는 방법을 찾을 것이다.

간호중재
1. 두 사람에게 성적 접촉을 계속하고 싶다는 그들의 감정을 말할 수 있는 기회를 준다.
2. 두 사람 모두가 동의한다면 같은 방을 사용할 수 있도록 기획한다.
3. 문을 잠그거나 사생활을 보장할 수 있는 방법을 개발한다. 이때 응급상황의 경우를 사정할 필요가 있다.
4. 두 사람 모두 깨끗하고 매력적이 되도록 위생적인 도움을 준다.
5. 일생을 통해 신체적 친밀감의 요구가 있음을 이해한다는 말을 해 준다.

평가
김씨 부부는 문을 잠근 채 부인의 방에서 개인적인 시간을 보낸다. 이런 방문 후에 김씨 할아버지는 "단지 만지기만 해도, 잠시 조용히 함께 있기만 해도 기분이 좋아요. 우리가 이제는 끝이라고 생각했는데, 그건 정말 말도 안 되는 소리죠"라고 말했다.

요약

흔히 성은 노인에게 있어서 무시되거나 최소화되는 영역이다. 건강문제, 섹스 파트너의 죽음, 노화로 인한 생리적 변화 등이 모두 성적 활동에 영향을 미친다. 이러한 변화가 성생활의 빈도나 유형에 영향을 미침에도 불구하고, 많은 노인들은 노년기에도 성행위에 대해 관심을 유지한다. 간호사와 건강간호 제공자들은 노인도 여전히 성적인 존재라는 것을 인지해야만 한다. 그들은 성적 요구를 계속 가지고 있으며, 나이제한 없이 그러한 요구를 만족시킬 권리가 있다.

참고문헌

The Brown University Long-Term Care Quality Letter (1994). Attitudes toward elderly sexuality vary widely 6: 7.

Bower, H. T. (1995). Allowing for same sex preference. *J Gerontol Nurs*, 21(5).

Drench, M. E. & Losee, R. H. (1996). Sexuality and sexual capacities of elderly people. *Rehabil Nurs* 21: 118.

Garden, F. H. & Schramm, D. M. (1995). The effects of aging and chronic illness on sexual function in older adults. *Physical Med Rehabil* 9: 463

Haffner, D. (1994). Love and sex after 60: How physical changes affect intimate expression. *Geriatrics* 49: 20.

National Institute on Aging Web Site (1995). Sexuality in later life, http://www.agepage.com/sex.html.

Richardson, J. P. (1995). Sexuality in the nursing home patient. *Am Fam Physician* 51: 121.

Shelton, D. L. (1996). Six myths about sex and the elderly. *Am Med News*, 39(20).

부록

노인건강사정도구

일반자료

1. 대상자

    이름　　　　　　　성별　　　　　　　결혼상태

    주소

    전화

    출생지　　　　　　　생년월일

    나이(만)

    종교

    직업(은퇴하였으면 이전 직업)

    현재 혹은 과거 직업

    교육　　　　　　　가장 가까운 사람

2. 가족관계

    배우자

    생존한 경우: 건강상태_____　　나이_____　　직업_____

    사망한 경우: 사망연도_____　　사망원인_____

    자녀관계

    _______명 생존(이름, 나이, 성별, 거주지)

    _______명 사망(이름, 성별, 사망연도, 사망원인)

    다른 가족원

3. 주거상태

    가옥형태

자가여부

요구에 비교한 가옥의 크기 정도

들어가고 나오는 데 문제점, 기동시의 문제점

안전문제: 관리, 수리, 보수정도

난방, 조명, 환기, 음료수 상태

환경에 관련된 다른 문제

애완동물과 나무

가장 가까운 이웃

4. 지역사회 관계

지역사회자원에 대한 지식정도(교통편, 오락시설, 쇼핑, 건강관리, 교회 등)

지역사회자원 활용

지역사회자원을 이용하는 용이성

5. 경제적 상태

가정의 재원: 연금

기타

경제상태에 대한 만족정도

건강관리에 필요한 비용의 관리: 지역의료보험

일반보험

기타

6. 현재 활용하는 건강자원

지역개인병원_____ 보건소_____ 종합병원_____ 한의원_____ 기타_____

건강개념-건강관리 양상, 인지-지각 양상, 대처-스트레스 내구성 양상

1. 노인의 현재 건강상태에 대한 지각
   매우 좋음_____ 좋음_____ 보통_____ 나쁨_____
2. 현재 건강상태
   건강문제에 대한 이해와 지식정도
   일상생활기능(ADL)에 있어 제한
   제한점에 대한 관리
   건강성취 목표
3. 예방주사(한 것에 ∨표)
   파상풍_____ 폐렴_____ 독감_____ 기타_____
4. 알레르기
5. 건강검진(한 것에 기록)

종류	날짜	의사/병원	결과	기타
신체검진				
치과검진				
시력검진				
청력검진				
유방검진				
자궁암 혹은 전립선				
잠혈검사				
흉부방사선				
투베르쿨린				
호흡기능				

6. 과거 건강상태(있는 것에 ∨표)
   관절염_____ 백내장_____ 당뇨병_____ 녹내장_____
   심장질환_____ 고혈압_____ 궤양_____ 간염_____
   폐렴_____ 경련성 질환_____ 갑상선 질환_____ 결핵_____
   신장질환_____ 기타_____ 간질환_____
7. 입원/수술

종류	날짜	이유	입원기간

__________ __________ __________ __________

8. 현재 약품투약

약명	용량	빈도	시작일	지식정도

9. 가족력(다이아그램으로 표시)

10. 개인안전에 관한 사항의 수행

야간에 보행 안 함

집 문을 잠금

자가방어를 위한 도구를 지님(종류)

승차시 안전벨트 착용

11. 건강에 방해될 만한 습관

흡연: 양_____

금연욕구_____

음주: 술의 종류_____

빈도_____

카페인: 커피_____

빈도_____

개인습관: 규칙적으로 시끄러운 음악이나 TV 시청

부적절한 조명

에어로졸 스프레이 사용

모자나 선스크린 로션을 사용치 않고 일광욕

기타

12. 환경 주의사항 준수정도

과도한 전기량의 사용

응급시 전화번호 비치

약품과 화학약품의 안전한 보관

집 안의 인화물질 보관 없음

부분깔개 사용 피함

적절한 조명

화재경보기 설치

화장실과 욕탕의 안전난간 있음

13. 감각상태(제한정도와 사용하는 보조기구를 쓸 것)

청력: 모든 소리에 장애__________

고음에만 장애__________

시력: 모든 시력__________ 색깔구분__________

야간 시력__________ 깊이 지각__________

주변 시야__________ 독서__________

미각__________

후각__________

촉각: 압력과 통각__________

온도감각__________

말하기__________

14. 보조기구

청각 보조기구__________ 콘택트 렌즈__________ 안경__________

전화 확성기__________

15. 인지능력

기억력(최근 및 과거)

학습의 어려움

쉽게 배우는 방법

16. 감정상태: 대상자 자신의 지각

불안_____ 지루함_____ 공포_____

우울_____ 긴장_____ 의심스러움_____

어려운 문제가 있을 때 해결하는 방법

17. 대상자가 서술하는 일상 하루생활

영양-대사 양상, 피부통합성

영양

1. 일상적인 24시간 음식섭취(지난 24시간을 기억하여 쓰고, 음료도 포함)

	음식명	양	칼로리	식사시간
아침				
점심				
저녁				
간식				

2. 식사에 있어 특수한 선호음식이나 제한점
3. 식욕정도
4. 식사시의 친구
5. 음식구입과 준비능력
6. 씹고 삼키는 능력
7. 비타민이나 영양보조제 사용
8. 현재 체중에 만족하는가?
9 대상자 자신의 영양상태 평가
10. 소화관계의 장애유무

피부, 손톱, 머리카락

11. 피부관리 방법

    크림이나 오일 사용

    목욕빈도

    비누사용

12. 피부문제 여부
13. 피부문제시 관리
14. 피부상태

    건조_____ 습윤_____ 반점_____

15. 손톱관리

    손톱깎는 빈도

    깎는 방법

    깎을 수 있는 능력

16. 머리카락 관리

    머리카락 관리능력

    염색약 사용여부

배설양상

방광배설

1. 24시간 동안 얼마나 자주 소변을 보는가?
2. 소변에 관계된 약을 사용한 적이 있는가?
3. 소변배설을 잘 하기 위해 사용하는 방법
   소변이 마려우면 곧 화장실에 가는가?
   소변 보는 중 소변을 멈출 수 있는가?
4. 방광과 골반저근육 강화를 위한 운동을 한 적이 있는가?
5. 환경위생 상태를 유지하기 위하여 어떤 관리를 하는가?
6. 소변의 색깔, 양, 농도, 냄새를 서술하시오.
7. 관련된 요소
   소변줄기의 변화_____ 소변의 농도_____
   스트레스성 실금_____ 야뇨_____
   과도한 소변량_____ 빈뇨_____
   소변량 감소_____ 소변감염_____
   실금_____

장관계

8. 일상적인 대변배설 양상
9. 대변의 색, 냄새, 형태, 묽기
10. 소화제 혹은 하제 사용
11. 장 배설을 유지하기 위한 방법
12. 배변욕구가 있을 때 곧 화장실에 가는가?
13. 관련 요소
    설사_____ 변비_____ 치질_____ 출혈_____

운동-활동 양상, 수면-휴식 양상

활동

1. 사회적 활동 혹은 오락활동
2. 원하는 활동을 할 수 있는 충분한 에너지가 있는가?
3. 독립성에 대한 만족도
4. 신체상태에 대한 자가평가
   매우 좋음_____ 좋음_____ 보통_____ 나쁨_____
5. 규칙적 운동
6. 기동력 정도
   보행 가능_____ 보행 불가_____
   보조가 있으면 보행_____
   계단을 오를 수 있는가?_____
   의자나 변기에서 일어설 수 있는가?_____
7 사지의 기능정도(관계 있는 곳에 표시)
   경축_____ 움직일 때 통증_____
   마비_____ 경련_____
   절단_____
8. 지각된 기능정도
   식사_____ 몸치장_____
   목욕_____ 일반기동력_____
   화장실가기_____ 요리_____
   옷입기_____ 집관리_____
   침대에서 움직이기_____ 쇼핑_____
   0: 완전 자기간호
   1: 도구나 보조기가 필요
   2: 다른 사람의 보조나 감독이 필요
   3: 다른 사람의 보조나 감독과 보조기구가 필요
   4: 완전히 의존적이고 직접 하지 못함
9. 순환상태(관련된 것에 표시하고 관련 요인을 서술)
   흉통
   빈맥

부종
사지저림

수면

10. 침구
11. 일상적 수면양상
12. 수면유도를 위해 사용하는 방법
13. 일어나서도 피곤하면 무엇을 하는가?

호흡

14. 호흡양상
15. 폐 확장에 방해가 되는 것과 도움이 되는 것
16. 호흡운동을 하는 것이 있는가?
17. 호흡이 변하는 경우는 어떤 경우인가?
18. 호흡이 나쁠 때 쓰는 방법
19. 주위 환경의 공기를 맑게 하기 위해 사용하는 방법
20. 관련 증상

    호흡장애_____ 숨쉴 때 소음_____ 기침_____
21. 가래의 양상

역할-관계 양상, 대처-스트레스 내구성 양상, 자기인지-자기개념 양상, 성-생식 양상, 가치-신념 양상

1. 가족문제의 해결에 어려움이 있는가?
2. 원하는 만큼 자주 가족을 방문하는가?
3. 혼자 있는 시간정도
4. 외롭다고 생각될 때 어떻게 하는가?
5. 최근의 생활에서 변화(이혼, 이사, 사별, 가족의 질병)가 있는가?
6. 상담을 받아본 적이 있는가?

정신상태

7. 노인 자신이 자신의 상태에 대해 간단히 서술하시오.
8. 노인 자신의 좋은 점과 나쁜 점을 서술하시오.
9. 기분상태
10. 흔히 자신을 화나게 하는 것이 있는가?
11. 다른 사람이 노인을 인정해 주지 않을 때 어떻게 하는가?

성-생식 양상

12. 노인의 정서적 욕구는 만족되는가?
13. 과거 사용한 피임방법_____ 피임약 사용경력_____
14. 여성생식기
    질 분비물_____ 가려움_____ 유방이상_____ 유방통증_____
    정기적 유방검사_____
15. 폐경기 후 문제
16. 생식기관에 관련된 호르몬이나 약제사용
17. 남성생식기
    음낭부종_____ 분비물_____ 전립선 문제_____ 성기 및 음낭의 자가검진_____

가치-신념 양상

18. 생활에서 얻고자 하는 것을 얻는가?
19. 미래에 대한 계획은?
20. 종교의 중요성

21. 종교활동

예배나 종교의식 참여______

기타______

찾아보기

ㄷ

ㄹ

ㅁ

ㅂ

ㅇ

ㅈ

ㅊ

■ **저자약력** ■

송미순
1974년 서울대학교 간호학과 졸업
1981년 미국 위스콘신대학교 간호학 석사
1989년 미국 위스콘신대학교 객원교수
1991년 서울대학교 간호학 박사
현 서울대학교 간호대학 교수

하양숙
1971년 서울대학교 간호학과 졸업
1973년 서울대학교 보건학 석사
1987년 미국 피츠버그대학교 연수
1991년 서울대학교 간호학 박사
현 서울대학교 간호대학 교수

유수정
1990년 서울대학교 간호학과 졸업
1994년 서울대학교 간호학 석사
2000년 서울대학교 간호학 박사
현 우석대학교 간호학과 전임강사

박연환
1991년 서울대학교 간호학과 졸업
1994년 서울대학교 간호학 석사
1999년 서울대학교 간호학 박사
현 서울여자간호대학 전임강사

간호학강의 11
개정판 노인간호학

1995년 3월 5일 초 판 제1쇄 발행
2001년 9월 25일 초 판 제7쇄 발행
2002년 9월 20일 개정판 제1쇄 발행
2013년 4월 1일 개정판 제6쇄 발행

지은이 | 송미순 외

펴낸이 | 오연천
펴낸곳 | 서울대학교출판문화원
151-742 서울 관악구 관악로 1
마케팅팀 (02) 889-4424 · 880-7995
팩스 (02) 888-4148

E-mail: snubook@snu.ac.kr
Home-page: http://www.snupress.com

출판등록 제15-3호

ISBN 978-89-521-1460-0 93510